中医医师规范化培训结业理论考核精选金题

中医专业

（题目分册）

伍崇海　主编

医海医考住培结业考试研究中心教学团队　组织编写

化学工业出版社

·北京·

内容简介

《中医医师规范化培训结业理论考核精选金题 中医专业》根据国家中医药管理局中医师资格认证中心发布的最新《中医（3500）住院医师规范化培训结业理论考核大纲（试行）》编写而成，本书分为题目分册和解析分册，各分册的内容包括公共理论、专业理论、基本技能三部分，是根据考试大纲编写的各系统疾病及相关技能方面的题目及其解析。该书中的题目既符合考试大纲要求又能体现出历年知识考点的特点，使考生在考前对大量习题进行充分练习，从而全面了解自身对知识的掌握情况，做到有的放矢、查漏补缺，此外，书末还配有2套模拟试题，帮助考生进行考前摸底。

图书在版编目（CIP）数据

中医医师规范化培训结业理论考核精选金题. 中医专业 / 伍崇海主编. -- 北京：化学工业出版社，2025.3. -- ISBN 978-7-122-47232-8

Ⅰ. R2-44

中国国家版本馆CIP数据核字第20250CB175号

责任编辑：王　玮　满孝涵
责任校对：刘　一
装帧设计：关　飞

出版发行：化学工业出版社
　　　　　（北京市东城区青年湖南街13号　邮政编码100011）
印　　装：三河市航远印刷有限公司
880mm×1230mm　1/16　印张37½　字数1336千字
2025年2月北京第1版第1次印刷

购书咨询：010-64518888　　　　售后服务：010-64518899
网　　址：http://www.cip.com.cn
凡购买本书，如有缺损质量问题，本社销售中心负责调换。

定　　价：188.00元　　　　　　　　　　版权所有　违者必究

编写说明

中医医师规范化培训（以下简称"中医规培"）是在完成中医学专业本科教育后，进行的一项为期数年的系统性、规范化培训。培训期间，学员将在各个中医临床科室进行轮转，学习并掌握中医各科的基本理论和临床技能。结业考试则是检验学员培训成果的重要环节，通过考试可以评估学员是否达到中医住院医师的合格标准。只有通过中医规培考试者才能取得国家颁发的《住院医师规范化培训合格证书》，因此，中医规培考试对于住院医师非常重要。

为了帮助住院医师更好地备考结业考试，系统回顾和巩固所学知识，提高应试能力，提高复习效率和通过率，医海医考住培结业考试研究中心首席名师伍崇海及其教学团队根据国家历年考试的特点结合国家最新《中医（3500）住院医师规范化培训结业理论考核大纲（试行）》编写本书，包括题目分册和解析分册，每个分册的内容包括公共理论、专业理论、基本技能三部分，每个部分均按照大纲的章节来编写，章节分类细化确保了题目涵盖了整个大纲的考点内容，本习题集的题目质量高，每题均有详细的答案解析，具有考题精练、答案准确、重点突出、实用性强等特点。本书的亮点在于答案解析对考点分析透彻，是目前市面上不可多得的中医规培结业理论考试辅导用书。

本书编写过程中非常感谢全国广大中医规培考试的考生给予的中肯的建议，使本书在考生的反馈中不断完善，提炼出更好的考点，以便适合更多的中医规培结业理论考试的考生。如书中有错误之处，望广大同仁多多指正，我们会及时更正，感谢大家！

伍崇海

题目目录

第一篇　公共理论 / 001

第一章　政策法规 / 002
- 第一节　中医药法【掌握】/ 002
- 第二节　执业医师法律制度【熟悉】/ 003
- 第三节　药品及处方管理办法【熟悉】/ 006
- 第四节　医疗机构管理法律制度【了解】/ 008
- 第五节　医疗事故与损害法律制度【了解】/ 010
- 第六节　卫生法基本理论【了解】/ 013
- 第七节　医疗质量管理办法【了解】/ 015
- 第八节　突发公共卫生事件应急处理条例【了解】/ 015
- 第九节　传染病防治法律制度【了解】/ 017

第二章　医学伦理学 / 022
- 第一节　医疗机构从业人员行为规范【掌握】/ 022
- 第二节　医患关系【熟悉】/ 023
- 第三节　医学道德【了解】/ 026

第二篇　专业理论 / 029

第一章　中医内科病证 / 030
- 第一节　感冒、咳嗽、哮病、喘证、肺胀、肺痈、肺痨、饮证、急劳、厥脱、汗证【掌握】/ 030
- 第二节　胸痹、心悸、不寐、心衰病【掌握】/ 038
- 第三节　胃痛、泄泻、胃痞、脾心痛、虚劳、呕吐、腹痛、便秘【掌握】/ 041
- 第四节　血证、黄疸、紫癜、髓劳、积聚、内伤发热【掌握】/ 046
- 第五节　鼓胀、水肿、淋证、尿浊、痿证、痹证、关格【掌握】/ 049
- 第六节　血浊、消渴、瘿病、肥胖【熟悉】/ 053
- 第七节　中医癌病（肺癌、胃癌、肝癌、胰腺癌）、郁证、中风、眩晕、头痛、痫证、痴呆、颤证【掌握】/ 056
- 第八节　中医内科学发展中的学术流派，著名医家的学术观点【熟悉】/ 060

第二章　相关西医内科疾病 / 062
- 第一节　慢性阻塞性肺疾病、慢性肺源性心脏病、支气管哮喘、肺炎、急慢性呼吸衰竭【掌握】/ 062
- 第二节　上呼吸道感染、气管-支气管炎、支气管扩张、肺结核、间质性肺炎、急性呼吸窘迫综合征【掌握】/ 064
- 第三节　急慢性心力衰竭、常见心律失常、高血压（高血压急症）、慢性冠脉病、急性冠脉综合征、血脂异常【掌握】/ 067
- 第四节　慢性心脏瓣膜疾病、病毒性心肌炎、原发性心肌病、急性心包炎【掌握】/ 069

第五节 慢性胃炎、消化性溃疡、功能性肠病、炎症性肠病、肝硬化（肝性脑病）、胃食管反流、急性胰腺炎【掌握】/ 071

第六节 原发性肾小球疾病、急慢性尿路感染、急慢性肾衰竭、继发性肾病【掌握】/ 073

第七节 缺铁性贫血、再生障碍性贫血、特发性血小板减少性紫癜、过敏性紫癜、白血病、白细胞减少症与粒细胞缺乏症【掌握】/ 076

第八节 甲状腺功能亢进症、糖尿病、痛风、类风湿关节炎、系统性红斑狼疮【掌握】/ 079

第九节 脑梗死、脑出血、蛛网膜下腔出血、癫痫、帕金森病、阿尔茨海默病【熟悉】/ 082

第十节 原发性支气管肺癌、胃癌、原发性肝癌、胰腺癌【掌握】/ 084

第十一节 淋巴瘤、甲状腺功能减退症、强直性脊柱炎、干燥综合征【熟悉】/ 087

第三章 内科常见急症 / 089

第一节 急性上消化道出血【掌握】/ 089

第二节 脓毒症、休克、急性中毒、中暑【掌握】/ 090

第四章 中医外科病证 / 092

第一节 疖（含暑疖、疖病）、疔疮（含颜面疔疮、手足疔疮）、痈（颈痈、腋痈、脐痈）、发（含臀痈、手足发背）、丹毒、有头疽、褥疮、窦道【掌握】/ 092

第二节 走黄与内陷、流注、流痰、瘰疬疬、烂疔、红丝疔、锁喉痈、发颐【掌握】/ 094

第三节 乳痈、乳癖、乳核、乳岩【掌握】/ 096

第四节 肉瘿、筋瘤、肉瘤、失荣、血瘤、气瘿、石瘿【掌握】/ 098

第五节 蛇串疮、疣、癣、湿疮、瘾疹、白疕、白驳风、黧黑斑【掌握】/ 101

第六节 药毒、猫眼疮、热疮、瓜藤缠、粉刺、白屑风、酒渣鼻【熟悉】/ 104

第七节 痔疮、肛痈、肛漏、锁肛痔【掌握】/ 104

第八节 精浊、精癃、不育、前列腺癌【熟悉】/ 107

第九节 臁疮、股肿、脱疽、烧伤、肠痈【掌握】/ 108

第十节 胆石症、破伤风、水疝、冻疮【熟悉】/ 109

第十一节 中医外科学发展中的学术流派，著名医家的学术观点【了解】/ 110

第五章 相关外科疾病 / 112

第一节 疖、疖病、颜面部疖、手足部化脓性感染、急性化脓性淋巴结炎、蜂窝织炎、急性淋巴管炎、痈【掌握】/ 112

第二节 头皮穿凿性脓肿、气性坏疽、口底部蜂窝织炎、多发性肌肉深部脓肿、化脓性腮腺炎、全身性外科感染【掌握】/ 114

第三节 急性乳腺炎、乳腺增生、乳腺纤维腺瘤、乳腺癌【掌握】/ 115

第四节 带状疱疹、疣、癣、湿疹、荨麻疹、银屑病、白癜风、黄褐斑、药物性皮炎、多形性红斑、单纯疱疹、结节性红斑、痤疮、脂溢性皮炎、酒渣鼻【掌握】/ 117

第五节 甲状腺腺瘤、脂肪瘤、单纯性甲状腺肿、甲状腺癌、血管瘤、颈部淋巴结转移癌和原发性恶性肿瘤【熟悉】/ 119

第六节 下肢静脉曲张、下肢慢性溃疡、下肢深静脉血栓形成、下肢动脉硬化闭塞症【掌握】/ 120

第七节 痔、肛门直肠周围脓肿、肛瘘、直肠癌、骨与关节结核【熟悉】/ 121

第八节 前列腺炎、前列腺增生、男性不育症、前列腺癌、鞘膜积液【掌握】/ 123

第九节 烧伤、急性阑尾炎、胆囊结石、破伤风、冻伤【熟悉】/ 126

第六章 中医妇科病证 / 128

第一节 月经失调（月经先期、月经后期、月经先后不定期、月经过多、月经过少、经间期出血）、闭经、崩漏、痛经、绝经前后诸证、胎动不安、滑胎【掌握】/ 128

第二节 异位妊娠【熟悉】/ 134
第三节 产后恶露不尽、产后腹痛、产后发热、缺乳【了解】/ 135
第四节 阴痒、不孕症、癥瘕、带下病、子宫脱垂、阴疮【熟悉】/ 137
第五节 中医妇科发展中的主要学术流派及著名医家的学术观点【了解】/ 139

第七章 妇科急症诊疗与处理 / 141

异位妊娠、黄体破裂、卵巢囊肿蒂扭转【掌握】/ 141

第八章 相关妇科疾病 / 144

第一节 子宫肌瘤、前庭大腺炎【掌握】/ 144
第二节 阴道炎、宫颈炎、盆腔炎【掌握】/ 145
第三节 多囊卵巢综合征、子宫内膜异位症、卵巢囊肿、先兆流产、习惯性流产、妊娠剧吐【掌握】/ 147

第九章 中医儿科病证 / 150

第一节 感冒、咳嗽、哮喘、肺炎喘嗽【掌握】/ 150
第二节 反复呼吸道感染、厌食、口疮、呕吐、泄泻、腹痛、汗证、遗尿、紫癜【掌握】/ 153
第三节 手足口病、奶麻、抽动障碍、麻疹、痄腮、猩红热【掌握】/ 158
第四节 性早熟、疳证、注意缺陷多动障碍、癫痫、黏膜皮肤淋巴结综合征【熟悉】/ 162
第五节 中医儿科发展中的主要学术流派及著名医家的学术观点【了解】/ 165

第十章 儿科急症诊疗与处理 / 167

第一节 高热惊厥、哮喘持续状态、脱水【掌握】/ 167
第二节 心力衰竭、呼吸衰竭、休克【掌握】/ 168

第十一章 针灸专业理论及知识 / 171

第一节 经络系统的组成和概况【掌握】/ 171
第二节 十四经脉的循行与主治概要【掌握】/ 172
第三节 经络的作用【熟悉】/ 172
第四节 标本、根结、气街、四海【熟悉】/ 173
第五节 腧穴分类、主治特点、特定穴、腧穴定位法【掌握】/ 173
第六节 中医典籍有关针灸的论述【了解】/ 177

第十二章 针灸科常见病证 / 180

第一节 痹证、痿证、腰痛、漏肩风、落枕、扭伤【掌握】/ 180
第二节 中风、头痛、眩晕、面瘫、面痛、震颤麻痹、不寐、胸痹【掌握】/ 181
第三节 感冒、哮喘、胃痛、呃逆、呕吐、便秘、泄泻、癃闭【掌握】/ 184
第四节 月经不调、经闭、痛经、绝经前后诸证、不孕症【掌握】/ 187
第五节 小儿遗尿、蛇丹、湿疹、神经性皮炎、眼睑下垂、牙痛、近视、针眼（麦粒肿）、耳鸣耳聋、鼻衄【掌握】/ 188
第六节 颈椎病、腰椎间盘突出症、急性腰扭伤、腰部慢性劳损【熟悉】/ 190
第七节 肩关节周围炎、骨性关节炎、类风湿关节炎、风湿性关节炎、肱骨外上髁炎【熟悉】/ 191
第八节 脑梗死、脑出血后遗症、运动神经元病变、帕金森病、偏头痛、睡眠障碍、高血压【熟悉】/ 191
第九节 慢性胃炎、溃疡性结肠炎、排尿功能障碍、带状疱疹、神经性耳鸣、青光眼、过敏性鼻炎、子宫内膜异位症、胎位不正、小儿脑瘫【熟悉】/ 192

第十三章 推拿科常见疾病 / 193

第一节 颈椎病、腰椎间盘突出症、第三腰椎横突综合征、肩关节周围炎、肱骨外上髁炎、膝骨关节炎、踝关节扭伤、颞颌关节紊乱症【掌握】/ 193
第二节 头痛、失眠、中风后遗症、面瘫、胃痛、便秘、虚劳、痛经【掌握】/ 195
第三节 发热、儿童单纯性肥胖症、感冒、便秘、婴幼儿腹泻、夜啼、遗尿、小儿肌性斜颈、桡骨小头半脱位、小儿脑瘫【掌握】/ 197

第四节 落枕、项背肌筋膜炎、胸椎后关节紊乱、急性腰扭伤、腰肌劳损、退行性脊柱炎、腕管综合征【熟悉】/ 198

第五节 咳嗽、厌食、疳证、汗证、眩晕、积乳症、近视【熟悉】/ 199

第六节 退行性腰椎滑脱症、梨状肌综合征、跟痛症【了解】/ 199

第十四章 推拿科特色理论及观点 / 201

第一节 小儿推拿特定穴的定位与主治【熟悉】/ 201

第二节 筋出槽、骨错缝的基本理论【掌握】/ 202

第三节 推拿学术发展中的一指禅推拿、滚法推拿、内功推拿三大学术流派及经典著作，近、现代著名医家的学术观点及临床应用【了解】/ 202

第十五章 中医康复医学 / 204

第一节 康复评定【掌握】/ 204

第二节 康复治疗技术【掌握】/ 206

第三节 常见中医疾病康复【了解】/ 207

第十六章 中医骨伤疾病 / 210

第一节 锁骨骨折、肱骨外科颈骨折、尺桡骨干双骨折、桡骨远端骨折、掌指骨骨折【掌握】/ 210

第二节 股骨颈骨折、股骨粗隆间骨折、髌骨骨折、胫腓骨干双骨折、肋骨骨折、肩关节脱位、脊柱骨折（含伴有截瘫）【掌握】/ 211

第三节 落枕、颈椎病、肩周炎、肱骨外上髁炎、桡骨茎突腱鞘炎、屈指肌腱腱鞘炎【掌握】/ 215

第四节 膝侧韧带损伤、踝部扭伤、跟痛症、急性腰扭伤、腰部慢性劳损、腰椎间盘突出症、腰椎椎管狭窄症、股骨头缺血性坏死、膝骨关节炎【掌握】/ 216

第五节 肱骨干骨折、肱骨髁上骨折、股骨干骨折、胫骨平台骨折、踝部骨折、跟骨骨折【熟悉】/ 221

第六节 肘关节脱位、小儿桡骨头半脱位、掌指关节脱位【熟悉】/ 224

第七节 肱二头肌腱鞘炎、腕三角纤维软骨损伤、膝关节创伤性滑膜炎、膝半月板损伤、膝交叉韧带损伤【熟悉】/ 225

第八节 孟氏骨折、盖氏骨折、颞颌关节脱位、肩袖损伤、髋关节滑膜炎、骨质疏松症、骨关节感染、骨肿瘤【了解】/ 226

第十七章 中医耳鼻喉科疾病 / 227

第一节 旋耳疮、耳疖、耳疮、耳胀、脓耳、耳鸣耳聋、耳眩晕【掌握】/ 227

第二节 鼻疔、鼻疳、鼻窒、鼻鼽、鼻渊、鼻槁【掌握】/ 229

第三节 喉痹、乳蛾、喉瘖、喉痈、梅核气【掌握】/ 230

第十八章 中医耳鼻喉科急症 / 232

鼻衄、急喉风、骨鲠【熟悉】/ 232

第十九章 中医眼科病证 / 233

第一节 针眼、胞生痰核、睑弦赤烂、椒疮、暴风客热、天行赤眼【掌握】/ 233

第二节 火疳、聚星障、凝脂翳、瞳神紧小、绿风内障、圆翳内障、暴盲【掌握】/ 235

第三节 眼丹、上胞下垂、粟疮、流泪症、漏睛、漏睛疮异、金疳、胬肉攀睛、天行赤眼暴翳、湿翳【熟悉】/ 237

第四节 混睛障、宿翳、瞳神干缺、青风内障、云雾移睛、视瞻有色、视瞻昏渺、高风内障、青盲、目偏视、近视、远视【熟悉】/ 238

第二十章 眼科急症 / 241

异物入目、酸碱入目、辐射线伤目、撞击伤目、真睛破损、爆炸伤目、动脉栓塞【熟悉】/ 241

第二十一章 眼科相关疾病 / 243

干眼症、结膜下出血、甲状腺相关性眼病、炎性假瘤、弱视、角膜软化症、药物性眼病【掌握】/ 243

第三篇 基本技能 / 245

第一章 医疗文书的书写 / 246
中医内科常规医疗工作中病历、医嘱、处方等医疗文书的书写【掌握】/ 246

第二章 中医内科常用检查 / 247
第一节 中医四诊【掌握】/ 247
第二节 体格检查【掌握】/ 248
第三节 心电图检查及结果判读【熟悉】/ 250
第四节 胸部 X 线片读片【掌握】/ 253
第五节 专科 CT、MRI 阅片【熟悉】/ 255
第六节 动脉血气分析结果判读【熟悉】/ 256

第三章 常用操作技术 / 257
第一节 气管内插管术【掌握】/ 257
第二节 球囊呼吸器使用【掌握】/ 258
第三节 无创机械通气技术【了解】/ 258
第四节 电击除颤术【掌握】/ 260
第五节 洗胃术【熟悉】/ 260
第六节 心肺脑复苏术【掌握】/ 261
第七节 腹腔穿刺术【掌握】/ 263
第八节 腰椎穿刺术【熟悉】/ 264
第九节 骨髓穿刺术【熟悉】/ 264
第十节 胸腔穿刺术【掌握】/ 265
第十一节 氧疗技术【掌握】/ 266
第十二节 胃十二指肠置管术、快速血糖测定、OGTT 试验、导尿术【掌握】/ 267

第四章 中医外科常用检查 / 268
第一节 中医外科辨脓法【掌握】/ 268
第二节 皮肤性病科检查的基本技能【掌握】/ 268
第三节 肛肠科常用的检查方法【掌握】/ 269

第五章 中医外科操作方法与技术 / 270
切开法、烙法、砭镰法、挂线法、拖线法、结扎法、引流法、垫棉法、药筒拔法、熏法、熨法、热烘疗法、溻渍法【掌握】/ 270

第六章 外科常用技术与操作方法 / 272
第一节 消毒与无菌技术、术前准备和术后处理【熟悉】/ 272
第二节 外科手术基本技术、外科换药、外科常用的诊疗操作技术、普通外科特殊诊断方法和技术【掌握】/ 272

第七章 中医妇科常用技术与操作方法 / 274
第一节 妇科检查（双合诊、三合诊）【掌握】/ 274
第二节 基础体温、宫颈涂片，盆腔 B 超、CT 检查【熟悉】/ 274
第三节 妇科技术操作【掌握】/ 276

第八章 中医儿科常用技术与操作方法 / 277
中医儿科特色治疗技术【掌握】/ 277

第九章 针灸科常用技术与操作方法 / 278
第一节 常用腧穴的定位【掌握】/ 278
第二节 常用刺灸法技术与操作方法【掌握】/ 280

第十章 推拿科常用技术与操作方法 / 283
第一节 脊柱 X 线、CT 和 MRI 影像学诊断【熟悉】/ 283
第二节 推拿科常用的成人手法操作【掌握】/ 283
第三节 牵引【掌握】/ 284
第四节 推拿科常用的小儿手法操作【熟悉】/ 285

第十一章 中医骨伤科常用技术与操作方法 / 286
第一节 骨伤科专科检体技能【掌握】/ 286
第二节 骨关节影像学检查阅片【掌握】/ 288
第三节 中医骨伤科特色诊疗技术【掌握】/ 289
第四节 骨伤科技术操作【熟悉】/ 291

第十二章 中医耳鼻喉科常用技术及操作方法 / 292
第一节 耳鼻咽喉常用检查方法【熟悉】/ 292
第二节 纯音听力检查、声导抗【熟悉】/ 293

第三节　耳鼻喉科技术操作【掌握】/ 293

第十三章　中医眼科常用技术与操作方法 / 294

第一节　眼科检查（OCT、眼部 A/B 超）【熟悉】/ 294

第二节　眼科技术操作【掌握】/ 294

附录　模拟试题 / 296

模拟试题一 / 296

模拟试题二 / 315

第一篇 公共理论

第一章 政策法规

第一节 中医药法【掌握】

A1和A2型题

答题说明：为单选题，每一道考题下面有A.B.C.D.E五个备选答案。请从中选择一个最佳答案。

1. 十二届全国人大常委会第二十五次会议审议通过了《中华人民共和国中医药法》（简称《中医药法》）的时间是（　　）
   A. 2016年12月25日
   B. 2016年12月1日
   C. 2017年7月1日
   D. 2017年1月25日
   E. 2018年12月25日

2. 《中医药法》立法之路漫漫，早在（　　）年，首次在全国人大会议上提出了制定中医药法的议案
   A. 1981年
   B. 1982年
   C. 1983年
   D. 1984年
   E. 1985年

3. 《中医药法》正式施行是在哪一年（　　）
   A. 2016年12月25日
   B. 2016年12月1日
   C. 2017年7月1日
   D. 2017年1月25日
   E. 2018年7月1日

4. 从"关键词"和"中医药产业链"两个角度解读，《中医药法》共提及关键词（　　）次，涉及中医药产业链上（　　）个关键点
   A. 45、31
   B. 46、31
   C. 46、32
   D. 45、32
   E. 45、32

5. 发展中医药事业应当遵循（　　）
   A. 中医药发展规律
   B. 中医药人才成长规律
   C. 中医药学科发展规律
   D. 中医药行业发展规律
   E. 中医药队伍发展规律

6. 发展中医药事业应当符合（　　）特点
   A. 中药材
   B. 中药饮片
   C. 中医
   D. 中医药
   E. 西药

7. 传统与现代、理论与实际、中医与西医相结合，充分体现了发展中医药事业的客观基础和（　　）
   A. 普遍性
   B. 特殊性
   C. 实践性
   D. 矛盾性
   E. 复杂性

8. 《中医药法》的立法目的是什么（　　）
   A. 继承中医药
   B. 保障和促进中医药事业发展
   C. 保护人民健康
   D. 弘扬中医药
   E. 以上均是

9. 《中医药法》明确了哪些发展中医药事业的原则（　　）
   A. 遵循中医药发展规律
   B. 坚持继承和创新相结合
   C. 保持和发挥中医药特色和优势
   D. 运用现代科学技术，促进中医药理论和实践的发展
   E. 以上均是

10. 医疗机构发布中医医疗广告，应当经所在地（　　）审查批准；未经审查批准，不得发布
    A. 县级人民政府中医药主管部门
    B. 省、自治区、直辖市人民政府中医药主

管部门
C. 县级工商行政管理部门
D. 省级工商行政管理部门
E. 市级工商行政管理部门

11. 《中医药法》规定下列哪些项目采取备案制进行管理（　　）
A. 举办中医诊所
B. 委托配制中药制剂
C. 医疗机构配置仅应用传统工艺配制的中药制剂品种
D. 在本医疗机构内炮制、使用市场上没有供应的中药饮片
E. 以上均是

12. 在中医药教育体系中，（　　）是具有中医药特色的传统人才培养模式
A. 学校教育
B. 继续教育
C. 师承教育
D. 自学
E. 网络教育

13. 国家对依法认定属于国家秘密的传统中药处方组成和生产工艺实行（　　）
A. 专门保护
B. 特殊保护
C. 重点保护
D. 奖励
E. 法律保护

第二节　执业医师法律制度【熟悉】

A1和A2型题
说明：为单选题，5个选项中可能同时有最佳正确答案和非错误答案，请从中选择一个最佳答案。

1. 下列各项属于医师执业活动中应履行的义务是（　　）
A. 接受继续医学教育
B. 享受国家规定的医学待遇
C. 遵守技术操作规范
D. 依法参与所在机构民主管理
E. 从事学术交流，参加专业学术团体

2. 医师的义务有（　　）
A. 接受医学继续教育
B. 人格尊严、人身安全不受侵犯
C. 关心、爱护、尊重患者
D. 获得与本人执业活动相当的医疗设备基本条件
E. 获取工资报酬和津贴

3. 以下情形中不予医师执业注册的是（　　）
A. 受过刑事处罚，自刑罚执行完毕之日起至申请注册之日止不满3年的
B. 被吊销医师执业证书不满3年的
C. 不具有完全民事行为能力的
D. 受过吊销《医师执业证书》医师执业证书行政处罚的
E. 受吊销《医师执业证书》行政处罚，自处罚决定之日起至申请注册之日止不满3年的

4. 定期考核不合格的医师暂停执业活动期满，再次考核仍不合格的（　　）
A. 再次接受培训
B. 试用3年
C. 在执业医师指导下从事执业活动
D. 暂停执业活动3年
E. 注销注册，收回《医师执业证书》

5. 某医院年终对全院职工的基本情况做调查了解，其情况如下：死亡1人；医师甲因病休息1年多；医师乙因医院效益不好也在家闲了不满2年；医师丙参与经营未从事医疗2年多；医师丁承包医院的第二门诊近3年；其余大多数仍在医院坚持工作。依据《中华人民共和国医师法》（简称《医师法》），下述人员中，属于应当注销注册、收回《医师执业证书》的是（　　）
A. 医师乙
B. 医师甲
C. 医师丙
D. 医师丁
E. 以上都不是

6. 《医师法》第二十二条规定的医师的法律义务同时也是其基本的道德义务，这些义务应除外的是（　　）
A. 遵守法律、法规、技术操作规范
B. 树立敬业精神，遵守职业道德，履行医师职责，尽职尽责为患者服务
C. 维护医院形象，关心医院创收，积极推

进公立医院营利性、市场化改革
D．关心、爱护、尊重患者，保护患者的隐私
E．努力钻研业务，更新知识，提高专业技术水平

7．下述机构中的医师不适用《医师法》的是（　　）
A．计划生育技术服务机构
B．药品生产经营机构
C．医疗机构
D．预防机构
E．保健机构

8．《医师法》规定管理本行政区域医师执业注册的机构是（　　）
A．县级以上人民政府劳动人事部门
B．县级以上人民政府工商行政部门
C．县级以上人民政府卫生行政部门
D．医师协会
E．县级以上人民政府

9．不按规定使用麻醉药品、精神药物，情节严重的，由卫生行政部门给予的处理是（　　）
A．暂停执业活动3～6个月
B．暂停执业活动六个月至一年
C．给予行政处分
D．吊销《医师执业证书》
E．追究刑事责任

10．执业医师的权利是（　　）
A．依法参与所在机构的民主管理
B．宣传卫生保健知识
C．保护患者隐私
D．努力钻研业务
E．遵守技术操作规范

11．女，28岁。妊娠2个月，到某大学附属医院妇产科接受人工流产手术。接诊医师在给患者检查时，旁边有10多位男女见习医学生。患者要求见习医学生出去，被接诊医师拒绝，随后医师边操作边给医学生讲解。术后患者质问医师为何示教未事先告知，医师认为患者在医院无隐私，后患者以隐私权被侵犯为由，要求当地卫生行政部门进行处理。基于该案例，卫生行政部门给予当事医师警告处分。处分的依据是（　　）
A．《医师法》
B．《中华人民共和国药品管理法》
C．《中华人民共和国行政处罚法》
D．《中华人民共和国母婴保健法》
E．《中华人民共和国精神卫生法》

12．发生自然灾害、传染病流行、突发重大伤亡事故，以及其他严重威胁人民生命健康的紧急情况时，不服从卫生行政部门调遣的，给予的处理是（　　）
A．暂停执业活动三个月至六个月
B．暂停执业活动六个月至一年
C．给予行政处分
D．暂停执业活动六个月至一年；情节严重的，吊销医师执业证书
E．追究刑事责任

13．检验科医师贾某为交流业务信息，在朋友圈上传了一名艾滋病患者的检验数据，并进行了解读，其中包括患者的工作单位、有人提醒他此行为侵犯了患者的法定权利。贾某侵犯的患者权利是（　　）
A．健康权
B．姓名权
C．身份权
D．知情权
E．隐私权

14．经国家执业医师资格考试，取得医师资格的，可以申请注册，受理机构是（　　）
A．县级以上人民政府卫生行政部门
B．县级以上人民政府
C．省（自治区）级以上人民政府卫生行政部
D．省（自治区）级以上人民政府
E．医师协会

15．获得医师资格或执业助理医师资格后，应在几年内注册（　　）
A．1年
B．2年
C．半年
D．3年
E．5年

16．取得执业助理医师执业证书后，具有高等学校医学专科学历的，可以在医疗预防保健机构中工作满一定年限后报考执业医师资格考试，该年限是（　　）
A．3年
B．5年
C．1年
D．4年
E．2年

17．某地农村产妇分娩一女婴。由于第三产程子宫收缩无力，产妇的胎盘迟迟未娩出。此时，无证个体医师王某，在一不消毒、二不戴消毒手套的情况下，将手伸进子宫，误认为还有一胎儿未娩出而向外猛拉子宫，当场造成产妇大出血死亡。根据《医师法》的规定，应依法追究王某的法律责任，但其法律责任不包括（　　）
A．责令改正
B．予以取缔
C．没收违法所得及其药品、器械
D．赔偿责任
E．刑事责任

18. 医疗机构对限于设备或者技术条件不能诊治的患者，应当依法采取的措施是（　　）
   A．立即抢救
   B．及时转诊
   C．继续观察
   D．提请上级医院派人会诊
   E．请示当地卫生局依法处理

19. 对《中华人民共和国民法典》（简称《民法典》）相关规定，以下描述**错误**的是（　　）
   A．如果某一疾病治疗方案太多，可不向患方说明代替医疗方案
   B．紧急情况下医方有单方行医权，有不得拒绝抢救的义务
   C．需要实施手术、特殊检查、特殊治疗的，医务人员应当及时向患者说明医疗风险、替代医疗方案等情况，并取得其书面同意
   D．医务人员在诊疗活动中应当向患者说明病情和医疗措施
   E．不宜向患者本人说明的情况，可由近亲属书面同意

20. 医师在执业中应履行的法定义务**不包括**（　　）
   A．保护患者隐私
   B．遵守技术操作规定
   C．亲自诊查并按照规定填写医学文书
   D．参与所在机构的民主管理
   E．遵守职业道德

21. 申请个体行医的执业医师，须经注册后在医疗、预防、保健机构中执业满（　　）
   A．5年
   B．4年
   C．3年
   D．2年
   E．1年

22. 医师在执业活动中享有的权利之一是（　　）
   A．宣传普及卫生保健知识
   B．尊重患者隐私权
   C．人格尊严、人身安全不受侵犯
   D．努力钻研业务，及时更新知识
   E．爱岗敬业，努力工作

23. 医师在执业活动中享受（　　）的权利
   A．保护患者隐私
   B．履行医师职责
   C．从事医学研究
   D．遵守技术规范
   E．遵守职业道德

24. 医师王某，2006年5月前在某县医院内科工作，后借调到县团委工作，2008年6月回县医院工作，王某应当经所在地的县级以上卫生行政部门委托的机构或者组织考核合格，并依法申请办理（　　）
   A．准予注册手续
   B．终止注册手续
   C．注销注册手续
   D．变更注册手续
   E．重新注册手续

25. 《医师法》规定对考核不合格的医师，卫生行政部门可以责令其暂停执业活动，并接受培训和继续医学教育。暂停期限是3个月至（　　）
   A．5个月
   B．6个月
   C．7个月
   D．8个月
   E．9个月

26. 医师在执业活动中违反卫生行政规章制度造成严重后果的，卫生行政部门可以责令其暂停一定期限的执业活动，该期限是（　　）
   A．6个月以上1年以下
   B．1年以上1年半以下
   C．1年以上2年以下
   D．1个月以上3个月以下
   E．3个月以上6个月以下

27. 具有麻醉药品处方资格的执业医师违反规定开具麻醉药品造成严重后果的，卫生行政部门依法对其作出的处理是（　　）
   A．暂停执业半年
   B．吊销执业证书
   C．取消麻醉药品的处方资格
   D．警告
   E．罚款

28. 对收受药品生产经营企业或其他代理人财物且情节严重的医师，卫生健康主管部门应当作出的处理是（　　）
   A．注销《医师执业证书》
   B．暂停执业活动
   C．吊销《医师执业证书》
   D．记过
   E．警告

29. 某医师从医院辞职到一家药品生产企业从事销售工作，后因事业不顺，想重回医院工作，但因其终止执业活动已满法定期限被卫生健康主管部门注销注册。该法定期限是（　　）
   A．2年
   B．3年
   C．4年
   D．1年
   E．6个月

30. 医师在执业活动中，由于不负责任，延误急

危患者的抢救和诊治造成严重后果,并且情节严重,卫生健康主管部门应给予的行政处罚是（　　）

A．吊销《医师执业证书》
B．警告或责令暂停执业活动6个月至1年
C．降职或者撤职
D．罚款并没收违法所得
E．警告或者责令暂停执业活动3～6个月

31．医师在诊疗中,泄露患者隐私造成严重后果由卫生健康主管部门给予的行政处罚是（　　）

A．吊销《医师执业证书》
B．责令暂停执业活动6个月至1年
C．降职或者撤职
D．罚款并没收违法所得
E．警告或者责令暂停执业活动3～6个月

32．对急危患者,医师应该采取的救治措施是（　　）

A．积极措施
B．紧急措施
C．适当措施
D．最佳措施
E．一切可能的措施

第三节　药品及处方管理办法【熟悉】

A1和A2型题

说明：为单选题,5个选项中可能同时有最佳正确答案和非错误答案,请从中选择一个最佳答案。

1．某县医院在处方检查中发现某医师开具了3张超常处方,医院领导询问其原因,该医师未能作出合理解释。于是医院根据相关规定对其作出了处理。该处理是（　　）

A．责令暂停执业
B．限制处方权
C．取消处方权
D．记过
E．无

2．李某是一糖尿病患者,甲医疗机构为其开具治疗糖尿病的药品处方,乙医疗机构是该处方药品的调剂机构,此时处方应由（　　）妥善保存

A．甲医疗机构
B．乙医疗机构
C．患者本人
D．患者本人或者其近亲属
E．甲乙医疗机构共同保管

3．可在国家药品监督管理部门指定的医学、药学专业刊物上介绍,但不得在大众传播媒体发布广告的是（　　）

A．非处方药
B．处方药
C．进口药品
D．保健品
E．贵重药品

4．处方标准由以下哪个机构统一规定（　　）

A．卫健委
B．省级行政管理部门
C．医疗机构
D．医疗机构按照法律法规制定
E．省级卫生行政部门

5．推行处方药与非处方药的管理制度,方便了（　　）

A．公众自行治疗、处理日常生活中发生的轻微病症及身体不适
B．大众自我处理日常生活中发生的轻微病症
C．民众治疗自己身体的不适
D．群众自我治疗日常生活中发生的轻微病症
E．众人自行处理身体的不适

6．下列情形以假药论处的是（　　）

A．超过有效期的
B．不注明生产批号的
C．变质的
D．擅自添加香料的
E．直接接触药品包装未经批准的

7．取得处方权的部门为（　　）

A．卫健委
B．医疗机构
C．医师执业注册
D．卫生局
E．药监局

8．精神药品处方的保存期限至少为（　　）

A．1年
B．2年

C. 3年
D. 4年
E. 5年

9. 医疗机构的药剂人员调配处方时，应遵守下列规定，除了（　　）
A. 对处方所列药品不得擅自更改
B. 必须经过核对
C. 对有配伍禁忌的处方，应当拒绝调配
D. 对超剂量的处方，应当更改为正确剂量
E. 对处方所列药品不得擅自代用

10. 医师处方权的取得一般是经过（　　）
A. 医师执业注册
B. 医院考核合格
C. 医师资格考试合格
D. 卫生行政部门授予
E. 医师协会专业培训考核合格

11. 下列按照假药论处的是（　　）
A. 超过有效期的药品
B. 所注明的适应证超出规定范围的药品
C. 更改有效期的药品
D. 药品成分的含量不符合国家药品标准的药品
E. 未注明有效期的药品

12. 医疗机构发现可能与用药有关的不良反应，必须及时报告。有权接受其举报的单位是（　　）
A. 药品监督管理部门和卫生健康主管部门
B. 药品检验机构和疾病预防控制机构
C. 卫生监督机构和卫生健康主管部门
D. 疾病预防控制机构和卫生监督机构
E. 药品生产主管部门和药品经营主管部门

13. 有权对收受药物经营企业财物的医务人员做出没收违法所得的处罚的单位是（　　）
A. 卫生健康主管部门
B. 公安机关
C. 食品药品监督管理部门
D. 医师协会
E. 工商行政管理部门

14. 医疗机构根据《药品不良反应报告和监测管理办法》对已知新发生的不良反应的上报时限为（　　）
A. 3天
B. 5天
C. 7天
D. 10天
E. 15天

15. 医疗机构的药剂人员调配处方时，应遵守的规定**不包括**（　　）
A. 对处方所列药品不得擅自代用
B. 对处方所列药品不得擅自更改
C. 必须经过核对
D. 对有配伍禁忌的处方，应当拒绝调配
E. 对超剂量的处方，应当更改为正确剂量

16. 男，50岁，为长期使用麻醉药品的门诊癌症患者。医院为了解治疗效果和用药安全状况，要求其定期进行复诊。根据相关规定，该患者复诊间隔最长期限是（　　）
A. 4个月
B. 6个月
C. 5个月
D. 2个月
E. 3个月

17. 医师开具处方时，除特殊情况外必须注明的是（　　）
A. 患者体重
B. 药品的拉丁文
C. 处方药或非处方药
D. 临床诊断
E. 患者是否为过敏体质

18. 执业医师处方权的取得方式是（　　）
A. 被医疗机构聘用后取得
B. 在注册的执业地点取得
C. 在上级医院进修后取得
D. 医师资格考试合格后取得
E. 参加卫生行政部门培训后取得

19. 医师张某给一患者开具了处方，患者取药时，药剂师指出该处方不符合相关规定不予调配。其理由是（　　）
A. 该处方使用了药品通用名称
B. 该处方同时开具了中成药和西药
C. 该处方开具了5种药物
D. 该处方注明了5天有效期
E. 该处方开具了7天药物用量

20. 处方一般不得超过几日用量（　　）
A. 3日
B. 5日
C. 7天
D. 10天
E. 1个月

21. 李某为中度慢性疼痛患者，医师开具第一类精神药品控缓释制剂为其治疗。根据《处方管理办法》，每张处方用药量的最多天数是（　　）
A. 15
B. 3
C. 5
D. 7
E. 10

22. 下列医师被取消处方权的情形中**不包括**（　　）

A. 被责令暂停执业
B. 不按照规定开具处方，造成严重后果
C. 被注销、吊销执业证书
D. 考核不合格离岗培训期间
E. 开具的处方超过有效期

23. 医师未取得处方权开具药品处方的，由县级以上卫生行政部门责令暂停执业活动的时间为（　　）
A. 六个月
B. 六个月以上一年以下
C. 一年
D. 三个月以上六个月以下
E. 三个月

24. 麻醉药品和第一类精神药品处方资格，由哪个部门授予（　　）
A. 县级以上卫生行政主管部门
B. 省级卫生行政主管部门
C. 设区的市级人民政府卫生主管部门
D. 设区的市级人民政府药品监督管理部门
E. 执业医师所在的医疗机构

25. 医师开具处方和药师调剂处方应当遵循的原则是（　　）
A. 科学、合理、经济
B. 安全、科学、合理
C. 安全、有效、经济
D. 科学、有效、经济
E. 科学、合理、有效

26. 医师张某处方权被医院医务处限制，理由是其最近出现超常处方（　　）
A. 3次以上
B. 5次以上
C. 7次以上
D. 8次以上
E. 9次以上

27. 每张中成药处方可以开具的药品种类最多是（　　）
A. 5种
B. 7种
C. 3种
D. 6种
E. 2种

28. 具有麻醉药品处方权的执业医师被追究法律责任的情形是（　　）
A. 未依照规定进行麻醉药品处方专册登记
B. 未依照规定保存麻醉药品专用处方
C. 未依照规定储存麻醉药物
D. 紧急借用麻醉药品后未备案
E. 未按照临床应用指导原则使用麻醉药品

29. 所开具的处方须经所在执业地点执业医师签字或加盖专用签章后有效的是（　　）
A. 执业医师
B. 执业助理医师
C. 实习医师
D. 见习医师
E. 进修医师

第四节　医疗机构管理法律制度【了解】

A1和A2型题
说明：为单选题，5个选项中可能同时有最佳正确答案和非错误答案，请从中选择一个最佳答案。

1. 《医疗机构管理条例》的执业要求中规定，医疗机构执业必须（　　）
A. 遵守有关法律、法规、规章制度
B. 遵守有关法律、法规
C. 遵守有关法律、法规、医疗技术规范
D. 遵守有关法律、法规、向患者承诺的公约
E. 遵守有关法律、法规、医疗道德

2. 接种单位应当具备下列条件，但除外（　　）
A. 具有医疗机构执业许可证件
B. 具有经过县级人民政府卫生主管部门组织的预防接种专业培训并考核合格的执业医师、执业助理医师、护士或者乡村医师
C. 具有符合疫苗储存、运输管理规范的冷藏设施和设备
D. 具有符合疫苗储存、运输管理规范的冷藏保管制度
E. 应当设立预防接种门诊

3. 下列单位违反法律、行政法规的规定，造成他人感染艾滋病病毒的，应当依法承担民事赔偿责任，但不包括（　　）
A. 血站
B. 单采血浆站
C. 医疗卫生机构
D. 血液制品生产单位

E．卫生行政部门

4．医疗机构有下列情形之一的，登记机关可以责令其限期改正（　　）

A．发生重大医疗事故

B．连续发生医疗事故，不采取有效防范措施

C．连续发生原因不明的同类患者死亡事件，同时存在管理不善因素

D．管理混乱，有严重事故隐患，可能直接影响医疗安全

E．以上都是

5．根据《医疗机构管理条例》规定，下列说法中**错误**的是（　　）

A．医疗机构以救死扶伤、防病治病、为公民的健康服务为宗旨

B．国务院卫生行政部门负责全国医疗机构的监督管理工作

C．医疗机构基本标准由各地省级卫生行政部门根据实际情况制定

D．县级以上地方人民政府卫生行政部门应当把医疗机构设置规划纳入当地的区域卫生发展规划

E．单位或者个人设置医疗机构，必须经县级以上地方人民政府卫生行政部门审查批准

6．《医疗机构管理条例》规定的医疗机构执业规则与《医师法》规定的医师执业规则有许多相同或相似的内容，下列各项只在《医疗机构管理条例》中有规定的是（　　）

A．按登记注册的范围开展诊疗活动

B．对危重患者应立即抢救

C．发生重大灾害、事故、疾病流行等情况时，必须服从卫生行政部门调遣

D．必须承担卫生行政部门委托的支援农村、指导基层医疗卫生工作等任务

E．对传染病、精神病、职业病等特殊患者，应按国家有关法律、法规的规定办理

7．医疗机构门诊病历的保存期不得少于（　　）

A．5年

B．10年

C．15年

D．20年

E．25年

8．床位在100张以上的综合医院、中医医院、中西医结合医院、民族医医院以及专科医院、疗养院、康复医院、妇幼保健院、急救中心、临床检验中心和专科疾病防治机构的校验期为（　　）

A．1年

B．3年

C．5年

D．7年

E．9年

9．医疗机构使用非卫生技术人员从事医疗卫生技术工作应给予罚款处罚，其最符合的金额是（　　）

A．5000元

B．8000元

C．2000元

D．10000元

E．3000元

10．某孕妇在家里分娩一死胎，为向生育管理部门申请生育指标，其家属要求卫生院出具死亡证明，乡卫生院拒绝出具，理由是（　　）

A．产妇本人没有提出申请

B．产妇户口不在卫生院所在地

C．需向卫生部门报告

D．未经医护人员接产

E．未接公安部门通知

11．医疗机构工作人员上岗工作，必须佩戴标牌。标牌除载明本人姓名外，还应载明（　　）

A．性别和年龄

B．年龄和专业

C．专业和职务

D．职务或者职称

E．职称及科室

12．医疗机构执业许可证应于校验期满前一定期限内向登记机关申请办理校验手续，该期限是（　　）

A．1个月

B．半年

C．15天

D．3个月

E．10天

13．某患者因肺部感染入院，经多种抗菌药物治疗效果不明显。主治医师刘某值夜班时发现患者病情危重，需要使用特殊使用级抗菌药物治疗。依照《抗菌药物临床使用管理办法》规定，刘某越级使用了抗菌药物，同时详细记录用药指征，并在规定时限内补办了越级使用抗菌药物的必要手续。该时限是（　　）

A．12小时

B．3小时

C．24小时

D．6小时

E．2小时

14．抗菌药物的细菌耐药率超过一定的百分比时，慎重经验用药，该百分比是（　　）

A．0.5

B．0.2

C．0.1

D．0.4

E. 0.3

15. 医疗机构应当定期对医疗卫生技术人员开展的相关培训内容不包括（　　）
    A. 医疗损害诉讼程序
    B. 专业技术规范
    C. 医院管理制度
    D. 医疗质量管理与控制方法
    E. 医疗卫生管理法律法规

16. 对一次性医疗器具，医疗机构应当在使用后予以（　　）
    A. 销毁
    B. 回收利用
    C. 丢弃
    D. 消毒
    E. 灭菌

17. 有关医疗废物的认识中，正确的是（　　）
    A. 使用后的注射器针头，无论有没有被患者血液、体液、排泄物污染，均属于医疗废物
    B. 使用后的头皮针，剪除针头后，如果没有被患者血液、体液、排泄物污染，不属于医疗废物
    C. 未被患者血液、体液、排泄物污染的医疗用品的外包装纸也属于医疗废物
    D. 使用后的注射器针头，如果没有被患者血液、体液、排泄物污染，不属于医疗废物
    E. 使用后的一次性塑料输液瓶，即使没有被患者血液、体液、排泄物污染，也属于医疗废物

18. 医疗机构设置时应当遵循（　　）
    A. 医疗机构设置规划
    B. 便民原则
    C. 经济发展需要
    D. 城市建设需要
    E. 人口发展需要

19. 医疗机构执业，必须遵守有关法律、法规和（　　）
    A. 医疗技术规范
    B. 医院规章制度
    C. 医疗操作规范
    D. 技术操作规范
    E. 临床指南

20. 承担第二、三类医疗技术临床应用能力审核工作的是（　　）
    A. 医疗机构
    B. 卫生行政部门
    C. 中华医学会
    D. 第三方审核机构
    E. 疾病预防控制机构

21. 《医疗机构管理条例》规定的医疗机构执业规则是（　　）
    A. 符合医疗机构的基本标准
    B. 按照核准登记的诊疗科目开展诊疗活动
    C. 符合区域医疗机构设置规划
    D. 能够独立承担民事责任
    E. 可进行执业登记

第五节　医疗事故与损害法律制度【了解】

A1和A2型题
说明：为单选题，5个选项中可能同时有最佳正确答案和非错误答案，请从中选择一个最佳答案。

1. 医疗事故分为（　　）
    A. 八级
    B. 一级
    C. 二级
    D. 四级
    E. 三级

2. 发生医疗纠纷，可提请医疗事故技术鉴定委员会鉴定，由卫生行政部门处理。对鉴定结论或卫生行政部门处理不服的（　　）
    A. 只能申请上一级卫生行政部门复议
    B. 只能申请上一级鉴定委员会重新鉴定
    C. 只能向人民法院起诉
    D. 不能进行任何申请或起诉
    E. 可以提出重新鉴定

3. 5岁男孩李某，玩耍时将一小跳棋子误吸卡于喉部，出现严重窒息。其父速将其送至邻居周某开设的中医诊所就诊。周某即刻用桌上的一把水果刀将男孩李某的气管切开，并用手伸入切口将棋子掏出。李某的生命虽得救，但伤口感染。经抗感染治疗后，伤口愈合，瘢痕形成，气管狭窄。周某行为属于（　　）
    A. 违规操作，构成医疗事故
    B. 非法行医，不属于医疗事故
    C. 超范围执业，构成医疗事故

D. 超范围执业，不构成医疗事故
E. 虽造成不良后果，但不属于医疗事故

4. 构成医疗事故的客观条件必须是给患者造成危害结果，除了（　　）
A. 残废
B. 因诊疗护理过失延长了治疗时间
C. 组织器官损伤导致功能障碍
D. 严重毁容
E. 死亡

5. 《医疗事故处理条例》规定，对70周岁以上的患者因医疗事故致残的，赔偿其残疾生活补助费的时间不超过（　　）
A. 5年
B. 10年
C. 15年
D. 20年
E. 30年

6. 《医疗事故处理条例》规定，残疾生活补助费应根据伤残等级，自定残之月起最长赔偿（　　）
A. 5年
B. 10年
C. 15年
D. 20年
E. 30年

7. 下列按伤情分类属于重伤的是（　　）
A. 肱骨骨折
B. 股骨干骨折合并肺脂肪栓塞
C. 脾被膜下破裂
D. 开放性胫骨骨折
E. 膀胱破裂

8. 医疗事故的技术鉴定应由（　　）
A. 医师协会负责
B. 医学会负责
C. 医疗事故技术鉴定专家组负责
D. 卫生行政部门负责
E. 法院负责

9. 晚期肺癌患者刘某，经抢救无效死亡。刘某的亲属对其死因及医院的诊疗行为无异议，尸体随后火化。但两周后，刘某的家属以医院的抢救过程存在严重问题导致刘某死亡为由，向当地人民法院起诉。法院委托当地市医学会对本案进行医疗事故技术鉴定。鉴定专家应当（　　）
A. 以未进行尸检，不能确定死因为由，将案件退回法院
B. 认定由刘某的亲属承担因未进行尸检而不能确定死因的责任
C. 认定由医方承担因未进行尸检而不能确定死因的举证不能

D. 根据病历资料，依法对医方的医疗行为是否构成医疗事故进行鉴定
E. 医方拿出充分的证据证明自己医疗行为无过错

10. 疑似因输血引起的不良后果的，医患双方应共同对现场实物进行封存，封存的现场实物应由（　　）
A. 患者保管
B. 医疗机构保管
C. 患者和医疗机构共同委托的第三人保管
D. 患者和医疗机构任何一方均可以保管
E. 医疗机构所在地的卫生行政部门保管

11. 医务人员就医疗行为进行说明的首选对象是（　　）
A. 患者朋友
B. 患者同事
C. 患者所在单位领导
D. 患者本人
E. 患者亲属

12. 某医院发生一起医疗事故，医患双方在卫生行政部门的支持下就赔偿事宜达成和解，根据《医疗事故处理条例》，应将和解内容制成书面资料的是（　　）
A. 调解书
B. 判决书
C. 决定书
D. 裁定书
E. 协议书

13. 根据《医疗事故处理条例》规定，有权对医疗事故争议或者重大医疗过失行为作出行政判定的单位是（　　）
A. 司法鉴定机构
B. 县级以上地方卫生行政部门
C. 医学会
D. 医师协会
E. 医院协会

14. 医疗侵权赔偿责任中，医疗过错的认定标准是（　　）
A. 未尽到分级诊疗的义务
B. 未尽到先行垫付的义务
C. 未尽到健康教育的义务
D. 未尽到主动协商的义务
E. 未尽到与当时医疗水平相应的义务

15. 某患者凌晨因心脏病发作被送入医院抢救，但不幸于当天上午8点死亡，下午3时，患者家属要求查阅病历，院方以抢救时间紧急，尚未补记病历为由未予提供，引起家属不满，投诉至卫生局。根据《卫生事故处理条例》规定，卫生局应给予医院的处理是（　　）

A．限期整顿
B．责令改正
C．罚款
D．吊销执业许可证
E．警告

16．医疗事故的主体是医疗机构及其医务人员，这里所说的医务人员是指（　　）
A．本院所有医师、护士
B．本院所有依法注册的医师、护士
C．本院的医师、护士及外聘人员
D．本院从事医疗活动的所有有关人员
E．本院从事医疗活动的所有有关医疗技术人员

17．发生医疗事故争议时，在医患双方在场的情况下封存的病历资料是（　　）
A．门诊病历
B．疑难病例讨论记录
C．医嘱单
D．特殊检查同意书
E．住院志

18．男，70岁。因腹主动脉瘤在某市级医院接受手术治疗，术中发生大出血，经抢救无效死亡，其子女要求复印患者在该院的全部病历资料，而院方只同意复印其中一部分。根据《医疗事故处理条例》规定，其子女有权复印的病历资料是（　　）
A．疑难病例讨论记录
B．上级医师查房记录
C．死亡病例讨论记录
D．会诊意见
E．手术及麻醉记录单

19．确定医疗事故具体赔偿数额时，应考虑的法定因素之一是（　　）
A．患者家庭的经济收入情况
B．医疗机构的支付能力
C．医疗事故等级
D．医患双方的意见
E．卫生行政部门的意见

20．负责组织医疗事故技术鉴定工作的医学会应当在当事人提交的有关医疗事故技术鉴定的材料、书面陈述及答辩之日起（　　）日内出具医疗事故鉴定书
A．5
B．10
C．15
D．30
E．45

21．发生重大医疗过失行为，导致患者死亡的事故，医疗机构应当在（　　）小时内向所在地卫生行政部门报告
A．3小时
B．6小时
C．12小时
D．24小时
E．48小时

22．《医疗事故处理条例》规定，造成患者轻度残疾、器官组织损伤，导致一般功能障碍的属于（　　）
A．一级医疗事故
B．二级医疗事故
C．三级医疗事故
D．四级医疗事故
E．严重医疗差错

23．某著名专家是医疗事故技术鉴定专家库成员，在一起医疗事故鉴定案中，被随机抽取为专家鉴定组成员。但该专家以书面形式向医学会申请回避。能被医学会批准回避的理由（　　）
A．本人不愿意
B．系当事人近亲属
C．单位不同意请假
D．家中有事
E．因公出差

24．女，36岁。因患子宫肌瘤在县医院接受手术治疗，术后患者因对手术效果不满意诉至法院。法院经审理认为医院存在《民法典》规定的过错推定情形，判决医院败诉。该推定情形是（　　）
A．未尽到说明义务
B．未尽到与当时医疗水平相应的诊疗义务
C．伪造病历资料
D．泄露患者隐私
E．限于当时的医疗水平难以诊疗

25．青年李某，右下腹疼痛难忍，到医院就诊。经医师检查、检验，当即诊断为急性阑尾炎，遂对其实施阑尾切除术。手术情况正常，但拆线时发现伤口愈合欠佳，有淡黄色液体渗出。手术医师告知，此系缝合切口的羊肠线不为李某人体组织吸收所致，在临床中少见。经过近1个月的持续治疗，李某获得痊愈。依据《医疗事故处理条例》的规定，李某被拖延近1个月后才得以痊愈这一客观后果，应当属于（　　）
A．二级医疗事故
B．三级医疗事故
C．四级医疗事故
D．因患者体质特殊而发生的医疗意外
E．因不可抗力而造成的不良后果

26．卫生健康主管部门可以责令造成医疗事故的医师暂停执业活动的期限是（　　）

A．1个月以上3个月以下
B．6个月以上1年以下
C．1年以上3年以下
D．3个月以上6个月以下
E．1年以上18个月以下

27．某中年男性因突发急症在大街上摔倒并昏迷，由路人送至附近医院，被确诊为脑出血，急需手术，但医务人员无法联系到其亲属。在此情况下，可以决定为其急诊手术的人员是（　　）
A．医院所在地民政部门负责人
B．医院所在地派出所负责人
C．为其接诊医师的上级医师
D．院长或其授权人
E．为其接诊的医师

28．《医疗事故处理条例》开始施行的时间是（　　）
A．2002年4月4日
B．2002年9月1日
C．2000年9月1日
D．2000年10月31日
E．2000年12月30日

29．赔偿请求人请求国家赔偿的时效为（　　）
A．3个月
B．6个月
C．1年
D．2年
E．20年

第六节　卫生法基本理论【了解】

A1和A2型题

说明：为单选题，5个选项中可能同时有最佳正确答案和非错误答案，请从中选择一个最佳答案。

1．《中华人民共和国食品卫生法》第二十六条规定，食品生产经营人员必须定期进行健康检查，其时间为（　　）
A．每3个月1次
B．每6个月1次
C．每12个月1次
D．每18个月1次
E．以上均不是

2．男性，23岁，因打球导致右肩关节脱位，手术医师请求麻醉医师到骨科病房施行麻醉，以便手法使右肩关节复位，如你收到请求，选择下列哪一项（　　）
A．给予该患者静脉注射少量丙泊酚和芬太尼，使之入睡和疼痛减轻后，由手术医师手法复位
B．行右侧臂丛神经阻滞，待麻醉效果出现后由手术医师手法复位
C．静脉注射短效肌松药，如琥珀胆碱，待肌肉松弛后由手术医师手法复位
D．静脉注射短效肌松药加瑞芬太尼及丙泊酚，待患者意识消失和肌肉松弛后由手术医师手法复位
E．拒绝去骨科病房麻醉

3．下列最不可能实施的法规是（　　）
A．某省卫健委颁布的《某省卫生部门管理法规》
B．某省行政人民代表大会颁布的《某省卫生管理条例》
C．国务院颁布的《卫生管理条例》
D．原卫生部颁布的《放射人员健康管理法规》
E．全国人民代表大会及其常务委员会颁布的《卫生法》

4．以下**不能**设定刑事处罚的法律是（　　）
A．某省卫健委颁布的《某省卫生部门管理条例》
B．某省行政主管部门颁布的《某省卫生管理条例》
C．国务院颁布的《卫生管理条例》
D．原国家卫生部颁布的《放射人员健康管理法规》
E．全国人民代表大会及其常务委员会颁布的《卫生法》

5．卫生法律保护的最高和最根本的目的是（　　）
A．生命健康
B．环境资源
C．财产
D．科学发明
E．人格利益

6．卫生行政许可的受理，首先需要（　　）
A．政府的批准
B．监督员的申请
C．卫生监督机构的批准

D. 相对人的申请
E. 人民法院的批准

7. 法律效力最高的是（　　）
   A.《中药品种保护条例》
   B.《中华人民共和国药品管理法》
   C.《精神药品管理办法》
   D.《血液制品管理条例》
   E.《麻醉药品管理办法》

8. 公共卫生监督执法的主体是（　　）
   A. 卫生法律、法规授权的机关及其工作人员
   B. 卫生监督员
   C. 国家卫生行政机关
   D. 卫生法律、法规授权的机关
   E. 国家卫生行政机关及法律、法规授权的组织

9. 下列能够成为卫生法律关系客体的是（　　）
   A. 医疗机构
   B. 患者
   C. 卫生行政机关
   D. 卫生行政行为
   E. 卫生监督机关

10. 行政机关内部救济在我国主要是通过（　　）来实现的
    A. 卫生行政许可
    B. 卫生行政处罚
    C. 卫生行政诉讼
    D. 卫生行政复议
    E. 卫生行政强制

11. 我国制定颁布卫生基本法律的立法机关是（　　）
    A. 中华人民共和国国务院
    B. 中华人民共和国国务院法制局
    C. 全国人民代表大会
    D. 全国人民代表大会常委会
    E. 全国人民代表大会法制委员会

12. 《XX省药品使用条例》属于（　　）
    A. 行政法规
    B. 部门规章
    C. 政府规章
    D. 规范性议会
    E. 地方性法规

13. 我国国家的最高法律（　　）
    A. 刑法
    B. 宪法
    C. 普通法律
    D. 民法
    E. 卫生法

14. 我国卫生法律是由哪个机构制定和颁布的（　　）
    A. 全国人民代表大会及其常务委员会
    B. 国务院
    C. 最高人民法院
    D. 卫健委
    E. 地方人民政府

15. 卫生行政执法主体是（　　）
    A. 卫生行政部门
    B. 卫生监督机构
    C. 人民政府
    D. 疾病预防控制机构
    E. 最高人民法院

16. 由国务院发布的关于卫生行政管理方面的法律规范称为（　　）
    A. 卫生规章
    B. 基本法律
    C. 行政法
    D. 卫生法规
    E. 卫生法律

17. 下列选项中，具有最高法律效力的是（　　）
    A. 宪法
    B. 法律
    C. 地方性法规
    D. 地方政府规章
    E. 行政法规

18. 有权制定卫生法律的是（　　）
    A. 卫生行政部门
    B. 地方人民政府
    C. 国务院
    D. 党组织
    E. 全国人民代表大会及其常委会

19. 卫生法是调整哪类关系的法律规范的总称（　　）
    A. 个人与集体关系
    B. 医药卫生社会关系
    C. 监管部门与监管对象关系
    D. 医患关系
    E. 部门之间关系

20. 我国卫生法有以下几种表现形式，除了（　　）
    A. 宪法
    B. 卫生法律、法规、规章
    C. 技术性法规
    D. 国际卫生条约
    E. 政府红头文件

第七节　医疗质量管理办法【了解】

> **A1和A2型题**
> 说明：为单选题，5个选项中可能同时有最佳正确答案和非错误答案，请从中选择一个最佳答案。

1. 在医疗质量管理办法中医疗基础条件质量**不包括**下列哪项（　　）
   A. 人员
   B. 医疗设备
   C. 药品物资
   D. 医疗技术水平
   E. 医疗管理水平

2. 我国《中医医院管理评价指南》中3级甲等中医医院中成药辨证使用率参考值为（　　）
   A. ≥90%
   B. ≥95%
   C. ≥98%
   D. ≥85%
   E. 100%

3. 《中医医院管理评价指南》中，3级甲等中医医院生化、凝血、免疫等检验项目自检查开始到出具结果时间参考值为（　　）
   A. ≤8小时
   B. ≤10小时
   C. 12小时
   D. ≤6小时
   E. ≤2小时

4. 死亡讨论记录应在患者死亡后（　　）内完成
   A. 12小时
   B. 24小时
   C. 48小时
   D. 72小时
   E. 1周

5. 病危患者的日常病程记录应根据病情变化随时书写，每天至少（　　）次
   A. 1次
   B. 2次
   C. 3次
   D. 4次
   E. 5次

第八节　突发公共卫生事件应急处理条例【了解】

> **A1和A2型题**
> 说明：为单选题，5个选项中可能同时有最佳正确答案和非错误答案，请从中选择一个最佳答案。

1. 突发公共卫生事件，医疗卫生机构和有关单位的上报时间为（　　）
   A. 5小时
   B. 2小时
   C. 11小时
   D. 13小时
   E. 4小时

2. 下列**不属于**突发公共卫生事件应急事件的是（　　）
   A. 重大传染病疫情
   B. 群众性不明原因疾病
   C. 重大食物中毒
   D. 重大职业中毒
   E. 高考试题泄密

3. 发生突发公共卫生事件时，医疗机构的应急反应措施是（　　）
   A. 评价应急处理措施效果
   B. 组织、协调有关部门参与事件的处理
   C. 督导、检查应急处理措施的落实情况
   D. 开展患者接诊、收治和转运工作
   E. 开展突发公共卫生事件的调查与处理

4. 《突发公共卫生事件应急条例》对县级人民政府的职责作出的规定中，**错误**的是（　　）
   A. 成立应急处理指挥部

B．做好应急工作的财政预算
C．建立突发公共卫生事件应急流行病学调查、传染源隔离等有关物资设施的储备
D．建立突发公共卫生事件应急医疗救护、现场处置等技术与人才资源储备
E．组织开展防治突发公共卫生事件的科学研究

5．根据突发公共卫生事件的性质、危害程度和涉及范围，突发公共卫生事件分为（　　）
A．特别重大、重大、较大、一般和较小五级
B．较大、一般和较小三级
C．重大、较大和一般三级
D．特别重大、重大、较大和一般四级
E．重大和一般两级

6．卫生行政部门接到传染病菌（毒）种丢失报告，向本级人民政府报告的法定时间为（　　）
A．5小时
B．6小时
C．3小时
D．4小时
E．2小时

7．下列事件**不属于**突发公共卫生事件的是（　　）
A．突然发生的造成社会公众健康损害的食物中毒
B．突然发生的造成社会公众健康严重损害的重大传染病疫情
C．突然发生的可能造成社会公众健康严重损害的重大传染病疫情
D．突然发生的造成社会公众健康严重损害的群体性不明原因疾病
E．突然发生的可能造成社会公众健康严重损害的群体性不明原因疾病

8．我国西南部某城市数年前发生一次天然气井喷事故，有害的硫化氢气体造成死亡243人，累计门诊治疗中毒者2.7万人次。判定此次事件为突发公共卫生事件的主要依据是（　　）
A．累及野生动物和家禽家畜
B．大量居民被迫迁移
C．突然发生并严重损害公众健康
D．自然环境的破坏
E．多人发生中毒

9．医疗卫生机构发现重大食物中毒事件后，应当在规定的时限内向所在地县级卫生行政部门报告，该时限是（　　）
A．2小时
B．1小时
C．4小时
D．12小时
E．24小时

10．教育部所属综合大学的附属医院发现脊髓灰质炎疫情，应当报告的部门是（　　）
A．国家教育行政部门
B．国家卫生行政部门
C．国家疾病预防控制机构
D．所在地的政府卫生行政部门
E．所在地的疾病预防控制机构

11．省级人民政府接到发生突发公共卫生事件的报告后，应当向国务院卫生行政部门报告的法定时限是（　　）
A．2小时内
B．12小时内
C．1小时内
D．3小时内
E．6小时内

12．**不是**公共卫生执法相对人的权利的是（　　）
A．查处事故权
B．索赔权
C．申诉权
D．陈述权
E．举证权

13．在突发公共卫生事件期间，散布谣言、哄抬物价、欺骗消费者、扰乱社会市场秩序的，由哪个机关或部门给予行政处罚（　　）
A．公安部门或工商部门
B．食品药品监督管理部门
C．税收部门
D．物价部门
E．卫生行政部门

14．**不属于**《突发公共卫生事件应急条例》规定的突发事件应急报告的内容是（　　）
A．发生或者可能发生重大食物和职业中毒事件
B．发生传染病菌种、毒种丢失
C．发生1例艾滋病输入病例
D．发生或者发现不明原因的群体性疾病
E．发生或者可能发生传染病暴发、流行

15．对新发现的突发传染病，国家卫生健康委员会根据危害程度、流行强度，依法及时宣布为（　　）
A．法定传染病
B．甲类传染病
C．乙类传染病
D．丙类传染病
E．丁类传染病

16．在突发公共卫生事件应急处理工作中，有关单位和个人不配合有关专业技术人员调查、采样、技术分析和检验的，对有关责任人给予（　　）
A．警告

B. 吊销执照
C. 降级或者撤职的纪律处分
D. 行政处分或者纪律处分
E. 追究刑事责任

17. 《突发公共卫生事件应急条例》规定，医疗卫生机构应当对传染病做到（ ）
    A. 早发现、早观察、早隔离、早治疗
    B. 早报告、早观察、早治疗、早康复
    C. 早发现、早报告、早隔离、早治疗
    D. 早发现、早报告、早隔离、早康复
    E. 早预防、早发现、早治疗、早康复

18. 医疗机构发现发生或者可能发生传染病暴发流行时，应当（ ）
    A. 在1小时内向所在地县级人民政府卫生行政主管部门报告
    B. 在2小时内向所在地县级人民政府卫生行政主管部门报告
    C. 在4小时内向所在地县级人民政府卫生行政主管部门报告
    D. 在6小时内向所在地县级人民政府卫生行政主管部门报告
    E. 在8小时内向所在地县级人民政府卫生行政主管部门报告

第九节　传染病防治法律制度【了解】

A1和A2型题

说明：为单选题，5个选项中可能同时有最佳正确答案和非错误答案，请从中选择一个最佳答案。

1. 《中华人民共和国传染病防治法》规定应予以隔离治疗的是（ ）
    A. 疑似传染病患者
    B. 甲类传染病患者
    C. 甲类传染病患者和病原携带者
    D. 乙类传染病患者和病原携带者
    E. 除艾滋病患者、炭疽中的肺炭疽以外的乙类传染病患者

2. 卫生行政部门工作人员依法执行职务时，应当不少于几人（ ）
    A. 2
    B. 3
    C. 4
    D. 5
    E. 6

3. 2004年8月28日修订通过《中华人民共和国传染病防治法》，开始施行日期（ ）
    A. 1989年8月28日
    B. 1995年12月1日
    C. 2003年10月1日
    D. 2004年8月28日
    E. 2004年12月1日

4. 男性，26岁。近日出现低热、剧烈头痛、食欲缺乏、恶心、腹泻等症状，经检查确诊为登革热。经治医师王某拟将其病情如实上报，但护士小李认为上报其病情就等于泄露了张某的隐私，违背了保密原则。对此，以下说法正确的是（ ）
    A. 医师王某上报患者张某的病情，必须征得张某本人的知情同意权
    B. 登革热属传染性疾病，可能对他人造成危害，无个人隐私可言
    C. 登革热作为传染性疾病，其疾病信息虽属患者隐私，但患者无权要求保密
    D. 护士小李的考虑是完全正确的，上报其病情就等于泄露了张某的隐私
    E. 医师王某有义务如实上报张某的病情，但不应将张某的病情向其他无关人员公开

5. 被甲类传染病病原体污染的污水、污物、粪便，有关单位必须按照以下规定，进行处理（ ）
    A. 在卫生防疫机构的指导监督下进行严密消毒后处理
    B. 在卫生防疫机构的指导监督下进行消毒后处理
    C. 在卫生防疫机构的指导下进行消毒后处理
    D. 由卫生防疫机构进行消毒后处理
    E. 由卫生防疫机构进行严密消毒后处理

6. 关于二重感染，下列说法**错误**的是（ ）
    A. 抗菌药物治疗过程中可诱发二重感染
    B. 一般在用药后2~3天内发生
    C. 年老体弱者、婴幼儿、严重基础疾病及免疫力低下者多发
    D. 以消化道、呼吸道、泌尿道感染及败血症多见
    E. 假膜性肠炎可用万古霉素治疗

7. 某传染病的最短潜伏期为8天，最长潜伏期为22天，平均潜伏期为14天，症状期为21天，恢复期为30天，试问该病的检疫期限为（　　）

A．8天

B．22天

C．14天

D．21天

E．30天

8. 经接触疫水传播的传染病的流行特征**不包括**（　　）

A．患者有接触疫水史

B．发病有一定的地区性和季节性

C．发病无年龄、性别和职业差异

D．大量易感人群进入疫区，可能引起暴发或流行

E．对疫水采取措施或加强个人防护后即可控制疾病的发生

9. 患儿李某，因发热3日到县医院就诊，门诊接诊医师张某检查后发现李某的颊黏膜上有Koplik斑，初步诊断为麻疹。按照传染病防治法的规定，张某应当（　　）

A．嘱患儿家长带李某去市传染病医院就诊

B．请上级医师会诊，确诊后隔离治疗

C．向医院领导报告，确诊后由防疫部门进行转送隔离

D．向医院领导报告，确诊后对刘某就地进行隔离

E．在规定时间内，向当地防疫机构报告

10. 某学校119名学生在同一餐中因食入同一种食物而相继出现腹痛、腹泻、发热等症状，被诊断为一起食源性疾病，其判断是"食源性肠道传染病"还是"食物中毒"的依据是（　　）

A．是否均由相同食物引起

B．症状是否基本一致

C．是否有人传人现象（是否有流行病学余波）

D．实验室中是否检出病原微生物

E．是否有死亡

11. 法定报告人依照国家法定传染病报告系统上报，属于（　　）

A．自愿监测

B．被动监测

C．主动监测

D．症状监测

E．哨点监测

12. 某学校有30余名学生进餐后1～2小时相继出现恶心、呕吐、腹痛、腹泻等症状，首先考虑（　　）

A．食物中毒突发公共卫生事件

B．普通事件

C．普通胃肠炎

D．胃肠型感冒

E．不明原因疾病

13. 某医院收入一名哮喘患者，在该患者入院后的第2天发现其同时患有腮腺炎，如果该患者在此次住院期间导致病房其他患者感染腮腺炎，则这种感染应属于（　　）

A．带入感染

B．交叉感染

C．医源性感染

D．自身感染

E．内源性感染

14. 执行职务的医疗保健人员及卫生防疫人员发现甲类、乙类和监测区域内的丙类传染病患者、病原携带者或者疑似传染病患者，必须按照国务院卫生行政部门规定的时限（　　）

A．向法院部门报告疫情

B．向本单位负责人报告疫情

C．向当地卫生防疫机构报告疫情

D．向当地卫生行政部门报告疫情

E．向当地人民政府报告疫情

15. 传染病的治疗原则是（　　）

A．病原治疗和消毒隔离

B．治疗、护理和消毒、隔离

C．一般治疗和特效治疗

D．对症治疗、康复治疗和中医中药治疗

E．病原治疗、康复治疗和中医中药治疗

16. 对医疗废物的收集，运转，贮存，处置中的疾病防治工作进行定期检测监督检查的部门是（　　）

A．市容监督机关

B．城市规划行政部门

C．卫生行政主管部门

D．检验检疫行政主管部门

E．环境保护行政部门

17. 根据《中华人民共和国传染病防治法》的规定，以下哪一项**不属于**医疗机构的职责（　　）

A．传染病病例报告

B．传染病医疗救治

C．对拒绝隔离的患者采取强制措施

D．防治医源性感染

E．防止院内感染

18. 业务员纪某因身体不适去医院就诊，被初步诊断为疑似传染性非典型肺炎，并被实施单独隔离治疗。2天后，纪某厌倦了被隔离治疗的状态，要求出院；医院反复劝说，不予批准。纪某于当晚溜出医院并回家；医院发现纪某失踪后立即向有关部门报告。家人得知纪某情况后动员其尽快返回医院接受隔离治

疗，被纪某拒绝。根据《中华人民共和国传染病防治法》，有权协助医疗机构对纪某采取强制隔离治疗措施的是（　　）

A．卫生监督机构
B．卫生行政部门
C．街道办事处
D．疾病预防控制机构
E．公安机关

19．新生儿出生后，监护人应在规定时限为其办理预防接种证，该时限（　　）

A．6个月
B．1个月
C．4个月
D．3个月
E．2个月

20．各级各类医疗保健机构应当设立预防保健组织或者人员承担（　　）

A．本单位的传染病预防、控制和疫情管理工作
B．责任地段的传染病监测管理工作
C．本单位和责任地段的传染病监测管理工作
D．本单位和责任地段的传染病预防、控制和疫情管理工作
E．本单位和责任地段的传染病监督、监测管理工作

21．疫苗接种记录依法应保存的最低年限是（　　）

A．3年
B．5年
C．2年
D．1年
E．4年

22．为保证儿童及时接受预防接种，医疗机构与儿童的监护人员应当（　　）

A．订立合同
B．协商
C．付款监督
D．由政府联系
E．相互配合

23．《疫苗流通和预防接种管理条例》规定的预防接种异常反应情形是（　　）

A．受种者在接种时正处于某种疾病的潜伏期，接种后偶合发病
B．因心理因素发生的个体或者群体的心因性反应
C．合格疫苗在规范接种过程中相关各方均无过错但造成受种者机体组织器官损害
D．因疫苗质量不合格给受种者造成的损害
E．因疫苗本身特性引起的接种后一般反应

24．《中华人民共和国传染病防治法》规定，有关单位和个人可以依法申请行政复议或者提起诉讼的情况是指（　　）

A．卫生行政部门要求传染病患者、病原携带者在治愈前或者在排除传染病嫌疑前，禁止从事的易使该传染病扩散的工作的
B．卫生行政部门以及其他有关部门、疾病预防控制机构和医疗机构因违法实施行政管理或者预防、控制措施，侵犯单位和个人合法权益的
C．预防控制机构要求有关单位对被传染病病原体污染的污水、污物，必须进行严格消毒处理的
D．有关单位对被传染病病原体污染的污水、污物拒绝消毒处理，卫生行政部门进行强制消毒处理的
E．医疗机构要求儿童的监护人应当配合保证儿童及时接受预防接种的

25．医疗机构发现甲类传染病患者、病原携带者应当予以隔离治疗。拒绝隔离治疗或者隔离期未满擅自脱离隔离治疗的，可以由下列哪个部门协助医疗机构采取强制隔离治疗措施（　　）

A．疾病控制机构
B．公安机关
C．卫生行政部门
D．当地政府
E．卫生监督机构

26．下列传染病中属于乙类传染病的是（　　）

A．鼠疫
B．霍乱
C．传染性非典型肺炎
D．麻风病
E．风疹

27．在卫生法律法规中涉及的是（　　）

A．警告外的各种行政处罚
B．罚款外的各种行政处罚
C．责令停产停业外的各种行政处罚
D．吊销许可证或执照外的各种行政处罚
E．限制人身自由外的各种行政处罚

28．需采取甲类传染病的预防、控制措施的传染病是（　　）

A．黑热病
B．肺炭疽
C．肺结核
D．艾滋病
E．淋病

29．某县医院收治了数名高热伴头痛、鼻塞、流涕、全身酸痛等症状的患者，后被确诊为H7N9流感。

为了防止疾病传播,该医院严格按照有关规定立即对患者予以隔离和治疗,同时在规定的时限向当地卫生计生行政部门进行了报告,该规定时限是( )

A. 3小时
B. 5小时
C. 4小时
D. 1小时
E. 2小时

30. 《中华人民共和国传染病防治法》规定,医疗机构发现甲类传染病时,应当及时采取措施,对疑似患者采取的措施是( )

A. 隔离治疗
B. 自我隔离治疗
C. 强制隔离治疗
D. 医学观察
E. 确诊前在指定场所单独隔离治疗

31. 《中华人民共和国传染病防治法》规定的甲类传染病是指( )

A. 鼠疫、霍乱、炭疽中的肺炭疽
B. 鼠疫、传染性非典型肺炎、人感染高致病性禽流感
C. 鼠疫、炭疽、传染性非典型肺炎
D. 鼠疫、霍乱、传染性非典型肺炎
E. 鼠疫、霍乱

32. 某医疗机构接诊了1例鼠疫患者,该机构应在几小时内报告到疾病预防控制机构( )

A. 24小时
B. 12小时
C. 6小时
D. 48小时
E. 2小时

33. 某地相继发生多例以急性发病、高热、头痛等症状为主要临床表现的病因不明的疾病,被确定为突发公共卫生事件。当地乡卫生院以床位紧张为由,拒绝收治此类患者,被患者家属投诉。县卫生局经调查核实后,决定给予乡卫生院行政处罚。该处罚是( )

A. 限期整改
B. 责令改正
C. 责令检测
D. 警告
E. 通报批评

34. 某大型企业计划在自然疫源地兴建旅游建设项目,在征询意见时,有专家提醒,根据《中华人民共和国传染病防治法》规定,应当事先由法定单位对该项目施工环境进行卫生调查。该法定单位是( )

A. 省级以上旅游主管部门
B. 省级以上疾病预防控制机构
C. 国务院卫生行政主管部门
D. 省级以上环境保护主管部门
E. 省级以上环境监测评价机构

35. 对于肺炭疽死亡的患者尸体,法定的处理方式是( )

A. 将尸体就地深埋,并告诉家属
B. 将患者先移入太平间,征求家属同意后处理
C. 将尸体立即进行卫生处理,就近火化
D. 将尸体解剖查验,然后就近火化
E. 将尸体进行卫生处理后深埋

36. 医疗机构对传染病患者或者疑似传染病患者应提供的措施是( )

A. 医疗救护
B. 医学观察
C. 减免医疗费用
D. 强制医疗
E. 医疗补助

37. 对甲类传染病患者污染的物品,应当及时采取的措施为( )

A. 集中销毁
B. 隔离
C. 必要的卫生处理
D. 报告上级卫生行政机关处理
E. 提请卫生防疫部门处理

38. 对医疗机构内的甲类传染病患者的密切接触者,医疗机构应采取的措施是( )

A. 对疫点进行卫生处理
B. 强制隔离治疗
C. 在指定场所进行医学观察
D. 在指定场所单独治疗
E. 划定疫点

39. 国家对传染病菌种、毒种的采集、保藏、运输和使用实行的管理方式是( )

A. 分类管理
B. 行业管理
C. 专项管理
D. 集中管理
E. 分层管理

40. 下列各项,**不属于**法定责任疫情报告人的是( )

A. 疾病预防控制机构
B. 医疗机构
C. 采供血机构
D. 执行职务的医疗卫生人员
E. 社会福利机构

41. 国家对传染病防治实行的方针是( )

A. 服务群众

B. 标本兼治
C. 预防为主
D. 监督管理
E. 依靠科学

42. 与违反传染病防治有关的罪名是（　　）

A. 投毒
B. 制造毒品
C. 违反规定造成病菌、毒种扩散
D. 生产劣药罪
E. 非法携带毒品原植物幼苗

第二章 医学伦理学

第一节 医疗机构从业人员行为规范【掌握】

A1和A2型题
说明：为单选题，5个选项中可能同时有最佳正确答案和非错误答案，请从中选择一个最佳答案。

1. 对于有精神疾病的患者，在诊治中的道德要求**不包括**（　　）
   A. 讲究语言文明，重视精神治疗
   B. 治疗行为必须取得患者本人知情同意
   C. 正确对待异性患者
   D. 为患者保密
   E. 要慎重、准确地做出诊断

2. 性病诊治中的道德要求**不包括**（　　）
   A. 尊重患者，消除心理顾虑
   B. 对患者配偶保守秘密
   C. 明确诊断，积极治疗
   D. 普及性病防治知识，预防传播
   E. 及时报告疫情，防止传染

3. 下列选项中符合手术治疗伦理要求的是（　　）
   A. 手术方案应经患方知情同意
   B. 患者坚决要求而无指征的手术也可实施
   C. 手术对患者确实有益时，可无需患者知情同意
   D. 手术方案必须经患者单位同意
   E. 患者充分信任时，医师可自行决定手术方案

4. 女，50岁。因子宫肌瘤行全子宫切除术。术中医师发现患者左侧卵巢有病变应切除，在未征得患者及其家属同意的情况下，将左侧卵巢与子宫一并切除。术后患者恢复良好。该案例中，医师违背的临床诊疗伦理原则是（　　）
   A. 知情同意原则
   B. 患者至上原则
   C. 守信原则
   D. 最优化原则
   E. 保密原则

5. 对临床诊疗道德中最优化原则理解全面的是（　　）
   A. 采取没有风险的治疗手段
   B. 选择以最小代价获得最大效果的治疗方案
   C. 选择让患者花费最少的治疗方案
   D. 尽可能使用保守治疗方案
   E. 采取使患者没有痛苦的治疗手段

6. 临床诊治工作的基本道德原则是（　　）
   A. 及时、准确、有效、择优、自主
   B. 及时、准确、最优、保密、自主
   C. 及时、准确、择优、尊重、保密
   D. 及时、有效、最优、自主、保密
   E. 及时、有效、择优、尊重、保密

7. 对急诊患者，当手术是抢救患者的唯一方案时，最符合医学道德的做法是（　　）
   A. 首先考虑患者的选择
   B. 立即进行手术
   C. 在征得其家属或单位同意后，立即进行手术
   D. 放弃手术
   E. 患者拒绝手术时可不手术

8. 在辅助检查中，**不属于**临床医师应遵循的道德要求是（　　）
   A. 从诊治需要出发，目的纯正
   B. 认真细致、心正无私
   C. 知情同意、尽职尽责
   D. 综合分析、切忌片面
   E. 密切联系、加强协作

9. 在下列各项中，**不体现**协同一致原则的是（　　）
   A. 医师通过辅助检查明确诊断
   B. 急危重患者的抢救
   C. 手术治疗
   D. 询问病史
   E. 会诊

10. 患者，女，30岁，因出现类似早孕症状2

次到某县医院门诊就医，医师简单检查后均诊断为妇科炎症，但该女士服药多日症状未见缓解。半个月后，因突然阴道大出血和急腹症被送往医院抢救后确诊为异位妊娠。该案例中，初诊医师可能违背的临床诊疗伦理要求是（　　）

　　A．关心体贴，减少痛苦
　　B．全面系统，认真细致
　　C．耐心倾听，正确引导
　　D．尊重患者，心正无私
　　E．举止端庄，态度热情

11．某医院内科病房，责任护士误将甲床患者的青霉素注射给乙床患者进行严密观察，没有出现青霉素过敏反应。对此以下说法符合伦理的是（　　）

　　A．患者没出现过敏反应，为避免护士与患者发生矛盾，不应告诉患者
　　B．打错针后护士已经进行了严密的观察，以免承担更大责任
　　C．打错针后应及时上报主管的护士长，进行观察并采取进一步治疗
　　D．患者未出现过敏反应，可以不告诉护士长以免受处分
　　E．住院患者太多，护理任务紧张，出错在所难免

12．医师在诊疗活动中，不过度医疗所体现的医师行为规范是（　　）

　　A．规范行医
　　B．严格权限
　　C．救死扶伤
　　D．重视人文
　　E．规范文书

第二节　医患关系【熟悉】

A1和A2型题

说明：为单选题，5个选项中可能同时有最佳正确答案和非错误答案，请从中选择一个最佳答案。

1．相对于一般契约关系，医师在医患关系中负有更重的义务，但这些义务**不包括**（　　）

　　A．监督义务
　　B．保密义务
　　C．披露义务
　　D．注意义务
　　E．忠实义务

2．患者的权利**不包括**（　　）

　　A．基本医疗权
　　B．自我决定权
　　C．知情同意权
　　D．要求保密权
　　E．保管病志权

3．下列会直接影响医务人员与患者进行语言沟通的是（　　）

　　A．声调
　　B．手势
　　C．谈话地点
　　D．关闭式谈话
　　E．以上均不是

4．随着病情的变化，医患关系可以（　　）

　　A．一直保持不变
　　B．由主动-被动型转化为指导-合作型
　　C．由主动-被动型转化为共同参与型
　　D．最终都要进入共同参与型
　　E．由一种模式转向另一种模式

5．医患沟通的伦理准则是（　　）

　　A．尊重
　　B．有利
　　C．公正
　　D．诚信
　　E．以上均是

6．对于切除阑尾的术后患者，宜采取的医患模式是（　　）

　　A．主动-被动型
　　B．被动-主动型
　　C．指导-合作型
　　D．共同参与型
　　E．合作-指导型

7．医务人员职业道德**不要求**（　　）

　　A．无私的奉献
　　B．崇高的爱情
　　C．利他精神
　　D．把患者的痛苦看得高于一切
　　E．以上均不是

8．以下适用保密原则的情况是（　　）

　　A．精神障碍患者有严重伤害自身或伤害他人的危险

B. 精神障碍患者有致命的传染性疾病等且可能危及他人
C. 未成年人受到性侵犯或虐待
D. 精神障碍患者有敏感多疑的想法
E. 法律规定需要披露的情形

9. 对大多数慢性病患者，帮助患者自助属于哪种医患关系模式（　　）
A. 共同参与型
B. 指导-合作型
C. 主动-被动型
D. 父母与婴儿式
E. 以上均不是

10. 患者的自主性取决于（　　）
A. 医患之间的契约关系
B. 医患之间的经济关系
C. 医患之间的政治关系
D. 医患之间的亲疏关系
E. 医患之间的工作关系

11. 医患关系出现物化趋势的最主要原因是（　　）
A. 医学高技术手段的大量应用
B. 医院分科越来越细，医师日益专科化
C. 医师工作量加大
D. 患者对医师的信任感降低
E. 患者过多依赖医学高技术的检测手段

12. 医疗活动中最基本、最重要的人际关系是（　　）
A. 医患关系
B. 医疗团体与社会的关系
C. 医护关系
D. 医际关系
E. 护患关系

13. 甲医师发现邻病房乙医师的诊治失误后，及时反映给主管部门。这体现了正确处理医务人员之间关系的道德原则是（　　）
A. 共同维护社会公益
B. 共同维护患者利益
C. 开展正当竞争
D. 全心全意为人民服务
E. 以上都不是

14. 患者李某，女，26岁，未婚，体检中发现左侧乳房有肿块来院治疗。经医师诊断后拟进行手术治疗，但患者十分担心手术后会影响今后生活质量，医师积极解释，消除了患者的心理负担，在征得患者家属同意的情况下，进行手术且手术顺利，患者及家属都很满意。本案例集中体现了尊重患者的（　　）
A. 基本医疗权
B. 知情同意权
C. 疾病认知权

D. 提出问题并要求医师解答的权利
E. 监督医疗过程的权利

15. 连某因患严重的躁狂抑郁障碍，正在精神病专科医院住院治疗。因病情恶化，患者出现伤人毁物等行为，医院在没有其他可替代措施的情况下，对其实施了约束身体的措施，但实施后没有及时通知连某的监护人。连某的父亲作为监护人探视时，看到儿子被捆绑在病床上非常气愤。该案例中所形成的医患关系模式是（　　）
A. 主动-被动型
B. 指导-合作型
C. 契约许可型
D. 指导参与型
E. 共同参与型

16. 关于医患关系的表述**不正确**的是（　　）
A. 建立在平等关系上的契约关系
B. 是服务与被服务的契约关系
C. 是有法律保障的信托关系
D. 医患是平等关系
E. 技术关系是建立在利益的基础上

17. 女，18岁。近几个月来常因琐事与父母发生激烈争吵，闷闷不乐，被诊断为抑郁症而入院治疗。两周后，其父母去探视，患者起初表现出既想见又不想见的矛盾心理，但最终还是决定拒绝见其父母。医师根据病情同意了患者的决定。是否允许患者父母探视应首先遵循的伦理原则是（　　）
A. 协同一致原则
B. 患者家属自主原则
C. 患者利益至上原则
D. 公正原则
E. 公益原则

18. 医患交流中，能够使得沟通更为有效与顺畅的方法是（　　）
A. 尽量多用书面沟通
B. 避免表达态度和情感
C. 善用问句引导话题
D. 尽量使用医学术语
E. 提供的信息越多越好

19. 对隐私权的保护不是无限制的、绝对的，除下列哪项情况需要对隐私权公开（　　）
A. 保护隐私权和公共利益相冲突
B. 保护隐私权和公民合法知情权相冲突
C. 保护隐私权和国家法律相冲突
D. 保护隐私权和他人健康相冲突
E. 保护隐私权和医院利益相冲突

20. 下列**不属于**患者的道德义务的是（　　）
A. 提供与病情有关的信息
B. 在医师的指导下与医师积极配合

C. 遵守医院各项规章制度
D. 提高医院声誉
E. 支持医学生的实习和医疗教学

21. 关于患者的权利，下列**不正确**的是（　　）
A. 监督医疗过程
B. 拒绝有创性的检查和治疗
C. 拒绝实习生触诊
D. 配合医药推销人员宣传
E. 拒绝医师获得患者隐私

22. 在临床诊疗过程中，医师往往过分强调药物和治疗手段的作用，患者常常只能被动接受，对疾病诊治方案、检查项目、价格等均无发言权。此类情况的出现反映医师忽视了患者的（　　）
A. 安全需要
B. 个体差异
C. 生理需要
D. 主观能动性
E. 人格尊严

23. 患者，男，68岁。因咳嗽、咳痰就诊，接诊医师在与患者进行交流中，问患者"您每天吸多少支烟"，该医师的提问技巧是（　　）
A. 复合式提问
B. 诱导式提问
C. 开放式提问
D. 探索式提问
E. 封闭式提问

24. 医务人员与患者的合理沟通技巧是（　　）
A. 应开诚布公，告知患者详细病情
B. 应用适时的沉默
C. 说比听更重要
D. 多使用暗示性提问
E. 有些问题提问应尽可能促使患者能明确回答"是"或"否"

25. 下列关于医患关系特点的表述**错误**的是（　　）
A. 医者应保持情感的中立性
B. 双方目的的一致性
C. 人格尊严、权利上的平等性
D. 医学知识和能力的对称性
E. 医患矛盾存在的必然性

26. 在医患交往过程中，医护人员**不恰当**的交往方式是（　　）
A. 重视患者的自我感受
B. 采取封闭式和开放式的提问
C. 用专业术语进行交流
D. 关注疾病本身和相关话题
E. 了解患者的安全需要

27. 医务人员彼此协作的基础是（　　）
A. 没有分歧
B. 彼此独立
C. 互相信任
D. 互相学习
E. 彼此竞争

28. 有关医际关系与医患关系的表述，下列选项**错误**的是（　　）
A. 医际关系的恶化在一定程度上将对医患关系产生不良影响
B. 医患关系的恶化在一定程度上将对医际关系产生不良影响
C. 处理医际关系与医患关系依据的伦理原则是相同的
D. 医际关系与医患关系既互相独立又相互关联
E. 良好的医际关系有助于形成良好的医患关系

29. 下列各项，属医患关系基本内容的是（　　）
A. 技术操作和服务态度
B. 技术方面和法律方面
C. 法律方面和伦理方面
D. 处理医者和患者的矛盾
E. 技术方面和非技术方面

30. **不属于**患者道德义务的是（　　）
A. 支持医学发展
B. 遵守医院规章制度
C. 对医疗机构及其医务人员进行监督
D. 尊重医务人员的人格和劳动
E. 支付医疗费用

31. 某医院急诊医师接诊了一位遭遇车祸昏迷的患者，立即给予了心肺复苏、气管插管等抢救措施。此时的医患关系所属类型是（　　）
A. 共同参与型
B. 主动-被动型
C. 指导-合作型
D. 合作-监督型
E. 主动权威型

32. 在医务人员之间人际关系的特点中，"比、学、赶、超"体现的是（　　）
A. 协作性
B. 平等性
C. 互助性
D. 竞争性
E. 同一性

33. 李某，因妊娠异常需行剖宫产术，经治医师在告知孕妇丈夫手术相关信息并取得签字后实施手术。胎儿被取出后发现产妇患有双侧卵巢畸胎瘤，遂告知其丈夫并建议切除双侧卵巢。李某丈夫立即打电话与其他家属商议，医师在尚未得到家属商议结果的

情况下，继续手术并切除双侧卵巢，于是发生医患纠纷。此案例中，医师侵犯的患方权利是（　　）
 A．疾病认知权
 B．知情同意权
 C．隐私保护权
 D．生命权
 E．健康权

34．一位服用了60多片安定的精神病患者被送到医院急救，患者父母表示无力承担抢救费用。按照急救伦理的要求，医师应该选择的处理措施是（　　）
 A．在征得患者父母同意和医院领导同意的情况下，迅速实施抢救
 B．在征得患者父母同意的情况下，放弃治疗
 C．放弃治疗，让患者父母将其接回家
 D．向民政部门反映，争取社会支持，并由他们决定是否抢救
 E．仅给予患者家庭能够承受费用的支持疗法

35．医患关系的本质特征是（　　）
 A．具有互利性质的经济关系
 B．具有买卖性质的依附关系
 C．具有协作性质的买卖关系
 D．具有依附性质的非平等关系
 E．具有契约性质的信托关系

36．当医患和社会各方利益发生冲突时候，医师首先要考虑（　　）
 A．医院的利益
 B．社会公共利益
 C．患者家属的利益
 D．患者的利益
 E．医师个人应得的利益

37．下列属于医疗卫生服务活动中服务接受者义务的是（　　）
 A．选择治疗方法
 B．支付医疗费用
 C．提出医疗事故鉴定
 D．获得经济补偿
 E．要求复印病历资料

38．良好医患关系的建立有利于（　　）
 A．增强尊重患者的权利的意识
 B．建立协调医患关系的组织
 C．确立公正的社会舆论导向
 D．普及医学、伦理学、法律知识
 E．以上均是

39．医患关系的意义（　　）
 A．有利于医学事业的发展
 B．共同维护患者利益和社会利益
 C．相互信任、支持与协作
 D．相互学习与竞争
 E．彼此平等和相互尊重

40．医患纠纷增多的原因（　　）
 A．医疗体制改革相对于市场经济发展的滞后
 B．医院管理的缺陷
 C．医务人员的服务态度
 D．媒体的推波助澜
 E．以上均是

41．改善医患关系的措施包括（　　）
 A．提高专业技术、品德修养、尊重患者权利等
 B．尊重医务人员和医院的规章制度，普及医学伦理法律知识，积极配合治疗
 C．完善医疗制度，规范医院的管理，完善卫生补偿体制
 D．建立协调医患关系的组织
 E．以上均是

第三节　医学道德【了解】

A1和A2型题

说明：为单选题，5个选项中可能同时有最佳正确答案和非错误答案，请从中选择一个最佳答案。

1．医德修养的方法是（　　）
 A．积极参加医院的各种政治学习
 B．让领导多督促自己
 C．让同事多提醒自己
 D．让患者多监督自己
 E．追求慎独

2．对医师是"仁者"最准确的理解是（　　）
 A．医师应该精通儒学
 B．仁者爱人，爱患者
 C．医师应该是伦理学家
 D．医师应该善于处理人际关系
 E．医师角色要求道德高尚

3. 对医务人员在医德修养方面提倡"慎独"，**不正确**的是（　　）

A．"慎独"是古代儒家用语，是封建社会道德特有的范畴

B．"慎独"是道德修养的方法

C．"慎独"是指个人在独处无人监督时，仍能坚持道德原则和道德信念

D．"慎独"是中性名词，在今天使用它可以有新的内容和含义

E．医德修养是有层次的，提倡"慎独"，是希望医务人员的医德修养达到更高境界

4. 对医术与医德之间关系**错误**的理解是（　　）

A．"医乃仁术"

B．有能力做的就应该去做

C．"大医精诚"

D．临床医学决策同时也是伦理决策

E．前沿医学技术应用于临床必须有医德参与

5. **不属于**医疗资源管理和分配道德准则的是（　　）

A．平等交往，患者利益中心

B．医患利益兼顾，患者群体利益第一

C．防治结合，预防为主

D．经济效益与社会效益统一，社会效益第一

E．投入与效益并重，提高效率优先

6. 临床医师应尽的道德义务中，首要和根本的是（　　）

A．对同事的义务

B．对医院的义务

C．对医学的义务

D．对社会的义务

E．对患者的义务

7. 下列关于医学道德评价的提法中，正确的是（　　）

A．它依据社会道德的原则和规范为标准

B．它只对医务人员的行为和活动进行评价

C．它是改善社会道德风尚的有力武器

D．它是医务人员医学道德品质形成的重要手段

E．它仅有社会评价的方式

8. 医学道德评价应坚持（　　）

A．动机与目的辩证统一

B．动机与手段的辩证统一

C．动机与效果的辩证统一

D．目的与效果的辩证统一

E．手段与效果的辩证统一

9. 医德评价的意义应**除外**（　　）

A．医务人员自我心理需求的手段

B．医务人员行为的监视器和调节器

C．维护医德原则的重要保障

D．维护医德规范的重要保障

E．使医德原则、规范转化为医德行为的中介和桥梁

10. 对"慎独"最正确的理解是（　　）

A．无人监督时注意不违背医德

B．别人无法监督时注意不违背医德

C．有错误思想干扰时注意加以抵制

D．坚持从小事上点点滴滴做起

E．坚持医德修养的高度自觉性、坚定性、一贯性

11. 对医德评价的意义理解**有误**的是（　　）

A．表明评价者个人的喜好

B．形成健康的医德氛围

C．调节医学人际关系

D．有助于将外在医德规范内化为医务人员的信念

E．有助于指导医务人员选择高尚的医德行为

12. 医学道德修养是指医务人员在医学道德方面所进行的自我教育，自我锻炼和自我陶冶，以及在此基础上达到的（　　）

A．医学道德境界

B．医疗实践能力

C．医疗技术水平

D．医患沟通能力

E．医疗道德意识

13. 下列各项，**不属于**医德修养内容的是（　　）

A．树立正确的医德认识，在实践中进行医德品质的培养

B．认真学习医学伦理学知识，进行医德理论修养

C．在医疗实践中以医德原则和规范要求自己，进行认知修养

D．学习国家医疗体制改革文件，进行卫生政策修养

E．以正确的医德思想克服旧的道德观念的影响，进行医德信念修养

14. 培养全面、合格的医学人才的重要手段是（　　）

A．医德教育

B．医德修养

C．医德评价

D．医德实践

E．医德情操

15. 医德教育的目的是（　　）

A．提高医德认识

B．培养医德情感

C．锻炼医德意志

D. 树立医德信念
E. 养成良好的医德习惯

16. 通过内心信念来实现的道德评价是（ ）
    A. 患者评价
    B. 群众评价
    C. 领导评价
    D. 同行评价
    E. 自我评价

17. 医学道德评价的首要标准是（ ）
    A. 患者疾病的缓解和康复
    B. 医疗机构的发展
    C. 人类生存和环境保护及改善
    D. 医学科学发展和社会进步
    E. 医务人员社会地位的提升

18. 医学道德的意义**不**包括（ ）
    A. 有助于形成医务人员的内在品质
    B. 有助于培养医务人员的人文素养和道德情操
    C. 有助于促进医学科学工作发展
    D. 是将医学道德原则和规范转化为内心信念的重要环节
    E. 是确保维护社会公益的原则

19. 下列哪一项是医务人员进行自我道德评价的方式（ ）
    A. 名誉
    B. 动机
    C. 良心
    D. 效果
    E. 职称

20. 2003年，广东省中医院护士长叶欣同志在抢救非典患者的斗争中于3月25日凌晨不幸牺牲，年仅46岁。在她27年的护士生涯中，多次被评为"先进工作者""优秀护士""优秀护士长"，获得过国际南丁格尔奖章、"全国优秀共产党员"、全国"五一劳动奖章"、"人民健康好护士"、全国白求恩奖章、"三八"红旗手、革命烈士等一系列崇高荣誉。她用自己的短暂人生对"大医精诚"作了一个圆满的诠释。这一系列的崇高荣誉属于对叶欣的（ ）
    A. 医德评价
    B. 他人评价
    C. 自我评价
    D. 内在评价
    E. 社会评价

21. 患者好转出院后坚持送茶叶给主任，被主任婉拒后，偷偷放在办公室了，主任发现后要求同学立即追出去把茶叶还回去，同学不理解，说一盒茶叶没人知道的，主任回说"良心有知"，是指（ ）
    A. 社会评价
    B. 他人评价
    C. 舆论评价
    D. 内心信念
    E. 同行评价

22. 医德评价的主观形式是（ ）
    A. 社会舆论
    B. 传统习俗
    C. 领导意见
    D. 患者及家属的反馈意见
    E. 内心信念

23. 医德修养的根本途径和方法是（ ）
    A. 自我批评
    B. 自我反思
    C. 见贤思齐
    D. 接受患者监督
    E. 与医疗实践结合

第二篇 专业理论

第一章 中医内科病证

第一节 感冒、咳嗽、哮病、喘证、肺胀、肺痈、肺痨、饮证、急劳、厥脱、汗证【掌握】

A1和A2型题

说明：为单选题，5个选项中可能同时有最佳正确答案和非错误答案，请从中选择一个最佳答案。

1. 治疗咳血燥热伤肺证，应首选的方剂是（ ）
   A. 黛蛤散
   B. 泻白散
   C. 桑杏汤
   D. 泻心汤
   E. 玉女煎
2. 治疗支饮寒饮伏肺证，应首选的方剂是（ ）
   A. 柴枳半夏汤
   B. 小青龙汤
   C. 香附旋覆花汤
   D. 甘遂半夏汤
   E. 金匮肾气丸
3. 肺痨的病变部位主要在（ ）
   A. 肺脾肾
   B. 肺脾
   C. 肺肾
   D. 肺
   E. 心肝肺肾
4. 治疗悬饮络气不和证，应首选的方剂是（ ）
   A. 香附旋覆花汤
   B. 柴枳半夏汤加减
   C. 椒目瓜蒌汤
   D. 己椒苈黄丸
   E. 苓桂术甘汤合小半夏加茯苓汤
5. 肺胀的病名首见于（ ）
   A.《黄帝内经》
   B.《灵枢》
   C.《金匮要略》
   D.《诸病源候论》
   E.《丹溪心法》
6. 肺痨之肺阴亏虚证的治法是（ ）
   A. 滋阴止咳
   B. 滋阴降火
   C. 益气养阴
   D. 滋阴补阳
   E. 滋阴润肺
7. 下列关于哮病预防调护各项叙述中，**错误**的是（ ）
   A. 注意保暖，避免寒冷刺激而诱发
   B. 适当锻炼，提高抗病能力
   C. 饮食清淡，忌肥甘油腻辛辣，避免海膻发物
   D. 发作时可服玉屏风散、肾气丸等，以调护正气
   E. 避免烟尘异味，劳逸适当
8. 肺痈溃脓期，络伤血溢，咯血者，应另服（ ）
   A. 石膏、知母、黄连、栀子
   B. 藕节、白茅根
   C. 三七、白及粉
   D. 功劳叶、青蒿、白薇、地骨皮
   E. 乳香、没药、郁金、赤芍
9. 下列各项中，符合悬饮病主症的是（ ）
   A. 心下满闷，呕吐清水痰涎
   B. 胸胁饱满，咳唾引痛
   C. 咳逆倚息，短气不得平卧
   D. 身体沉重，肢体浮肿
   E. 胃肠沥沥有声
10. 饮证与水肿，同为津液病变，其不同点在于（ ）
    A. 邪在表在里
    B. 正虚与邪盛

C. 局部与全身
D. 上部与下部
E. 饮邪的多少

11. 治疗虚体感冒之气虚感冒证，首选的方剂是（　　）
    A. 葱豉桔梗汤
    B. 加减葳蕤汤
    C. 荆防达表汤
    D. 新加香薷饮
    E. 参苏饮

12. 血厥实证的常见诱发因素是（　　）
    A. 情绪紧张
    B. 恐惧
    C. 急躁恼怒
    D. 疼痛
    E. 失血过多

13. 患者，女，42岁。每于情绪刺激而诱发，发时突然呼吸短促，但喉中痰鸣不著，胸闷而痛，失眠心悸，苔薄，脉弦。宜用下列何治法（　　）
    A. 宣肺散寒
    B. 宣肺泄热
    C. 清泄痰热
    D. 化痰降气
    E. 开郁降气

14. 肺痈成痈期，肺热壅盛，壮热口渴，脉洪数有力，苔黄腻，应加用（　　）
    A. 石膏、知母、黄连、栀子
    B. 藕节、白茅根
    C. 三七、白及粉
    D. 功劳叶、青蒿、白薇、地骨皮
    E. 乳香、没药、郁金、赤芍

15. 患者，女，26岁。因产后大出血，突然昏厥，面色苍白，口唇无华，四肢震颤，自汗肢冷，目陷口张，呼吸微弱，舌淡，脉芤。其治法是（　　）
    A. 补养气血
    B. 补气，回阳，醒神
    C. 平肝潜阳，理气通瘀
    D. 益气养血，化瘀通络
    E. 平肝潜阳，理气通瘀

16. 肺痨之气阴耗伤的治法是（　　）
    A. 滋阴止咳
    B. 滋阴降火
    C. 益气养阴
    D. 滋阴补阳
    E. 滋阴润肺

17. 按痰饮停积的部位分类，饮流胁下的是（　　）
    A. 痰饮
    B. 支饮
    C. 溢饮
    D. 悬饮
    E. 伏饮

18. 王某，汗出恶风，稍劳汗出尤甚，易于感冒，体倦乏力，面色少华，舌淡苔薄，脉无力。其证属于（　　）
    A. 营卫不和
    B. 心血不足
    C. 阴虚火旺
    D. 肺卫不固
    E. 邪热郁蒸

19. 肺痈溃脓期的特点是（　　）
    A. 恶寒，发热，咳嗽，痰多
    B. 高热，振寒，咳嗽，气急，胸痛，咳痰黄稠量多，带有腥味
    C. 咳大量腥臭脓痰或脓血痰
    D. 身热渐退，咳嗽减轻，咳吐脓痰渐少，臭味亦淡
    E. 气短，口燥咽干，面色无华，形体消瘦

20. 肺痨之虚火灼肺证，骨蒸劳热者，应加用（　　）
    A. 桑白皮、黄柏、知母
    B. 冬虫夏草、诃子、钟乳石
    C. 秦艽、白薇、鳖甲
    D. 煨肉蔻、补骨脂
    E. 制附子、肉桂

21. 患者，男，63岁。素有咳喘宿痰，今与家人争执后突然昏厥，喉有痰声，呼吸气粗，舌苔白腻，脉沉滑。治疗本病应首选的方剂是（　　）
    A. 五磨饮子
    B. 导痰汤
    C. 人参养营汤
    D. 生脉饮
    E. 通瘀煎

22. 《伤寒杂病论》关于"厥"的概念主指（　　）
    A. 突然昏倒
    B. 手足逆冷
    C. 气机逆乱
    D. 四肢抽搐
    E. 血厥

23. 肺痈成痈期的特点是（　　）
    A. 恶寒，发热，咳嗽，痰多
    B. 高热，振寒，咳嗽，气急，胸痛，咳痰黄稠量多，带有腥味
    C. 咳大量腥臭脓痰或脓血痰
    D. 身热渐退，咳嗽减轻，咳吐脓痰渐少，臭味亦淡
    E. 气短，口燥咽干，面色无华，形体消瘦

24. 下列关于喘证治疗的各项叙述中，**错误**的是（　　）
    A. 实喘以祛邪利气为主
    B. 虚喘以培补摄纳为主
    C. 实喘可采用温化宣肺、清化肃肺、化痰理气的方法
    D. 虚喘或补肺，或健脾，或益肾
    E. 实喘难治，虚喘易疗

25. 患者吐大量脓痰，脓血如败卤，腥臭异常，气喘，鼻煽，胸痛，坐卧不安，饮食少进，身热不退，颧红，指甲青紫带弯，脉弦涩或弦急。其诊断是（　　）
    A. 肺痈转为肺胀
    B. 肺痈转为肺痨
    C. 肺痈顺证
    D. 肺痈逆证
    E. 喘证转为肺痈

26. 患者，女性，63岁，反复发作气急痰鸣30余年。气短声低，自汗，怕风，常易感冒，倦怠无力，食少便溏，喉中时有轻度哮鸣，痰多质稀色白，舌淡，苔白，脉细弱。其诊断是（　　）
    A. 哮病缓解期，肺脾气虚证
    B. 喘证，肺气虚耗证
    C. 哮病缓解期，肺肾两虚证
    D. 哮病发作期，风痰哮证
    E. 喘证，肾虚不纳证

27. 气厥实证的证机概要是（　　）
    A. 肝阳暴涨，痰火壅盛，气血上逆
    B. 痰瘀阻络，气血不畅，脑失所养
    C. 元气素虚，清阳不升，神明失养
    D. 肝郁不舒，气机上逆，壅阻心胸，内闭神机
    E. 风痰阻络，气血运行不利

28. 下列关于哮病发作期寒包热哮证各项叙述中，**错误**的是（　　）
    A. 喉中哮鸣有声，胸膈烦闷，呼吸急促咳痰不爽，痰黏色黄或黄白相兼
    B. 发热不恶寒，烦躁汗多，身痛，口干欲饮，大便偏干
    C. 证机概要为痰热壅肺，复感风寒，客寒包火，肺失宣降
    D. 治法为解表散寒，清化痰热
    E. 用小青龙加石膏汤治疗

29. 治疗肺痈成痈期，应首选的方剂是（　　）
    A. 银翘散
    B. 苇茎汤
    C. 加味桔梗汤
    D. 沙参清肺汤
    E. 桔梗杏仁煎

30. 肺痈病情转归的关键期是（　　）
    A. 成痈期
    B. 初期
    C. 迁延期
    D. 恢复期
    E. 溃脓期

31. 肺痨患者咳嗽、咳痰、咯血、胸痛，其病损脏器是（　　）
    A. 肺
    B. 肾
    C. 脾
    D. 心
    E. 肝

32. 患者，女，45岁，肥胖。平素喜肥甘厚味，近半年觉胸胁支满，心下痞闷，胃中有振水音，脘腹喜温畏冷，泛吐清水痰涎，饮入易吐，口渴不欲饮水，头晕目眩，心悸气短，食少，大便溏，形体逐渐消瘦，舌苔白滑，脉弦细而滑。本病的治法是（　　）
    A. 温脾化饮
    B. 攻下逐饮
    C. 泻肺祛饮
    D. 理气和络
    E. 宣肺化饮

33. 感冒的主要治疗原则是（　　）
    A. 疏风清热，解毒利咽
    B. 清热解毒，利咽消肿
    C. 解表达邪，疏风宣肺
    D. 表里双解，益气固表
    E. 疏风散热，清肺化痰

34. 患者，男，50岁。喉中痰鸣如吼，胸高胁胀，痰黄黏稠，咳吐不利，烦闷不安，面赤汗出，舌红苔黄，脉弦滑。治疗应首选（　　）
    A. 定喘汤
    B. 射干麻黄汤
    C. 三子养亲汤
    D. 苏子降气汤
    E. 葶苈大枣泻肺汤

35. 肺痈患者的脓血痰吐入水中，结果是（　　）
    A. 浮在水上
    B. 悬浮在水中
    C. 沉入水底
    D. 溶解在水中
    E. 痰分成三层

36. "其在皮者，汗而发之"出自（　　）
    A.《黄帝内经》
    B.《难经》
    C.《金匮要略》

D.《伤寒论》
E.《诸病源候论》

37. 治疗哮病发作期风痰哮证,应首选的方剂是（　　）
    A. 定喘汤或越婢加半夏汤
    B. 厚朴麻黄汤
    C. 三子养亲汤
    D. 射干麻黄汤
    E. 平喘固本汤

38. 肺痨患者若兼有乏力、纳少、腹胀便溏,其病损脏器是（　　）
    A. 肺
    B. 肾
    C. 脾
    D. 心
    E. 肝

39. 肺痿的临床主症是（　　）
    A. 咳吐浊唾涎沫
    B. 痰多清稀色白
    C. 痰黄黏稠
    D. 痰黏结块
    E. 痰呈泡沫

40. 治疗哮病发作期冷哮证,应首选的方剂是（　　）
    A. 定喘汤或越婢加半夏汤
    B. 小青龙加石膏汤
    C. 三子养亲汤
    D. 射干麻黄汤或小青龙汤
    E. 平喘固本汤

41. 肺痿虚热证,出现津伤甚者,应加用（　　）
    A. 竹茹、竹叶
    B. 天花粉、川贝母
    C. 沙参、玉竹
    D. 地黄、当归
    E. 银柴胡、地骨皮

42. 肺痈成痈期的病机是（　　）
    A. 风热外袭,卫表不和,邪热壅肺,肺失清肃
    B. 邪毒渐去,肺体损伤,阴伤气耗
    C. 热毒蕴肺,蒸液成痰,热壅血瘀,蕴酿成痈
    D. 热壅血瘀,血败肉腐,痈肿内溃,脓液外泄
    E. 邪热蕴肺,蒸液成痰,痰热壅滞,肺失清肃

43. 外邪侵袭人体是否发病,关键在于（　　）
    A. 寒温失调
    B. 起居不当

C. 卫气之强弱
D. 感邪之轻重
E. 生活失节

44. 治疗哮病缓解期肺肾两虚证,应首选的方剂是（　　）
    A. 平喘固本汤
    B. 六君子汤
    C. 定喘汤
    D. 三子养亲汤
    E. 生脉地黄汤合金水六君煎

45. 患者,男性,42岁,发热恶寒,肢节酸痛,头痛,鼻塞声重,咳嗽轻微,咳吐白稀痰,苔薄白,脉浮。临床上最可能诊断（　　）
    A. 风寒感冒
    B. 风热感冒
    C. 时行感冒
    D. 气虚感冒
    E. 阴虚感冒

46. 赵某,男,56岁。有肺结核病史2年。现症:咳嗽日久,咳逆喘息,咳痰色白有沫夹血丝,潮热,自汗盗汗,声嘶,面浮肢肿,肢冷形寒,五更泄泻,大肉尽脱,遗精阳痿,苔黄而剥,舌光淡隐紫,少津,脉微细而数。其证候诊断是（　　）
    A. 肺阴亏损证
    B. 虚火灼肺证
    C. 气阴耗伤证
    D. 阴阳两虚证
    E. 脾肾两虚证

47. 肺痈的特征性临床表现中,**错误**的是（　　）
    A. 咳嗽
    B. 胸痛
    C. 发热
    D. 咳吐腥臭脓痰
    E. 咳铁锈色痰

48. 患者,男,68岁。反复咳嗽咳痰10年,近半年咳呛时作,咳吐少量黏痰,口干咽燥,午后潮热,颧红,盗汗,形体消瘦,舌偏红,少苔,脉小数。治疗本病首选的方剂是（　　）
    A. 左归丸
    B. 七福饮
    C. 六味地黄丸
    D. 葶苈大枣泻肺汤
    E. 沙参麦冬汤合泻白散

49. 贺某,男,41岁。3天前汗出当风,次日即见咳嗽,咳痰黄稠,发热微恶风寒,鼻塞流涕,咽喉红肿疼痛,口微渴,少汗,舌尖红,苔薄黄,脉浮数。属于下列何证（　　）
    A. 热邪壅肺证

B．风热犯肺证
C．肺阴虚证
D．燥邪犯肺证
E．肝火犯肺证

50．李某，女性，36岁。咳嗽1月，呛咳气急，痰少质黏，时时咯血，血色鲜红，混有泡沫痰涎，午后潮热，骨蒸颧红，五心烦热，盗汗量多，口渴心烦，失眠，性情急躁易怒，形体日益消瘦。近期曾有与肺痨患者接触史。舌干而红，苔薄黄而剥，脉细数。此病证的证机概要是（　　）
A．阴虚肺燥，肺失滋润，肺伤络损
B．阴伤气耗，肺脾两虚，肺气不清，脾虚不健
C．肺肾阴伤，水亏火旺，燥热内灼，络损血溢
D．阴伤及阳，精气虚竭，肺、脾、肾俱损
E．肺肾阴伤，燥热内灼，肺肾俱损

51．肺痿虚热证，出现虚烦、呕逆者，应加用（　　）
A．竹茹、竹叶
B．天花粉、川贝母
C．沙参、玉竹
D．地黄、当归
E．银柴胡、地骨皮

52．外感风寒表证兼气滞胸闷不舒者，首选的药物是（　　）
A．防风
B．白芷
C．紫苏叶
D．生姜
E．麻黄

53．肺痿虚寒证的特点是（　　）
A．咳吐涎沫，咽干，下利泄泻，形寒肢凉
B．咳吐涎沫，短气，呼多吸少，动辄尤甚
C．咳吐黏稠涎沫，口渴咽燥，午后潮热，皮毛干枯
D．咳吐涎沫，神疲体弱，气短懒言，唇面青紫
E．咳吐清稀涎沫，形寒，小便频数或遗尿

54．哮病的治疗原则是（　　）
A．祛邪化痰，平喘止咳
B．扶正固本，平喘止咳
C．发时治标，平时治本
D．补肾化痰，平喘止咳
E．化痰平喘，平喘止咳

55．肺痿虚热证的特点是（　　）
A．咳吐涎沫，咽干，下利泄泻，形寒肢凉
B．咳吐涎沫，短气，呼多吸少，动辄尤甚
C．咳吐黏稠涎沫，口渴咽燥，午后潮热，皮毛干枯
D．咳吐涎沫，神疲体弱，气短懒言，唇面青紫
E．咳吐清稀涎沫，形寒，小便频数或遗尿

56．朱某，男性，41岁。咳嗽1月，咳声短促，咳少量血丝痰，胸部隐隐闷痛，午后自觉手足心热，盗汗，口干咽燥。近期曾有与肺痨患者接触史。舌苔薄白，舌边尖红，脉细数。其诊断是（　　）
A．肺痨之肺阴亏损证
B．肺痨之虚火灼肺证
C．肺痨之气阴耗伤证
D．虚劳之肺阴虚证
E．咳嗽之肺阴亏虚证

57．患者，男，76岁，既往有慢性咳嗽病史20余年。自觉胸胁疼痛，咳唾引痛两年。近期痛势逐渐减轻，而呼吸困难加重，咳逆气喘，息促不能平卧，一侧肋间胀满，舌苔白，脉沉弦。本证候的证机概要是（　　）
A．邪犯胸肺，枢机不利，肺失宣降
B．饮停胸胁，脉络受阻，肺气郁滞
C．饮邪久郁，气机不利，络脉痹阻
D．寒饮伏肺，遇感引动，肺失宣降
E．支饮日久，脾肾阳虚，饮凌心肺

58．感冒病名首见于（　　）
A．《黄帝内经》
B．《伤寒论》
C．《诸病源候论》
D．《丹溪心法》
E．《仁斋直指方》

59．赵某，男，76岁。反复咳喘25年多。现症：咳吐涎沫，喘促短气，呼多吸少，动辄尤甚，唇面青紫，舌暗红有瘀斑，脉虚而涩。其证候诊断是（　　）
A．肺痿之肾虚血瘀证
B．肺痿虚寒证
C．肺痿虚热证
D．肺痿之上热下寒证
E．喘病之瘀阻肺络证

60．下列各项，对于鉴别哮病与喘证**无意义**的是（　　）
A．是否幼年起病
B．是否反复发作
C．是否喉中哮鸣
D．气喘是否突发突止
E．是否伴有发热

61．肺痨患者症见咳嗽无力，气短声低，自汗畏风，舌质转淡，其虚损性质是（　　）
A．阴虚

B. 气阴两虚
C. 气虚
D. 阳虚
E. 阴阳两虚

62. 李某，女性，80岁。反复咳嗽35年，现症：咳吐涎沫，喘促短气，咽干而燥，下利泄泻，形寒肢凉，舌淡红，苔薄白，脉细弱。此病证的证机概要是（　　）
A. 肺气虚寒，气不化津，津反为涎
B. 肺阴亏耗，虚火内炽，灼津为痰
C. 肺肾两虚，气不摄纳，气虚血瘀
D. 阴损及阳，阳损及阴，终致阴阳两虚
E. 肺肾气虚，脾阳虚弱

63. 患者，女性，68岁。3日前外感风寒后，自觉身体沉重而疼痛，甚则肢体浮肿，恶寒，无汗，伴咳喘、痰多白沫、胸闷、干呕、口不渴，苔白，脉弦紧。本病的诊断是（　　）
A. 痰饮
B. 支饮
C. 溢饮
D. 悬饮
E. 伏饮

64. 一老年男性，恶寒重，发热，无汗，身倦，咳嗽，咳痰无力，苔淡白，脉浮无力，治宜选用（　　）
A. 荆防败毒散
B. 藿香正气散
C. 玉屏风散
D. 新加香薷饮
E. 参苏饮

65. 何某，男性，56岁。喉中哮鸣有声，胸膈烦闷，呼吸急促，喘咳气逆，咳痰不爽，痰黏色黄，烦躁，发热，恶寒，无汗，身痛，口干欲饮，大便偏干，舌苔白腻，舌尖边红，脉弦紧。此病证的证机概要是（　　）
A. 寒痰伏肺，遇感触发，痰升气阻，肺失宣畅
B. 痰浊伏肺，风邪引触，肺气郁闭，升降失司
C. 哮病久发，痰气瘀阻，肺肾两虚，摄纳失常
D. 痰热蕴肺，壅阻气道，肺失清肃
E. 痰热壅肺，复感风寒，客寒包火，肺失宣降

66. 风寒感冒与风热感冒的鉴别要点是（　　）
A. 有无恶寒
B. 有无发热
C. 有无头痛
D. 有无咽部肿痛
E. 有无鼻塞

67. 朱某，男性，66岁。20年前有肺结核病史。现症：咳吐浊唾涎沫，其质较黏稠，咳声不扬，气急喘促，口渴咽燥，午后潮热，形体消瘦，皮毛干枯，舌红而干，脉虚数。其诊断是（　　）
A. 肺痿，肾虚血瘀证
B. 肺痿，虚寒证
C. 肺痿，虚热证
D. 肺痿，上热下寒证
E. 咳嗽，风燥伤肺证

68. 治疗肺痨之阴阳两虚证，应首选的方剂是（　　）
A. 秦艽鳖甲散
B. 月华丸
C. 百合固金汤
D. 保真汤
E. 补天大造丸

69. 患者李某，男，50岁。喉中哮鸣如鼾，声低，气短息促，动辄喘甚，发作频繁，甚则持续喘哮，口唇爪甲青紫，咳痰无力，痰质黏起沫，颧红唇紫，咽干口渴，烦热，舌偏红或紫暗，脉细数。其治疗应首选的方剂是（　　）
A. 生脉地黄汤
B. 平喘固本汤
C. 六君子汤
D. 三子养亲汤
E. 金匮肾气丸

70. 下列各项，对于鉴别肺痨与虚劳最有意义的是（　　）
A. 病情轻重
B. 有无传染性
C. 有无五脏虚损
D. 病程长短及预后
E. 有无发热

71. 感冒的病机（　　）
A. 以肺失宣降为主
B. 以肺气失宣为主
C. 以卫表不和为主
D. 以营卫不和为主
E. 以肺卫不固为主

72. 下列关于肺痿治疗的各项叙述中，**错误**的是（　　）
A. 不可妄投燥热，以免助火伤津
B. 忌苦寒滋腻碍胃
C. 慎用祛痰峻剂
D. 重视调理肝肾
E. 以补肺生津为原则

73. 某女，36岁。昨日淋雨后出现喘逆上气，

胸胀而痛，气粗鼻煽，咳而不爽，痰黄质黏，伴形寒无汗，舌红苔薄黄，脉滑而浮数。治法宜用（　　）
   A. 宣肺泄热
   B. 清泄痰热
   C. 清热化痰
   D. 化痰平喘
   E. 以上均非

74. 一般来讲，感冒邪在肺卫，辨证多属（　　）
   A. 阴虚证
   B. 表实证
   C. 肺实证
   D. 里实证
   E. 里寒证

75. 治疗肺痿虚寒证，应首选的方剂是（　　）
   A. 麻黄升麻汤
   B. 甘草干姜汤
   C. 清燥救肺汤
   D. 七味都气丸
   E. 麦门冬汤

76. 于某，男，47岁。症见气息喘促，动辄尤甚，痰多，食少，胸闷，怯寒肢冷，少腹拘急不仁，脐下悸动，小便不利，舌体胖大，苔白腻，脉沉细。其治则是（　　）
   A. 温脾化饮
   B. 攻下逐饮
   C. 宣肺化饮
   D. 温脾补肾，以化水饮
   E. 泻肺祛饮

77. 治疗肺痿之肾虚血瘀证，应首选的方剂是（　　）
   A. 麻黄升麻汤
   B. 甘草干姜汤
   C. 清燥救肺汤
   D. 七味都气丸合柴胡疏肝散
   E. 麦门冬汤

78. 患者，年轻女性，身热，微恶风寒，头昏，少汗，口渴咽干，心烦，干咳少痰，舌红苔少，脉细数，治法宜（　　）
   A. 辛温解表
   B. 辛凉解表
   C. 清暑祛湿解表
   D. 益气解表
   E. 滋阴解表

79. 患者，男，55岁。高脂血症2年余，形体肥胖，头重如裹，胸闷，呕恶痰涎，肢重，口淡，食少，舌胖，苔滑腻，脉滑。本病辨证为（　　）
   A. 气滞血瘀证
   B. 脾虚湿困证
   C. 痰浊内阻证
   D. 肝肾阴虚证
   E. 气血亏虚证

80. 肺痿的特征性症状是（　　）
   A. 咳吐浊唾涎沫、气短
   B. 胸部膨满，憋闷如塞
   C. 咳嗽、咳血、潮热、盗汗
   D. 咳大量脓血痰
   E. 胸胁饱满，咳唾引痛

81. 虚喘的病位是（　　）
   A. 心、肺
   B. 脾、肺
   C. 肺、肾
   D. 肝、肾
   E. 心、肾

82. 外邪从口鼻、皮毛入侵，首当其冲为（　　）
   A. 肝、肺
   B. 肺、脾
   C. 肺、卫
   D. 肺、胃
   E. 心、肺

83. 肺痿的病位在肺，与（　　）
   A. 脾、心、肾密切相关
   B. 脾、胃、肾密切相关
   C. 脾、肝、肾密切相关
   D. 脾、肾密切相关
   E. 脾、胃密切相关

84. 实喘痰浊阻肺证痰涌气急者适宜何方（　　）
   A. 二陈汤
   B. 三子养亲汤
   C. 五磨饮子
   D. 桑白皮汤
   E. 华盖散

A3和A4型题

说明：为共用题干单选题，考题是以一个共同题干的临床案例出现，请从中选择一个最佳答案。

（1～2题共用题干）
患者身热，微恶风，头胀痛，咳嗽，痰黏或黄，咽燥，鼻塞，流黄浊涕，口干欲饮，舌苔薄白微黄，舌边尖红，脉浮数。

1. [第一问] 中医诊断为（　　）
   A. 气虚感冒
   B. 阳虚感冒
   C. 阴虚感冒
   D. 风寒感冒
   E. 风热感冒
2. [第二问] 治疗常用的中成药是（　　）
   A. 正柴胡饮颗粒
   B. 午时茶颗粒
   C. 银翘解毒片
   D. 藿香正气片
   E. 暑湿感冒颗粒

（3～6题共用题干）

患者，女，50岁。咳嗽阵作，痰黏不易咳出，咽干口苦，胸胁胀痛，咳时引痛，可因情绪波动而增减，平素烦躁易怒，舌红，苔薄黄少津，脉弦数。

3. [第一问] 本病证属（　　）
   A. 外感咳嗽之风热犯肺证
   B. 内伤咳嗽之肺阴亏耗证
   C. 内伤咳嗽之痰热郁肺证
   D. 外感咳嗽之风燥伤肺证
   E. 内伤咳嗽之肝火犯肺证
4. [第二问] 其治法为（　　）
   A. 清热肃肺，豁痰止咳
   B. 清热泻肝，顺气降火
   C. 滋阴润肺，化痰止咳
   D. 燥湿化痰，理气止咳
   E. 疏风清肺，润燥止咳
5. [第三问] 治疗首选的方剂是（　　）
   A. 黛蛤散合加减泻白散加减
   B. 清金化痰汤加减
   C. 二陈平胃散合三子养亲汤加减
   D. 桑杏汤加减
   E. 桑菊饮加减
6. [第四问] 若患者经治疗后，咳嗽仍未好转，咽燥口干，可加用的中药是（　　）
   A. 枳壳、桔梗
   B. 郁金、丝瓜络
   C. 麦冬、天花粉
   D. 知母、鱼腥草
   E. 杏仁、贝母

（7～9题共用题干）

患者张某，男性，18岁。昨天淋雨后出现恶寒，发热，无汗，头痛，四肢酸痛，流大量清涕，咳嗽，吐白稀痰，舌苔薄白润，脉浮紧。

7. [第一问] 此病诊断是（　　）
   A. 痹证
   B. 感冒
   C. 咳嗽
   D. 头痛
   E. 鼻渊
8. [第二问] 其治法是（　　）
   A. 辛温解表
   B. 辛凉解表
   C. 清暑解表
   D. 益气解表
   E. 滋阴解表
9. [第三问] 其治疗应首选的方剂是（　　）
   A. 银翘散
   B. 荆防达表汤
   C. 新加香薷饮
   D. 参苏饮
   E. 桑白皮汤

C型题

说明：为案例分析题，考题是以一个共同题干的临床案例出现，其中有一个或多个答案。

（1～6题共用题干）

患者，男，24岁。因"咳嗽，吐黄痰3天"于2016年12月15日前来就诊。患者自诉3天前受凉后咳嗽气急，咽喉痛，并伴有恶风发热，头痛，周身不适，鼻流黄涕，逐渐出现吐痰黄稠，咳嗽频剧。诊其脉浮数，舌红苔薄黄。

1. [第一问] 该患者应该考虑为何证（　　）
   A. 咳嗽，风寒袭肺证
   B. 咳嗽，风热犯肺证
   C. 感冒，表寒里热证
   D. 咳嗽，痰湿蕴肺证
   E. 感冒，风热证
   F. 咳嗽，风燥伤肺证
   G. 感冒，暑湿证
   H. 时行感冒
   I. 气虚感冒
   J. 阴虚感冒
2. [第二问] 此时辨证治疗该患者，当首选下列何方为主方进行加减化裁（　　）
   A. 二陈汤合三子养亲汤
   B. 桑杏汤
   C. 三拗汤合止嗽散

D. 桑菊饮
E. 银翘散
F. 新加香薷饮
G. 双解汤
H. 养阴清肺汤
I. 九味羌活汤
J. 藿香正气散

3. [第三问] 患者咳嗽初起，治疗时**不**宜选用哪些药物（　　）
A. 五味子
B. 紫菀
C. 百部
D. 诃子肉
E. 罂粟壳
F. 桔梗
G. 知母
H. 乌梅
I. 射干
J. 石膏

4. [第四问] "五脏六腑皆令人咳，非独肺也"可理解为引起咳嗽的脏腑有（　　）
A. 心
B. 肝
C. 脾
D. 肺
E. 肾
F. 大肠
G. 三焦
H. 小肠
I. 胆
J. 胃

5. [第五问] 此种治疗方法，符合中医哪种治则（提示：该患者咳嗽因失治误治，迁延未愈，久咳，兼有便溏、乏力之症，医师用六君子汤治疗，病情有所好转）（　　）
A. 急则治其标，缓则治其本
B. 益火消阴
C. 开通表里
D. 塞因塞用
E. 虚则补其母
F. 实则泻其子
G. 通因通用
H. 热因热用
I. 寒因寒用
J. 寒则热之

6. [第六问] 对于咳嗽病因的认识，下列哪本著作提出了"五脏六腑皆令人咳，非独肺也"（　　）
A.《黄帝内经》
B.《难经》
C.《诸病源候论》
D.《伤寒杂病论》
E.《景岳全书》
F.《宣明论方》
G.《河间六书》
H.《证治汇补》
I.《医学入门》
J.《医学心悟》

第二节　胸痹、心悸、不寐、心衰病【掌握】

A1和A2型题
说明：为单选题，5个选项中可能同时有最佳正确答案和非错误答案，请从中选择一个最佳答案。

1. 不寐的病位在（　　）
A. 心
B. 肝
C. 脾
D. 肺
E. 肾

2. 患者李某，女性，53岁。素有消渴。近日出现心前区疼痛，若针刺，并向左肩放射，常于夜间发作，伴有胸闷，舌紫暗，苔薄白，脉弦涩。其诊断为胸痹（　　）
A. 气滞心胸证
B. 痰浊闭阻证
C. 寒凝心脉证
D. 心血瘀阻证
E. 气阴两虚证

3. 患者于某，男性，38岁。症见猝然心痛如绞，心痛彻背，背痛彻心，喘不得卧，伴有手足欠温，冷汗自出，面色苍白，舌苔薄白，脉沉细。其治疗首选方剂是当归四逆汤合用（　　）
A. 血府逐瘀汤

B. 柴胡疏肝散
C. 右归饮
D. 瓜蒌薤白半夏汤
E. 枳实薤白桂枝汤

4. 下列**不属于**不寐心脾两虚证的主要临床表现是（　　）
A. 多梦易醒，心悸健忘
B. 神疲食少，四肢倦怠
C. 头晕目眩，面色少华
D. 胸闷脘痞，泛恶嗳气
E. 舌淡苔薄，脉细无力

5. 患者杨某，女性，51岁。既往有"冠心病"病史，症见心痛如绞，手足厥冷，冷汗频出，心悸气短，苔薄白，脉微欲绝。其治疗应首选的方剂是（　　）
A. 柴胡疏肝散
B. 右归饮
C. 当归四逆汤
D. 瓜蒌薤白半夏汤
E. 四逆加人参汤

6. 下列哪项为阴虚火旺型心悸的主证之一（　　）
A. 胸脘痞闷
B. 善惊易恐
C. 心烦少寐
D. 形寒肢冷
E. 以上均不是

7. 患者，男，45岁。心绞痛反复发作2年余。今日发作时胸痛彻背，胸闷气短，神疲乏力，形寒肢冷，舌淡暗，舌苔白腻，脉沉无力。此病证的证机概要是（　　）
A. 心气不足，血行无力，心脉瘀滞
B. 心肾阳虚，气阳暴脱
C. 血行瘀滞，胸阳痹阻，心脉不畅
D. 阴寒凝滞，心阳痹阻，心脉闭塞
E. 心气不足，阴血亏耗，血行瘀滞

8. 心虚胆怯心悸的特点为（　　）
A. 心悸气短，头晕目眩
B. 心悸易惊，心烦失眠
C. 心悸不宁，善惊易恐
D. 心悸眩晕，可伴水肿
E. 心悸不安，伴心痛时作

9. 心悸的病位在（　　）
A. 心
B. 肝
C. 脾
D. 肺
E. 肾

10. 患者张某，男性，24岁。平素性格急躁易怒，头晕头胀，近日出现入寐困难，多梦，伴有目赤胀痛，耳鸣如潮，口干而苦，便秘溲赤，舌红苔黄，脉象弦数。应辨证为不寐（　　）
A. 痰热扰心证
B. 心肾不交证
C. 心脾两虚证
D. 肝火扰心证
E. 心胆气虚证

11. 治疗心悸心血不足证，应首选（　　）
A. 天王补心丹
B. 安神定志丸
C. 朱砂安神丸
D. 归脾汤
E. 桂枝甘草龙骨牡蛎汤

12. 某男，44岁。喘咳气涌，胸部胀痛，痰多色黄质稠，胸中烦热，有汗，面红尿赤，苔黄脉滑数。选方用（　　）
A. 麻杏石甘汤
B. 定喘汤
C. 麻杏蒌石汤
D. 桑白皮汤
E. 以上均非

13. 患者，男性，58岁。胸闷气短，现胸痛、心悸，怕冷，腰酸乏力，舌淡，脉沉细。其治法为（　　）
A. 益气养阴，活血通络
B. 交通心肾，引火归原
C. 辛温通阳，开痹散寒
D. 疏肝理气，活血化瘀
E. 益气温阳，活血通络

14. 胸痹、绞痛兼见胸闷气短、四肢厥冷、神倦自汗者属（　　）
A. 寒凝
B. 气滞
C. 痰浊
D. 心阳不振
E. 气阴两虚

15. 一男性患者，近日心悸，头晕，面色不华，倦怠，舌质淡红，脉象细弱，此治疗方法应为（　　）
A. 温补心阳，安神定悸
B. 滋阴清火，养心安神
C. 镇惊定志，以安心神
D. 补血养心，益气安神
E. 活血化瘀，理气通络

16. 胸痹表现为胸部窒闷而痛，伴唾吐痰涎，考虑为（　　）
A. 气滞
B. 血瘀
C. 寒凝

D. 痰浊
E. 邪热

17. 患者张某，女性，21岁。近半年因学业压力较大，精神紧张，经常失眠，伴心烦，心悸不安，头晕，耳鸣，健忘，口干咽燥，手足心热，舌红，脉细数。应辨证为不寐（　　）
A. 心胆气虚证
B. 肝郁化火证
C. 心火偏亢证
D. 心肾不交证
E. 痰热内扰证

18. 某女，25岁，2年前因暴受惊恐出现心悸失眠，多方治疗不能根治。现患者心烦失眠，常被噩梦惊醒，醒后难以入睡，伴心悸气短、自汗，舌淡，脉细。首选方剂为（　　）
A. 安神定志丸加减
B. 安神定志丸合酸枣仁汤加减
C. 归脾汤加减
D. 天王补心丹合朱砂安神丸加减
E. 六味地黄丸合交泰丸

19. 符合瘀阻心脉心悸的表现是（　　）
A. 心悸时发时止，舌红、苔黄腻
B. 心悸眩晕，胸闷痞满
C. 心悸不安，心痛时作
D. 心悸不安，面色苍白
E. 心悸气短，面色不华

20. 患者，女，42岁。每于情绪刺激而诱发，发时突然呼吸短促，但喉中痰鸣不著，胸闷而痛，失眠心悸，苔薄，脉弦。宜用下列何治法（　　）
A. 宣肺散寒
B. 宣肺泄热
C. 清泄痰热
D. 化痰降气
E. 开郁降气

21. 心烦不寐、触事易惊的不寐，多属（　　）
A. 心肾阳虚
B. 痰浊闭阻
C. 心脾两虚
D. 心胆气虚
E. 心肾不交

22. 患者心胸疼痛，如刺如绞，痛有定处，入夜尤甚，甚则心痛彻背、背痛彻心，舌紫暗，有瘀斑，苔薄，脉弦涩。本病的基本病机是（　　）
A. 气血不足
B. 气阴两虚
C. 心肾阴虚
D. 寒凝心脉
E. 心脉瘀滞

23. 胸痹治疗原则为（　　）
A. 治本为主
B. 治标为主
C. 标本同治
D. 先治其标，后治其本
E. 以上皆非

24. 某男，50岁，心悸时发时止，受惊易作，伴胸闷烦躁，失眠多梦，口苦便干，尿短赤，苔黄腻，脉弦滑，治法为（　　）
A. 活血化瘀，理气通络
B. 滋阴降火，养心安神
C. 温补心阳，安神定悸
D. 清化痰热，和中安神
E. 清热化痰，宁心安神

25. 胸痹隐痛时作时止，纠缠不休，动辄多发，口干苔少属（　　）
A. 气滞
B. 痰浊
C. 血瘀
D. 心阳不振
E. 气阴两虚

A3和A4型题

说明：为共用题干单选题，考题是以一个共同题干的临床案例出现，请从中选择一个最佳答案。

（1～3题共用题干）

患者，女性，21岁。平素胆怯，前日晚间突闻惊鸷之声后，有心悸不安，善惊易恐，晚间多梦，舌苔薄白，脉象弦。

1. [第一问] 根据上述临床表现，按照中医辨证理论，该病例应诊断辨证为（　　）
A. 心虚胆怯之心悸
B. 心阳不足之心悸
C. 阴虚火旺之心悸
D. 肝火上炎之心悸
E. 水饮凌心之心悸

2. [第二问] 患者失治日久，出现心中悸动，不能自控，面色不华，体倦乏力，舌淡红苔薄白，脉细弱无力，治疗方药宜选（　　）
A. 炙甘草汤加减
B. 归脾汤加减

C. 安神定志丸
D. 真武汤加减
E. 桂枝甘草龙骨牡蛎汤

3. [第三问] 若患者过服温燥补剂，出现心悸不宁，心烦少寐，口干，五心烦热，梦遗腰酸，治疗方剂最宜选用（ ）
   A. 归脾汤
   B. 朱砂安神丸
   C. 知柏地黄丸
   D. 沙参麦冬汤
   E. 六味地黄丸

（4～6题共用题干）

患者，男，50岁。胸痛10年余，反复发作，发作时舌下含服硝酸甘油片可缓解。近日突然心胸绞痛剧烈，心痛彻背，喘不得卧，痛无休止，伴身寒肢冷，气短喘息，脉沉紧。

4. [第一问] 其证属（ ）
   A. 心肾阴虚证
   B. 气阴两虚证
   C. 阴寒极盛证
   D. 气滞心胸证
   E. 痰浊闭阻证

5. [第二问] 方可选用（ ）
   A. 瓜蒌薤白半夏汤加减
   B. 黄连温胆汤加减
   C. 乌头赤石脂丸合苏合香丸加减
   D. 涤痰汤加减
   E. 生脉散合人参养荣汤加减

6. [第三问] 患者经治疗后症状逐渐消失，现需要了解患者病情发展，应复查（ ）
   A. 胸部X线片
   B. 血常规
   C. 尿常规
   D. 心电图
   E. 胸部MRI

（7～9题共用题干）

患者，男性，58岁。胸闷痛反复发作2年，加重1日，现胸闷如窒而痛，气短，喘憋，心烦易怒，咳黄痰，头昏沉，大便干，夜寐不安，舌暗红苔黄腻，脉滑数弦。

7. [第一问] 根据上述临床表现及病史，按照中医的辨证理论，考虑诊断及辨证分型为（ ）
   A. 痰热瘀阻之胸痹
   B. 痰浊壅塞之胸痹
   C. 气滞血瘀之胸痹
   D. 肝胆火盛之胸痹
   E. 阴虚阳亢之胸痹

8. [第二问] 根据辨证，按照中医治疗体系，应采取下列哪种治疗方法（ ）
   A. 理气活血清热
   B. 滋阴潜阳活血
   C. 清肝泻火活血
   D. 清热化痰活血
   E. 理气化痰通络

9. [第三问] 针对本病的最佳方剂应以下列何方为主（ ）
   A. 龙胆泻肝汤合丹参饮
   B. 镇肝息风汤合丹参饮
   C. 小陷胸汤合失笑散
   D. 血府逐瘀汤
   E. 柴胡疏肝散

第三节　胃痛、泄泻、胃痞、脾心痛、虚劳、呕吐、腹痛、便秘【掌握】

A1和A2型题

说明：为单选题，5个选项中可能同时有最佳正确答案和非错误答案，请从中选择一个最佳答案。

1. 泄泻的辨证要点中，首先要辨别的是（ ）
   A. 辨泻下之物
   B. 辨暴泻与久泻
   C. 辨有无腹痛
   D. 辨脏腑定位
   E. 辨外感内伤

2. 某男，40岁，大便干结3～4日一次，诊见口臭，面红心烦，小便黄赤，苔黄燥，脉滑数，宜用（ ）
   A. 麻子仁丸加减
   B. 六磨汤加减
   C. 润肠丸加减

D. 增液汤加减
E. 大承气汤加减

3. 《素问·至真要大论》指出"诸湿肿满，皆属于（　）"
   A. 脾
   B. 心
   C. 肝
   D. 肾
   E. 肺

4. 男性患者，45岁，胃痛反复发作30年，近2天因饮酒后出现胃脘隐痛，口渴不欲饮，大便干结难解，舌红，苔少，脉细。治疗最佳方剂是（　）
   A. 黄芪建中汤
   B. 一贯煎合芍药甘草汤
   C. 益胃汤
   D. 归脾汤
   E. 以上均非

5. 虚劳病变涉及五脏，尤以哪脏为主（　）
   A. 肺、脾
   B. 脾、肾
   C. 肺、肾
   D. 心、脾
   E. 心、肝

6. 以自觉胀满，触之无形，按之柔软，压之无痛为临床特点的是（　）
   A. 胃痛
   B. 痞满
   C. 积聚
   D. 胸痹
   E. 鼓胀

7. 患者泄泻腹痛，泻而不爽，大便黄褐而臭，肛门灼热，烦躁口渴，小便黄，舌苔黄腻，脉濡数。证属（　）
   A. 脾虚泄泻
   B. 肾虚泄泻
   C. 食滞泄泻
   D. 寒湿泄泻
   E. 湿热泄泻

8. 患者胃脘隐痛，绵绵不休，空腹痛甚，得食则缓，喜温喜按，劳累或受凉后发作或加重，泛吐清水，食少纳呆，大便溏薄，神疲倦怠，四肢不温，舌淡苔白，脉虚缓无力。其治法是（　）
   A. 温中健脾，和胃止痛
   B. 养阴益胃
   C. 化瘀通络，理气和胃
   D. 清化湿热，理气和胃
   E. 疏肝理气，和胃止痛

9. 寒邪客胃之胃痛，若兼恶寒、头痛表证者，常加（　）
   A. 防风、荆芥
   B. 金银花、连翘
   C. 薄荷、菊花、桑叶
   D. 藿香、紫苏叶
   E. 白芷、细辛

10. 某患者胃脘疼痛，遇寒则重，得温痛减，空腹易发，喜按，辨为（　）
    A. 寒证
    B. 虚证
    C. 实寒证
    D. 虚寒证
    E. 气虚证

11. 泄泻的基本治疗原则为（　）
    A. 调和气血
    B. 运脾化湿
    C. 抑肝和胃
    D. 清热利湿
    E. 健脾益气

12. 饥不欲食常为何种胃痛的表现（　）
    A. 寒邪客胃
    B. 饮食伤胃
    C. 肝气犯胃
    D. 胃阴亏耗
    E. 脾胃虚寒

13. 治疗阳虚秘首选的方剂是（　）
    A. 黄芪汤
    B. 济川煎
    C. 温脾汤
    D. 增液汤
    E. 更衣丸

14. 李某，女性，40岁。昨日晚上贪凉饮冷，今日早上出现腹泻，泄泻清稀如水样，脘闷食少，腹痛肠鸣，头痛，肢体酸痛，舌苔白腻，脉濡缓。其诊断是（　）
    A. 腹痛，寒邪内阻证
    B. 胃痛，脾胃虚寒证
    C. 泄泻，寒湿内停证
    D. 腹痛，中虚脏寒证
    E. 泄泻，肾阳虚衰证

15. 治疗冷秘首选的方剂是（　）
    A. 黄芪汤
    B. 济川煎
    C. 大黄附子汤
    D. 增液汤
    E. 更衣丸

16. 治疗泄泻肝气乘脾证，应首选的方剂是（　）

A．柴胡疏肝散
B．痛泻要方
C．五磨饮子
D．四七汤
E．参苓白术散

17．便秘的病机关键是（   ）
A．肠胃积热，肠道津枯
B．大肠传导功能失常
C．气机阻滞，胃肠通降障碍
D．气血亏虚，大肠无力传导
E．阴寒内生，胃肠凝滞

18．便秘的病位在大肠，但常与以下哪项的功能失调有关（   ）
A．脾、肝、肾
B．肝、胆、肺、胃
C．脾、胃、肺、肝、肾
D．胃、肾、肺
E．胆、心、小肠

19．下列各项中，**不属于**《医宗必读》中治泻九法的是（   ）
A．清凉
B．疏利
C．解表
D．酸收
E．燥脾

20．患者大便不干硬，虽有便意，临厕努挣无力，挣则汗出短气，便后疲乏，面色白，舌淡嫩苔薄，脉虚。其治法是（   ）
A．补脾和胃
B．温阳通便
C．益气补肺
D．温中健脾
E．益气润肠

21．患者，女，42岁，有腹痛病史3年，腹痛较剧，痛处不移，伴有月经不调，舌紫暗，脉弦。当辨为（   ）
A．肝气郁滞
B．气滞血瘀
C．瘀热互结
D．寒凝血瘀
E．血瘀夹虚

22．赵某，男，56岁。反复脘闷2年，脘腹痞闷，嘈杂，饥不欲食，恶心嗳气，口燥咽干，大便秘结，舌红少苔，脉细数。其证候诊断是（   ）
A．饮食内停证
B．湿热阻胃证
C．痰湿中阻证
D．肝胃不和证
E．胃阴不足证

23．患者，男，56岁。大便秘结，排出困难，面色无华，头晕目眩，心悸，舌淡，苔白，脉细涩，其诊断是（   ）
A．气虚便秘
B．血虚便秘
C．阴虚便秘
D．冷秘
E．气秘

24．泄泻肝气乘脾证的特点是（   ）
A．泻下粪便臭如败卵，泻后痛减
B．腹中雷鸣，攻窜作痛，矢气频作
C．黎明前脐腹作痛，肠鸣即泻
D．大便时溏时泻，迁延反复
E．泄泻清稀，甚则如水样

25．治疗腹痛饮食积滞之重证，应首选（   ）
A．枳实导滞丸
B．柴胡疏肝散
C．小建中汤
D．吴茱萸汤
E．大补元煎

26．患者，男，60岁。黎明之前泄泻，腹痛肠鸣即泻，泻后则安，形寒怕冷，舌淡苔白，脉沉。其病机是（   ）
A．食滞肠胃
B．肾阳虚衰
C．寒湿客脾
D．湿热伤脾
E．肝气乘脾

27．陈某，男性，75岁。反复便秘1年余，大便干，排出困难，小便清长，四肢不温，腹中冷痛，腰膝酸冷，舌淡苔白，脉沉迟。此病证的证机概要是（   ）
A．阳气虚衰，阴寒凝结
B．脾虚胃寒，失于温养
C．阴寒内盛，凝滞胃肠
D．寒凝胃脘，阳气被遏，气机阻滞
E．脾肺气虚，传送无力

28．利某，女性，30岁。今日早上受凉后出现腹痛拘急，得温痛减，口淡不渴，形寒肢冷，小便清长，大便清稀，舌淡，苔白腻，脉沉紧。其治法应是（   ）
A．消食导滞，理气止痛
B．散寒温里，理气止痛
C．疏肝解郁，理气止痛
D．活血化瘀，和络止痛
E．温中补虚，缓急止痛

29．患者大便时溏时泻，水谷不化，稍进油腻之

物则大便次数增多，食少，脘腹胀闷，面黄，肢倦乏力，舌淡苔白，脉细弱，其治法是（　　）
A．健脾益气
B．益胃升阳
C．健脾益胃
D．健脾温中
E．温补脾胃

30．治疗湿热泄泻的主方是（　　）
A．藿香正气散
B．胃苓汤
C．葛根芩连汤
D．参苓白术散
E．保和丸

31．患者腹痛肠鸣，泻下粪便臭如败卵，但泻而不爽，脘腹胀满，舌苔白厚而腐，脉滑。治疗应首选（　　）
A．保和丸
B．藿香正气散
C．葛根芩连汤
D．参苓白术汤
E．龙胆泻肝汤

32．陆某，男性，45岁。正值夏季盛暑之季，今日在户外劳动后两小时即出现泄泻、腹痛，泻下急迫，粪色黄褐，气味臭秽，肛门灼热，烦热口渴，小便短黄，舌红，苔黄腻，脉滑数。其治疗应首选的方剂是（　　）
A．枳实导滞丸
B．白头翁汤
C．芍药汤
D．藿香正气散
E．葛根芩连汤

33．腹痛治疗不及时，可能出现的变证是（　　）
A．痛疽
B．水肿
C．中风
D．胸痹
E．厥脱

34．陆某，女性，44岁。反复便秘2月余，大便干结，欲便不得出，肠鸣矢气，腹中胀痛，嗳气频作，纳食减少，胸胁痞满，舌苔薄腻，脉弦。治疗应首选的方剂是（　　）
A．麻子仁丸
B．更衣丸
C．大承气汤
D．柴胡疏肝散
E．六磨汤

35．患者大便干结，欲便不得出，肠鸣矢气，嗳气频作，胁痛痞满胀痛，苔薄腻，脉弦。本病证属（　　）
A．热秘
B．气秘
C．冷秘
D．气虚秘
E．血虚秘

36．患者泄泻、腹痛，泻下急迫，粪色黄褐而臭，肛门灼热，烦热口渴，小便短赤，舌苔黄腻，脉滑数。其治法是（　　）
A．消食导滞
B．泄热导滞
C．清热利湿
D．通腑泄热
E．通腑消食

37．女性，45岁。久病崩漏，大便秘结，数日一行，面色无华，唇甲色淡，头晕心悸，舌淡，脉细。最佳方剂为（　　）
A．麻子仁丸
B．更衣丸
C．归脾汤
D．润肠丸
E．五仁丸

A3和A4型题

说明：为共用题干单选题，考题是以一个共同题干的临床案例出现，请从中选择一个最佳答案。

（1～3题共用题干）
患者，胃部隐隐作痛，遇寒、饥饿、饮食生冷则疼痛加重，按之则舒，温熨、进食可使疼痛缓解。

1．［第一问］根据患者上述临床特点，此患者治疗应用何法为主（　　）
A．温中健脾
B．养阴益胃
C．散寒止痛
D．消食导滞
E．以上都不是

2．［第二问］若上证失治或误治，寒邪偏甚，症见胃脘疼痛加剧，呕吐肢冷，可选用何方治疗（　　）
A．大建中汤
B．香砂六君子汤
C．黄芪建中汤
D．六君子汤

E. 以上都不是

3. [第三问] 若经上述治疗后，患者疼痛、呕吐、肢冷均消失，此时，可用何方调理以扶助正气（　　）

A. 四君子汤
B. 六君子汤
C. 香砂六君子汤
D. 补中益气汤
E. 以上都不是

C型题

说明：为案例分析题，考题是以一个共同题干的临床案例出现，正确答案有一个或多个。

(1～8题共用题干)

患者，女性，26岁，近半年来工作较为紧张劳累，休息欠佳，出现大便次数增多，每天3～4次，质烂或稀，与情绪变化有关，便前伴有腹痛，便后腹痛缓解，但反复发作，曾检查肠镜未见明显异常，服用思密达、得舒特等药物可暂时缓解症状，但病情反复。现在仍然每次情绪紧张或激动时即欲大便，日3～4次，大便偶带有未消化食物，偶有黏液，无脓血，伴有胁肋、脘腹胀闷不舒，饮食减少，神疲，面色萎黄，体重稍有减轻。舌淡，苔白略腻，脉弦细。

1. [第一问] 该患者应考虑为何种病证（　　）

A. 脾胃虚弱泄泻
B. 饮食积滞泄泻
C. 脾胃虚寒腹痛
D. 饮食积滞腹痛
E. 肝郁乘脾泄泻
F. 脾肾阳虚泄泻

2. [第二问] 该患者目前主病之脏有哪些（　　）

A. 心
B. 脾
C. 肾
D. 肾
E. 肝

3. [第三问] 该患者目前证候特点主要有哪些（　　）

A. 年轻女性，工作紧张劳累
B. 胁肋、脘腹胀闷不舒
C. 反复发作
D. 大便次数增多，大便与情绪有关
E. 便前腹痛
F. 大便偶有黏液
G. 舌淡，苔白略腻，脉弦细
H. 疲劳、面色萎黄
I. 饮食减少
J. 体重减轻

4. [第四问] 针对该患者可选择哪些主要治法（　　）

A. 甘缓
B. 酸收
C. 燥脾
D. 固涩
E. 升提
F. 清凉
G. 温肾
H. 疏利
L. 淡渗

5. [第五问] 目前该患者可采用何方药加减治之（　　）

A. 藿香正气散
B. 保和丸
C. 六君子汤
D. 痛泻要方
E. 四神丸
F. 参苓白术散
G. 柴胡疏肝散

6. [第六问] 患者经过3周的中药调理，期间外出旅游一次后复诊，患者大便次数减少为1～2次/日，质仍稍烂，便前腹痛减轻，患者情绪较前明显轻松，面色见红润，舌淡，苔白稍腻，脉细稍弦。该患者目前辨证属（　　）

A. 脾胃虚弱兼有积滞
B. 脾气不足
C. 肝郁气滞兼有食滞
D. 肝郁脾虚并重
E. 脾虚为主兼有肝郁
F. 肝郁为主兼有脾虚

7. [第七问] 该患者在临床上很可能合并哪些其他症状（　　）

A. 月经不调
B. 寐差
C. 里急后重
D. 烦躁易怒
E. 大便带血
F. 乳房胀痛

8. [第八问] 该患者在护理方面要注意（　　）

A. 注意休息
B. 适当散心
C. 营养不良，应大补
D. 适当锻炼
E. 饮食宜清淡、富有营养

第四节 血证、黄疸、紫癜、髓劳、积聚、内伤发热【掌握】

A1和A2型题

说明：为单选题，5个选项中可能同时有最佳正确答案和非错误答案，请从中选择一个最佳答案。

1. 治疗黄疸消退后湿热留恋证，首选的方剂是（ ）
   A. 平胃散
   B. 归芍六君子汤
   C. 茵陈五苓散
   D. 茵陈四苓散
   E. 黄连温胆汤

2. 望神形时，若见头晕眼花，甚至昏不知人，多属妇科（ ）
   A. 血证
   B. 痛证
   C. 寒证
   D. 痫证
   E. 虚证

3. 患者，女，40岁。低热3个月，热势常随情绪波动而起伏，烦躁易怒，口干而苦，舌红苔黄，脉弦数。诊断为内伤发热。其证候是（ ）
   A. 瘀血
   B. 气虚
   C. 血虚
   D. 肝郁
   E. 阴虚

4. 治疗聚证食滞痰阻证，首选的方剂是（ ）
   A. 逍遥散
   B. 六磨汤
   C. 枳实导滞丸
   D. 大七气汤
   E. 血府逐瘀汤

5. 治疗鼻衄之胃热炽盛证，应首选（ ）
   A. 玉女煎
   B. 龙胆泻肝汤
   C. 泻白散合黛蛤散
   D. 泻心汤合十灰散
   E. 加味清胃散合泻心汤

6. 患者，女，43岁。每于劳累后即出现低热，头晕乏力，自汗，食少便溏，舌淡苔白，脉弱，治疗应首选（ ）
   A. 血府逐瘀汤
   B. 补中益气汤
   C. 小柴胡汤
   D. 清骨散
   E. 归脾汤

7. 附子理中汤所治内伤发热的证型是（ ）
   A. 脾阳虚证
   B. 心阳虚证
   C. 肾阳虚证
   D. 肾阴虚证
   E. 心气虚证

8. 治疗黄疸（阳黄）热重于湿证，首选的方剂是（ ）
   A. 茵陈术附汤
   B. 大柴胡汤
   C. 茵陈五苓散
   D. 茵陈蒿汤
   E. 龙胆泻肝汤

9. 患者，女，53岁。腹部可触及积块，软而不坚，固着不移，胀痛并见，舌苔薄，脉弦。其证候是（ ）
   A. 肝气郁滞
   B. 瘀血内结
   C. 气滞血阻
   D. 气滞痰阻
   E. 气虚血瘀

10. 下列各项，**不属于**黄疸辨证要点的是（ ）
    A. 辨阳黄、阴黄
    B. 辨阳黄湿热之轻重
    C. 辨阴黄之病因
    D. 辨病位在气在血
    E. 辨黄疸病势轻重

11. 童某，女性，48岁。两胁下积块5年，积块坚硬，隐痛，饮食大减，肌肉瘦削，神倦乏力，面色黧黑，舌质淡紫，脉细数。治疗此病证首选的方剂是（ ）
    A. 木香顺气散
    B. 膈下逐瘀汤合六君子汤
    C. 柴胡疏肝散合失笑散
    D. 逍遥散合鳖甲煎丸
    E. 八珍汤合化积丸

12. 治疗吐血之肝火犯胃证，应首选（ ）
    A. 玉女煎
    B. 龙胆泻肝汤
    C. 泻白散合黛蛤散
    D. 泻心汤合十灰散
    E. 加味清胃散合泻心汤
13. 治疗黄疸（阳黄）胆腑郁热证，首选的方剂是（ ）
    A. 茵陈蒿汤
    B. 大柴胡汤
    C. 茵陈术附汤
    D. 黄芪建中汤
    E. 茵陈五苓散
14. 阴血亏虚型痉证，应选用下列何方（ ）
    A. 大定风珠合四物汤
    B. 大补阴丸合四物汤
    C. 补肝汤
    D. 沙参麦冬汤
    E. 左归丸
15. 顾某，男性，35岁。两天来腹中结块柔软，时聚时散，攻窜胀痛，脘胁胀闷不适，苔薄，脉弦。其诊断是（ ）
    A. 聚证，肝气郁结证
    B. 聚证，食滞痰阻证
    C. 积证，气滞血阻证
    D. 积证，肝气郁结证
    E. 积证，正虚瘀结证
16. 患者吐血色红，脘腹胀闷，甚则作痛，口臭，便秘，大便色黑，舌红苔黄腻，脉滑数。治疗应首选的方剂是（ ）
    A. 泻心汤合十灰散
    B. 白虎汤合四生丸
    C. 玉女煎合十灰散
    D. 失笑散合四生丸
    E. 丹参饮合十灰散
17. 患者，男，63岁，患者腹部胀大，胁下胀痛不舒，纳食欠佳，食后腹胀，小便短赤，面色晦暗，目睛微黄，胁下可触及包块、触痛，舌苔白腻，脉弦细滑。其病证应为（ ）
    A. 黄疸
    B. 胁痛
    C. 水肿
    D. 积聚
    E. 鼓胀
18. 治疗黄疸（阴黄）脾虚湿滞证，首选的方剂是（ ）
    A. 茵陈蒿汤
    B. 大柴胡汤
    C. 茵陈术附汤
    D. 黄芪建中汤
    E. 茵陈五苓散
19. 中药黄药子可用于治疗（ ）
    A. 痿证
    B. 瘿病
    C. 眩晕
    D. 泄泻
    E. 头痛
20. 治疗黄疸疫毒炽盛证，首选的方剂是（ ）
    A. 茵陈蒿汤
    B. 甘露消毒丹
    C. 犀角散
    D. 龙胆泻肝汤
    E. 大柴胡汤
21. 患者，男性，32岁。皮肤出现青紫斑点5日，伴有鼻衄，口渴，便秘，舌红，苔黄，脉弦数。治疗本病首选的方剂是（ ）
    A. 泻白散
    B. 十灰散
    C. 茜根散
    D. 归脾汤
    E. 黄土汤
22. 下列各项，**不属于**小柴胡汤证的是（ ）
    A. 身热夜甚
    B. 胸胁苦满
    C. 不欲饮食
    D. 往来寒热
    E. 心烦喜呕
23. 余某，女性，41岁。3个月来腹部积块质软不坚，固定不移，胀痛不适，舌苔薄，脉弦。此病证的证机概要是（ ）
    A. 肝失疏泄，腹中气结成块
    B. 痰浊交阻，气聚不散，结而成块
    C. 瘀结不消，正气渐损，脾运不健
    D. 气滞血瘀，脉络不和，积而成块
    E. 癥积日久，中虚失运，气血衰少
24. 治疗黄疸湿重于热证的代表方剂是（ ）
    A. 茵陈蒿汤加黄连、龙胆草
    B. 茵陈五苓散合甘露消毒丹
    C. 大柴胡汤加厚朴、竹茹
    D. 犀角散加味
    E. 茵陈术附汤合逍遥散
25. 患者，男性，36岁。2日内数次便血，色红黏稠，大便不畅，腹痛，口苦，舌红，苔黄腻，脉濡数。本证候的证机概要是（ ）
    A. 肝火横逆，胃络损伤
    B. 湿热蕴结，脉络受损，血溢肠道

C. 中焦虚寒，统血无力，血溢胃肠
D. 中气亏虚，气不摄血，血溢胃肠
E. 风热内盛，灼伤血络，血溢胃肠

26. 患者腹大坚满，绷急如鼓，烦热口苦，渴不欲饮，皮肤发黄，小便赤涩，大便秘结，舌边尖红，苔黄腻，脉弦数。本病证属（　　）
    A. 鼓胀之气滞湿阻证
    B. 鼓胀之寒水困脾证
    C. 鼓胀之水热蕴结证
    D. 水肿之湿热壅盛证
    E. 黄疸之脾虚湿滞证

27. 治疗聚证的食滞痰阻证，若因蛔虫结聚，阻于肠道所致者，可加（　　）
    A. 百部、白及
    B. 常山、草果
    C. 雷丸、使君子
    D. 白头翁、马齿苋
    E. 黄连、黄柏

28. 患者，男，55岁。平素喜烟酒，嗜辛辣。齿衄3日，血色鲜红，齿龈红肿疼痛，头痛，口臭，舌红，苔黄，脉洪数。本病的治法是（　　）
    A. 滋阴降火，凉血止血
    B. 清胃泻火，凉血止血
    C. 清胃泻火，化瘀止血
    D. 清化湿热，凉血止血
    E. 清热解毒，凉血止血

29. 血证的治疗原则为（　　）
    A. 治火、治气、治血
    B. 补肝、补脾、益气
    C. 治火、治气、治水
    D. 宁心、降气、止血
    E. 补肝、降气、消瘀

30. 黄疸的各种病理因素中，最重要的是（　　）
    A. 湿邪
    B. 热邪
    C. 寒邪
    D. 疫毒
    E. 气滞

31. 治疗积证瘀血内结证，首选的方剂是（　　）
    A. 木香顺气散
    B. 柴胡疏肝散合失笑散
    C. 八珍汤合化积丸
    D. 膈下逐瘀汤合六君子汤
    E. 六磨汤

32. 黄疸早期治疗当祛邪以消除病因，给邪以出路，此阶段**不适宜**的治法是（　　）
    A. 清热
    B. 利湿
    C. 通下
    D. 解毒
    E. 温化

33. 治疗吐血肝火犯胃证，应首选的方剂是（　　）
    A. 桑菊饮
    B. 玉女煎
    C. 清营汤
    D. 龙胆泻肝汤
    E. 泻心汤

34. 齐某，女性，45岁。黄疸消退后，脘腹痞闷，肢倦乏力，胁肋隐痛不适，饮食欠香，大便不调，舌苔薄白，脉细弦。其证候诊断是（　　）
    A. 湿热留恋证
    B. 脾虚湿滞证
    C. 寒湿阻遏证
    D. 气滞血瘀证
    E. 肝脾不调证

35. 治疗鼻衄热邪犯肺证，应首选的方剂是（　　）
    A. 桑菊饮
    B. 玉女煎
    C. 清营汤
    D. 龙胆泻肝汤
    E. 泻心汤

36. 积聚与痞满的鉴别点是（　　）
    A. 有无结块可扪及
    B. 有无腹痛
    C. 有无嗳气、腹胀
    D. 有无腹水
    E. 有无腹部胀大

37. 下列各项中，鼻衄涉及的病变脏腑是（　　）
    A. 肺、胃、肝
    B. 胃、肝、三焦
    C. 脾、胃、肝
    D. 脾、胃
    E. 胃、肝

38. 余某，女性，21岁。3天来身目俱黄，黄色鲜明，发热口渴，腹部胀闷，口干而苦，小便黄赤，舌苔黄腻，脉弦数。其诊断是（　　）
    A. 黄疸（阳黄）湿重于热证
    B. 黄疸（阳黄）热重于湿证
    C. 黄疸（阳黄）疫毒炽盛证
    D. 黄疸（阳黄）胆腑郁热证
    E. 黄疸（阴黄）脾虚湿滞证

A3和A4型题

说明：为共用题干单选题，考题是以一个共同题干的临床案例出现，请从中选择一个最佳答案。

（1～3题共用题干）

某患者腹中气聚或结块柔软，攻窜胀痛，时聚时散，脘胁之间时或不适，苔薄，脉弦。

1. ［第一问］其治疗首选方剂为（　　）
   A. 膈下逐瘀汤
   B. 六磨汤
   C. 柴胡疏肝散合失笑散
   D. 逍遥散
   E. 八珍汤合化积丸

2. ［第二问］该患者的证候属于（　　）
   A. 聚证，肝气郁滞
   B. 聚证，食滞痰阻
   C. 积证，气滞血瘀
   D. 积证，瘀血内结
   E. 积证，正虚瘀结

3. ［第三问］其治法为（　　）
   A. 理气化浊，导滞通腑
   B. 疏肝解郁，行气消聚
   C. 理气活血，通络消积
   D. 祛瘀软坚，益气健脾
   E. 补益气血，化瘀消积

第五节　鼓胀、水肿、淋证、尿浊、癃证、痹证、关格【掌握】

A1和A2型题

说明：为单选题，5个选项中可能同时有最佳正确答案和非错误答案，请从中选择一个最佳答案。

1. 肝脾血瘀型鼓胀的主症是（　　）
   A. 腹大胀满，如囊裹水
   B. 脘腹坚满，青筋显露
   C. 腹大胀满，脘腹撑急
   D. 腹大胀满，胁腹刺痛
   E. 腹大胀满，早宽暮急

2. 古人特别提出忌汗、忌补的疾病是（　　）
   A. 癃闭
   B. 关格
   C. 尿血
   D. 尿浊
   E. 淋证

3. 与尿石症病机关系最密切的是（　　）
   A. 风热
   B. 寒湿
   C. 劳损
   D. 痰凝
   E. 湿热

4. 患者骤然发生面色苍白或青灰，四肢厥冷，汗多，神疲，气促息微，口淡不甚渴饮，小便色清量少，舌淡，脉细弱。其治法是（　　）
   A. 补气固脱
   B. 摄血固脱
   C. 益气救阴固脱
   D. 回阳救逆固脱
   E. 补气养血

5. 水肿发病病机中，其本在肾，其标在肺，其制在（　　）
   A. 肺
   B. 脾
   C. 肾
   D. 三焦
   E. 膀胱

6. 痹证关节疼痛日久，肿胀局限或见皮下结节者为（　　）
   A. 瘀
   B. 热
   C. 风
   D. 湿
   E. 痰

7. 患者，男，76岁。排尿涩痛，数次出现排尿时突然中断，尿道窘迫疼痛，少腹拘急，一侧腰腹绞痛难忍，牵及外阴，尿中带血，舌红，苔薄黄，脉弦。此病证的证机概要是（　　）
   A. 气机郁结，膀胱气化不利
   B. 脾虚运化无力，升清降浊失职

C. 三焦气机失宣，膀胱气化不利
D. 湿热下注膀胱，热甚灼络，迫血妄行
E. 湿热蕴结下焦，尿液煎熬成石，膀胱气化失司

8. 痹证日久，可由经络累及脏腑出现相应的脏腑病变，以哪一脏病变较为多见（　　）
A. 心
B. 肝
C. 脾
D. 肺
E. 肾

9. 下列关于水肿之阳水与阴水说法正确的是（　　）
A. 阴水多由风邪、疮毒、水湿引起；阳水多为饮食劳倦，以及先天或后天因素导致的脏腑亏损引起
B. 阳水水肿多由头面开始，自上而下，继及全身；阴水水肿多由足踝开始，自下而上，继及全身
C. 阴水病在肺、脾，阳水病在脾、肾
D. 阳水起病缓，病程长，属里证、虚证或虚实夹杂证；阴水发病急，病程短，属表证、实证
E. 阳水水肿处皮肤松弛，按之凹陷不易恢复，甚则按之如泥；阴水水肿处皮肤绷急光亮，按之凹陷即起

10. 肢体关节重着、酸痛、痛有定处，手足沉重，肌肤麻木不仁者，可诊断为（　　）
A. 行痹
B. 痛痹
C. 着痹
D. 热痹
E. 久痹

11. 着痹的治则是（　　）
A. 祛风通络，散寒除湿
B. 除湿通络，祛风散寒
C. 散寒通络，祛风除湿
D. 搜风通络，燥湿化痰
E. 发表散寒，祛风除湿

12. 将淋证分为气、石、膏、血、劳五淋的是哪部著作（　　）
A. 《金匮翼》
B. 《景岳全书》
C. 《外治秘要》
D. 《济生方》
E. 《千金要方》

13. 治疗水肿之湿毒浸淫证，应首选（　　）
A. 越婢加术汤
B. 麻黄连翘赤小豆汤合五味消毒饮
C. 五皮饮合胃苓汤
D. 实脾饮
E. 疏凿饮子

14. 下列有关腰痛的论述哪项**不正确**（　　）
A. 它是以腰部疼痛为主要症状的一类病证
B. 可表现为腰部一侧或两侧的疼痛
C. 腰痛与肾和膀胱关系最为密切
D. 内伤不外乎肾虚，外感则因风寒、湿热诸邪
E. 劳力扭伤的腰痛与瘀血有关

15. 赵某，女，66岁。右手掌指关节疼痛，痛势较剧，部位固定，遇寒则痛甚，得热则痛缓，关节屈伸不利。舌淡，舌苔薄白，脉弦紧。其治疗应首选的方剂是（　　）
A. 宣痹汤
B. 防风汤
C. 薏苡仁汤
D. 乌头汤
E. 双合汤

16. 患者，女，15岁。水肿3月余，下肢为甚，按之凹陷不易恢复，心悸，气促，腰部冷痛，尿少，四肢冷，舌质淡胖，苔白，脉沉。其证候是（　　）
A. 湿毒浸渍
B. 湿热壅盛
C. 脾阳虚衰
D. 水湿浸渍
E. 肾阳衰微

17. 下列哪一项是尿血与血淋的关键鉴别要点（　　）
A. 尿色红鲜艳还是晦暗
B. 是否伴有小便淋漓涩痛
C. 有无腰痛及小腹疼痛
D. 发热与否
E. 是否伴有水肿

18. 脾肾阳虚型鼓胀的主症是（　　）
A. 腹大胀满，如囊裹水
B. 脘腹坚满，青筋显露
C. 腹大胀满，脘腹撑急
D. 腹大胀满，胁腹刺痛
E. 腹大胀满，早宽暮急

19. 赵某，男，26岁。初起恶寒发热，咽痛，眼睑浮肿，小便不利，经治后，表虽解，但肿势未退。现症：身重困倦，胸闷，纳呆，泛恶，苔白腻，脉沉缓。其证候诊断是（　　）
A. 水湿浸渍证
B. 湿毒浸淫证
C. 湿热壅盛证
D. 风水相搏证
E. 脾阳虚衰证

20. 金某，女性，21岁。1周来双侧肩、肘、膝

关节游走性疼痛，局部灼热红肿，痛不可触，得冷则舒，有皮下结节，伴有发热、恶风、汗出、口渴，舌红，舌苔黄腻，脉滑数。其诊断是（   ）

A．痹证的行痹
B．痹证的着痹
C．痹证的痛痹
D．痹证的风湿热痹
E．痹证痰瘀痹阻证

21．下列哪项**不属于**腰痛的病因（   ）

A．感受寒邪
B．外感湿热
C．年老体虚
D．跌仆闪挫
E．饮食不节

22．轻度水肿患者每日适宜的食盐摄入量是（   ）

A．1～2g
B．3～4g
C．5～6g
D．7～8g
E．9～10g

23．患者，女性，63岁。小便浑浊日久不已，反复发作，尿出如脂，上有浮油，置之沉淀，有絮状凝块物，涩痛不甚，形体日见消瘦，头昏无力，腰膝酸软，舌淡，苔腻，脉细无力。其证候诊断是（   ）

A．气淋实证
B．气淋虚证
C．膏淋实证
D．膏淋虚证
E．劳淋

24．郭某，女性，48岁。因情绪变化后出现小便涩滞，淋漓不已，小腹胀满疼痛，苔薄白，脉弦。治疗应首选的方剂是（   ）

A．八正散
B．沉香散
C．六味地黄丸
D．知柏地黄丸
E．无比山药丸

25．治疗上肢部位的痹证，应加用的药物是（   ）

A．桑寄生、杜仲、巴戟天
B．土茯苓、车前子、薏苡仁
C．土贝母、猫眼草、蜂房
D．独活、川牛膝、木瓜
E．片姜黄、羌活、桂枝

26．下列关于采用攻逐法治疗水肿的各项叙述中，**错误**的是（   ）

A．用于病初水肿严重，正气尚旺者
B．用发汗、利水法无效
C．用十枣汤治疗
D．疗程宜长，用药宜重
E．水肿退后，即行调补脾胃

27．患者，男性，23岁，因受寒出现下肢膝、踝关节剧痛，痛处不移，得热减得寒重，关节屈伸不利，无红肿发热等；舌暗苔薄白，脉弦紧。应治以（   ）

A．乌头汤
B．薏苡仁汤
C．防风汤
D．桂枝芍药知母汤
E．犀角散

28．患者，女性，35岁。小便涩滞，尿后余沥不尽，少腹胀满疼痛，常因情志不舒而加重，苔薄白，脉弦。此病证的治法是（   ）

A．清热利湿
B．利气疏导
C．健脾益气
D．补虚益肾
E．分清泄浊

29．善于治疗血淋、尿血的药物是（   ）

A．车前子
B．泽泻
C．石韦
D．萆薢
E．木通

30．患者，女性，45岁。反复尿频急、刺痛伴肉眼血尿2年余，目前尿色淡红，尿痛涩滞不显著，腰膝酸软，神疲乏力，舌质淡，苔白腻，脉沉缓。治疗应首选的方剂是（   ）

A．八正散
B．小蓟饮子
C．六味地黄丸
D．知柏地黄丸
E．无比山药丸

31．治疗痹证之肝肾亏虚证，应首选的方剂是（   ）

A．双合汤
B．独活寄生汤
C．左归丸
D．乌头汤
E．白虎加桂枝汤

32．水肿的治疗原则是（   ）

A．发汗、利尿、攻逐
B．温肾、健脾、养心
C．发汗、利尿、消肿
D．健脾、疏肝、温肾
E．发汗、利尿、疏肝

33．治疗水肿湿热壅盛证，应首选的方剂是（   ）

A．疏凿饮子

B. 木防己汤
C. 舟车丸
D. 己椒苈黄丸
E. 八正散

34. 下列中成药可以用于治疗痛痹的是（　　）
    A. 九味羌活丸
    B. 祖师麻片
    C. 小活络丸
    D. 木瓜丸
    E. 正清风痛宁片

35. 下列关于淋证患者的预防调护中，**错误**的是（　　）
    A. 避免纵欲过劳，保持心情舒畅
    B. 注意外阴清洁
    C. 不憋尿，多饮水
    D. 长期口服抗生素，提高机体抗病能力
    E. 饮食宜清淡，忌肥腻辛辣酒醇之品

A3和A4型题

说明：为共用题干单选题，考题是以一个共同题干的临床案例出现，请从中选择一个最佳答案。

（1～3题共用题干）
熊某，男，50岁。近年来经常腰膝酸软，遗精阳痿，夜尿多，面色苍白，畏寒肢冷，便溏夹不消化食物，舌淡胖，边有齿痕，苔白，脉沉迟。

1. [第一问] 治疗本病的主方是（　　）
    A. 金匮肾气丸
    B. 保元汤
    C. 附子理中汤
    D. 天王补心丹
    E. 右归丸

2. [第二问] 本患者证属（　　）
    A. 肾气虚
    B. 脾阳虚
    C. 肾阳虚
    D. 心阳虚
    E. 肾阴虚

3. [第三问] 本患者的治法应为（　　）
    A. 补益肾气
    B. 益气温阳
    C. 温中健脾
    D. 温补肾阳
    E. 滋补肾阴

（4～8题共用题干）
阮某，女，23岁，小便涩痛如刺1天，尿频数而量少，小腹拘急胀痛，大便干，尿中白细胞满视野，苔黄，脉滑数。

4. [第一问] 其诊断为（　　）
    A. 癃闭
    B. 热淋
    C. 腹痛
    D. 血淋
    E. 气淋

5. [第二问] 其治法则为（　　）
    A. 清利湿热，排石通淋
    B. 清热利湿通淋
    C. 理气疏导，通淋利尿
    D. 清热通淋，凉血止血
    E. 宣肺利水

6. [第三问] 其选方为（　　）
    A. 石韦散
    B. 八正散
    C. 小蓟饮子
    D. 沉香散
    E. 清肺饮

7. [第四问] 患者大便秘结，腹胀，可加（　　）
    A. 芒硝、厚朴
    B. 大黄、枳实
    C. 青皮、莱菔子
    D. 当归、枳壳
    E. 芦荟、川芎

8. [第五问] 若因气滞引起者，可加（　　）
    A. 青皮、乌药
    B. 陈皮、茯苓
    C. 柴胡、黄芩
    D. 黄连、黄芩
    E. 郁金、枳实

C型题

说明：为案例分析题，考题是以一个共同题干的临床案例出现，其中有一个或多个答案。

（1～3题共用题干）
患儿，男性，12岁，因"四肢小关节僵硬、屈伸不利1年余"来诊。症见：指、趾、腕关节僵硬，屈伸不利，遇冷加剧，喜温喜按，神疲倦怠，畏寒怕冷，面色淡白，小便清长，大便溏薄，舌体胖或有齿印，舌淡，苔薄白，脉沉细。实验室检查：血红蛋白105g/L，红细胞沉降率40mm/h；抗核抗体阳性，类风湿因子阴性。腕关节X线片：软组织肿胀，关节周围骨质疏松，关节附近呈现骨膜炎。

1. [第一问] 此患儿中医证候诊断是（　　）
   A. 阳气亏虚
   B. 气阴两虚
   C. 肺脾气虚
   D. 肝肾阴虚
   E. 脾虚湿困
   F. 湿热痹阻

2. [第二问] 治疗可以选用的方剂是（　　）
   A. 身痛逐瘀汤
   B. 独活寄生汤
   C. 益肾蠲痹汤
   D. 桂枝芍药知母汤
   E. 黄芪桂枝五物汤
   F. 白虎加桂枝汤

3. [第三问] 温阳益气，散寒通络的同时，可加用的补肾养血化瘀的药物有（　　）
   A. 桃仁
   B. 五灵脂
   C. 鹿角胶
   D. 露蜂房
   E. 地龙
   F. 牛膝

（4～7题共用题干）

患儿，男性，10岁，因"肉眼血尿2天"来诊。患儿2天前感冒后出现尿血，尿色鲜红量多，无尿急尿痛，伴发热恶风，咽红咽痛，咳嗽，乳蛾肿大，二便可。追问病史患儿有反复肉眼血尿病史3年，无家族血尿病史。查体：舌红苔薄黄，脉浮数，血压正常，听力无异常，颜面、双下肢无水肿，咽红，扁桃体Ⅰ度大，余无异常。入院后检查：肉眼血尿，镜检红细胞满视野，余未见异常；肝、肾功能未见异常。

4. [第一问] 该患儿的诊断可能是（　　）
   A. 单纯性血尿
   B. 膀胱炎
   C. IgA肾病
   D. 急性肾小球肾炎
   E. 薄基底膜肾小球病
   F. Alport综合征

5. [第二问] 为进一步明确西医诊断，应考虑做的检查有（　　）
   A. 肾脏穿刺活检
   B. 尿红细胞形态
   C. 尿三杯试验
   D. 膀胱镜检查
   E. 尿钙检测
   F. 尿细菌培养＋药物敏感试验

6. [第三问] 该患儿的中医证候是（　　）
   A. 瘀血内阻证
   B. 风热伤络证
   C. 气不摄血证
   D. 血热妄行证
   E. 下焦湿热证
   F. 肾阳亏虚证

7. [第四问] 治疗正确的有（　　）
   A. 银翘散加减
   B. 口服清宁丸
   C. 建议性扁桃体切除术
   D. 血府逐瘀汤加减
   E. 口服无比山药丸
   F. 甲泼尼龙冲击治疗

第六节　血浊、消渴、瘿病、肥胖【熟悉】

A1和A2型题

说明：为单选题，5个选项中可能同时有最佳正确答案和非错误答案，请从中选择一个最佳答案。

1. 崔某，女，45岁。症见尿频量多，混浊如脂膏，腰膝酸软，头晕耳鸣，口舌干燥，舌红少苔，脉细数。其治法是（　　）
   A. 清热化湿
   B. 健脾益胃
   C. 滋阴固肾
   D. 清利湿热
   E. 滋肾固涩

2. 尿频量多，混浊如脂膏，尿有甜味，口干唇燥，舌质红，脉沉细数者。治宜选用（　　）
   A. 程氏萆薢分清饮
   B. 水陆二仙丹

C. 六味地黄丸
D. 左归丸
E. 缩泉丸

3. 消渴病的主要病位在（　　）
   A. 肺脾肾
   B. 肺胃肾
   C. 肝脾肾
   D. 肺心肾
   E. 肺肝肾

4. 王某，女性，45岁。尿频量多，混浊如脂膏，腰膝酸软，乏力，头晕耳鸣，口干唇燥，皮肤干燥、瘙痒，舌红苔少，脉细数。本病的治法是（　　）
   A. 滋阴固肾
   B. 固精缩尿，收敛固摄
   C. 补肾填精，活血化瘀
   D. 滋阴清热，健脾祛风
   E. 清泻肺胃，生津止渴

5. 下列各项，**不属于**消渴并发症的是（　　）
   A. 雀目、夜盲
   B. 疮、疖、痈、疽
   C. 肺胀
   D. 水肿
   E. 中风

6. 消渴病变的脏腑以哪一脏最为关键（　　）
   A. 心
   B. 肺
   C. 脾
   D. 肝
   E. 肾

7. 瘿病的基本病机是（　　）
   A. 气不摄血
   B. 气虚血瘀
   C. 气滞湿阻
   D. 气血瘀滞
   E. 气滞痰凝血瘀

8. 患者，男，40岁。多食易饥3个月，消瘦5公斤，口干渴，大便干燥，舌苔黄，脉滑实有力。其诊断是（　　）
   A. 消渴（上消肺热津伤）
   B. 消渴（中消胃热炽盛）
   C. 消渴（下消肾阴亏虚）
   D. 消渴（下消阴阳两虚）
   E. 便秘（热秘）

9. 下列哪项**不是**消渴病的变证（　　）
   A. 肺痨
   B. 白内障、雀盲、耳聋
   C. 疮、疖、痈、疽
   D. 中风偏瘫
   E. 鼓胀

10. 瘿病的主要临床特征是（　　）
    A. 颈部活动屈伸不利
    B. 眼睑水肿
    C. 颈前喉结两旁结块肿大
    D. 婴儿水肿
    E. 头面水肿、发热

11. 关于消渴病的防治，下列哪项**不正确**（　　）
    A. 药物治疗
    B. 避免精神紧张
    C. 饮食清淡
    D. 可不限饮食，但禁食辛辣刺激性食物
    E. 可多食蔬菜、豆类、瘦肉、鸡蛋等

12. 海藻玉壶汤出自何书（　　）
    A. 《卫生宝鉴》
    B. 《济生方》
    C. 《外科正宗》
    D. 《景岳全书》
    E. 《脾胃论》

13. 糖尿病患者并见视物昏蒙，耳鸣耳聋，舌红少苔，脉细数。治疗应首选（　　）
    A. 六味地黄汤
    B. 知柏地黄丸
    C. 明目地黄汤
    D. 七味都气丸
    E. 金匮肾气丸

14. 关于瘿病的描述，正确的是（　　）
    A. 瘿病又称瘰病
    B. 瘿病的发生与水土环境无关
    C. 瘿病多发于男性
    D. 瘿病患者可出现烦躁不安、高热大汗等危及生命的症状
    E. 基本治疗原则为滋阴降火

15. 患者多食易饥，形体消瘦，大便干燥，苔黄，脉滑实有力。其证候是（　　）
    A. 上消，肺热津伤证
    B. 中消，胃热炽盛证
    C. 下消，肾阴亏虚证
    D. 上消，阴阳两虚证
    E. 中消，气阴亏虚证

16. 患者，男，51岁。素患糖尿病10年，未予系统治疗。近2年来病情加重，小便频数量多，混浊如脂膏，面色黧黑，腰膝酸软，形寒畏冷，阳痿不举，舌淡苔白，脉沉细无力。治疗应首选（　　）
    A. 金匮肾气丸
    B. 知柏地黄丸
    C. 六味地黄丸

D. 消渴方
E. 玉女煎

17. 许某,男,50岁。症见多食易饥,口渴,尿多,形体消瘦,苔黄,脉滑实有力。其证型是( )
    A. 下消,阴阳两虚
    B. 中消,气阴亏虚
    C. 下消,肾阴亏虚
    D. 中消,胃热炽盛
    E. 上消,肺热津伤

18. 患者,女,66岁。发现血糖升高10年,目前多食易饥,口渴,尿多,形体消瘦,大便干燥,苔黄,脉滑实有力。本证候的证机概要是( )
    A. 肺脏燥热,津液失布
    B. 胃火内炽,胃热消谷,耗伤津液
    C. 气阴不足,脾失健运
    D. 肾阴亏虚,肾失固摄
    E. 肾精不足,失于濡养

A3和A4型题
说明:为共用题干单选题,考题是以一个共同题干的临床案例出现,请从中选择一个最佳答案。

(1~3题共用题干)
王某,女性,45岁,主因口渴多饮3月余来诊。症见:烦渴多饮,尿频量多,口干舌燥,舌红,苔薄黄,脉洪数。中医诊断为消渴。

1. [第一问] 根据患者临床特点,中医应辨证为( )
    A. 胃热津伤
    B. 肺热津伤
    C. 肺胃热盛,伤津
    D. 肺胃热盛,伤津耗气
    E. 肺肾阴虚,热盛伤津

2. [第二问] 那么,根据患者的临床特点及中医辨证,下列治疗方法中最为恰当的是( )
    A. 清热润肺,生津止渴
    B. 清胃泻火,生津止渴
    C. 滋养肺肾,泄热生津
    D. 清泻肺胃,益气生津
    E. 清泻肺胃,生津止渴

3. [第三问] 治疗该类型消渴,下列方剂中哪项是治疗该患者的最佳选方( )
    A. 白虎加人参汤
    B. 消渴方
    C. 玉泉丸
    D. 玉液汤
    E. 二冬汤

C型题
说明:为案例分析题,考题是以一个共同题干的临床案例出现,其中有一个或多个答案。

(1~3题共用题干)
患者,男性,65岁。近半年来出现口干舌燥,烦渴引饮,尿频量多,多食易饥,大便秘结,皮肤干燥,半年来体重减轻10余斤。舌红而干,苔薄黄,脉细数。

1. [第一问] 本病应诊断为什么病证( )
    A. 尿浊,肾阴不足证
    B. 虚劳,脾肾两虚证
    C. 消渴,津伤燥热证
    D. 便秘,血虚便秘证
    E. 瘿气,阴虚内热证
    F. 淋证,劳淋证

2. [第二问] 该病的主要病机是( )
    A. 阴虚
    B. 气阴两虚
    C. 阴虚燥热
    D. 火热内炎
    E. 肾阴亏虚
    F. 肺胃津伤

3. [第三问] 该患者若诊断为消渴津伤燥热证,适宜下列哪个方药加减治疗( )
    A. 白虎汤
    B. 人参汤
    C. 黄连解毒汤
    D. 六味地黄汤
    E. 玉液汤
    F. 益胃汤

第七节 中医癌病（肺癌、胃癌、肝癌、胰腺癌）、郁证、中风、眩晕、头痛、痫证、痴呆、颤证【掌握】

A1和A2型题
说明：为单选题，5个选项中可能同时有最佳正确答案和非错误答案，请从中选择一个最佳答案。

1. 治疗肺癌之气阴两虚证，首选的方剂是（　　）
   A. 益气养阴汤
   B. 六味地黄丸
   C. 百合固金汤合黄连解毒汤
   D. 生脉散合百合固金汤
   E. 左归丸合败毒散

2. 治疗痴呆之瘀血内阻证，若久病入络，应加用（　　）
   A. 紫河车、阿胶
   B. 天花粉、玉竹
   C. 蜈蚣、僵蚕
   D. 钩藤、菊花
   E. 灶心土、白豆蔻

3. 下列各项，**不属于**痫证之痰火扰神证的临床症状是（　　）
   A. 昏仆抽搐
   B. 心烦失眠
   C. 口中吐涎
   D. 乏力痰多
   E. 舌苔黄腻

4. 治疗痴呆脾肾两虚证，若出现肌肉萎缩，应加用（　　）
   A. 紫河车、阿胶
   B. 天花粉、玉竹
   C. 蜈蚣、僵蚕
   D. 钩藤、菊花
   E. 灶心土、白豆蔻

5. 董某，男，83岁。头摇肢颤7年，持物不稳，腰膝酸软，失眠心烦，头晕耳鸣，善忘神呆，舌红，舌苔薄白，脉细数。该病证的治法是（　　）
   A. 补肾助阳，温煦筋脉
   B. 填精补髓，育阴息风
   C. 补中益气，健脾升清
   D. 益气养血，濡养筋脉
   E. 镇肝息风，舒筋止颤

6. 患者，男，26岁。精神抑郁，表情淡漠，神志痴呆，语无伦次，不思饮食，舌苔腻，脉弦滑。其证候是（　　）
   A. 痰气郁结
   B. 阳明热盛
   C. 火盛伤阴
   D. 瘀血内阻
   E. 脾气虚衰

7. 治疗大肠癌瘀毒内阻证，首选的方剂是（　　）
   A. 复元活血汤
   B. 血府逐瘀汤
   C. 少腹逐瘀汤
   D. 通窍活血汤
   E. 膈下逐瘀汤

8. 患者，男，60岁。眩晕时作，头痛如刺，唇紫暗，舌暗有瘀斑，脉涩或细涩。辨证为（　　）
   A. 痰浊中阻
   B. 气血亏虚
   C. 瘀血阻窍
   D. 肾精不足
   E. 肝阳上亢

9. 治疗痴呆痰浊蒙窍证，应首选的方剂是（　　）
   A. 半夏白术天麻汤
   B. 洗心汤
   C. 当归活血饮
   D. 七福饮
   E. 还少丹

10. 患者，男，25岁。自觉情绪不宁，急躁易怒，胸胁胀满近2个月，伴口苦而干，头痛，目赤，耳鸣，嘈杂吞酸，大便秘结，舌质红，苔黄，脉弦数。治疗本病首选的方剂是（　　）
    A. 柴胡疏肝散
    B. 加味逍遥散
    C. 五磨饮子
    D. 半夏厚朴汤
    E. 甘麦大枣汤

11. 李某，男，32岁。平素急躁易怒，头痛失眠5日。今日突发狂乱无知，骂詈号叫，不避亲疏，不食不眠，舌红绛，苔黄腻，脉滑数。其诊断为（　　）
    A. 癫证，痰气郁结证
    B. 狂证，痰热瘀结证
    C. 肝阳头痛

D. 狂证，痰火扰神证
E. 狂证，火盛阴伤证

12. 李某，女性，78岁。头摇不止，肢麻震颤，头晕目眩，胸脘痞闷，口苦口黏，舌体胖大，有齿痕，舌质红，舌苔黄腻，脉弦滑数。治疗此病证首选的方剂是（　）
A. 地黄饮子
B. 黄连温胆汤
C. 龟鹿二仙膏合大定风珠
D. 导痰汤合羚角钩藤汤
E. 天麻钩藤饮合镇肝息风汤加减

13. 以下关于眩晕主症特点的叙述中，**不正确**的是（　）
A. 眩是指眼花或眼前发黑
B. 突然昏仆，不省人事，四肢厥冷
C. 轻者闭目即止，重者如坐车船，旋转不定，不能站立
D. 晕是指头晕甚或感觉自身或外界景物旋转
E. 可伴有恶心、呕吐、汗出，甚则昏倒等症状

14. 风痰闭阻之痫证的治法是（　）
A. 涤痰息风，开窍定痫
B. 清肝泻火，化痰开窍
C. 涤痰开窍，化瘀通络
D. 息风开窍，化痰定志
E. 化痰通络，镇心安神

15. 治疗痴呆脾肾两虚证，应首选的方剂是（　）
A. 半夏白术天麻汤
B. 涤痰汤
C. 当归活血饮
D. 七福饮
E. 还少丹

16. 患者，女，36岁。产后抑郁多年，长期自觉咽中有物梗塞，但无咽痛及吞咽困难，在心情愉快时，症状可减轻或消失，而当心情抑郁或注意力集中于咽部时，则梗塞感觉加重，苔白腻，脉弦滑。本证候的证机概要是（　）
A. 肝郁化火，上扰心神
B. 肝郁气滞，脾胃失和
C. 肝郁化火，横逆犯胃
D. 气郁痰凝，阻滞胸咽
E. 肝郁不舒，气机上逆

17. 治疗狂证火盛阴伤证，首选的方剂是（　）
A. 生铁落饮
B. 养心汤合越鞠丸
C. 二阴煎合琥珀养心丹
D. 癫狂梦醒汤
E. 逍遥散合顺气导痰汤

18. 汪某，男性，75岁。两年来头摇肢颤，颤抖无力，神疲乏力，面色淡白，表情淡漠，心悸气短，舌淡红，舌苔薄白，脉沉濡无力。此病证的证机概要是（　）
A. 阳气虚衰，失于温煦，筋脉不用
B. 髓海不足，神机失养，肢体筋脉失主
C. 气血两虚，筋脉失养，虚风内动
D. 肝郁阳亢，化火生风，扰动筋脉
E. 肝肾亏虚，阴精不足，筋脉失养

19. 痫证与厥证的共同点是（　）
A. 突然昏倒、不省人事
B. 面色苍白、四肢逆冷
C. 口噤拳握、手指拘急
D. 四肢逆冷
E. 四肢抽搐、有怪叫之声

20. 下列关于癫狂病机的叙述中，正确的是（　）
A. 癫为痰火上扰，神明失主
B. 狂为痰气郁结，蒙蔽神机
C. 狂证痰气郁而化火，可转化为癫证
D. 癫证日久，郁火宣泄而痰气留结，又可转化为狂证
E. 脏气不平，阴阳失调，脑之神机逆乱是病机的关键

21. 厥证与中风的鉴别中，主要的区别是（　）
A. 患者的年龄
B. 发病时有无四肢厥冷
C. 神昏时间的长短
D. 醒后有无后遗症
E. 发病时有无牙关紧闭

22. 患者，女，28岁。平日情绪急躁，心烦失眠，口苦而干，便秘，突发昏仆抽搐，尖叫吐涎，牙关紧闭，舌红苔黄腻，脉弦滑数。治疗应首选（　）
A. 定痫丸
B. 六君子汤
C. 大补元煎
D. 甘麦大枣汤
E. 龙胆泻肝汤合涤痰汤

23. 患者，女性，72岁，既往有肝硬化病史近10年。近期自觉右胁疼痛，甚至痛引肩背，右胁部结块进行性肿大，质地坚硬，身黄目黄，口干口苦，心烦易怒，食少厌油，腹胀满，便干溲赤，舌红，苔黄腻，脉弦滑。本病的证机概要是（　）
A. 肝失条达，气机郁滞，络脉失和
B. 湿热蕴结，肝胆失疏，络脉失和
C. 湿邪化热，聚而为毒
D. 湿遏热伏，困阻中焦，胆汁不循常道
E. 湿热郁滞，脾胃不和，肝胆失疏

24. 下列关于"脏躁"的主症描述中，**错误**的是

( )
　　A．精神恍惚
　　B．多疑易惊
　　C．悲忧善哭，喜怒无常
　　D．时时欠伸
　　E．咽中如有物，吞之不下，咯之不出

25．治疗眩晕痰湿中阻证，若痰郁化火，应选用的方剂是（ ）
　　A．黄连温胆汤
　　B．苓桂术甘汤
　　C．清金化痰汤
　　D．龙胆泻肝汤
　　E．半夏厚朴汤

26．治疗郁证心肾阴虚证，应首选的方剂是（ ）
　　A．天王补心丹合六味地黄丸
　　B．安神定志丸合左归丸
　　C．丹栀逍遥散合朱砂安神丸
　　D．泻心汤合左归丸
　　E．龙胆泻肝汤合半夏厚朴汤

27．患者，男性，76岁。有长期吸烟史。反复咳嗽、咳痰四十余年，胸闷、胸痛近半年伴咯血，肺部X线提示右上肺占位。目前咳嗽不畅，胸痛有定处，如锥如刺，痰血暗红，口唇紫暗，舌暗有瘀点、瘀斑，苔薄，脉细弦。本病的治法是（ ）
　　A．活血化瘀，理气散结
　　B．息风化痰，祛瘀通络
　　C．活血化瘀，通络止痛
　　D．行气祛痰，解毒散结
　　E．益气养阴，活血止血

28．陈某，男性，81岁。近1月肢体不能自制地颤抖，颤动粗大，程度较重，心情紧张时颤动加重，伴有眩晕耳鸣，面赤烦躁，易激动，语言迟缓不清，流涎，大便干，舌红，苔黄，脉弦。其诊断是（ ）
　　A．颤证，风阳内动证
　　B．颤证，痰热风动证
　　C．颤证，髓海不足证
　　D．眩晕，肝阳上亢证
　　E．中风，风痰瘀阻证

29．王某，女性，76岁。头摇不止，肢麻震颤，头晕目眩，胸脘痞闷，口苦口黏，舌体胖大，有齿痕，舌红，舌苔黄腻，脉弦滑数。治疗此病证首选的方剂是（ ）
　　A．黄连温胆汤
　　B．地黄饮子
　　C．导痰汤合羚角钩藤汤
　　D．天麻钩藤饮合镇肝息风汤
　　E．龟鹿二仙膏合大定风珠

30．眩晕的证候分类中，**不包括**的是（ ）
　　A．肝阳上亢证
　　B．风湿阻络证
　　C．气血两虚证
　　D．瘀血阻窍证
　　E．肾精不足证

31．李某，女，82岁。平素时常头晕，沉默寡言。近年来智力衰退，终日无语，呆若木鸡，不思饮食，痞满不适，头重如裹，舌淡，苔白腻，脉滑。其诊断为（ ）
　　A．癫证，痰气郁结证
　　B．郁证，痰气郁结证
　　C．痴呆，痰浊蒙窍证
　　D．癫证，心脾两虚证
　　E．痴呆，髓海不足证

32．黄某，男，50岁。有痫证病史20年余。近年来痫证频发，神志恍惚，心悸，健忘失眠，两目干涩，腰膝酸软，大便干燥，舌质淡红，脉沉细而数。其证候诊断是（ ）
　　A．心肾亏虚证
　　B．心脾两虚证
　　C．肝肾亏虚证
　　D．阴虚风动证
　　E．髓海不足证

33．治疗癫证心脾两虚证，若心气耗伤，应加（ ）
　　A．肉桂、附子
　　B．淮小麦、大枣
　　C．牡丹皮、赤芍
　　D．生石膏、知母
　　E．黄连、黄芩

34．赵某，女，29岁。1年前因家庭变故而沉默寡言，时而喃喃自语。近日神志恍惚，心悸易惊，肢体困乏，饮食锐减，言语无序，舌淡，苔薄白，脉沉细无力。此病证的证机概要为（ ）
　　A．气郁痰结，血气凝滞，瘀热互结，神窍被塞
　　B．心肾失调，阴虚火旺，神明受扰
　　C．五志化火，痰随火升，痰热上扰清窍，神明昏乱
　　D．肝气郁滞，脾失健运，痰郁气结，蒙蔽神窍
　　E．癫证日久，脾失健运，生化乏源，心神失养

35．李某，女，19岁。有痫证病史3年。平素头晕头痛，痛有定处，颜面口唇青紫，舌暗红有瘀斑，舌苔薄白，脉涩或弦。其治疗应首选的方剂是（ ）

A. 定痫丸
B. 血府逐瘀汤
C. 当归活血饮
D. 通窍活血汤
E. 六君子汤

36. 痴呆痰浊蒙窍证，若风痰瘀阻，应选用的方剂是（　　）
A. 半夏厚朴汤
B. 半夏白术天麻汤
C. 天麻钩藤饮
D. 二陈汤
E. 黄连温胆汤

37. 下列各项，**不符合**郁证临床表现的是（　　）
A. 忧郁不畅，情绪不宁，胸胁胀满疼痛
B. 咽中如有异物梗塞
C. 大多数有情志内伤的病史
D. 病情的反复常与情志因素密切相关
E. 多发于老年男性

38. 下列各项，**不属**癌病辨证要点的是（　　）
A. 辨各种癌病的脏腑病位
B. 辨病邪的性质
C. 辨标本虚实
D. 辨发病急缓
E. 辨脏腑阴阳

39. 下列各项，**不符合**颤证临床特征的是（　　）
A. 头部及肢体颤抖不能自制
B. 四肢痿软
C. 动作笨拙，活动减少
D. 隐袭起病，逐渐加重

E. 多发生于中老年人

40. 治疗癫证痰气郁结证，应首选的方剂是（　　）
A. 逍遥散合顺气导痰汤
B. 半夏厚朴汤
C. 养心汤合越鞠丸
D. 苏合香丸
E. 控涎丹

41. 下列属于癫狂初期治则的是（　　）
A. 醒脑开窍
B. 补益心脾
C. 祛风通络
D. 育阴养血
E. 理气解郁

42. 王某，男，36岁。有痫证病史10年。反复发痫不愈，神疲乏力，心悸气短，面色苍白，体瘦纳呆，舌质淡，苔白腻，脉沉细而弱。此病证的证机概要是（　　）
A. 心肾精血亏虚，髓海不足，脑失所养
B. 瘀血阻窍，脑络闭塞，脑神失养
C. 气血耗伤，心脾两伤，心神失养
D. 痰浊蕴结，气郁化火，上扰脑神
E. 痰浊中阻，上蒙清窍，清阳不升

43. 颤证的病位是（　　）
A. 筋脉
B. 关节
C. 肌肉
D. 脑
E. 心

A3和A4型题

说明：为共用题干单选题，考题是以一个共同题干的临床案例出现，请从中选择一个最佳答案。

（1～3题共用题干）

某患者头胀痛而眩，头昏，心烦易怒，夜眠不宁，或兼胁痛，面红口苦，苔薄黄，脉弦有力。

1.［第一问］该患者的证候属（　　）
A. 风寒头痛
B. 风热头痛
C. 风湿头痛
D. 肝阳头痛
E. 痰浊头痛

2.［第二问］其首选方剂为（　　）
A. 半夏白术天麻汤
B. 柴胡疏肝散
C. 天麻钩藤饮
D. 通窍活血汤

E. 羌活胜湿汤

3.［第三问］其治法为（　　）
A. 祛风胜湿
B. 疏风散寒止痛
C. 疏风清热
D. 平肝潜阳
E. 健脾化痰，降逆止痛

（4～6题共用题干）

患者，男，54岁，刻下眩晕耳鸣，头痛且胀，每因烦劳或恼怒而头晕、头痛加剧，颜面潮红，急躁易怒，少寐多梦，口苦，舌质红，苔黄，脉弦。

4.［第一问］此患者应诊断为（　　）
A. 肾阴虚眩晕
B. 肾阳虚眩晕

C. 肝阳上亢眩晕
D. 气血亏虚眩晕
E. 痰浊中阻眩晕

5. [第二问] 其治法宜为（　　）
   A. 补养气血，健运脾胃
   B. 平肝潜阳，滋养肝肾
   C. 补肾滋阴
   D. 补肾助阳
   E. 以上都不是

6. [第三问] 治疗方药宜选用（　　）
   A. 天麻钩藤饮加减
   B. 归脾汤加减
   C. 左归丸加减
   D. 右归丸加减
   E. 四君子汤

（7～9题共用题干）

患者王某，男性，38岁。患"精神病"半年，性情急躁，骂詈号叫，时作时止，精神疲惫，睡眠不佳，形体消瘦，面红而干，大便秘结，舌红无苔，脉细数。

7. [第一问] 其治疗应首选的方剂是（　　）
   A. 温胆汤合朱砂安神丸
   B. 生铁落饮
   C. 癫狂梦醒汤
   D. 二阴煎合琥珀养心丹
   E. 黄连阿胶汤

8. [第二问] 其辨证分型是（　　）
   A. 心脾两虚证
   B. 肾阴不足证
   C. 气阴两虚证
   D. 火盛伤阴证
   E. 心火扰动证

9. [第三问] 其治法是（　　）
   A. 理气解郁，化痰醒神
   B. 健脾益气，养心安神
   C. 育阴潜阳，交通心肾
   D. 豁痰化痰，调畅气血
   E. 清心泻火，涤痰醒神

C型题
说明：为案例分析题，考题是以一个共同题干的临床案例出现，其中有一个或多个答案。

（1～3题共用题干）

患儿男性，14岁，因"肢体震颤、言语不清"来诊。症见虚烦疲惫，情绪不稳，肢体震颤，吃饭、写字等精细动作困难，言语不清，构音障碍。平素面色潮红，手足心热，大便干结。舌绛少津，脉细数。实验室检查：血浆铜蓝蛋白 0.08g/L，24 小时尿铜 180μg。裂隙灯下可见角膜 K-F 环。

1. [第一问] 患儿的中医证候诊断是（　　）
   A. 热毒内盛
   B. 痰浊阻滞
   C. 阴虚风动
   D. 肝亢风动
   E. 气滞血瘀
   F. 气血亏虚

2. [第二问] 治疗可选用的方剂是（　　）
   A. 泻心汤
   B. 天麻钩藤汤
   C. 大定风珠
   D. 缓肝理脾汤
   E. 补阳还五汤
   F. 涤痰汤

3. [第三问] 潮热明显可加用的药物有（　　）
   A. 青蒿
   B. 栀子
   C. 地骨皮
   D. 银柴胡
   E. 连翘
   F. 柴胡

第八节　中医内科学发展中的学术流派，著名医家的学术观点【熟悉】

A1和A2型题
说明：为单选题，5个选项中可能同时有最佳正确答案和非错误答案，请从中选择一个最佳答案。

1. 何书将不寐病因分为外感和内伤两类（　　）
   A. 《黄帝内经》

B. 《难经》
C. 《伤寒杂病论》
D. 《景岳全书》
E. 《证治要诀》

2. 有关痿证的论述，最早见于下列哪部著作（　　）
    A. 《素问》
    B. 《景岳全书》
    C. 《诸病源候论》
    D. 《灵枢》
    E. 《难经》

3. 我国第一部病因病理学专著是（　　）
    A. 《诸病源候论》
    B. 《千金方》
    C. 《肘后备急方》
    D. 《圣济总录》
    E. 《黄帝内经》

4. 《金匮要略》称水肿为"水气"，按病因、病证分五类，下列哪项**不属于**此五类（　　）
    A. 风水
    B. 皮水
    C. 涌水
    D. 石水
    E. 黄汗

5. 最先提出"胃不和则卧不安"的著作是（　　）
    A. 《伤寒杂病论》
    B. 《金匮要略》
    C. 《黄帝内经》
    D. 《景岳全书》
    E. 《类证治裁》

6. 《金匮要略》称痹症为（　　）
    A. 痛痹
    B. 历节
    C. 痹
    D. 行痹
    E. 着痹

7. 汉代张仲景《金匮要略》中提出："诸有水者，腰以下肿，当__，腰以上肿，当__乃愈。"（　　）
    A. 发汗，利小便
    B. 祛邪气，泻下逐水
    C. 利小便，发汗
    D. 泻下逐水，祛邪气
    E. 发汗，祛邪气

8. 提出"喘由外感者治肺，由内伤者治肾"的是（　　）
    A. 张介宾
    B. 朱丹溪
    C. 张仲景
    D. 林佩琴
    E. 李东垣

9. "哮即痰喘之久而常发者，因内有壅塞之气，外有非时之感，膈有胶固之痰，三者相合，闭拒气道，搏击有声，发为哮病"。此言出自（　　）
    A. 《临证指南医案》
    B. 《类证治裁》
    C. 《证治汇补》
    D. 《医学正传》
    E. 《医学入门》

10. 咳嗽病名最早见于（　　）
    A. 《医学正传》
    B. 《黄帝内经》
    C. 《伤寒杂病论》
    D. 《难经》
    E. 《诸病源候论》

11. 根据《素问·至真要大论》论述，下列**不属于**反治法的是（　　）
    A. 热的症状者用四逆汤
    B. 寒的症状者用白虎、承气辈
    C. 腹胀用四君子汤
    D. 火旺用知柏地黄丸
    E. 热结旁流用承气汤

12. "五脏六腑皆令人咳，非独肺也"。此语出于（　　）
    A. 《素问》
    B. 《诸病源候论》
    C. 《景岳全书》
    D. 《医学三字经》
    E. 《河间六书》

13. 首先提出"重阳者狂，重阴者癫"的古典文献是（　　）
    A. 《黄帝内经》
    B. 《难经》
    C. 《金匮要略》
    D. 《中藏经》
    E. 《类经》

第二章　相关西医内科疾病

第一节　慢性阻塞性肺疾病、慢性肺源性心脏病、支气管哮喘、肺炎、急慢性呼吸衰竭【掌握】

A1和A2型题

说明：为单选题，5个选项中可能同时有最佳正确答案和非错误答案，请从中选择一个最佳答案。

1. 慢性肺源性心脏病（简称慢性肺心病）最常发生的休克是（　　）
   A．中毒性休克综合征
   B．失血性休克
   C．心源性休克
   D．过敏性休克
   E．低血糖性休克

2. 鉴别心源性哮喘与支气管哮喘具有参考价值的检查是（　　）
   A．心脏B超
   B．X线检查
   C．心肺运动试验
   D．心脏磁共振成像
   E．血浆脑利尿钠肽（BNP）检测

3. 肺心病心衰时应用洋地黄制剂的指征是（　　）
   A．心率>120次/分
   B．发绀加重
   C．下肢水肿明显
   D．两肺湿啰音明显
   E．感染已控制，利尿剂无效

4. 心源性哮喘最主要的临床表现（　　）
   A．胸闷
   B．气促
   C．发绀
   D．心率加快
   E．夜间阵发性呼吸困难

5. 以持续气流受限致肺通气功能障碍为特征的疾病是（　　）
   A．慢性支气管炎
   B．慢性阻塞性肺疾病（简称慢阻肺）
   C．大叶性肺炎
   D．上呼吸道感染
   E．支气管哮喘

6. 患者，男，45岁。吸烟史20年，慢性支气管炎5年。现症见咳嗽、咳痰，气促，活动后见心悸气短，呼吸困难，乏力。检查发现右下肺动脉干增宽，其横径15.5mm；右心室增大。该患者最有可能的诊断为（　　）
   A．慢性呼吸衰竭
   B．慢性阻塞性肺疾病
   C．慢性肺源性心脏病
   D．慢性心力衰竭
   E．胸腔积液

7. 下列不属于支气管哮喘主要特征的是（　　）
   A．持续气流受限
   B．可逆性气流受限
   C．气道慢性炎症
   D．气道高反应性
   E．气道重构

8. 下列不属于慢阻肺的临床表现的是（　　）
   A．慢性咳嗽
   B．咳白色黏液性痰
   C．肺部叩诊呈鼓音
   D．气短、呼吸困难
   E．喘息、胸闷

9. 患者确诊为慢阻肺，其肺功能FEV_1占预计值的百分比（%pred）为65%，根据COLD分级，该患者属于（　　）
   A．COLD1级
   B．COLD2级
   C．COLD3级
   D．COLD4级

E. COLD5 级
10. 慢性肺心病最常见的心律失常为（　　）
    A. 心房颤动
    B. 房性期前收缩
    C. 二度Ⅱ型房室传导阻滞
    D. 心室扑动
    E. 室性期前收缩
11. 慢性肺心病最常见的并发症是（　　）
    A. 心律失常
    B. 深静脉血栓形成
    C. 休克
    D. 消化道出血
    E. 肺性脑病
12. 支气管哮喘的诊断标准**不**正确的是（　　）
    A. 反复发作喘息、气急、胸闷或咳嗽，多与接触变应原、冷空气等有关
    B. 发作时在双肺可闻及散在或弥漫性、以呼气相为主的哮鸣者，呼气相延长
    C. 喘息、气急、胸闷或咳嗽等症可经平喘药物治疗后缓解或自行缓解
    D. 除外其他疾病所引起的喘息、气急、胸闷或咳嗽
    E. 发作时胸部 X 线片可见两肺纹理增粗
13. 患者，女，25 岁。反复发作喘息、气急、胸闷、咳嗽，呼吸困难，多在接触粉尘时加重，远离粉尘后数小时可自行缓解。检查：发作时在双肺闻及弥漫性以呼气相为主的哮鸣音，呼气相延长。发作时 X 线可见两肺透亮度增加。该患者可考虑为（　　）
    A. 慢阻肺
    B. 慢性支气管炎
    C. 上呼吸道感染
    D. 支气管哮喘
    E. 肺结核
14. 患者，男，35 岁。支气管哮喘病史 5 年余，平素长期吸入布地奈德控制哮喘发作。现突然哮喘加重，呼吸困难，喘促，喉中哮鸣，治疗应立即给予（　　）
    A. 布地奈德
    B. 沙丁胺醇
    C. 泼尼松龙
    D. 氨茶碱
    E. 盐酸氨溴索
15. 哮喘长期治疗的首选药物是（　　）
    A. 吸入型糖皮质激素
    B. 短效 β_2 受体激动剂
    C. 长效 β_2 受体激动剂
    D. 白三烯调节剂
    E. 缓释茶碱

A3和A4型题

说明：为共用题干单选题，考题是以一个共同题干的临床案例出现，请从中选择一个最佳答案。

（1～3题共用题干）
患者突发高热、寒战、咳嗽、咳铁锈色痰，胸痛，面颊绯红，皮肤灼热、干燥。检查：体温38.9℃；心率135 次/分；胸部 X 线呈左肺上叶炎症浸润阴影，阴影中可见支气管充气征。血白细胞 $15×10^9$/L，中性粒细胞 85%，核左移。

1. [第一问] 该患者可初步诊断为（　　）
    A. 慢阻肺
    B. 细菌性肺炎
    C. 慢性支气管炎
    D. 支气管哮喘
    E. 急性上呼吸道感染
2. [第二问] 为明确诊断，患者还需做的检查是（　　）
    A. 胸部 CT
    B. 胸部 MRI
    C. 痰培养
    D. 血清抗体检查
    E. 胸部 B 超
3. [第三问] 该患者治疗应首选（　　）
    A. 抗病毒治疗
    B. 糖皮质激素治疗
    C. 抗生素治疗
    D. 补充维生素治疗
    E. 支气管扩张剂治疗

C型题

说明：为案例分析题，考题是以一个共同题干的临床案例出现，其中有一个或多个答案。

（1～3题共用题干）
患者，女，60 岁。诊断为慢阻肺 2 年，活动后呼吸困难，正常家务活动后需要每日吸入 2～3 次沙丁胺醇，3 个月前肺功能检查提示 FEV_1 占预计值 52%，

mMRC 评分为2分，患者近3日出现呼吸困难加重、痰颜色变为黄绿色、痰量增加，无法从事家务活2日。既往：吸烟30年，1包/日。

1. [第一问] 此患者的重点查体包括（　　）
   A. 生命体征
   B. 神志
   C. 球结膜
   D. 颈静脉
   E. 三凹征
   F. 肺部查体
   G. 心脏查体
   H. 肝脏触诊
   I. 双下肢水肿
   J. 外周血管征

2. [第二问] 下一步对患者诊断的重点检查包括（　　）
   A. 血常规
   B. 尿常规
   C. 血液生化
   D. 肺功能
   E. 血气分析
   F. 胸部X线
   G. 超声心动图
   H. 粪便常规
   I. 痰培养
   J. 心电图

3. [第三问] 患者的血气分析：pH7.41，$PaCO_2$ 39.7mmHg（1mmHg=0.133kPa），PaO_2 68mmHg，HCO_3^- 24mmol/L。血常规：白细胞计数 $13.5×10^9/L$，中性粒细胞百分比87%。该患者的住院治疗策略是（　　）
   A. 吸氧
   B. 无创呼吸机治疗
   C. 短效支气管扩张剂雾化
   D. 抗生素治疗
   E. 泼尼松龙 40mg 口服
   F. 化痰治疗
   G. 丁胺卡那雾化
   H. 呼吸兴奋剂
   I. 监测血常规变化
   J. 给予肺炎链球菌疫苗接种

（4~6题共用题干）

患者，男，56岁。上呼吸道感染1周后出现呼吸困难，夜间为著，可逐渐自行缓解，白天症状不明显。既往高血压病史10年，血压控制欠满意。已戒烟10年。过敏性鼻炎病史5年。查体：体温36.7℃，双肺偶闻哮鸣音，心率80次/分，律齐，无杂音。肺部X线检查未见异常，行超声心动图检查未见异常。

4. [第一问] 该患者最有可能的诊断是（　　）
   A. 慢性阻塞性肺疾病
   B. 支气管哮喘
   C. 心力衰竭
   D. 睡眠呼吸暂停综合征
   E. 冠心病
   F. 肺炎

5. [第二问] 为明确诊断支气管哮喘，首选的检查应包括（　　）
   A. 肺功能
   B. 睡眠呼吸监测
   C. 胸部CT
   D. 动脉血气分析
   E. 冠状动脉CT血管造影术
   F. 血常规

6. [第三问] 该患者入院后仍间断发作憋气，就此症状，重点查体和临床观察不包括（　　）
   A. 症状缓解时的活动耐力
   B. 上呼吸道检查
   C. 血压波动情况
   D. 肺部啰音
   E. 呼气相与吸气相的时间比例
   F. 有无奇脉
   G. 有无杵状指
   H. 腹部检查

第二节　上呼吸道感染、气管－支气管炎、支气管扩张、肺结核、间质性肺炎、急性呼吸窘迫综合征【掌握】

A1和A2型题

说明：为单选题，5个选项中可能同时有最佳正确答案和非错误答案，请从中选择一个最佳答案。

1. 艾滋病患者，干咳、发热3周，多种抗生素治疗无效，咳嗽加剧，并且出现发绀，双肺未闻及

干、湿啰音，胸部X线片提示间质性肺炎，病原应考虑（　　）
   A．耐药金黄色葡萄球菌
   B．肺结核
   C．肺孢子菌肺炎
   D．铜绿假单胞菌肺炎
   E．支原体肺炎

2. 导致气道高反应性的主要原因是（　　）
   A．气道上皮细胞黏液化生
   B．气道平滑肌肥大
   C．气道慢性炎症
   D．气道平滑肌痉挛
   E．肺泡破裂

3. 肺结核最主要的传播途径是（　　）
   A．消化道传播
   B．血液传播
   C．皮肤接触传播
   D．飞沫传播
   E．母婴传播

4. 肺结核诊断的"金标准"是（　　）
   A．胸部X线
   B．胸部CT
   C．结核菌素试验
   D．纤维支气管镜
   E．痰培养

5. 男性，60岁，慢性咳嗽11年，近5年出现活动后气急明显，肺功能检查FEV_1/FVC小于60%，该患者肺康复的目的**除外**（　　）
   A．提高机体免疫力
   B．纠正病理性呼吸模式
   C．改善肺功能
   D．改善心理状况
   E．增强运动耐力

6. 患者，男，15岁。咳嗽，咳痰2周余，伴咯血，午后低热、乏力、盗汗。检查：浅表淋巴结肿大，肝脾轻度肿大。胸部X线检查示：肺尖至肺底呈大小、密度、分布都均匀的粟粒状结节阴影，结节直径2mm左右。痰培养示：结核分枝杆菌阳性。该患者最有可能的诊断是（　　）
   A．原发性肺结核
   B．急性血行播散型肺结核
   C．浸润型肺结核
   D．空洞性肺结核
   E．结核性胸膜炎

7. 男性，70岁。慢性支气管炎病史10年，肺气肿5年，发热咳嗽1周，咳较多脓痰，胸部X线片显示右上肺大片状阴影中多个空腔、水平裂呈下弧形。在获得病原学诊断前其经验性抗菌治疗应选择（　　）
   A．大剂量青霉素
   B．林可霉素加阿米卡星加甲硝唑
   C．单一喹诺酮类
   D．第三代头孢菌素联合氨基糖苷类抗生素
   E．第一代头孢菌素

8. 治疗肺结核中早期杀菌力最强的药物是（　　）
   A．异烟肼
   B．利福平
   C．链霉素
   D．乙胺丁醇
   E．对氨基水杨酸钠

9. 间质性肺炎主要影像学表现为（　　）
   A．肺叶或肺段的突变阴影
   B．肺纹理增粗
   C．形成肺空洞
   D．区域性肺血管纹理减少
   E．肺下部呈磨玻璃状，网格状不规则阴影

10. 慢性支气管炎患者发作期，未得到病原体及药物敏感试验结果前，首选的抗生素为（　　）
    A．头孢曲松
    B．甲硝唑
    C．利福平
    D．庆大霉素
    E．异烟肼

11. 急性呼吸窘迫综合征（ARDS）的首要高危因素是（　　）
    A．高血压
    B．高血糖
    C．感染
    D．肺动脉高压
    E．高血脂

12. ARDS的病理改变为（　　）
    A．气道高反应性
    B．弥漫性肺泡损伤
    C．肺部慢性炎症
    D．肺动脉高压
    E．支气管扩张

13. 最易引起急性上呼吸道感染的病原体是（　　）
    A．肺炎链球菌
    B．金黄色葡萄球菌
    C．腺病毒
    D．衣原体
    E．支原体

14. 患者受凉后出现鼻塞流清涕，头晕头痛，咳嗽，咽痒咽干。检查可见鼻腔黏膜充血、水肿，有分泌物，咽部轻度充血，可初步诊断为（　　）
    A．过敏性鼻炎

B. 流行性感冒
C. 普通感冒
D. 咽炎
E. 喉炎

C型题

说明：为案例分析题，考题是以一个共同题干的临床案例出现，其中有一个或多个答案。

（1～8题共用题干）

患者，男，65岁。反复咳嗽、咳痰15年，活动后气短2年，双下肢水肿1个月。本次入院上述症状加重并伴有呼吸困难3日。查体：桶状胸，三尖瓣区可闻及收缩期杂音。肺功能测定为阻塞性通气功能障碍。

1. [第一问] 本患者初步诊断为（   ）
   A. 支气管扩张
   B. 支气管哮喘
   C. 间质性肺疾病
   D. 肺脓肿
   E. 左心功能不全
   F. COPD，肺心病

2. [第二问] 下列表现符合此诊断的是（   ）
   A. 残气量增加
   B. 残气量下降
   C. 肺活量下降
   D. 残气量/肺总量下降
   E. 第1秒用力呼气容积增加
   F. 最大呼气中期流速显著下降
   G. 肺总量下降

3. [第三问] COPD根据病情，可分为（   ）
   A. 潜伏期
   B. 急性加重期
   C. 间歇期
   D. 稳定期
   E. 恢复期
   F. 急性暴发期
   G. 慢性持续期

4. [第四问] 下列可作为慢性肺心病诊断依据的是（   ）
   A. 慢性肺、胸疾病史
   B. 夜间阵发性呼吸困难
   C. 肝颈静脉反流征阳性
   D. 心电图有ST段下移
   E. 超声心动图左房内径增大
   F. 下肢水肿
   G. 超声心动图示全心增大
   H. 心电图示左束支传导阻滞
   I. 颈静脉怒张

5. [第五问] 胸部X线检查诊断慢性肺心病的标准，下列正确的是（   ）
   A. 可有肺气肿或肺部感染征象
   B. 右心室增大
   C. 肺动脉段突出，其高度≥5mm
   D. 右下肺动脉干横径≥15mm
   E. 右下肺动脉干横径与气管横径之比≥2
   F. 肺纹理稀疏
   G. 中央动脉扩张，外周血管纤细，形成"残根"征
   H. 肋间隙增宽，膈肌低平
   I. 心影狭长

6. [第六问] 该患者目前治疗下列**不**正确的是（   ）
   A. 应用快速、较大剂量利尿剂
   B. 雾化吸入祛痰剂
   C. 大量补液
   D. 应用糖皮质激素
   E. 帮助患者翻身拍背
   F. 吸入支气管扩张剂
   G. 做腹式呼吸，加强膈肌运动

7. [第七问] 本患者稳定期治疗包括（   ）
   A. 长期吸入糖皮质激素与长效β_2受体激动剂联合制剂
   B. 教育和劝导患者戒烟
   C. 长期雾化吸入较大剂量沙丁胺醇
   D. 家庭氧疗
   E. 长期口服抗生素预防急性加重
   F. 强力止咳
   G. 长期口服糖皮质激素

8. [第八问] 慢性肺心病应用强心剂的指征是（   ）
   A. 水肿明显的心衰患者
   B. 以右心衰竭为主要表现，而无明显感染者
   C. 右心衰竭伴有心律失常者
   D. 合并急性左心衰竭者
   E. 心率超过100次/分
   F. 感染已被控制，呼吸功能已改善，利尿药不能得到疗效而反复水肿的心衰患者
   G. 并发休克者

第三节 急慢性心力衰竭、常见心律失常、高血压（高血压急症）、慢性冠脉病、急性冠脉综合征、血脂异常【掌握】

A1和A2型题
说明：为单选题，5个选项中可能同时有最佳正确答案和非错误答案，请从中选择一个最佳答案。

1. 患者男，65岁。慢性心力衰竭2年余，体力活动轻度受限，休息时无自觉症状，一般活动下可出现呼吸困难、咳嗽、乏力、头晕、心慌等症状。根据NYHA心功能分级法，该患者属于（　　）
   A．心功能Ⅰ级
   B．心功能Ⅱ级
   C．心功能Ⅲ级
   D．心功能Ⅳ级
   E．心功能Ⅴ级

2. 左心衰竭时，最早出现和最重要的症状是（　　）
   A．咳嗽
   B．咳痰
   C．咯血
   D．乏力
   E．呼吸困难

3. 下列关于高血压降压治疗的原则，哪一项是**错误**的（　　）
   A．发生高血压急症应迅速降压
   B．血压控制满意后，可立即停药
   C．单个药物宜从小剂量开始
   D．联合用药
   E．尽可能用长效制剂，减少血压波动

4. 患者，女，30岁。心悸，气促2个月，咳粉红色泡沫样痰。查体：面颊暗红，口唇发绀，双肺底闻及湿啰音，心尖区可闻及舒张期隆隆样杂音，下肢水肿。其诊断是（　　）
   A．肺源性心脏病
   B．冠心病
   C．二尖瓣狭窄，心功能不全
   D．高血压心脏病
   E．心包积液

5. 男性，52岁，原有劳力性心绞痛。近2周来每天清晨5时发作，疼痛持续时间较长入院，住院期间发作时心率50次/分，早搏4~5次/分，血压95/60mmHg，心电图Ⅱ、Ⅲ、aVF导联ST段抬高，加用硝苯地平后未再发作，应用硝苯地平的机制是（　　）
   A．减慢心率，降低心肌耗氧
   B．增快心率，增加心排，改善心肌供血
   C．缓解冠状动脉痉挛
   D．提高血压，改善心肌灌注
   E．增快心率，消除早搏

6. 左心衰的主要特征为（　　）
   A．体循环淤血
   B．反复发作的呼气性呼吸困难
   C．肺循环淤血
   D．心房颤动
   E．室性心动过速

7. 我国高血压最常见的死亡原因是（　　）
   A．高血压危象
   B．急性脑血管病
   C．尿毒症
   D．心力衰竭
   E．缺血性心脏病

8. 患者，男，55岁。体型肥胖，BMI=28kg/m²，高血压病史5年余，体检时发现血脂异常诊断为高胆固醇血症，则该患者可出现的指征是（　　）
   A．TC增高，TG正常
   B．TC正常，TG增高
   C．TC增高，TG增高
   D．TC减低，TG增高
   E．TC正常，TG减低

9. 心绞痛发作的典型部位为（　　）
   A．胸骨体下段
   B．胸骨体中段或上段胸骨后
   C．心前区
   D．心尖区
   E．剑突下

10. 引起心力衰竭最常见的诱因是（　　）
    A．阵发性室上性心动过速
    B．呼吸道感染
    C．肺动脉高压
    D．支气管扩张
    E．动脉栓塞

11. 我国高血压最常见的并发症是（　　）
    A．冠心病、心肌梗死
    B．肾衰竭

C. 糖尿病
D. 眼底出血
E. 脑血管意外

12. 下列属于心肌梗死溶栓绝对禁忌证的是（ ）
    A. 颈内动脉或椎基底动脉颅内段的血栓形成或栓塞性脑梗死
    B. 插管术中意外造成的血栓或栓塞性脑梗死
    C. 急性心肌梗死、肺梗死、肝肾静脉血栓形成、动静脉造瘘闭塞
    D. 近3个月内发生脑出血的患者
    E. 动脉内膜切除术后血栓形成或有难以切除的浮动血栓

13. 患者，女，40岁。风湿性心脏病（简称风心病）5年，近半月来胃纳差，恶心，呕吐，肝区疼痛，尿少。查体：颈静脉怒张，心尖区可闻及舒张期杂音，三尖瓣区可闻及收缩期杂音，肝肋下2cm。应首先考虑的是（ ）
    A. 肝炎
    B. 右心衰竭
    C. 左心衰竭
    D. 肝硬化
    E. 全心衰竭

14. 患者，男，65岁。冠心病病史2年余。夜间突发严重呼吸困难，强迫坐位，面色灰白，发绀、大汗、烦躁、咳嗽、咳粉红色泡沫样痰、乏力、头晕、心慌。检查：肺部听诊两肺满布湿啰音和哮鸣音。血浆BNP升高。心脏B超见左心室肥大，左室壁增厚。该患者可初步诊断为（ ）
    A. 支气管哮喘
    B. 支气管肺炎
    C. 肺栓塞
    D. 急性左心衰
    E. 急性右心衰

15. 某患者对奎尼丁过敏，房颤复律后最好选用何种药物预防复发（ ）
    A. 普萘洛尔
    B. 胺碘酮
    C. 维拉帕米
    D. 地高辛
    E. 普鲁卡因胺

16. 原发性高血压患者肾功能受损的最先表现是（ ）
    A. 尿比重固定为1.010
    B. 夜尿增多
    C. 尿蛋白（++）
    D. 尿少量红细胞
    E. 血尿素氮升高

17. 心力衰竭（简称心衰）治疗中唯一能够控制体液潴留的药物是（ ）
    A. 利尿剂
    B. 糖皮质激素
    C. 血管紧张素受体拮抗剂
    D. β受体拮抗剂
    E. 洋地黄类药物

18. 原发性高血压时细动脉的可逆性病理改变是（ ）
    A. 内膜下蛋白性物质沉积
    B. 血管腔狭窄
    C. 血管痉挛
    D. 血管壁平滑肌萎缩
    E. 血管纤维化

19. 患者，男，70岁。近日胸痛发作频繁，2小时前胸痛再次发作，含化硝酸甘油不能缓解。检查：血压90/60mmHg，心律不齐。心电图Ⅱ、Ⅲ、aVF导联ST段抬高呈弓背向上的单向曲线。应首先考虑的是（ ）
    A. 心绞痛
    B. 急性心包炎
    C. 急性前间壁心肌梗死
    D. 急性下壁心肌梗死
    E. 急性广泛前壁心肌梗死

20. 男，65岁。高血压病史10余年，既往有痛风病史。查体：BP 180/100mmHg，双肺呼吸音清，心率50次/分，律齐，心脏各瓣膜区未闻及杂音。实验室检查：血肌酐（Cr）320μmol/L，该患者最适宜的降压药物是（ ）
    A. 噻嗪类利尿药
    B. β受体阻滞剂
    C. 血管紧张素Ⅱ受体阻滞剂（ARB）
    D. 钙通道阻滞剂
    E. 血管紧张素转换酶抑制剂（ACEI）

C型题

说明：为案例分析题，考题是以一个共同题干的临床案例出现，其中有一个或多个答案。

（1~4题共用题干）

患者，女，59岁。阵发心悸3年，近1周来感冒后症状加重，偶有胸闷、气短。查体：BP 130/80mmHg，心音强弱不等，心律不齐，HR 136次/分，二尖瓣区可闻及2级收缩期杂音，双下肢水肿。

1. [第一问] 若该患者转复窦性心律失败，则控制心室率药物可选用（ ）
    A. 地高辛

B. 美托洛尔
C. 胺碘酮
D. 普罗帕酮
E. 维拉帕米
F. 美西律

2.[第二问]如果应用华法林抗凝需要控制凝血酶原时间国际标准化比值（INR）为（　）
A. 1.0～1.5
B. 1.0～2.0
C. 2.0～3.0
D. 2.5～3.5
E. 3.0～4.0
F. 1.5～2.5

3.[第三问]发生心房颤动时，可考虑电复律的情况是（　）
A. 房颤伴快速心室率者，且药物控制不佳者
B. 原发病已控制仍有持续房颤者
C. 心房颤动＜1年者
D. 房颤出现心力衰竭者
E. 洋地黄中毒引起的房颤
F. 房颤新发体循环栓塞者
G. 左房显著扩大者
H. 房颤伴有长间歇者
I. 糖尿病患者伴发的房颤

4.[第四问]慢性房颤患者发生栓塞的危险因素有（　）
A. 甲状腺功能亢进
B. 糖尿病
C. 低血压
D. 左心房增大
E. 栓塞病史
F. 伴有心力衰竭
G. 心脏瓣膜置换术后
H. 甲状腺功能减退
I. 近期手术史
J. 接受抗凝治疗
K. 合并冠心病

第四节　慢性心脏瓣膜疾病、病毒性心肌炎、原发性心肌病、急性心包炎【掌握】

A1和A2型题

说明：为单选题，5个选项中可能同时有最佳正确答案和非错误答案，请从中选择一个最佳答案。

1. 患者，女，30岁。有风湿热病史，近半年来咳嗽，痰中带血，活动后气短，检查：两肺（－），心尖部听到舒张期隆隆样杂音，X线显示左心房增大。应首先考虑的是（　）
A. 风心病，二尖瓣关闭不全
B. 风心病，二尖瓣狭窄
C. 肺结核
D. 肺癌
E. 支气管扩张症

2. 患者，男，25岁，感冒2周，未见好转，现出现胸骨后、心前区疼痛，呼吸困难，低热。查体：体温38℃，心前区可闻及心包摩擦音，呈抓刮样粗糙的高频音。心电图示：ST段弓背向下型抬高，心动过速；心脏B超示：少量心包积液，该患者可考虑为（　）
A. 病毒型心肌炎
B. 急性心包炎
C. 稳定型心绞痛
D. 急性心肌梗死
E. 动脉瘤破裂

3. 病毒性心肌炎并发心力衰竭，至少应卧床休息的时间是（　）
A. 1个月
B. 1～3个月
C. 3～6个月
D. 6～12个月
E. 1年以上

4. 因风湿热导致二尖瓣狭窄患者，应长期服用的药物是（　）
A. 阿奇霉素
B. 泼尼松龙
C. 甲氨蝶呤
D. 苄星青霉素
E. 头孢菌素钠

5. 患者，女，30岁。心悸，气促2个月，咳粉红色泡沫痰。检查：面颊暗红，口唇发绀，双肺底

闻及湿啰音，心尖区闻及舒张期隆隆样杂音，下肢水肿。应首先考虑的是（　　）
   A．肺源性心脏病
   B．冠心病
   C．二尖瓣狭窄，心功能不全
   D．高血压心脏病
   E．心包积液

6．患者，女，25岁。感冒后出现胸闷气短，乏力，心悸，恶心呕吐，伴发热。查体：体温38.3℃，心率110次/分，心电图示：ST段抬高，T波倒置，心肌酶增高，血沉及C反应蛋白（CRP）升高，该患者最有可能的诊断是（　　）
   A．心绞痛
   B．房颤
   C．病毒性心肌炎
   D．上呼吸道感染
   E．类风湿关节炎

7．肥厚型心肌病最常见的临床表现是（　　）
   A．胸痛
   B．发热
   C．端坐呼吸
   D．晕厥
   E．劳力性呼吸困难

A3和A4型题

说明：为共用题干单选题，考题是以一个共同题干的临床案例出现，请从中选择一个最佳答案。

（1～2题共用题干）
女，19岁。近2周来发热38℃左右，伴恶心、呕吐、腹泻，后出现心悸、胸痛、呼吸困难、晕厥发作。查体：P 40次/分，面色苍白，精神萎靡；心律齐，心尖部第一心音低钝，且可闻及大炮音，临床诊断病毒性心肌炎。

1．[第一问] 心电图表现最可能是（　　）
   A．窦性心动过缓
   B．一度房室传导阻滞
   C．室内传导阻滞
   D．三度房室传导阻滞
   E．二度房室传导阻滞

2．[第二问] 此患者最适宜的治疗措施为（　　）
   A．静脉注射阿托品
   B．静脉滴注硝酸甘油
   C．皮下注射肾上腺素
   D．心脏复律
   E．临时植入心脏起搏器

C型题

说明：为案例分析题，考题是以一个共同题干的临床案例出现，其中有一个或多个答案。

（1～6题共用题干）
患者，男，35岁。因胸闷、气促、咳嗽、咳痰2周，伴盗汗、乏力入院。查体：颈静脉怒张，心率112次/分，心界向左右扩大，心音减弱，未闻及病理性杂音。

1．[第一问] 患者应考虑的诊断是（　　）
   A．急性心包炎
   B．右心衰竭
   C．消化道肿瘤
   D．肝硬化
   E．结核性腹膜炎
   F．胸膜炎
   G．肺部感染
   H．支气管炎

2．[第二问] 应进一步做的检查是（　　）
   A．超声心动图
   B．右心导管
   C．核素心肌扫描
   D．血电解质测定
   E．运动平板
   F．胸部X线检查
   G．冠脉造影
   H．心电图

3．[第三问] 心包积液的重要体征之一是（　　）
   A．毛细血管搏动征
   B．Quincke征
   C．点头征
   D．交替脉
   E．水冲脉
   F．奇脉
   G．短绌脉
   H．枪击音

4．[第四问] 心包积液可靠的体征有（　　）
   A．叩诊心界扩大，坐位、卧位有变化
   B．叩诊心界扩大，与体位无关
   C．心尖搏动摸不到
   D．脉压减少

E. 心音低钝
F. 奇脉
G. 交替脉
H. 水冲脉

5. [第五问] 如患者超声心动图结果示：右室前壁和左室后壁可见液性暗区宽度为10mm。此时治疗的首选方法是（　　）
A. 激素静脉注射
B. 抗结核药物
C. 心包切除术
D. 心包穿刺抽液
E. 抗菌药物

F. 血管扩张药
G. 美托洛尔
H. ACEI

6. [第六问] 关于心包穿刺抽液描述**错误**的是（　　）
A. 术前做好解释，消除患者焦虑
B. 术前可肌内注射安定
C. 麻醉应完全，以防神经源性晕厥
D. 应该在心电监护下进行
E. 抽液量第一次不超过300mL
F. 抽液量第一次不超过500mL
G. 术中、术后明确观察生命体征
H. 穿刺时应深呼吸

第五节　慢性胃炎、消化性溃疡、功能性肠病、炎症性肠病、肝硬化（肝性脑病）、胃食管反流、急性胰腺炎【掌握】

A1和A2型题
说明：为单选题，5个选项中可能同时有最佳正确答案和非错误答案，请从中选择一个最佳答案。

1. 引起慢性胃炎的最常见的病因是（　　）
A. 幽门螺杆菌（Hp）感染
B. 应激
C. 乙醇
D. 十二指肠胃反流
E. 自身免疫

2. 急性胰腺炎发病之初的3～4小时，最有诊断价值的是（　　）
A. 尿淀粉酶升高
B. 血清淀粉酶升高
C. 血清脂肪酶升高
D. 血白细胞计数升高
E. 血尿素氮、肌酐升高

3. 浅表性胃窦炎胃镜下表现**错误**的是（　　）
A. 病变多呈弥漫性
B. 黏膜呈红白相间或花斑状
C. 黏液分泌增多
D. 表面常覆盖白色渗出液
E. 黏膜皱襞变平或变细

4. 诊断慢性胃炎最可靠的依据是（　　）
A. 慢性上腹部疼痛
B. 胃酸降低
C. X线钡餐检查
D. 胃脱落细胞检查
E. 胃镜检查及胃黏膜活组织病理学检查（活检）

5. 慢性胃炎的组织病理学变化**不包括**（　　）
A. 慢性炎症细胞浸润
B. 肠上皮及假幽门腺化生
C. 胃腺萎缩
D. 异型增生
E. 胃底静脉曲张

6. 男性，46岁，近2年反复上腹不适、胀痛，嗳气，无反酸，查体：上腹轻压痛，胃镜：胃窦黏膜红白相间，以白为主，可能是下列哪种疾病（　　）
A. 慢性非萎缩性胃炎
B. 慢性萎缩性胃体炎
C. 慢性萎缩性胃窦炎
D. 十二指肠球炎
E. 浅表性萎缩性胃炎

7. 患者胃十二指肠溃疡穿孔、腹膜炎24小时，伴有休克，应选择哪种治疗（　　）
A. 积极抗休克，如休克不能纠正，不手术
B. 积极抗休克，休克好转后手术
C. 立即手术
D. 抗休克同时手术
E. 积极抗休克，如休克纠正，则非手术治疗

8. 患者女，35岁。上腹部胀闷不适，伴烧灼感食欲不振，泛酸恶心。检查可见上腹压痛，Hp检测呈阳性。现为明确诊断，患者最需做的检查是（　　）
A. 胃镜

B. 腹部B超
C. 心电图
D. 痰培养
E. 腹部X线

9. 反流性食管炎的主要病因是（　　）
A. 胃排空延迟
B. 食管清酸能力下降
C. 食管下端括约肌松弛时间延长
D. 长期饮酒、吸烟，摄入刺激性食物
E. 食管下括约肌压力降低

10. 急性胰腺炎治疗中对糖皮质激素应用所采取的原则是（　　）
A. 为减轻水肿、缓解疼痛可用
B. 为对抗应激状态可适量应用
C. 仅用于出血坏死型伴休克或急性呼吸窘迫综合征者
D. 为减少局部并发症发生可选用
E. 确诊为出血坏死型者均需酌情应用

11. 女，50岁，上腹痛3月余，2月前X线钡餐检查提示胃窦后壁溃疡，经抗溃疡药物治疗近8周疼痛曾一过性缓解。进一步处理应首选（　　）
A. 继续药物治疗，可加大剂量
B. 反复行大便隐血试验
C. X线钡餐复查
D. 纤维胃镜检查
E. 手术治疗

12. 关于慢性胃体胃炎的叙述，正确的是（　　）
A. 主要由Hp感染引起
B. 病变主要在胃窦部
C. 易发生恶性贫血
D. 又称B型胃炎
E. 壁细胞抗体多为阴性

13. 消化性溃疡的病理改变，不正确的是（　　）
A. 溃疡多呈圆形或椭圆形
B. 胃溃疡直径一般小于2.5cm
C. 溃疡表面常覆以黄白色纤维素膜
D. 溃疡边缘不整齐
E. 溃疡愈合后可致局部畸形

14. 男性，45岁，十二指肠溃疡大出血6小时内输血900mL，脉搏110次/分，血压70/50mmHg，宜进行（　　）
A. 输血加静脉滴注甲氧胺
B. 输血，口服去甲肾上腺素10mL
C. 输血，冰水灌洗胃腔
D. 输血，三腔两囊管压迫止血
E. 输血，急行胃大部切除术

15. 女性，65岁。反复不规律上腹部隐痛8年，胃镜诊断为萎缩性胃炎。则验证活动性炎症的客观依据是（　　）
A. 肠上皮化生
B. 出血
C. 浆细胞浸润
D. 中性粒细胞浸润
E. 淋巴细胞浸润

16. 患者反复腹泻，伴腹胀腹痛，黏液脓血便，里急后重，便后腹痛缓解，食欲不振、恶心、呕吐。查体：体温38℃，左下腹轻压痛，为明确诊断，还需查（　　）
A. 胃镜
B. 结肠镜
C. 心电图
D. CT
E. 腹部B超

A3和A4型题

说明：为共用题干单选题，考题是以一个共同题干的临床案例出现，请从中选择一个最佳答案。

（1～3题共用题干）
患者，女，25岁，突然发生剧烈腹痛，可向背部放射，伴恶心、呕吐。查体：体温38℃，中上腹压痛，肠鸣音减少。实验室检查：血清淀粉酶270U/L（酶速率法）。

1. [第一问]该患者可初步诊断为（　　）
A. 消化性溃疡
B. 溃疡性结肠炎
C. 急性胰腺炎
D. 胆囊炎
E. 克罗恩病

2. [第二问]导致本病的主要原因是（　　）
A. 乙醇
B. 胆道疾病
C. 手术与创伤
D. 十二指肠溃疡
E. 感染

3. [第三问]为减少胰液分泌，患者应采取的措施是（　　）
A. 吸氧
B. 禁食
C. 适量运动
D. 服用止痛药
E. 口服抗生素

C型题

说明：为案例分析题，考题是以一个共同题干的临床案例出现，其中有一个或多个答案。

（1～3题共用题干）

患者女，18岁。半个月前患结膜炎，2天前突然出现上腹部钝痛，恶心、呕吐，呕吐后腹痛不缓解。查体：腹平软，上腹正中压痛（+）。实验室检查：血常规示 WBC $10.6×10^9$/L，NE 85%；尿淀粉酶 1500U/L。

1. ［第一问］该患者的初步诊断为（　　）
   A. 急性胃肠炎
   B. 轻症急性胰腺炎
   C. 急性阑尾炎
   D. 糜烂性胃炎
   E. 急性胆囊炎
   F. 胃肠功能紊乱

2. ［第二问］该患者的起病原因可能是（　　）
   A. 胆石症
   B. 饮酒
   C. 暴饮暴食
   D. 病毒感染
   E. 服药史
   F. 高脂血症

3. ［第三问］针对该患者的治疗措施**不包括**（　　）
   A. 禁食水
   B. 胃肠减压
   C. 抑酸
   D. 抗炎
   E. 补液
   F. 抑制胰酶

（4～6题共用题干）

患者，男，53岁。近2年来间断感到乏力、食欲缺乏、腹胀。否认肝炎史。近20年每日饮白酒 250mL（半斤）以上。查体：肝掌，蜘蛛痣，巩膜黄染，腹部膨隆，未见腹壁静脉曲张，肝右肋下未触及，脾左肋下3cm，移动性浊音（+）。实验室检查：乙型肝炎表面抗原（+）。

4. ［第一问］该患者可能诊断的是（　　）
   A. 慢性胃炎
   B. 消化性溃疡
   C. 病毒性肝炎
   D. 酒精性肝硬化
   E. 肝癌
   F. 腹膜炎
   G. 肾功能不全

5. ［第二问］患者还需要的检查是（　　）
   A. 血常规
   B. 肝功能
   C. 肝炎病毒
   D. 甲胎蛋白
   E. 腹部X线片
   F. 钡灌肠
   G. 腹部超声
   H. 腹部CT
   I. 粪便隐血

6. ［第三问］该患者的治疗包括（　　）
   A. 戒酒
   B. 保护肝功能
   C. 应用利尿药
   D. 应用抗生素
   E. 腹腔穿刺抽腹水
   F. 抗肝炎病毒治疗
   G. 应用白蛋白
   H. 降低门静脉压力
   I. 切除脾脏

第六节　原发性肾小球疾病、急慢性尿路感染、急慢性肾衰竭、继发性肾病【掌握】

A1和A2型题

说明：为单选题，5个选项中可能同时有最佳正确答案和非错误答案，请从中选择一个最佳答案。

1. 尿路感染最常见的致病菌是（　　）
   A. 副大肠杆菌
   B. 大肠埃希菌
   C. 肠球菌

D. 变形杆菌
E. 克雷伯菌

2. 患者，男，15岁。急性上呼吸道感染，致扁桃体红肿、疼痛，小便带血，下肢轻度水肿，无其他不适。查体：血压145/100mmHg。尿蛋白5.6mg/d，血清C3下降，可初步诊断为（　　）
A. 肾病综合征
B. 尿路感染
C. 肺炎
D. 急性肾小球肾炎
E. 急性肾衰竭

3. 患者，男，10岁，确诊为原发性肾病综合征。电镜下有广泛的肾小球脏层上皮细胞足突融合，免疫病理检查阴性，光镜下肾小球基本正常，近曲小管上皮细胞可见脂肪变性，其病理类型是（　　）
A. 膜性肾病
B. 微小病变型肾病
C. 系膜增生性肾小球肾炎
D. 局灶节段性肾小球硬化
E. 系膜毛细血管性肾小球肾炎

4. 对控制慢性肾脏病变肾功能进行性减退**没有**明确作用的措施是（　　）
A. 限制蛋白质的摄入
B. 减少蛋白尿
C. 控制血压
D. 消除水肿
E. 纠正血脂异常

5. 肾小球疾病的病理分型**不包括**（　　）
A. 轻微肾小球病变
B. 局灶性节段性病变
C. 肾病综合征
D. 膜性肾病
E. 增生性肾炎

6. 肾病综合征患者每日应给予（　　）
A. 低蛋白饮食
B. 高蛋白饮食
C. 优质蛋白饮食
D. 无糖饮食
E. 无盐饮食

7. 患者，女，26岁。婚后2周突发畏寒，高热，尿频，尿痛。检查：肾区叩击痛。尿镜检白细胞增多，并见白细胞管型，尿细菌培养阳性。其诊断是（　　）
A. 急性肾盂肾炎
B. 急性膀胱炎
C. 急性肾炎
D. 慢性肾炎
E. 肾结石

8. 下列关于尿路感染的诊断正确的是（　　）
A. 尿频、尿急、尿痛
B. 尿频、尿急、尿痛，发热，腰部叩击痛
C. 尿路刺激征，腰部疼痛，尿细菌培养菌落数≥10^5/mL
D. 尿路刺激征，发热，离心尿沉渣白细胞≥5个/高倍镜
E. 尿频、尿急、尿痛，发热，腰部叩击痛，离心尿沉渣白细胞大于等于5个/高倍镜

9. 男性或女性，18岁，以呼吸道感染2天后出现血尿，同时伴有低热、腰痛。无高血压，住院治疗后全身症状好转，但仍有血尿。经肾活检，诊断为IgA肾病，主要依据是（　　）
A. 肾小球系膜区有免疫复合物沉积
B. 肾小球系膜区有以IgA为主的颗粒沉积
C. 临床上以低热为主
D. 临床上无诱因的突发血尿
E. 肾小球系膜区有系膜细胞浸润

10. 下列与肾病预后关系最小的是（　　）
A. 蛋白尿
B. 血尿
C. 低蛋白血症
D. 高血压
E. 高脂血症

11. 成年人引起肾性高血压最常见的疾病是（　　）
A. 肾动脉狭窄
B. 慢性肾盂肾炎
C. 肾动脉硬化
D. 急性肾小球肾炎
E. 慢性肾小球肾炎

12. 引起急性肾小球肾炎最常见的病原体为（　　）
A. 结核分枝杆菌
B. 金黄色葡萄球菌
C. 寄生虫
D. 柯萨奇病毒
E. 乙型溶血性链球菌

13. 男，45岁，进行性少尿4天。既往体健。查体：BP 160/90mmHg，P120次/分，双下肢水肿。血BUN 18.9mmol/L，Scr 655.6μmol/L；动脉血气分析：pH 7.31，PaO_2 65mmHg，$PaCO_2$ 33mmHg，BE 8.5mmol/L。急需采取的主要治疗措施是（　　）
A. 透析治疗
B. 利尿治疗
C. 降压治疗
D. 口服泼尼松
E. 纠正酸中毒

C型题

说明：为案例分析题，考题是以一个共同题干的临床案例出现，其中有一个或多个答案。

（1～4题共用题干）

患者，女性，30岁。因尿频、尿急伴腰区痛3天，寒战、高热6小时急诊。既往体健，目前妊娠6个月，无手术外伤史。查体：T 39.6℃，P 118次/分，BP 120/70mmHg，急性热病容，双眼睑无水肿，心肺正常，腹平软，上输尿管点轻度压痛，双肾区明显叩击痛，双下肢轻度水肿。

1．［第一问］急诊应先进行哪些实验室检查（　　）
　　A．外周血白细胞计数及分类
　　B．尿常规
　　C．双肾及膀胱B超
　　D．尿素氮及血肌酐
　　E．清洁中段尿培养及菌落计数和药敏试验
　　F．静脉肾盂造影（IVP）
　　G．尿沉渣涂片作革兰氏染色

2．［第二问］提示：实验室检查结果：WBC 14.2×10^9/L，N 88%，L 12%；尿常规：白细胞++++/HP，红细胞++/HP；中段尿培养：大肠杆菌生长，菌落计数3×10^5/mL；尿素氮5.6mmol/L，血肌酐108μmol/L。结合病史、临床表现及检查结果，可初步作出哪些诊断（　　）
　　A．肾结核合并感染
　　B．急性尿道综合征
　　C．尿路感染
　　D．急性肾盂肾炎
　　E．中期妊娠
　　F．肾病综合征
　　G．急性肾小球肾炎

3．［第三问］治疗尿路感染的抗生素选用原则有哪些（　　）
　　A．根据不同部位的尿路感染确定治疗方案
　　B．选用对致病菌敏感的抗生素
　　C．如无药敏结果，宜选用对革兰氏阴性杆菌有效的抗生素
　　D．抗菌药物在尿中及肾内的浓度要高
　　E．选用对肾损害小的抗生素
　　F．选用半衰期（T1/2）长的抗生素
　　G．选用广谱抗生素

4．［第四问］对该患者应采取哪项治疗措施（　　）
　　A．复方新诺明口服
　　B．氧氟沙星口服
　　C．碳酸氢钠口服
　　D．氨苄西林静滴
　　E．庆大霉素肌注
　　F．万古霉素静滴

（5～8题共用题干）

患者，女性，28岁。水肿，少尿1周，查体：BP 115/75mmHg。血常规正常，血浆脂蛋白23g/L，转氨酶正常，肾功能正常，总胆固醇增高，24小时尿蛋白总量9g。

5．［第一问］最可能的诊断是（　　）
　　A．重度营养不良
　　B．肝硬化
　　C．右心衰竭
　　D．肾病综合征
　　E．急性肾小球肾炎
　　F．急性肾盂肾炎
　　G．急性间质性肾炎

6．［第二问］对于该例患者有诊断价值的化验结果是（　　）
　　A．肾功能
　　B．血脂
　　C．血常规
　　D．血浆蛋白
　　E．24小时尿蛋白总量
　　F．心电图

7．［第三问］对于该例患者下列治疗方案正确的有（　　）
　　A．大剂量青霉素静滴
　　B．环磷酰胺
　　C．血浆置换术
　　D．抑酸制剂
　　E．肾上腺皮质激素
　　F．抗凝剂

8．［第四问］如果给足量的激素治疗3周，水肿消退，尿蛋白减少。治疗方案应考虑（　　）
　　A．继续使用激素，5周后减量
　　B．使用抗凝剂
　　C．加用细胞毒性药物
　　D．激素立即减量
　　E．激素立即停药
　　F．激素立即加量

第七节 缺铁性贫血、再生障碍性贫血、特发性血小板减少性紫癜、过敏性紫癜、白血病、白细胞减少症与粒细胞缺乏症【掌握】

A1和A2型题

说明：为单选题，5个选项中可能同时有最佳正确答案和非错误答案，请从中选择一个最佳答案。

1. 患者为缺铁性贫血，现口服硫酸亚铁2月余，血红蛋白达正常值，患者停药指征是（　　）
   A. 外周血网织红细胞增多时即可停药
   B. 血红蛋白恢复正常后即可停药
   C. 血红蛋白恢复正常后再持续4～6个月，待铁蛋白正常后停药
   D. 血红蛋白高于正常水平才可停药
   E. 血清铁增加即可停药

2. 缺铁性贫血的主要原因是（　　）
   A. 溶血
   B. 慢性失血
   C. 慢性肾炎
   D. 慢性肝病
   E. 慢性感染

3. 患者，男，35岁。反复鼻衄，皮肤黏膜出血。检查：无肝、脾大。血常规：血红蛋白60g/L，红细胞 $2.6×10^9/L$，白细胞 $5.0×10^9/L$，血小板 $12×10^9/L$，骨髓象显示增生活跃，幼稚型巨核细胞比例增加。其诊断是（　　）
   A. 特发性血小板减少性紫癜（ITP）
   B. 再生障碍性贫血（再障）
   C. 急性白血病
   D. 过敏性紫癜
   E. 脾功能亢进

4. 下列关于再障说法**错误**的是（　　）
   A. 主要临床表现是贫血、感染、出血
   B. 患者一般无肝、脾大
   C. 可见骨髓多部位增生减低或重度减低
   D. 全血细胞增加，淋巴细胞比例增高
   E. 网织红细胞百分比数<0.01，血小板计数<$20×10^9/L$

5. 下列各项中，属于过敏性紫癜皮疹特点的是（　　）
   A. 皮疹压之褪色
   B. 皮肤瘙痒明显
   C. 皮疹常不对称分布
   D. 多见下肢伸侧及臀部
   E. 多见于头面及胸腹部

6. 患者，男，18岁，1周前因受凉后出现上呼吸道感染，现四肢皮肤出现紫斑，并伴腹痛、关节肿痛、血尿。血小板计数、功能及凝血相关检查均为正常，可初步诊断为（　　）
   A. 特发性血小板减少性紫癜
   B. 过敏性紫癜
   C. 单纯性紫癜
   D. 风湿性关节炎
   E. 肾小球肾炎

7. 急性白血病最常见的感染是（　　）
   A. 肺部感染
   B. 咽峡炎，口腔炎
   C. 肛周炎
   D. 皮肤感染
   E. 尿路感染

8. 首次诊断为特发性血小板减少性紫癜患者，首选的治疗是（　　）
   A. 脾切除
   B. 糖皮质激素治疗
   C. 静脉输注丙种球蛋白
   D. 输血小板
   E. 抗组胺药

9. 患者，男，反复感染、出血2个月。检查：全血细胞减少，肝、脾大，骨髓与淋巴结活检均见异常组织细胞及多核巨组织细胞。其诊断是（　　）
   A. 急性淋巴细胞白血病
   B. 慢性再生障碍性贫血
   C. 原发性血小板减少性紫癜
   D. 恶性组织细胞病
   E. 慢性粒细胞白血病（CML）

10. 粒细胞缺乏症是指当外周血中性粒细胞绝对计数低于（　　）
    A. $2.0×10^9/L$
    B. $1.8×10^9/L$
    C. $1.5×10^9/L$
    D. $0.5×10^9/L$
    E. $1.0×10^9$

11. 患者因皮肤黏膜出血、发热1个月就诊，诊断为急性重型再障，支持诊断的血小板检查结果是（　　）
    A. <$100×10^9/L$

B. ＜10×10⁹/L

C. ＜60×10⁹/L

D. ＜30×10⁹/L

E. ＜50×10⁹/L

12. 患者，男性，48岁。因头晕、乏力、食欲减退、低热、失眠3个月就诊，经检查拟诊为白细胞减少症。支持诊断的检查结果是（　　）

A. 外周血白细胞＜4×10⁹/L

B. 外周血白细胞＜5.5×10⁹/L

C. 外周血白细胞＜6×10⁹/L

D. 外周血白细胞＜4.5×10⁹/L

E. 外周血白细胞＜5×10⁹/L

13. 雄激素最适合治疗（　　）

A. 缺铁性贫血

B. 地中海贫血

C. 慢性感染性贫血

D. 铁粒幼红细胞贫血

E. 再障

14. 患者，男，32岁。腹胀，全身酸痛半个月。检查：脾肋缘下6cm，白细胞计数160×10⁹/L，白细胞分类可见各阶段幼稚粒细胞少许。其诊断是（　　）

A. 脾功能亢进

B. 门脉性肝硬化

C. 急性粒细胞白血病

D. 慢性粒细胞白血病

E. 急性淋巴细胞白血病

15. 血小板减少可出现的临床表现是（　　）

A. 进行性贫血

B. 皮肤、鼻腔等处发生坏死性溃疡

C. 皮肤、黏膜出血

D. 频繁性呕吐

E. 胸骨压痛

16. 患者，女性，反复皮肤瘀斑、月经量多于正常3个月，诊断为慢性特发性血小板减少性紫癜，行骨髓检查支持该诊断的结果是（　　）

A. 骨髓巨核细胞数减少

B. 骨髓幼稚型巨核细胞比例增加

C. 骨髓幼稚型巨核细胞减少

D. 骨髓颗粒型巨核细胞比例增加

E. 骨髓颗粒型巨核细胞比例减少

A3和A4型题

说明：为共用题干单选题，考题是以一个共同题干的临床案例出现，请从中选择一个最佳答案。

（1～3题共用题干）

患者，男，25岁，近日低热不退，皮肤瘀点、瘀斑。查体：体温38℃，胸骨下段压痛（＋），浅表淋巴结肿大，肝脏轻度肿大，血常规：血红蛋白56g/L，白细胞25×10⁹/L，血小板45×10⁹/L。

1. [第一问] 为明确诊断，该患者必须做的检查是（　　）

A. 尿常规

B. 痰培养

C. 肝肾功

D. 凝血六项

E. 骨髓象

2. [第二问] 若该患者检查示：原始细胞占90%，髓过氧化物酶MPO（－），糖原染色PSA（＋），呈粗颗粒状，非特异性酯酶NSE（－）则可初步诊断为（　　）

A. 再生障碍性贫血

B. 急性淋巴细胞白血病

C. 急性粒细胞白血病

D. 过敏性紫癜

E. 急性单核细胞白血病

3. [第三问] 该患者治疗应首选的用药方案是（　　）

A. VP

B. DA

C. IA

D. MOPP

E. CHOP

C型题

说明：为案例分析题，考题是以一个共同题干的临床案例出现，其中有一个或多个答案。

（1～8题共用题干）

患者，女，38岁。因月经量增多半年、乏力、面色苍白及活动后心慌、气短1个月来诊。查体：T 36.4℃，P 100次/分，皮肤黏膜苍白，巩膜无黄染，心肺（－），肝脾肋下未触及。

1. [第一问] 该患者应先做的检查有（　　）

A. 妇科B超

B. 心电图

C. 血糖测定

D. 肝脾超声

E. 血沉
F. 血常规
G. 血脂测定

2. [第二问] 经检查，血常规示：血红蛋白 78g/L，白细胞 8.4×10⁹/L，血小板 234×10⁹/L，为确定贫血病因，应进一步做的检查有（　　）
   A. 血清叶酸测定
   B. 血清铁测定
   C. 网织红细胞计数
   D. 血钙测定
   E. 血清铁蛋白测定
   F. 血钾测定

3. [第三问] 经检查，进一步检查结果示：血清铁降低，铁蛋白降低，叶酸水平正常。应考虑该患者的诊断为（　　）
   A. 溶血性贫血
   B. 肾性贫血
   C. 缺铁性贫血
   D. 再生障碍性贫血
   E. 肝性贫血
   F. 巨幼细胞贫血

4. [第四问] 缺铁性贫血除表现贫血一般症状外，临床还可能出现的症状包括（　　）
   A. 反甲
   B. 口腔溃疡
   C. 毛发干枯
   D. 皮肤紫斑
   E. 牛肉样舌
   F. 黄疸

5. [第五问] 单纯缺铁性贫血的血常规特点包括（　　）
   A. 白细胞数及分类正常
   B. 红细胞平均血红蛋白（MCH）正常
   C. 红细胞平均体积（MCV）减小
   D. 红细胞平均体积（MCV）增大
   E. 红细胞平均血红蛋白（MCH）减少
   F. 血小板数量减少

6. [第六问] 下列实验室检查结果中，属于缺铁性贫血特点的有（　　）
   A. 成熟红细胞中心淡染区扩大
   B. 血清维生素 B_{12} 水平降低
   C. 总铁结合力增高
   D. 中性粒细胞核多分叶
   E. 转铁蛋白饱和度降低
   F. 血清叶酸水平降低

7. [第七问] 提示：该患者月经来潮，持续 10 余天，量多，妇科 B 超示子宫肌瘤，如妊娠 12 周子宫大小。血常规：血红蛋白降至 48g/L。应给予的恰当处理有（　　）
   A. 注射右旋糖酐铁
   B. 子宫肌瘤切除
   C. 血小板悬液静脉输注
   D. 注射维生素 B_{12}
   E. 给予粒细胞刺激因子
   F. 丙种球蛋白输注

8. [第八问] 进行社区居民健康教育预防缺铁性贫血的措施包括（　　）
   A. 婴幼儿及时添加适当的辅食
   B. 及时治疗胃肠疾病
   C. 多饮茶
   D. 预防感冒
   E. 妊娠后期的女性补充铁剂
   F. 少食淀粉类食物

（9～13 题共用题干）

患者，男，53 岁。消瘦、乏力 5 个月。患者 5 个月前无明显诱因出现乏力，自觉体重减轻，后出现低热，体温在 37.2℃ 左右，自诉有盗汗。3 天前行血常规发现白细胞明显高于正常，行骨穿诊断为慢性粒细胞白血病慢性期。并无头晕、头痛，无口腔或鼻出血，无腹痛、腹胀、腹泻症状，精神、饮食、睡眠可，体重下降约 10kg。查体：T 36.3℃，P 84 次/分，R 18 次/分，BP 110/70mmHg。神清，皮肤黏膜无黄染，浅表淋巴结未触及肿大，周身皮肤及黏膜无出血点及瘀斑，胸骨无压痛，心肺未及异常。腹软，无压痛及反跳痛，肝肋下未触及，脾大，平脐，质硬，无触痛，肝肾区无叩痛，双下肢无水肿。

9. [第一问] 可引起脾大的疾病有（　　）
   A. 血吸虫病
   B. 钩虫病
   C. 慢性疟疾
   D. 细菌性痢疾
   E. 肝硬化
   F. 胃溃疡
   G. 黑热病
   H. 猩红热
   I. 脾功能亢进
   J. 甲状腺功能亢进症

10. [第二问] 慢性粒细胞白血病的特征性改变有（　　）
    A. Ph 染色体阳性
    B. *BCR-ABL* 融合基因阳性
    C. *AML1-ETO* 融合基因阳性
    D. *CBFβ-MyH11* 融合基因阳性
    E. 骨髓增生活跃，以粒系为主，其中中幼、晚幼及杆状核粒细胞明显增多
    F. 骨髓增生活跃，以粒系为主，其中原粒

细胞明显增多
G. 偶见 Gaucher 细胞
H. 中性粒细胞碱性磷酸酶（NAP）强阳性
I. 粒细胞胞质常有中毒颗粒和空泡

11. [第三问] 需与该病鉴别的疾病是（　　）
    A. 脾大可能的原发病
    B. 类白血病反应
    C. 自身免疫性贫血
    D. 再生障碍性贫血
    E. 骨髓增生异常综合征（MDS）
    F. 骨髓纤维化
    G. ITP

12. [第四问] 该患者可采取的治疗措施有（　　）
    A. 口服羟基脲
    B. 干扰素（IFN-α）
    C. IFN-β
    D. 高三尖杉酯碱
    E. 口服白消安
    F. 肾上腺皮质激素
    G. 甲磺酸伊马替尼
    H. 利妥昔单抗

I. 异基因造血干细胞移植
J. 化疗+放疗
K. FC 方案化疗
L. 利巴韦林

13. [第五问] 关于 CML 的用药，**错误**的是（　　）
    A. 羟基脲为细胞周期特异性抑制 RNA 合成的药物
    B. 白消安用药过量常致严重的骨髓抑制
    C. 羟基脲长期用药可出现皮肤色素沉着
    D. 白消安长期用药可出现精液缺乏及停经
    E. IFN-α 常见毒副反应为流感样症状
    F. 甲磺酸伊马替尼治疗 CML 慢性期（CP）的剂量为 600mg/d
    G. 骨髓移植在达到缓解后血常规及体征控制后尽早进行
    H. 甲磺酸伊马替尼是根治 CML 的标准治疗
    I. 晚期患者采取异基因造血干细胞移植（Allo-HSCT）复发率低
    J. 即使患者达完全分子生物学缓解，仍不能停用甲磺酸伊马替尼

第八节　甲状腺功能亢进症、糖尿病、痛风、类风湿关节炎、系统性红斑狼疮【掌握】

A1和A2型题

说明：为单选题，5个选项中可能同时有最佳正确答案和非错误答案，请从中选择一个最佳答案。

1. 可将外源性甘油三酯运送到体内肝外组织的脂蛋白是（　　）
   A. 高密度脂蛋白
   B. 低密度脂蛋白
   C. 极低密度脂蛋白
   D. 乳糜微粒
   E. 中间密度脂蛋白

2. 双胍类降糖药的主要适应证是（　　）
   A. 1型糖尿病患者
   B. 肥胖伴高胰岛素血症的2型糖尿病患者
   C. 餐后高血糖患者
   D. 高脂血症患者
   E. 糖耐量减低患者

3. 原发性甲状旁腺功能亢进症最常见的类型是（　　）
   A. 甲状旁腺多发腺瘤

B. 甲状旁腺单发腺瘤
C. 甲状旁腺肿大
D. 甲状旁腺癌
E. 以上都不是

4. 女性，28岁。妊娠6个月，确诊为甲状腺功能亢进症（甲亢），最适当的治疗是（　　）
   A. 甲状腺次全切除
   B. 甲巯咪唑
   C. 放射性碘治疗
   D. 普萘洛尔
   E. 最小有效剂量硫脲类药物治疗

5. 下列哪种甲状腺疾病使用含碘量高的药物时，需慎重（　　）
   A. 甲状腺功能减退
   B. 甲状腺腺瘤
   C. 甲状腺炎

D. 甲状腺功能亢进症
E. 单纯性甲状腺肿

6. 哪项检查**不能**作为确诊甲状腺功能亢进症的必要检查（　　）
   A. TT_3
   B. TT_4
   C. FT_3
   D. FT_4
   E. 甲状腺B超

7. 女，35岁，身高1.62cm，体重56kg，近3个月来觉口渴、多饮，查空腹血糖6.8mmol/L，无糖尿病家族史。为确定有无糖尿病，最有意义的实验室检查是（　　）
   A. 餐后2小时血糖
   B. 血谷氨酸脱羧酶抗体
   C. 口服葡萄糖耐量试验（OGTT）
   D. 糖化血红蛋白
   E. 24小时尿糖定量

8. 下列**不**属于冠心病的危险因素的是（　　）
   A. TC增高
   B. LDL-C增高
   C. TG增高
   D. VLDL-C增高
   E. HDL-C增高

9. 女性，50岁。身高155cm，体重55kg，体检发现空腹血糖6.4mmol/L，做口服葡萄糖耐量试验，空腹血糖6.6mmol/L，餐后2小时血糖8.4mmol/L。正确的选项是（　　）
   A. 可诊断糖尿病
   B. 应重复口服葡萄糖耐量试验
   C. 可排除糖尿病
   D. 空腹血糖过高
   E. 糖耐量降低

10. 痛风患者合并的泌尿系结石最可能的是（　　）
    A. 草酸钙结石
    B. 磷酸盐结石
    C. 碳酸盐结石
    D. 黄嘌呤结石
    E. 尿酸结石

11. 根据中国血脂水平分层标准，高胆固醇血症TC值可（　　）
    A. $TC \geqslant 5.2mmol/L$（200mg/dl）
    B. $TC \geqslant 4.1mmol/L$（160mg/dl）
    C. $TC \geqslant 3.4mmol/L$（130mg/dl）
    D. $TC \geqslant 6.2mmol/L$（240mg/dl）
    E. $TC \geqslant 2.6mmol/L$（100mg/dl）

12. 甲亢术后发生甲状腺危象最主要的原因是（　　）
    A. 术中挤压甲状腺
    B. 术前准备不充分
    C. 精神紧张
    D. 术中补液不够
    E. 术后出血

13. 中年女性，患糖尿病多年，现饮食控制并服用格列本脲治疗中，糖尿病控制良好。近日受凉后出现高热、咳嗽，X线检查证实为肺内炎症，尿糖（+++），住院治疗，除按照肺炎常规处理外，对糖尿病应如何调整治疗（　　）
    A. 加强饮食控制，继续服用格列本脲
    B. 加大格列本脲用量
    C. 改用甲福明
    D. 格列本脲+甲福明
    E. 改用胰岛素

14. 男性，55岁。身高175cm，体重70kg，因2个月内体重下降5kg而就诊，查空腹血糖7.8mmol/L，下列选项正确的是（　　）
    A. 可诊断继发性糖尿病
    B. 应进行口服葡萄糖耐量试验
    C. 可诊断糖尿病
    D. 可诊断糖耐量减低
    E. 应进行100g口服葡萄糖耐量试验

15. ^{131}I不适用于哪类患者（　　）
    A. 妊娠期甲亢患者
    B. 甲亢合并心脏病患者
    C. 对抗甲状腺药物（ATD）过敏的甲亢患者
    D. 拒绝手术的甲亢患者
    E. 甲亢合并肝、肾功能损害患者

16. 临床见两眼突出，惊愕表情者，称为（　　）
    A. 慢性病容
    B. 甲亢面容
    C. 二尖瓣面容
    D. 伤寒面容
    E. 贫血面容

A3和A4型题
说明：为共用题干单选题，考题是以一个共同题干的临床案例出现，请从中选择一个最佳答案。

（1～2题共用题干）
患者，女，35岁。晨起后关节及其周围僵硬感持续时间超过1小时，腕、掌指、肩等关节呈对称性疼痛，并伴有关节肿胀及关节畸形，持续2月余。实验室检查：轻度贫血，血沉及CRP升高，抗环瓜氨酸肽抗体（抗CCP抗体）高滴度阳性。

1. [第一问] 该患者可初步诊断为（　　）
   A. 痛风
   B. 骨关节炎
   C. 强直性脊柱炎
   D. 类风湿关节炎
   E. 系统性红斑狼疮

2. [第二问] 治疗应首选的药物是（　　）
   A. 甲氨蝶呤
   B. 吲哚美辛
   C. 甲泼尼龙
   D. 羟氯喹
   E. 青霉素

C型题

说明：为案例分析题，考题是以一个共同题干的临床案例出现，其中有一个或多个答案。

(1～4题共用题干)

患者，女，53岁。体胖，平素食欲佳，近1个月饮水量逐渐增多，每日约1500mL，尿量多，空腹血糖6.7mmol/L，尿糖（+）。

1. [第一问] 应做以下检查来确诊糖尿病的是（　　）
   A. 24小时尿糖定量
   B. 24小时尿蛋白总量
   C. 血、尿C肽测定
   D. 血胰岛素释放试验
   E. 口服葡萄糖耐量试验
   F. 糖化血红蛋白测定

2. [第二问] 1型糖尿病和2型糖尿病的鉴别要点**不**包括（　　）
   A. 病因
   B. 家族史
   C. 体重
   D. 自身抗体
   E. 酮症倾向
   F. 血糖高低
   G. 性别

3. [第三问] 糖尿病综合治疗原则**不**包括（　　）
   A. 早期
   B. 长期
   C. 综合
   D. 个体化
   E. 大量
   F. 短期

4. [第四问] 双胍类降糖药物作用机制有（　　）
   A. 促进肌肉等外周组织摄取葡萄糖
   B. 促进胰岛素释放
   C. 抑制糖异生，促进葡萄糖的无氧糖酵解
   D. 抑制肠道对葡萄糖的吸收
   E. 延长葡萄糖和果糖在消化道的吸收速度
   F. 增强胰岛素的作用
   G. 改善血液流变学特点

(5～8题共用题干)

患者，女，36岁，甲亢，服丙基硫氧嘧啶1月余，症状好转。近两日喉痛，心率增高，全身乏力，似有低热。

5. [第一问] 首先应进行的是（　　）
   A. 肌注青霉素
   B. 加用普萘洛尔
   C. 增加丙基硫氧嘧啶剂量
   D. TT_3、TT_4 的测定
   E. 白细胞计数及分类
   F. 肝功检查

6. [第二问] 抗甲状腺药物的不良反应包括（　　）
   A. 甲状腺功能低下
   B. 皮疹
   C. 粒细胞减少
   D. 中毒性肝病
   E. 消化道症状
   F. 肌无力
   G. 房颤

7. [第三问] 丙基硫氧嘧啶治疗4个月，症状缓解，但甲状腺肿大更明显，突眼也加重，最宜采取的措施是（　　）
   A. 加大抗甲状腺药物
   B. 抗甲状腺药物减量并加甲状腺制剂
   C. 更换另一种抗甲状腺药物
   D. 放射性 ^{131}I 治疗
   E. 手术治疗
   F. 选两种抗甲状腺药物

8. [第四问] 下述指标预示甲亢可能治愈，可以停药的是（　　）
   A. 促甲状腺激素受体抗体（TRAB）转为阴性
   B. 甲状腺肿明显缩小
   C. T_3、T_4 降至正常范围
   D. TSH恢复正常
   E. 粒细胞减少
   F. 肝功损害

第二章　相关西医内科疾病　　081

(9～12题共用题干)

患者，女，38岁。周身关节对称性肿痛2年，多关节变形1年。双手掌指关节尺侧偏移，双肘屈曲畸形。

9．[第一问] 该患者最可能的诊断是（　　）
   A．风湿热
   B．骨关节炎
   C．类风湿关节炎
   D．强直性脊柱炎
   E．反应性关节炎
   F．纤维肌痛综合征

10．[第二问] 控制病情进展的最佳治疗方案是（　　）
   A．非甾体抗炎药
   B．生物制剂＋甲氨蝶呤
   C．硫唑嘌呤
   D．环磷酰胺
   E．生物制剂
   F．糖皮质激素

11．[第三问] 患者在接受上述治疗后3个月，逐渐出现低热、乏力、气短、盗汗、体重减轻，咳嗽不明显，胸部X线检查示左侧胸腔中等量积液，肺纹理稍粗，血沉及C反应蛋白增高。此患者胸腔积液最可能的原因是（　　）
   A．结核性胸膜炎
   B．类风湿关节炎的肺部表现
   C．系统性红斑狼疮
   D．干燥综合征致肺部表现
   E．肺炎
   F．支气管扩张

12．[第四问] 对患者的处置，以下正确的是（　　）
   A．加用糖皮质激素
   B．继续原治疗方案
   C．加用抗生素
   D．异烟肼＋利福平＋乙胺丁醇
   E．加用抗真菌药
   F．停用生物制剂

第九节　脑梗死、脑出血、蛛网膜下腔出血、癫痫、帕金森病、阿尔茨海默病【熟悉】

A1和A2型题

说明：为单选题，5个选项中可能同时有最佳正确答案和非错误答案，请从中选择一个最佳答案。

1．感染性多发性神经根炎又称（　　）
   A．Alzheimer病
   B．Hippel-Lindau病
   C．Creutzfeldtl-Jakob病
   D．von Recklinghausen病
   E．Guillain-Barré综合征

2．对于癫痫患者来说，**不正确**的做法是（　　）
   A．口服用药剂量应从小剂量开始
   B．不能不遵医嘱随便停药或更换用药
   C．定期去医院复查，积极预防肝肾功能损害及其他毒副作用
   D．必须长期服药，才能减少复发
   E．使用某种药物治疗无效后，应立即更换其他药物

3．多发性硬化的中枢神经系统主要基本病变是（　　）
   A．白质脱髓鞘
   B．血管周围淋巴细胞性浸润
   C．病变淋巴管浸润
   D．病变区可见格子细胞
   E．神经原纤维缠结

4．帕金森病的首发症状是（　　）
   A．震颤
   B．关节肿痛
   C．发热
   D．乏力
   E．活动受限

5．脑出血最常见的病因是（　　）
   A．高血压
   B．脑淀粉样血管病
   C．脑血管畸形
   D．血液病
   E．凝血功能异常

6．脑出血好发于哪个部位（　　）
   A．第四脑室
   B．第三脑室
   C．基底节区
   D．中脑

E. 脑桥

7. 鉴别脑出血与蛛网膜下腔出血的最主要临床依据是（　　）
   A. 有无高血压
   B. 有无意识障碍
   C. 有无血性脑脊液
   D. 有无脑膜刺激征
   E. 有无神经系统的局灶性体征

8. 患者，女，38岁。跑步后突发剧烈头痛及颈部疼痛。体检：神志清，痛苦貌，颈项强直，Kernig征、布氏征阳性。其头痛的病因最可能为（　　）
   A. 脑膜炎
   B. 偏头痛
   C. 神经官能症
   D. 三叉神经痛
   E. 蛛网膜下腔出血

A3和A4型题

说明：为共用题干单选题，考题是以一个共同题干的临床案例出现，请从中选择一个最佳答案。

（1～3题共用题干）

患者，男，55岁，高血压病史10年，与家人发生口角时，突然剧烈头痛，呕吐，几分钟后症状逐渐加重，意识障碍。查体：血压150/100mmHg，头部CT示：脑实质内高密度影，脑脊液呈血性。

1. ［第一问］本病可初步诊断为（　　）
   A. 脑梗死
   B. 癫痫
   C. 脑出血
   D. 动脉瘤
   E. 脑萎缩

2. ［第二问］导致本病的常见病因是（　　）
   A. 脑血管畸形
   B. 脑炎
   C. 脑栓塞
   D. 高血压伴颅内小动脉硬化
   E. 脑动脉瘤

3. ［第三问］治疗本病首要（　　）
   A. 控制脑水肿
   B. 降低血压
   C. 镇痛
   D. 吸氧
   E. 抗感染治疗

C型题

说明：为案例分析题，考题是以一个共同题干的临床案例出现，其中有一个或多个答案。

（1～3题共用题干）

患者，男，69岁。因"头晕、恶心、呕吐3小时，伴左侧肢体力弱、轻微头痛及心悸、出冷汗"就诊。无视物旋转，无复视，无肢体麻木，无恶心呕吐，无耳鸣、耳闷、听力下降，体位变化后症状无改变。自测血压175/85mmHg，自服硝苯地平10mg后症状无改善。且出现精神萎靡。既往有高血压、高脂血症、短暂性脑缺血发作史，近6个月服用氯吡格雷75mg，1次/日治疗。

1. ［第一问］患者的重点查体应包括（　　）
   A. 生命体征
   B. 瞳孔
   C. 心脏查体
   D. 肢体肌力
   E. 脑膜刺激征
   F. 病理征
   G. 下肢水肿
   H. 颈动脉听诊
   I. 意识状态

2. ［第二问］为明确评估病情，应即刻安排的急诊检查包括（　　）
   A. 血常规
   B. 尿常规
   C. 血糖、肝肾功能、电解质
   D. 凝血功能
   E. 头颅CT
   F. 心电图
   G. 心肌梗死三项及心肌酶谱
   H. 胸部X线片
   I. 超声心动图

3. ［第三问］头颅CT提示脑出血，急性期治疗方案包括（　　）
   A. 卧床休息2～4周
   B. 防治并发症
   C. 预防使用抗癫痫药
   D. 小脑血肿直径≥3cm，症状持续恶化，

或有脑干受压或脑积水者可考虑手术治疗

E．中到大量脑叶出血，症状持续恶化者可考虑手术治疗

F．原发性脑室出血可考虑脑室引流

G．格拉斯哥昏迷评分低于4分者考虑手术治疗

H．早期在病情允许的情况下可考虑康复治疗

（4～6题共用题干）

患者，女，12岁。晨起出现呼之不应，头眼转向左侧，双眼向左侧凝视，左侧上下肢伸直，然后出现左侧肢体发作性抽搐，逐渐扩展到对侧，变为全身抽搐，同时伴有口吐白沫，持续1～2分钟后抽搐逐渐停止，随后意识恢复清醒。既往：有类似发作1次。

4．[第一问]对患者的重点询问应包括（　　）

A．发作史

B．出生史

C．预防接种史

D．生长发育史

E．热性惊厥史

F．家族史

G．颅脑外伤史

H．其他既往病史

5．[第二问]若确诊为癫痫，该年龄段癫痫发作的常见原因是（　　）

A．特发性（与遗传因素有关）

B．先天性及围生期因素（缺氧、窒息、头颅外伤）

C．中枢神经系统感染

D．脑肿瘤

E．脑血管意外

F．神经系统变性疾病

G．代谢性疾病

H．脑发育异常

6．[第三问]经抗癫痫经治疗后病情稳定，药物的减停原则是（　　）

A．在药物治疗情况下，1～2年以上完全无发作，可以考虑停药

B．在药物治疗情况下，2～5年以上完全无发作，可以考虑停药

C．患者较长时间无发作，仍面临停药后再次发作的风险，在决定是否停药之前应评估再次发作的可能性，如脑电图始终异常，存在许多发作类型，有明显的神经影像学异常及神经系统功能缺损的患者，复发率明显升高，应延长服药时间

D．不同综合征预后不同，直接影响停药后的长期缓解率

E．停药过程可以1～3个月完成

F．多药联合治疗的患者，每次只能逐渐减停一种药，并且完全停用一种药以后，至少间隔1个月，如仍无发作，再逐渐减停第二种药

G．如果撤药过程中出现发作，则应停止撤药，维持当前剂量观察病情变化

H．苯二氮䓬类药物在撤药过程中易出现戒断反应，所以撤药过程应更加缓慢

I．苯巴比妥不易出现戒断反应，可以按常规撤药

第十节　原发性支气管肺癌、胃癌、原发性肝癌、胰腺癌【掌握】

A1和A2型题

说明：为单选题，5个选项中可能同时有最佳正确答案和非错误答案，请从中选择一个最佳答案。

1．男性，35岁。肝区疼痛，低热，全身乏力5个月，偶饮酒。查体：肝肋下3cm，质硬。HBsAg(+)，ALT 80U/L，A/G=3.6/3.0，AFP先后检测两次，结果分别为300ng/mL和500ng/mL。诊断首先应考虑（　　）

A．慢性活动性肝炎

B．酒精性肝硬化

C．肝炎后肝硬化合并原发性肝癌

D．肝炎携带者

E．急性活动性肝炎

2．患者，男，45岁，主诉上腹部不适，食欲缺乏3个月，近1个月来黄疸进行性加重，体重减轻2kg，全身明显黄染，肝未触及，深吸气时可触及肿大的胆囊底部，无触痛。化验：血胆红素15mg/dl，尿检：胆红素阳性。最可能是（　　）

A．肝炎

B．胆石症

C．胰头癌

D．慢性胰腺炎

E．肝癌

3．早期筛查肺癌的主要方式为（　　）

A．低剂量CT

B．针吸细胞学检查

C. 支气管镜检查
D. X 线检查
E. 开胸肺活检

4. 患者，女性，63 岁。有长期吸烟史，慢性咳嗽多年，近 2～3 个月刺激性咳嗽并持续痰中带血，抗炎、镇咳治疗后无明显疗效，X 线显示右侧第二肋间有结节致密影，2.5cm×3.5cm 大小，呈分叶状，边缘有短毛刺，右肺门结节增大。最可能的诊断是（　　）
A. 结核球
B. 肺门淋巴结结核
C. 炎性假瘤
D. 纵隔淋巴瘤
E. 原发性支气管肺癌

5. 患者，男，45 岁，吸烟 20 年。无明显诱因的刺激性咳嗽持续半月余未见好转，体重明显下降，胸痛，声音嘶哑。经影像学检查后诊断为右上叶中央型肺癌，并转移至同侧肺门淋巴结，现首选的治疗方法是（　　）
A. 手术治疗
B. 化疗
C. 放疗
D. 靶向治疗
E. 生物制剂治疗

6. 患者，男，68 岁。间断咳嗽半年，咯血 2 天。刺激性干咳为主，痰少，咯血为痰中带血丝，近半年体重减轻 3kg。吸烟史 30 年，每日 20 支。既往身体健康。该患者咯血最可能的病因是（　　）
A. 肺炎
B. 支气管扩张
C. 肺脓肿
D. 原发性支气管肺癌
E. 肺梗死

7. 胃癌的扩散方式不包括（　　）
A. 直接蔓延
B. 淋巴结转移
C. 血行播散
D. 种植转移
E. 浸润转移

8. 男，64 岁。近 1 个月来出现低热、胸痛、咳嗽、咳痰，有时痰中混有血丝。体格检查：消瘦，左锁骨上可触及一团质硬、固定的肿大淋巴结。胸部 X 线平片及胸部 CT 显示左上肺叶不张。最可能的临床诊断是（　　）
A. 肺结核
B. 肺炎
C. 肺脓肿
D. 支气管扩张
E. 支气管肺癌

9. 胃癌的好发部位是（　　）
A. 胃底
B. 胃大弯
C. 胃角
D. 胃体
E. 胃窦

10. 预后最差的肺癌是（　　）
A. 鳞状细胞癌
B. 小细胞癌
C. 腺癌
D. 大细胞癌
E. 细支气管肺泡癌

11. 下列检查有助于区分早期胃癌和进展期胃癌的是（　　）
A. 剖腹探查
B. 超声胃镜
C. X 线钡餐
D. 上腹部增强 CT
E. 胃镜检查

A3 和 A4 型题

说明：为共用题干单选题，考题是以一个共同题干的临床案例出现，请从中选择一个最佳答案。

（1～3 题共用题干）
患者，女，56 岁，上腹痛，消化不良，呕血，大便色黑，经检查后诊断为早期胃癌。

1. [第一问] 诊断本病最可靠的手段是（　　）
A. CT 检查
B. MRI 检查
C. 痰培养
D. 胃镜检查及病理活检
E. 腹部 B 超

2. [第二问] 该患者为早期胃癌，没有淋巴转移，此时应采取的治疗措施是（　　）
A. 手术治疗
B. 化疗
C. 放疗
D. 内镜治疗
E. 生物制剂治疗

3. [第三问] 为预防本病的发生不应该做的是（　　）
A. 根除 HP

B. 积极治疗癌前疾病
C. 建立良好生活习惯
D. 多食新鲜蔬菜、水果
E. 长期食用咸菜

C型题
说明：为案例分析题，考题是以一个共同题干的临床案例出现，其中有一个或多个答案。

（1～4题共用题干）

患者，男，48岁。近1个月来自觉周身乏力，右上腹不适，到医院体检，发现AFP升高，但＜500μg/L，肝功能正常，HBsAg（+），HBeAg（+），HBcAb（+）。

1．[第一问] 该患者最可能是下列何种疾病（ ）
    A．急性活动性肝炎
    B．慢性迁延性肝炎
    C．慢性活动性肝炎
    D．肝硬化代偿期
    E．原发性肝癌
    F．肝炎携带者

2．[第二问] 可行下列哪些检查方法能明确本病（ ）
    A．肝脏B超
    B．肝血管造影
    C．两个月后复查AFP
    D．肝脏MRI
    E．胃镜
    F．放射性核素肝显像
    G．肠镜
    H．全小肠造影
    I．腹腔穿刺
    J．肝功能
    K．血常规

3．[第三问] 肝癌的标志物有哪些（ ）
    A．CEA
    B．AFP
    C．AFu
    D．CA-125
    E．CA-724
    F．APT
    G．AIF
    H．AAT
    I．NSE
    J．CA199
    K．NY21-1

4．[第四问] 通过增强CT检查所见，该患者目前诊断为原发性肝癌，该病可以采用下列哪些治疗措施（ ）
    A．生物疗法

B．肝动脉化疗栓塞治疗
C．门体分流术
D．灌肠
E．冷冻疗法
F．降血脂
G．保护胃黏膜
H．手术
I．放化疗
J．补充白蛋白
K．静脉滴注抗生素

（5～9题共用题干）

患者，72岁。咳嗽，咳痰，痰中带血5个月。胸部X线片提示右侧肺门类圆形阴影边缘毛糙。

5．[第一问] 此患者最可能的诊断为（ ）
    A．肺结核
    B．肺炎
    C．肺不张
    D．肺气肿
    E．肺癌
    F．肺脓肿

6．[第二问] 肺癌患者的检查手段有（ ）
    A．肺CT
    B．痰脱落法细胞学检查
    C．纤维支气管镜
    D．PPD
    E．肿瘤标志物
    F．心电图
    G．脑电图
    H．头CT
    I．基因检测

7．[第三问] 肺癌作用于其他系统引起的肺外表现有（ ）
    A．肥大性肺性骨关节病
    B．高钙血症
    C．周围神经病变
    D．霍纳综合征
    E．高钠血症
    F．库欣综合征
    G．上腔静脉阻塞综合征
    H．复视
    I．共济失调

J. 癫痫发作
K. 脊髓束受压迫
8. [第四问]肺上沟瘤可引起（　　）
   A. 病侧眼睑下垂
   B. 病侧瞳孔扩大
   C. 病侧眼球突出
   D. 同侧额部与胸壁无汗或少汗
   E. 压迫颈部交感神经
   F. 偏盲
   G. 球结膜充血
9. [第五问]原发肿瘤可引起的临床表现有（　　）

A. 胸痛
B. 呼吸困难
C. 肝区疼痛
D. 霍纳综合征
E. 声音嘶哑
F. 胸腔积液
G. 上腔静脉阻塞综合征
H. 食欲减退
I. 黄疸
J. 共济失调
K. 骨痛

第十一节　淋巴瘤、甲状腺功能减退症、强直性脊柱炎、干燥综合征【熟悉】

A1和A2型题
说明：为单选题，5个选项中可能同时有最佳正确答案和非错误答案，请从中选择一个最佳答案。

1. 淋巴瘤的主要临床表现是（　　）
   A. 发热，恶心呕吐，腹胀
   B. 吞咽困难，咳嗽，咳痰
   C. 进行性淋巴结肿大，伴疼痛
   D. 无痛性进行性淋巴结肿大或局部肿块
   E. 胸闷，呼吸困难
2. 原发性甲状腺功能减退症患者实验室检查正确的是（　　）
   A. 血清TSH升高，FT_4、TT_4降低
   B. 血清TSH降低，FT_4、TT_4增加
   C. 血清TSH不变，FT_4、TT_4增加
   D. 血清TSH降低，FT_4、TT_4不变
   E. 血清TSH升高，FT_4、TT_4增加
3. 患者女，45岁。畏寒、乏力、嗜睡，记忆力减退，表情呆滞，反应迟钝，颜面及眼睑水肿。检查：血清TSH升高，FT_4、TT_4降低。该患者治疗应首选的药物是（　　）
   A. 左甲状腺素钠
   B. 甲氨蝶呤
   C. 甲巯咪唑
   D. 丙硫氧嘧啶
   E. ^{131}I
4. 治疗强直性脊柱炎应首选（　　）
   A. 糖皮质激素
   B. 抗风湿药
   C. 免疫抑制剂
   D. 生物制剂
   E. 非甾体抗炎药
5. 干燥综合征出现下列情况需警惕淋巴瘤可能的是（　　）
   A. C3水平低
   B. 长期反复高热
   C. 冷球蛋白血症
   D. 多种自身抗体阳性
   E. 血液系统明显受累

C型题
说明：为案例分析题，考题是以一个共同题干的临床案例出现，其中有一个或多个答案。

（1～5题共用题干）
患者，男，41岁。反复腰背部疼痛不适6年，加重伴左侧胸锁关节肿痛1个月。疼痛以夜间为著，活动后可减轻。查体：左侧胸锁关节肿胀，局部皮温高，触痛明显。指地试验阳性，双侧"4"字试验阳性。

1. [第一问]该患者的诊断首先考虑（　　）

A．反应性关节炎
B．强直性脊柱炎（AS）
C．痛风
D．骨关节炎
E．风湿性关节炎
F．类风湿关节炎

2．[第二问]该病的临床表现**不**包括（　　）
A．男性病情较重
B．关节囊，肌腱或韧带附着点炎症
C．腰骶部隐痛，休息不缓解，活动后症状改善
D．突发第一跖趾关节红、肿、热、痛
E．可有主动脉炎、虹膜炎等表现
F．对称性的外周小关节肿痛

3．[第三问]该病的基本病理特点是（　　）
A．滑膜炎
B．附着点炎
C．外分泌腺体炎症
D．关节软骨退行性变
E．皮下结缔组织增生
F．血管炎

4．[第四问]该病晚期典型的关节X线表现是（　　）
A．骨质增生
B．骨端骨质疏松
C．软骨破坏
D．局限性骨质疏松，关节面虫蚀样骨质缺损
E．椎体方形变，椎间盘及前后韧带钙化、骨化，呈竹节样改变
F．关节脱位

5．[第五问]该病的关节外表现**不**包括（　　）
A．急性葡萄膜炎或虹膜睫状体炎
B．升主动脉根病变
C．马尾综合征
D．肾小管酸中毒
E．肺上叶纤维化
F．IgA肾病

第三章 内科常见急症

第一节 急性上消化道出血【掌握】

A1和A2型题
说明：为单选题，5个选项中可能同时有最佳正确答案和非错误答案，请从中选择一个最佳答案。

1. 上消化道大出血最常见于（　　）
   A. 胃十二指肠溃疡
   B. 胃癌
   C. 胆道出血
   D. 出血性胃炎
   E. 食管胃底静脉曲张

2. 男，74岁。因大量呕血、黑便送来急诊。既往有冠心病、肾动脉硬化，对此患者指导液体量及输入速度最有意义的参考指标是（　　）
   A. 中心静脉压
   B. 肘静脉压
   C. 血压
   D. 心率
   E. 尿量

3. 为明确上消化道大出血原因，首选下列哪项检查方法（　　）
   A. 上消化道造影
   B. B型超声检查
   C. 纤维内窥镜检查
   D. 选择性动脉造影检查
   E. 胸部X线片

4. 女性，28岁。3小时前因感冒服用解热镇痛药物，并出现上腹部不适，其后呕吐咖啡样物约50mL，现拟诊为急性胃炎并发上消化道出血。为了确诊，首选的检查方法为（　　）
   A. 胃镜
   B. X线钡餐透视
   C. 上腹部增强CT
   D. 胃液分析
   E. 剖腹探查

5. 女性，20岁。间断上腹痛3年，加重1周，3小时前出现呕吐暗红色血液，量约1000mL 查体：血压95/65mmHg，脉搏102次/分。首选下列治疗中的（　　）
   A. 急诊胃镜检查
   B. 给予升压药物
   C. 外科手术治疗
   D. 血管造影
   E. 输血、补液、纠正血容量不足

6. 女性，40岁。既往十二指肠球部溃疡10余年，近2日素食，排成形黑色便1～2次，无恶心、呕吐等症状。宜采取的治疗方案是（　　）
   A. 流食、输液、奥美拉唑
   B. 禁食、输血、口服冰盐水
   C. 禁食、输液、止血敏
   D. 紧急手术
   E. 流食、输血、止血敏

7. 男，66岁。食用坚果后突发呕血4小时，伴心悸、胸闷、气短等症状。既往慢性乙型肝炎病史20年，冠心病史8年。查体：BP 90/50mmHg，心率110次/分，心律不齐，早搏10次/分。最适合的治疗药物是（　　）
   A. 西咪替丁
   B. 硝酸甘油
   C. 普萘洛尔
   D. 血管升压素
   E. 生长抑素

8. 女，71岁。上腹部无规律性隐痛2个月，因饮酒后1小时呕咖啡样物150mL，柏油便300mL来诊，无肝病史。查体：BP 90/60mmHg，P 110次/分，Hb 90g/L，上腹部轻度压痛，肝脾肋下未触及。其止血措施最佳选择为（　　）
   A. 维生素K_1静滴
   B. 奥美拉唑静注
   C. 氨基己酸静滴
   D. 三腔二囊管压迫

E．垂体后叶激素静滴

9．男，40岁。既往胃十二指肠溃疡病史10年，呕血2小时急诊。查体：面色苍白，口渴，脉搏快但有力。在急诊室行胃镜止血未成功，24小时输血量达到1600mL仍未改善症状。应进一步采取的措施是（　　）

A．静脉应用止血药
B．双静脉通道晶体、胶体同时输入
C．加用成分输血
D．急诊剖腹探查
E．冰盐水200mL加去甲肾上腺素8mL洗胃

第二节　脓毒症、休克、急性中毒、中暑【掌握】

A1和A2型题

说明：为单选题，5个选项中可能同时有最佳正确答案和非错误答案，请从中选择一个最佳答案。

1．患者就诊时出现昏迷、针尖样瞳孔，**不考虑**下列哪种情况（　　）

A．CO中毒
B．有机磷农药中毒
C．吸毒
D．脑干出血
E．安定中毒

2．患者烦躁，意识不清，呼吸表浅，四肢温度下降，心音低钝，脉搏细弱，血压进行性降低，皮肤湿冷，少尿，该患者为（　　）

A．休克早期
B．休克晚期
C．休克中期
D．弥散性血管内凝血（DIC）期
E．多器官功能衰竭期

3．急性中毒中，关于血液灌流（HP）治疗的描述，**不正确**的是（　　）

A．能吸附脂溶性或与蛋白质结合的化学物
B．清除血液中巴比妥类
C．清除百草枯有效
D．用于血液中毒物浓度明显增高者
E．对血液的正常成分无影响

4．脓毒性休克的主要机制是（　　）

A．急性微循环障碍
B．炎症介质
C．免疫复合物沉积
D．电解质紊乱
E．细胞内毒素

5．患者，女，27岁。家人发现患者卧床不起，呼之不应，多汗、流涎、呼吸困难，可闻及大蒜样气味儿。查体：血压90/50mmHg，脉搏130次/分，呼吸7次/分；意识不清，双侧瞳孔缩小，对光反射消失；双肺可闻及湿啰音，心率60次/分，心律齐，心音低钝，无杂音；肝脾肋下未触及，肌束震颤、抽搐。最可能的诊断是（　　）

A．急性安定中毒
B．急性一氧化碳中毒
C．急性有机磷中毒
D．急性氯丙嗪中毒
E．急性巴比妥中毒

6．当患者误服有机磷中毒时，下列做法正确的是（　　）

A．用5%碳酸氢钠溶液冲洗，再用清水冲洗
B．用10%乙醇液冲洗
C．用1%碳酸钠溶液冲洗
D．用2%醋酸或3%硼酸、1%枸橼酸溶液冲洗
E．先用清水冲洗后，再用5%碳酸氢钠溶液冲洗

7．为了及时治疗急性中毒，可作为中毒诊断的主要依据是（　　）

A．毒物接触史
B．临床表现
C．毒物分析
D．毒物接触史和毒物分析
E．毒物接触史和临床表现

8．患者，男，25岁。因车祸导致脾破裂，现昏迷，心率40次/分，体温37.1℃，血压60/40mmHg，无尿，该患者首先考虑的诊断是（　　）

A．感染性休克
B．低血容量性休克
C．心源性休克
D．过敏性休克
E．神经源性休克

9．患者，女，45岁。10小时前口服百草枯200mL后，出现恶心，呕吐，呼吸费力。查体：神志

清，BP 110/75mmHg，HR 120 次/分，SpO_2 89%，双肺呼吸音粗，可闻及少许湿啰音，心脏各瓣膜区未闻及杂音。**错误**的处理方法是（　　）

  A．吸氧
  B．应用维生素 K
  C．洗胃
  D．血液灌流治疗
  E．激素治疗

10．**不宜**进行洗胃的患者是（　　）
  A．吞服强腐蚀性毒物
  B．食管静脉曲张
  C．惊厥
  D．昏迷
  E．以上都是

第四章 中医外科病证

第一节 疖（含暑疖、疖病）、疔疮（含颜面疔疮、手足疔疮）、痈（颈痈、腋痈、脐痈）、发（含臀痈、手足发背）、丹毒、有头疽、褥疮、窦道【掌握】

A1和A2型题

说明：为单选题，5个选项中可能同时有最佳正确答案和非错误答案，请从中选择一个最佳答案。

1. 患者，男，40岁。有消渴病史。项后发际处多个红色结块，灼热疼痛，溃脓后愈合但不久又发，经年难愈。其诊断是（　　）
   A. 痈
   B. 疔疮
   C. 暑疖
   D. 疖病
   E. 有头疽

2. 患者，男，30岁。工人，右指末节肿胀疼痛7日。呈蛇头状肿，皮色焮红，疼痛剧烈，手指下垂时加重。伴恶寒、发热、头痛。透光试验见指端腹侧有一豆状黑色点。诊断为蛇头疔，外治宜用（　　）
   A. 金黄膏外敷
   B. 鲜猪胆汁外敷
   C. 切开引流
   D. 10%黄柏液湿敷
   E. 白玉膏外敷

3. 患者脐部红肿高突，灼热疼痛，伴恶寒、发热、纳呆、口苦，舌苔薄黄，脉滑数，治宜（　　）
   A. 清火利湿解毒
   B. 健脾益气托毒
   C. 清肝解郁消肿
   D. 健脾化湿消肿
   E. 补气活血解毒

4. 蛇头疔最常用的验脓法是（　　）
   A. 穿刺法
   B. 应指法
   C. B超
   D. 透光法
   E. 点压法

5. 导致足发背的常见病因是（　　）
   A. 饮食不节
   B. 情志内伤
   C. 劳倦过度
   D. 局部外伤感染毒邪
   E. 年老久病

6. 患者，男，38岁。右侧臀部有肌内注射史5日，右侧臀部结块，肿胀疼痛，皮肤灼热，中心红肿明显，四周较淡，边缘不清。考虑诊断为（　　）
   A. 丹毒
   B. 流注
   C. 臀痈
   D. 有头疽
   E. 疔

7. 颈痈初起内治方剂最宜选用（　　）
   A. 五味消毒饮
   B. 仙方活命饮
   C. 牛蒡解肌汤
   D. 黄连解毒汤
   E. 普济消毒饮

8. 痈的成脓期是（　　）
   A. 3天左右
   B. 4～5天
   C. 9～12天
   D. 10天以上
   E. 7天左右

9. 生于手指顶端的疔疮称为（　　）
   A. 蛇眼疔

B. 蛇头疔
C. 蛇肚疔
D. 托盘疔
E. 足底疔

10. 患者，男，31岁。右侧臀部结块肿胀、疼痛3日，皮肤灼热，红肿以中心为著，边界不清，步行困难，身热头痛，病前有局部肌内注射史。应诊断为（　　）
    A. 丹毒
    B. 流注
    C. 臀痈
    D. 环跳疽
    E. 附骨疽

11. 患者，女，60岁。左小腿焮红灼热疼痛伴高热3日，症见小腿皮肤鲜红一片，稍高出皮面，色如丹涂，扪之灼热，压痛明显，边界清楚，按压时红色稍退，放手后立即恢复。体温39℃，伴胃纳不佳，大便2日未行。舌红，苔黄腻，脉滑数。其治疗方法首选（　　）
    A. 利湿清热祛风
    B. 利湿清热活血
    C. 利湿清热化痰
    D. 利湿清热解毒
    E. 利湿清热凉血

12. 颜面部疖和疔的鉴别要点是（　　）
    A. 起病速度
    B. 根脚深浅
    C. 脓的性质
    D. 皮肤颜色
    E. 发热程度

13. 疮疡内治消法中哪一法最为常用（　　）
    A. 解表法
    B. 清热法
    C. 化痰法
    D. 和营法
    E. 利湿法

14. 颈痈的病因病机是（　　）
    A. 风温、风热夹痰蕴结少阳、阳明之络
    B. 风温毒邪居于肺胃，积热上蕴，夹痰凝结
    C. 心脾湿热，火毒流于小肠，结于脐中，以致血凝毒滞而成
    D. 湿热火毒蕴结，营气不从，逆于肉里
    E. 湿热下注，壅遏不行，阻于脉络

15. 颜面疔疮初起内治宜（　　）
    A. 散风清热
    B. 泻火解毒
    C. 凉血活血
    D. 清热解毒
    E. 和营解毒

16. 患者，女，48岁。售货员，伴有足癣。昨日突然发热恶寒，头痛，胃纳不佳，自以为感冒，服用感冒药。今晨起见右下肢皮肤大片红斑，高出皮肤，边界清楚，压之褪色，抬手即复，伴便秘、溲黄，舌红脉数而滑，诊断为（　　）
    A. 浅静脉炎
    B. 臁疮
    C. 小腿痈
    D. 丹毒
    E. 药疹

17. 疖肿此愈彼起，不断发生，伴口干唇燥，舌红苔薄，脉细数。首选的方剂是（　　）
    A. 五味消毒饮
    B. 黄连解毒汤
    C. 清暑汤
    D. 仙方活命饮合增液汤
    E. 五神汤合参苓白术散

18. 患者，男，56岁。右小腿部红肿疼痛2日，大片皮色鲜红，压之褪色，扪之灼热，边界清楚，触痛明显，伴发热恶寒。治疗应首选（　　）
    A. 普济消毒饮加减
    B. 黄连解毒汤加减
    C. 萆薢渗湿汤加减
    D. 五味消毒饮加减
    E. 凉血地黄汤加减

19. 颈痈的局部表现特点是（　　）
    A. 发病较快，结块形如鸡卵，漫肿无头，焮热疼痛
    B. 发病较慢，结块初起如豆，串生累累，不红不痛
    C. 继发感染，结块初起如豆，压之疼痛，很少化脓
    D. 多见老年，结块形如堆粟，按之坚硬，生长迅速
    E. 起病较快，初起无头，红肿成片，四周色泽较淡

20. 疖的分类，**不正确**的是（　　）
    A. 有头疖
    B. 无头疖
    C. 蝼蛄疖
    D. 疖病
    E. 粉刺

A3和A4型题

说明：为共用题干单选题，考题是以一个共同题干的临床案例出现，请从中选择一个最佳答案。

（1～4题共用题干）

新生儿臀部局部皮肤忽然变赤，色如丹涂脂染，焮热肿胀，边界清楚，略高出皮肤表面，压之皮肤红色减退，放手后立即恢复，常呈游走性，伴壮热、烦躁。

1. [第一问] 本病可诊断为（　　）
   A. 内发丹毒
   B. 赤游丹毒
   C. 臀痈
   D. 抱头火丹
   E. 发颐
2. [第二问] 其治法为（　　）
   A. 清肝泻火解毒
   B. 清热利湿解毒
   C. 疏风清热解毒
   D. 凉血清热解毒
   E. 疏肝解郁解毒
3. [第三问] 首选治疗方剂是（　　）
   A. 犀角地黄汤合黄连解毒汤加减
   B. 龙胆泻肝汤加减
   C. 柴胡清肝汤加减
   D. 五神汤合萆薢渗湿汤加减
   E. 普济消毒饮加减
4. [第四问] 现患儿壮热烦躁，神昏谵语请问该如何处理（　　）
   A. 掐人中
   B. 加玄参、石斛
   C. 放耳尖血
   D. 加服安宫牛黄丸
   E. 加乳香、没药

第二节　走黄与内陷、流注、流痰、蝼蛄疖、烂疔、红丝疔、锁喉痈、发颐【掌握】

A1和A2型题

说明：为单选题，5个选项中可能同时有最佳正确答案和非错误答案，请从中选择一个最佳答案。

1. 走黄与内陷病机的主要区别是（　　）
   A. 正气盛衰
   B. 邪毒盛衰
   C. 毒入血分或气分
   D. 内攻脏或腑
   E. 邪气外感或内生
2. 患者，男，13岁。3日来结喉之处肿势散漫，坚硬灼热疼痛，壮热口渴，吞咽困难，大便秘结。舌红绛、苔黄腻，脉弦滑数或洪数。其诊断是（　　）
   A. 颈痈
   B. 瘰疬
   C. 发颐
   D. 臀核
   E. 锁喉痈
3. 患者，女，50岁。5日前左足3、4趾缝足癣水疱溃破，次日局部红肿疼痛，并见1条红线向上走窜至小腿中段，边界清晰，伴有发热，左腹股沟淋巴结肿痛。其诊断是（　　）
   A. 流火
   B. 流注
   C. 青蛇毒
   D. 蛇串疮
   E. 红丝疔
4. 流注好发部位是（　　）
   A. 头面部
   B. 骨关节
   C. 四肢躯干的肌肉深部
   D. 项后部
   E. 手足部
5. 红丝疔砭镰法的操作要点是（　　）
   A. 沿红线两头，针刺出血
   B. 梅花针沿红线打刺，微微出血
   C. 用三棱针从中挑断红线，微令出血
   D. 梅花针沿红线打刺，并加神灯照疗法

E. 用三棱针沿红线寸寸挑断，令微出血

6. 火陷形成的主要原因是（ ）
   A. 火毒炽盛
   B. 阴液不足
   C. 气血亏虚
   D. 脾肾阳虚
   E. 肺卫不固

7. 锁喉痈初起宜选用（ ）
   A. 仙方活命饮
   B. 普济消毒饮
   C. 银翘解毒丸
   D. 五味消毒饮
   E. 黄连解毒汤

8. 患者，男，3岁。生疔于头顶皮肉较薄之处，引流不畅，头皮窜空，其诊断是（ ）
   A. 痈
   B. 有头疽
   C. 附骨疽
   D. 蝼蛄疖
   E. 多发性疖

9. 容易发生"走黄"之象的疔疮是（ ）
   A. 发于手指部疔疮
   B. 发于颜面部疔疮
   C. 发于颈项部疔疮
   D. 发于手臂部疔疮
   E. 发于手掌心疔疮

10. 患者，男性，67岁。项后结块红肿溃烂3周。患者3周前项后初发结块，有粟粒样脓头，相继融合溃烂。经切开扩创后，肿势渐退，腐肉渐净，新肉已生。但3天来，脓水转稀薄色灰，新肉生长停滞，状如镜面，光白板亮；全身虚热不退，形神委顿，纳食日减，腹痛便泄，自汗肢冷，气息低促。舌质淡红，苔薄白或无苔，脉虚大无力。其病机是（ ）
    A. 走黄
    B. 内陷
    C. 火陷
    D. 干陷
    E. 虚陷

11. 患者，男，37岁。右侧大腿突然拘挛不适，步履跛行，伴恶寒发热，纳呆倦怠，患侧大腿略内收，不能伸直，影响行走。诊断应是（ ）
    A. 环跳疽
    B. 流痰
    C. 流注
    D. 历节风
    E. 附骨疽

12. 疔疮走黄的主要病机是（ ）
    A. 正虚
    B. 邪实
    C. 阴伤
    D. 腑实
    E. 表虚

13. 烂疔患者潜伏期一般为（ ）
    A. 24小时
    B. 6～8小时
    C. 2～3天
    D. 3～5天
    E. 1周

14. "胀裂样"疼痛见于下列哪种疾病（ ）
    A. 蝼蛄疔
    B. 眉心疔
    C. 蛇眼疔
    D. 烂疔
    E. 红丝疔

15. 关于内陷的含义，最为确切的是（ ）
    A. 凡生疮疡，毒不外泄、反陷入里
    B. 有头疽，毒不外泄、反陷入里
    C. 脑疽，毒不外泄、反陷入里
    D. 正虚或消渴病患者，毒不外泄，反陷入里
    E. 疔疮以外的疮疡，毒不外泄，反陷入里

16. 患者颈前结喉处红肿疼痛，根脚散漫，坚硬灼热疼痛，范围较大，肿势蔓延至颈部两侧、腮颊及胸前，连及咽喉、舌下，伴壮热、口渴，头痛项强。该患者可诊断为（ ）
    A. 锁喉痈
    B. 颈痈
    C. 烂疔
    D. 有头疽
    E. 抱头火丹

17. 患者，男，38岁。右手示指红肿疼痛，并有以下特征：①患指呈均匀肿胀，呈圆柱状；②手指呈半屈曲状，患指被动伸直运动时，引起剧烈疼痛；③指腹有显著压痛。应诊断为（ ）
    A. 蛇头疔
    B. 蛇肚疔
    C. 沿爪疔
    D. 托盘疔
    E. 蛇背疔

第三节 乳痈、乳癖、乳核、乳岩【掌握】

A1和A2型题

说明：为单选题，5个选项中可能同时有最佳正确答案和非错误答案，请从中选择一个最佳答案。

1. 患者，女，40岁。双乳肿块界限不清，经前乳房胀痛，伴有月经不调，腰酸乏力，舌质淡红，苔白，脉细。治疗应首选（　　）
   A. 左归丸
   B. 开郁散
   C. 逍遥贝萎散
   D. 二仙汤合四物汤
   E. 六味地黄汤

2. 患者，女，37岁。双侧乳房肿块伴疼痛1年，疼痛常在月经前加剧，经后疼痛减轻，查体两侧乳房内发生多发大小不一的肿块，其形态不规则，伴压痛。考虑诊断为（　　）
   A. 乳痈
   B. 乳漏
   C. 乳癖
   D. 乳核
   E. 乳岩

3. 患者，女，33岁。产后第3周出现恶寒、发热，右乳肿胀疼痛，体温38.7℃，体检见乳房肿大，皮色微红，无波动感。治宜（　　）
   A. 切开引流
   B. 疏肝理气，化痰散结
   C. 疏肝清胃，通乳消肿
   D. 清热解毒，托里透脓
   E. 泻火解毒利湿

4. 治疗乳岩冲任失调首选的方剂是（　　）
   A. 神效瓜蒌散合开郁散
   B. 二仙汤合开郁散
   C. 八珍汤合开郁散
   D. 人参养荣汤合开郁散
   E. 参苓白术散合开郁散

5. 与乳岩关系最密切的是（　　）
   A. 火毒外侵，肝、胃二经湿热蕴结而成
   B. 初期形寒发热，结块不硬者，宜疏肝清胃，软坚散结
   C. 初期可用冲和膏加红灵丹外贴
   D. 多发于40～60岁绝经期前后的女性
   E. 青壮年女性乳房部常见的慢性肿块

6. 患者，女，40岁。双侧乳房肿块伴疼痛半年，乳房胀痛，乳房肿块随喜怒消长；伴胸闷胁胀，善郁易怒，失眠多梦；苔薄黄，脉弦滑。其中医证型为（　　）
   A. 气滞热壅证
   B. 热毒炽盛证
   C. 正虚毒恋证
   D. 肝郁痰凝证
   E. 冲任失调证

7. **不能**作为临床诊断乳岩的依据的是（　　）
   A. 乳房内肿块，坚硬，高低不平
   B. 乳房内肿块，乳头回缩或抬高
   C. 乳房内肿块，乳房皮肤呈橘皮样改变
   D. 乳房内肿块，伴同侧腋窝淋巴结肿大
   E. 乳头有溢液或溢血

8. 患者，女，25岁，右乳肿块2年，初起肿块如花生粒大小，逐渐增大，近期伴乳房坠胀疼痛，胸闷叹息，烦躁易怒，月经不调，查右乳外侧肿块呈圆形，直径约4cm，质韧硬，表面光滑，推之活动，无压痛，乳头及腋下未见异常。苔薄，脉弦滑。其中医诊断及方药应为（　　）
   A. 乳癖，逍遥萎贝散加减
   B. 乳漏，六味地黄汤合清骨汤加减
   C. 粉刺性乳痈，柴胡清肝汤加减
   D. 乳痨，开郁散合消疬丸加减
   E. 乳核，逍遥散和桃红四物汤加减

9. 哺乳期乳房疼痛有肿块，按之痛重。首先考虑的诊断是（　　）
   A. 乳癖
   B. 乳痈
   C. 乳岩
   D. 乳核
   E. 乳痨

10. 患者，女，25岁。发现左乳肿物1个月，肿物单发，约3cm×3cm大小，质韧，边界清，光滑，无疼痛。考虑诊断为（　　）
    A. 乳痈
    B. 乳漏
    C. 乳癖
    D. 乳核

E．乳岩

11．乳癖预防护理应注意以下各项，**除了**（　　）
A．保持心情舒畅，情绪稳定
B．适当控制脂肪类食物的摄入
C．应及时抗结核治疗
D．对发病的高危人群要定期检查
E．治疗月经失调等妇科疾病和其他内分泌疾病

12．治疗乳癖冲任失调证方用（　　）
A．二仙汤合四物汤
B．逍遥散合四物汤
C．加味逍遥散
D．桃红四物汤合小柴胡汤
E．以上都不是

13．患者，女，27岁。产后1个月，哺乳期，右侧乳房肿胀疼痛1天，并出现乳房硬块，伴寒战、发热。考虑诊断为（　　）
A．乳痈
B．乳漏
C．乳癖
D．乳核
E．乳岩

14．患者，女，40岁。双乳肿胀疼痛，月经前加重，经后减轻，肿块大小不等，形态不一，伴乳头溢液，月经不调，腰酸乏力，舌淡苔白，脉弦细。其证候是（　　）
A．肝郁痰凝
B．肝气郁结
C．冲任失调
D．肝郁火旺
E．肝郁脾虚

15．患者，女，52岁。发现左乳肿物1个月，肿物位于外上象限，质硬，不易推动，表面皮肤出现凹陷，皮肤呈橘皮样。考虑诊断为（　　）
A．乳痈
B．乳漏
C．乳癖
D．乳核
E．乳岩

16．患者，女，30岁。产后1年半，已断乳，左侧乳晕外上方肿块并破溃2个月，溃破后脓中可见脂质样物质，反复发作，局部疼痛轻微，无发热。考虑诊断为（　　）
A．乳衄
B．炎性乳腺癌
C．乳晕部疖
D．乳房部漏管
E．粉刺性乳痈

17．患者，女，48岁，右乳肿块4个月，肿块增长迅速，无疼痛不适，查体见右乳外上象限局部皮肤凹陷，皮下可触及肿块约4cm×3cm大小，质硬，表面不平，与皮肤粘连，无压痛，有乳头内陷，挤压时有血性溢液，右腋下可扪及肿大淋巴结，质韧，可活动。其中西医诊断（　　）
A．乳癖，双乳乳腺增生症
B．乳核，右乳腺纤维腺瘤
C．乳岩，右乳癌
D．粉刺性乳痈，右乳浆细胞性乳腺炎
E．乳痨，右乳房结核

18．患者，女，29岁。产后哺乳期2个月，右侧乳房肿胀疼痛2天，乳汁郁结成块，皮色微红，伴恶寒发热，周身疼痛，苔薄，脉数。治疗应首选的方药为（　　）
A．瓜蒌牛蒡汤
B．透脓散
C．托里消毒散
D．橘叶散
E．柴胡疏肝散

19．患者，女，23岁。发现左乳肿物3个月，肿物单发，约1.5cm×1.5cm大小，质韧，边界清，光滑，无疼痛，生长缓慢，伴胸闷，苔薄白，脉弦。治疗应首选的方药是（　　）
A．逍遥散
B．桃红四物汤
C．二仙汤
D．透脓汤
E．托里解毒汤

20．善治乳痈，人称"乳痈良药，通淋妙品"的药物是（　　）
A．重楼
B．连翘
C．夏枯草
D．蒲公英
E．金银花

21．患者，女，28岁，产后乳房胀痛，肿块形似鸡卵，位于乳房外上方，皮肤焮红，压痛明显，按之中软，有波动感，伴壮热口渴。切开引流的部位及切口是（　　）
A．循乳络方向做放射状切口
B．乳晕旁做弧形切口
C．脓肿处做任意切口
D．以乳头为中心做弧形切口
E．脓肿波动明显处做切口

22．以下为乳核肿块特点**除了**（　　）
A．生长缓慢
B．活动度好，表面光滑

C. 按之如橡皮球
D. 乳房皮肤有橘皮样改变
E. 妊娠期可迅速增大，应排除恶性变者

23. 与乳痈关系最密切的是（　　）
    A. 乳房深部的化脓性感染
    B. 以中年妇女为多见
    C. 初期宜疏肝清胃，通乳消肿
    D. 多由于火毒外侵以及肝、胃二经湿热蕴结乳房而成
    E. 宜节饮食，息恼怒，避免乳岩之变

24. 乳痈多发生在产后（　　）
    A. 1～2周
    B. 3～4周
    C. 5～6周
    D. 1～2个月
    E. 1年

25. 患者，女，25岁，发现左侧乳房肿块1月余，压之无痛，检查可见左乳内上象限肿块，约2cm大小，边界清楚，质地坚硬，表面光滑，与周围组织无粘连，活动度好，腋下未触及肿大淋巴结，该患者最有可能的诊断为（　　）
    A. 内吹乳痈
    B. 乳癖
    C. 乳核
    D. 乳岩
    E. 外吹乳痈

A3和A4型题

说明：为共用题干单选题，考题是以一个共同题干的临床案例出现，请从中选择一个最佳答案。

（1～3题共用题干）

患者，女性，30岁，哺乳期，诉突发左侧乳房肿3天，迅速发展到全乳房，T 38℃，左乳较右乳明显增大，皮肤发红灼热，触诊：整个乳房发硬，更有明显压痛，未触及局限性肿块和波动感，左腋窝可触及肿大淋巴结。

1. [第一问]本病例首先考虑的诊断是（　　）
    A. 乳发
    B. 乳痈
    C. 乳核
    D. 炎性乳腺癌
    E. 乳癖

2. [第二问]本病例进一步的确诊检查是（　　）
    A. 切除活检
    B. 穿刺活检
    C. X线检查
    D. B超检查
    E. 乳房造影

3. [第三问]本病例的进一步治疗方案是（　　）
    A. 手术治疗
    B. 放疗化疗
    C. 免疫治疗
    D. 中医药治疗
    E. 内分泌治疗

第四节　肉瘿、筋瘤、肉瘤、失荣、血瘤、气瘿、石瘿【掌握】

A1和A2型题

说明：为单选题，5个选项中可能同时有最佳正确答案和非错误答案，请从中选择一个最佳答案。

1. 结扎疗法可用于多种病症，但不宜用于（　　）
    A. 瘤
    B. 赘疣
    C. 内痔
    D. 脱疽
    E. 血瘤

2. 患部肿块柔软无痛，可随喜怒而消长的瘿病是（　　）
    A. 气瘿
    B. 肉瘿
    C. 筋瘿
    D. 血瘿
    E. 石瘿

3. 筋瘤寒湿凝筋证内服方宜选（　　）
    A. 补阳还五汤
    B. 阳和汤
    C. 当归四逆汤
    D. 暖肝煎合当归四逆汤

E. 暖肝煎

4. 引发肉瘿的主要因素是（　　）
   A. 情志内伤
   B. 肝肾不足
   C. 脾胃不和
   D. 气郁痰凝
   E. 心脾两虚

5. 筋瘤之劳倦伤气证的主治方剂是（　　）
   A. 补中益气汤
   B. 参苓白术散
   C. 当归四逆汤
   D. 暖肝煎
   E. 以上均非

6. 一退休教师，小腿青筋怒张、迂曲20余年，久站久行或劳累时青筋迂曲加重，伴下坠不适感，平素气短乏力，食少腹胀，查舌淡、苔白，脉缓而无力，辨证用方，宜选（　　）
   A. 萆薢渗湿汤加减
   B. 暖肝煎加减
   C. 补中益气汤加减
   D. 四妙勇安汤加减
   E. 四物汤加减

7. 一中年妇女，结喉正中稍右有一半球形肿块如鸡蛋大，边界清楚，表面光滑，质地中等无压痛，皮色如常，随吞咽上下移动。多诊断为（　　）
   A. 气瘿
   B. 肉瘿
   C. 石瘿
   D. 血瘿
   E. 筋瘿

8. 患者，女，50岁。下肢酸胀感近10年，加重伴疼痛1年，双侧下肢内侧可见曲张静脉，静脉盘曲，状如蚯蚓，表面色青紫，舌有瘀点，脉细涩，诊为筋瘤。其中医证型是（　　）
   A. 劳倦伤气证
   B. 寒湿凝筋证
   C. 外伤瘀滞证
   D. 血脉瘀阻证
   E. 热毒伤阴证

9. 中医认为与血瘤的发生关系最密切的因素是（　　）
   A. 外伤
   B. 风
   C. 湿
   D. 外感
   E. 火

10. 患者，男，44岁，教师。小腿青筋怒张、迂曲5年，久站后加重，伴酸胀感。首先考虑的诊断是（　　）
    A. 股肿
    B. 血栓性浅静脉炎
    C. 筋瘤
    D. 臁疮
    E. 脱疽

11. 患者，女，24岁，颈喉结处漫肿、结块，边界不清，随喜怒消长，皮色不变，质软无压痛，急躁易怒，善太息，舌淡红，苔薄，脉沉弦。治疗应首选的方剂是（　　）
    A. 柴胡疏肝散加减
    B. 四海舒郁丸加减
    C. 四海舒郁丸合右归饮加减
    D. 阳和汤加减
    E. 牛蒡解肌汤加减

12. 患部肿块柔软无痛，可随喜怒而消长的瘿病是（　　）
    A. 气瘿
    B. 肉瘿
    C. 筋瘿
    D. 血瘿
    E. 石瘿

13. 患者，女，40岁。右侧甲状腺肿物半年，甲状腺肿块柔韧，随吞咽上下移动，伴有急躁易怒、汗出心悸、失眠多梦、月经不调，舌红，苔薄，脉弦。治疗应选择的方药是（　　）
    A. 四海舒郁丸
    B. 逍遥散合海藻玉壶汤
    C. 生脉散合海藻玉壶汤
    D. 牛蒡解肌汤
    E. 柴胡清肝汤

14. 患者，男，56岁。右侧耳后肿块1个月，形如栗子，顶突根深，按之坚硬，推之不移，皮色不变，局部无热及疼痛。考虑诊断为（　　）
    A. 颈痈
    B. 肉瘤
    C. 石瘿
    D. 锁喉痈
    E. 失荣

15. 一女婴右臂有一扁平肿块，质软如海绵，色紫红，按压肿块可缩小。宜诊断为（　　）
    A. 气瘤
    B. 筋瘤
    C. 血瘤
    D. 肉瘤
    E. 脂瘤

16. 患者，女，35岁，左腰部发现一核桃大肿物，色如肌肤，质地柔软，推之可移动，不痛不痒，

生长缓慢，该患者可诊断为（　　）

A．丹毒
B．痈
C．发
D．血瘤
E．肉瘤

17．气瘿主要的中医证型为（　　）

A．肝郁气滞证
B．气滞痰凝证
C．气阴两虚证
D．风热痰凝证
E．气滞血瘀证

18．甲状腺肿物表面光滑，可随吞咽上下移动，按之不痛，生长缓慢。中医称之为（　　）

A．失荣
B．肉瘤
C．石瘿
D．肾岩翻花
E．肉瘿

19．患者，女，19岁。半月前无意中发现颈部粗大，无异常不适。颈部呈弥漫性肿大，边缘不清，皮色不变，无触痛，并可扪及数个大小不等的结节，随吞咽动作而上下移动。具体诊断是（　　）

A．气瘿
B．石瘿
C．肉瘿
D．瘿痈
E．颈痈

20．中医学肉瘤相当于西医学的疾病是（　　）

A．皮脂腺囊肿
B．脂肪瘤
C．血管瘤
D．急性淋巴结炎
E．恶性淋巴瘤

21．以筋脉色紫，盘曲突起，状如蚯蚓，形成团块为主要特征的是（　　）

A．血瘤
B．筋瘤
C．蛇串疮
D．肉瘤
E．颈痈

A3和A4型题

说明：为共用题干单选题，考题是以一个共同题干的临床案例出现，请从中选择一个最佳答案。

（1～5题共用题干）

患者，女，45岁。来诊时见颈部肿块。

1．[第一问] 若肿块坚硬如石，高低不平，不能随吞咽上下移动，诊断为（　　）

A．筋瘿
B．气瘿
C．肉瘿
D．瘿痈
E．石瘿

2．[第二问] 若为突发肿块，肿胀疼痛，吞咽时疼痛加重，伴恶寒发热，诊断为（　　）

A．石瘿
B．筋瘿
C．气瘿
D．肉瘿
E．瘿痈

3．[第三问] 若为弥漫性肿大，边缘不清，随吞咽上下移动，诊断为（　　）

A．筋瘿
B．肉瘿
C．气瘿
D．瘿痈
E．石瘿

4．[第四问] 若肿块柔韧而圆，如肉团状，发展缓慢，诊断为（　　）

A．气瘿
B．石瘿
C．瘿痈
D．肉瘿
E．筋瘿

5．[第五问] 若确诊为石瘿，应首选的治法为（　　）

A．手术治疗
B．放射疗法
C．金黄散外敷
D．多食含碘丰富的食物
E．外贴冲和膏

第五节 蛇串疮、疣、癣、湿疮、瘾疹、白疕、白驳风、黧黑斑【掌握】

A1和A2型题
说明：为单选题，5个选项中可能同时有最佳正确答案和非错误答案，请从中选择一个最佳答案。

1. 尖锐湿疣发病的病原体为（　　）
   A. 单纯疱疹病毒
   B. 人乳头状瘤病毒
   C. 梅毒螺旋体
   D. 杜克雷嗜血杆菌
   E. 淋病奈瑟球菌

2. 关于湿疮的诊断依据，描述**错误**的是（　　）
   A. 急性、亚急性损害为多形性
   B. 慢性湿疹呈局限性，皮肤增厚
   C. 急性发作时有明显诱因
   D. 部位不定，常对称分布
   E. 急、慢性湿疹多伴瘙痒

3. 患者，女，24岁。进食海鲜后出现全身散在多发皮肤风团，色红，大小不等，瘙痒明显。考虑诊断为（　　）
   A. 黄水疮
   B. 接触性皮炎
   C. 药毒
   D. 瘾疹
   E. 梅毒

4. 进行期白疕外用药可选用（　　）
   A. 黄连膏
   B. 硫黄软膏或硼酸软膏
   C. 风油膏或雄黄膏
   D. 清凉油乳剂或黄柏霜
   E. 三黄洗剂

5. 患者入冬后全身皮疹逐渐增多，呈点滴状，颜色鲜红，层层鳞屑，刮去鳞屑有点状出血，发展迅速，瘙痒剧烈，伴口干舌燥，咽喉疼痛，大便干燥，小便短赤；舌质红，舌苔薄黄，脉弦滑。其诊断及证候属（　　）
   A. 白疕，湿毒蕴阻证
   B. 白疕，气血瘀滞证
   C. 白疕，血虚风燥证
   D. 白疕，火毒炽盛证
   E. 白疕，血热内蕴证

6. 下列哪项**不是**慢性湿疮的临床表现（　　）
   A. 常先有痒感，随后再起皮疹
   B. 多由急性、亚急性湿疹转变而来
   C. 患部皮肤苔藓样变
   D. 好发于头面、四肢伸侧、外阴
   E. 常有鳞屑，阵发性瘙痒

7. 白疕进行期常用的方药是（　　）
   A. 消风散合犀角地黄汤
   B. 当归饮子
   C. 桃红四物汤
   D. 萆薢渗湿汤
   E. 五味消毒饮

8. 下面的哪一种情况**不符合**白疕的皮损特点（　　）
   A. 束状发
   B. 搔抓后易糜烂，继发感染
   C. 表面覆盖多层干燥银白色鳞屑
   D. 刮除鳞屑则露出发亮的半透明的薄膜
   E. 指甲甲板可呈顶针状凹陷

9. 患者外出遇风后起风团，进入室内风团自行消退，反复发作3天，风团呈白色，遇寒加重，伴有恶寒怕冷，舌淡红，苔薄白，脉浮紧，辨证属（　　）
   A. 血虚风燥证
   B. 胃肠湿热证
   C. 风热犯表证
   D. 风寒束表证
   E. 冲任不调证

10. 下列可出现苔藓样变的疾病是（　　）
    A. 急性湿疮
    B. 慢性湿疮
    C. 疥疮
    D. 黄水疮
    E. 热疮

11. 患者全身起皮疹3天，躯干潮红，四肢泛发丘疱疹，灼热，瘙痒剧烈，抓破渗水；伴心烦口渴，身热不扬，大便干，小便短赤；舌红，苔黄，脉滑数。其诊断为（　　）
    A. 湿疮
    B. 瘾疹

C. 黄水疮
D. 热疮
E. 蛇串疮

12. 患者进食鱼虾后全身起风团，风团片大、色红、瘙痒剧烈，伴脘腹疼痛，恶心呕吐，大便泄泻；舌红，苔黄腻，脉弦滑数。辨证属（　　）
    A. 血虚风燥证
    B. 胃肠湿热证
    C. 风热犯表证
    D. 风寒束表证
    E. 冲任不调证

13. 白秃疮相当于西医学的（　　）
    A. 黄癣
    B. 白癣
    C. 手癣
    D. 脚癣
    E. 股癣

14. 高热过程中在皮肤黏膜交界处所发生的疱疹是（　　）
    A. 热疮
    B. 蛇串疮
    C. 湿疮
    D. 黄水疮
    E. 疥疮

15. 治疗湿疮湿热蕴肤证，应首选的方剂是（　　）
    A. 龙胆泻肝汤合萆薢渗湿汤加减
    B. 除湿胃苓汤或参苓白术散加减
    C. 当归饮子加减
    D. 四物消风饮加减
    E. 清瘟败毒饮加减

16. 皮疹多沿某一周围神经分布，排列呈带状，发于身体一侧，不超过正中线，疼痛剧烈的是（　　）
    A. 热疮
    B. 蛇串疮
    C. 湿疮
    D. 黄水疮
    E. 疥疮

17. 可自身接种的疣是（　　）
    A. 疣目
    B. 扁瘊
    C. 鼠乳
    D. 跖疣
    E. 丝状疣

18. 蛇串疮的特征是（　　）
    A. 皮疹多形性
    B. 红色丘疹，散在分布
    C. 粟粒状丘疹，散在分布
    D. 簇集性水疱呈带状分布
    E. 粟粒状丘疹呈带状分布

19. 白疕反复不愈，皮疹呈斑块状，鳞屑较厚，颜色暗红，舌紫暗，脉细缓，证属（　　）
    A. 血热内蕴证
    B. 血虚风燥证
    C. 气血瘀滞证
    D. 湿毒蕴阻证
    E. 火毒炽盛证

20. 蛇串疮的典型临床表现是（　　）
    A. 全身散在分布的浆液性小水疱
    B. 沿某一周围神经分布的带状集簇性皮疹
    C. 皮肤、黏膜交界处的集簇性小水疱
    D. 散在分布的乳头瘤样增生
    E. 局部皮肤色素脱失斑

21. 治疗瘾疹血虚风燥证，应首选的方剂是（　　）
    A. 麻黄桂枝各半汤
    B. 消风散
    C. 防风通圣散
    D. 当归饮子
    E. 二仙汤

22. 蛇串疮皮疹消退后局部疼痛不止，其治法应为（　　）
    A. 清泄肝火，解毒止痛
    B. 健脾利湿，解毒止痛
    C. 理气活血，通络止痛
    D. 养血活血，清热解毒
    E. 清化湿热，活血化瘀

23. 治疗瘾疹胃肠湿热证，应首选的方剂是（　　）
    A. 麻黄桂枝各半汤
    B. 消风散
    C. 防风通圣散
    D. 当归饮子
    E. 二仙汤

24. 引发癣的病原是（　　）
    A. 病毒
    B. 细菌
    C. 真菌
    D. 螺旋体
    E. 寄生虫

A3和A4型题

说明：为共用题干单选题，考题是以一个共同题干的临床案例出现，请从中选择一个最佳答案。

（1～4题共用题干）

患者，男，35岁，5日前全身无明显诱因出现风团片，色红，瘙痒剧烈，同时伴脘腹疼痛，恶心呕吐，神疲纳呆，大便溏，舌红，苔黄腻，脉弦滑。

1. ［第一问］该患者可诊断为（　　）
   A. 湿疹
   B. 瘾疹
   C. 白疕
   D. 鹅掌风
   E. 药毒
2. ［第二问］证型为（　　）
   A. 风寒束表
   B. 风热犯表
   C. 胃肠湿热
   D. 血虚风燥
   E. 肝经郁热
3. ［第三问］其治法可为（　　）
   A. 疏风散寒，解表止痒
   B. 疏风清热，解表止痒
   C. 疏风解表，通腑泄热
   D. 养血祛风，润燥止痒
   E. 清热凉血，消肿止痒
4. ［第四问］治疗应首选的方剂是（　　）
   A. 防风通圣散加减
   B. 黄芪桂枝五物汤加减
   C. 牛蒡解肌汤加减
   D. 消风散加减
   E. 桂枝麻黄各半汤加减

C型题

说明：为案例分析题，考题是以一个共同题干的临床案例出现，其中有一个或多个答案。

（1～5题共用题干）

患儿，男性，9岁，因"周身皮疹伴瘙痒2周"来诊。患者2周前周身起疹，色白，自觉瘙痒。皮疹此起彼愈，全身游走，多在晨起及入夜时发作，遇冷水或受风寒后加重，得暖则轻。经口服抗组胺药，静脉注射葡萄糖酸钙、地塞米松等治疗，仍旧反复发作。发作时不伴有腹痛、腹泻及呼吸不畅等症状。否认发病前有服药史及既往类似发作史。恶寒畏风，口不渴，纳可，二便调，夜寐欠安。舌淡红，苔薄白，脉浮缓。查体：躯体、四肢可见散在大小不等的白色风团，周围有少许红晕，皮肤划痕症阴性。

1. ［第一问］此患儿的西医诊断是（　　）
   A. 水痘
   B. 多形性红斑
   C. 药疹
   D. 荨麻疹
   E. 色素性荨麻疹
   F. 接触性皮炎
   G. 湿疹
2. ［第二问］此患儿中医证候诊断是（　　）
   A. 风寒外袭
   B. 卫外不固
   C. 心经郁热
   D. 气血两虚
   E. 脾胃湿热
   F. 虫积伤脾
   G. 风热相搏
3. ［第三问］其治疗原则应为（　　）
   A. 凉血清心，安神止痒
   B. 疏风散寒，调和营卫
   C. 固表御风敛汗
   D. 清脾和胃，疏理气机，清利湿热
   E. 益气养血
   F. 疏散风热
   G. 驱虫健脾，消滞止痒
4. ［第四问］治疗可以选用的方剂是（　　）
   A. 消风散
   B. 玉屏风散
   C. 荆防败毒散
   D. 乌梅丸合保和丸
   E. 除湿胃苓汤
   F. 八珍汤
   G. 天王补心丹
5. ［第五问］恶寒明显，可加的药物是（　　）
   A. 黄芪
   B. 蜈蚣
   C. 肉桂
   D. 白术
   E. 附子
   F. 龙骨

G. 牡蛎　　　　　　　　　　　H. 乌梢蛇

第六节　药毒、猫眼疮、热疮、瓜藤缠、粉刺、白屑风、酒渣鼻【熟悉】

A1和A2型题
说明：为单选题，5个选项中可能同时有最佳正确答案和非错误答案，请从中选择一个最佳答案。

1. 患者颜面部出现红色丘疹，伴痒痛，有脓疱口渴喜饮，大便秘结，小便短赤，舌红苔黄，脉弦滑。治疗宜首选（　　）
   A. 茵陈蒿汤加减
   B. 二陈汤合桃红四物汤加减
   C. 枇杷清肺饮加减
   D. 甘露消毒丹加减
   E. 普济消毒饮加减

2. 药毒气阴两虚证的治疗方剂首选（　　）
   A. 萆薢渗湿汤
   B. 清营汤
   C. 增液汤合益胃汤
   D. 消风散
   E. 五神汤

3. 药毒引起皮肤发疹的主要原因是（　　）
   A. 由体虚气血不足，肌肤失去濡养所致
   B. 禀赋不耐，药毒入侵所引起的皮肤发疹
   C. 由细菌感染所致的皮肤发疹
   D. 由真菌感染刺激所引起的皮肤发疹
   E. 由胃肠湿热，蕴久成毒发于肌肤所致

4. 我国第一部论述梅毒的专著是（　　）
   A.《岭南卫生方》
   B.《备急千金要方》
   C.《韩氏医通》
   D.《霉疮秘录》
   E.《外科理例》

5. 白屑风的临床特点是（　　）
   A. 毛囊口棘状隆起、糠状鳞屑为特征，一般无自觉症状，或有轻度瘙痒
   B. 以颜面、胸、背等处见丘疹顶端如棘状，可挤出白色碎米样粉汁为主的毛囊、皮脂腺的慢性炎症
   C. 色斑对称分布，大小不定，形态不规则，边界清楚，无自觉症状
   D. 皮肤出现大小不同，形态各异的白斑为主要临床表现的后天性局限性色素脱失性皮肤病
   E. 以紫红色的多角形扁平丘疹为典型皮损，表面有蜡样光泽

6. 猫眼疮的典型皮损是（　　）
   A. 苔藓样变
   B. 疱疹
   C. 虹膜样特征性红斑
   D. 皮肤黏膜青紫斑点
   E. 卫星状结节

7. 瓜藤缠指的是（　　）
   A. 一种发生于下肢的结节性红斑、皮肤血管炎性皮肤病
   B. 一种缠绕在四肢的血管炎性疾病
   C. 一种以靶形红斑为主，兼有丘疹
   D. 一种皮肤出现风团，时隐时现的过敏性皮肤病
   E. 一种无明显原发性皮损，而以瘙痒为主的皮肤感觉异常疾病

第七节　痔疮、肛痈、肛漏、锁肛痔【掌握】

A1和A2型题
说明：为单选题，5个选项中可能同时有最佳正确答案和非错误答案，请从中选择一个最佳答案。

1. 患者，男，30岁。肛门周围反复流脓水3年。检查：肛周多处外口，指诊截石位6点肛窦处触及凹陷性硬结，肛管直肠环弹性良好。其诊断是（　　）
   A. 低位复杂肛漏

B. 高位复杂肛漏
C. 肛门部化脓性汗腺炎
D. 低位单纯肛漏
E. 高位单纯肛漏

2. 直肠肛管周围间隙发生感染而形成脓肿，称为（　　）
   A. 肛隐窝炎
   B. 肛痈
   C. 肛漏
   D. 肛裂
   E. 脱肛

3. 肛漏常用的外治法为（　　）
   A. 熏洗法
   B. 外敷法
   C. 塞药法
   D. 枯痔法
   E. 挂线法

4. 球头银丝检查适用于哪种疾病（　　）
   A. 肛裂
   B. 肛痈
   C. 肛漏
   D. 息肉痔
   E. 肛乳头肥大

5. 锁肛痔的检查，首先应行（　　）
   A. 直肠指检
   B. B超
   C. CT
   D. 气钡双重对比造影检查
   E. 纤维结肠镜

6. **除**哪项外，下列疾病均可引起肛门部肿痛（　　）
   A. 肛痈
   B. 内痔嵌顿
   C. 血栓性外痔
   D. 息肉痔
   E. 肛漏

7. 患者，女，53岁。间断便血半年，未诊治，2日前出现排便困难，伴腹胀，肛查距齿状线5cm处可触及直肠肿物，质硬，阻塞肠腔。考虑诊断为（　　）
   A. 外痔
   B. 混合痔
   C. 肛漏
   D. 脱肛
   E. 锁肛痔

8. 肛漏外口位于截石位5点，距肛门缘6cm，其内口多在几点位（　　）
   A. 12点
   B. 3点
   C. 6点
   D. 7点
   E. 11点

9. 治疗高位肛漏时宜选用（　　）
   A. 切开法
   B. 切除法
   C. 结扎法
   D. 挂线法
   E. 切开加挂线法

10. 患者，男，25岁。肛旁时流脓水，口苦，小便赤。查局部，见截石位4点，距肛缘4cm，有一外口，外口呈凸形，脓水较稠厚，局部可扪及硬索，内口位于齿线肛窦处。其诊断是（　　）
    A. 低位单纯性肛瘘
    B. 低位复杂性肛瘘
    C. 高位单纯性肛瘘
    D. 高位复杂性肛瘘
    E. 低位多发性肛瘘

11. 关于肛痈，错误的描述是（　　）
    A. 突发性肛门肿痛
    B. 坠胀
    C. 骨盆直肠间隙脓肿局部症状明显
    D. 肛门旁皮下脓肿溃后形成低位肛瘘
    E. 直肠后间隙脓肿骶尾部可有钝痛

12. 患者，女，52岁，肛旁时肿痛，流脓水反复发作2年余，形体消瘦，潮热盗汗，心烦少寐，舌红少津，脉细数，局检：截石位9点距肛缘约2.5cm处见一凹陷潜行性溃口，未触及明显硬索，直肠指诊：同位齿线附近可触及凹陷，其诊断是（　　）
    A. 低位单纯性肛瘘
    B. 低位复杂性肛瘘
    C. 高位单纯性肛瘘
    D. 高位复杂性肛瘘
    E. 马蹄形肛瘘

13. 肛漏的主要症状是（　　）
    A. 便秘、便血、脱出
    B. 肛门肿痛、便秘
    C. 肛门流脓、疼痛、瘙痒
    D. 流脓、疼痛、异物感
    E. 流脓、便血、瘙痒

14. 枯痔散疗法的作用机制是（　　）
    A. 湿性坏死疗法
    B. 干性坏死疗法
    C. 硬化萎缩疗法
    D. 插药疗法
    E. 以上均不对

15. 下列哪项**不是**肛瘘手术治疗的原则（　　）
    A. 正确寻找和处理内口

B. 最大程度地保留肛门功能
C. 创面保持引流通畅
D. 重视术后处理，防止假性愈合
E. 不可勉强行一次切开术

16. 发生于直肠黏膜上的赘生物，称为（   ）
    A. 内痔
    B. 血栓痔
    C. 息肉痔
    D. 混合痔
    E. 锁肛痔

17. 患者，女，22岁，大便带血，血色鲜红，便后无肿物脱出，伴肛门疼痛，排便时疼痛，排便后稍好转，接着又有剧烈疼痛，约持续半小时后才逐渐缓解。可能的诊断是（   ）
    A. 炎性外痔
    B. 血栓性外痔
    C. 肛周脓肿
    D. 肛裂
    E. 肛窦炎

18. 患者，男，23岁。肛门部肿胀，疼痛，伴异物感1日。查肛缘3点处可见2cm×2cm×3cm的隆起，表面紫暗，质韧、有压痛、无波动感。其诊断是（   ）
    A. 内痔脱出嵌顿
    B. 直肠息肉
    C. 结缔组织性外痔
    D. 炎性外痔
    E. 血栓性外痔

19. 血栓性外痔的好发部位是（   ）
    A. 截石位3、7、11点
    B. 截石位6、12点
    C. 截石位3、9点
    D. 截石位5、7点
    E. 截石位2、5点

20. 患者，女，51岁。无痛性便血2周，纤维结肠镜检查示肛管无异常肿物，距肛门约7cm直肠黏膜后壁可见赘生物，色红，边界清，有蒂。考虑诊断为（   ）
    A. 内痔
    B. 混合痔
    C. 息肉痔
    D. 脱肛
    E. 锁肛痔

21. 大便出血，同时伴有黏液，呈持续性，肛门坠胀，多为（   ）
    A. 息肉痔
    B. 内痔
    C. 混合痔
    D. 肛裂
    E. 锁肛痔

A3和A4型题

说明：为共用题干单选题，考题是以一个共同题干的临床案例出现，请从中选择一个最佳答案。

（1～5题共用题干）

患者，男，25岁，肛周肿痛剧烈，持续数日不减，难以入睡，肛周红肿，按之有波动感，伴恶寒发热，口干便秘，小便困难，舌红苔黄，脉弦滑。

1. [第一问] 该患者可辨证为（   ）
   A. 气滞血瘀证
   B. 热毒蕴结证
   C. 火毒炽盛证
   D. 阴虚毒恋证
   E. 脾虚湿滞证

2. [第二问] 其治法为（   ）
   A. 清热解毒
   B. 清热解毒透脓
   C. 养阴清热，祛湿解毒
   D. 健脾祛湿消肿
   E. 清热化湿止痛

3. [第三问] 治疗应首选（   ）
   A. 仙方活命饮加减
   B. 黄连解毒汤加减
   C. 透脓散加减
   D. 青蒿鳖甲汤合三妙丸加减
   E. 普济消毒饮加减

4. [第四问] 若患者为深部脓肿，应行哪种切口（   ）
   A. 弧形切口
   B. 放射状切口
   C. S形切口
   E. V形切口
   D. 环形切口

5. [第五问] 若该患者日久不愈，溃后大多可形成（   ）
   A. 肛裂
   B. 肛漏
   C. 内痔
   D. 血栓性外痔
   E. 混合痔

第八节 精浊、精癃、不育、前列腺癌【熟悉】

A1和A2型题

说明：为单选题，5个选项中可能同时有最佳正确答案和非错误答案，请从中选择一个最佳答案。

1. 前列腺炎的病因病机是（   ）
   A. 湿热、血热、瘀滞
   B. 肾虚、痰浊、瘀滞
   C. 肾虚、湿热、瘀滞
   D. 肾虚、血热、湿热
   E. 肾虚、血热、瘀滞

2. 前列腺炎患者以少腹、会阴、睾丸、腰骶隐痛为主，舌暗或有瘀点瘀斑，脉多沉涩，辨证为（   ）
   A. 肾阳不足证
   B. 阴虚火动证
   C. 湿热壅阻证
   D. 湿瘀互阻证
   E. 气滞血瘀证

3. 患者，男，39岁。尿道中有白色分泌物滴出3年，伴腰膝酸软，头晕眼花，失眠多梦，遗精，舌红少苔，脉细数。治疗应首选（   ）
   A. 右归丸
   B. 左归丸
   C. 大分消饮
   D. 龙胆泻肝丸
   E. 知柏地黄丸

4. 某男，62岁，进行性排尿困难5月余，伴头晕目眩，腰膝酸软，失眠多梦，咽干。舌红苔黄，脉细数。前列腺指诊：前列腺Ⅱ度增大，中央沟变浅，光滑有弹性，诊断为精癃，治宜（   ）
   A. 八正散
   B. 萆薢分清饮
   C. 补中益气汤
   D. 知柏地黄汤
   E. 龙胆泻肝汤

5. 预防与调摄精浊的方法，**不正确**的是（   ）
   A. 急性精浊禁忌按摩
   B. 禁酒
   C. 忌过食肥甘及刺激性食物
   D. 避免频繁性冲动
   E. 禁止触诊前列腺

6. 与精癃患者直肠指诊前列腺的特征**不符**的是（   ）
   A. 表面光滑而无结节
   B. 边缘清楚
   C. 中等硬度且富有弹性
   D. 压痛明显
   E. 中央沟变浅或消失

7. 精浊好发于男性（   ）
   A. 婴幼儿
   B. 儿童
   C. 少年
   D. 青壮年
   E. 老年

A3和A4型题

说明：为共用题干单选题，考题是以一个共同题干的临床案例出现，请从中选择一个最佳答案。

（1～4题共用题干）

患者，65岁，男性，近8年来夜尿次数由2～3次渐增至4～5次，排尿涩滞不畅，昨晚发生小便欲解不能，小腹急满胀痛，舌暗、脉细涩，直肠指诊前列腺增大约5.5cm×4.1cm×3.3cm，中央沟消失，质韧有弹性，光滑无结节。

1. [第一问] 首先考虑的疾病是（   ）
   A. 泌尿系结核
   B. 前列腺炎
   C. 良性前列腺增生
   D. 膀胱结石
   E. 神经源性膀胱

2. [第二问] 应辨证为（   ）
   A. 中气下陷，膀胱失约
   B. 肾阴不足，水道不利
   C. 肾阳虚弱，气化无权
   D. 湿热下注，膀胱滞涩
   E. 下焦蓄血，瘀阻膀胱

3. [第三问] 选择的治则应为（　　）
   A. 补中益气，制约膀胱
   B. 滋肾养阴，清利膀胱
   C. 补肾温阳，化气行水
   D. 活血化瘀，通气利水
   E. 清热化湿，通利膀胱

4. [第四问] 方药应为（　　）
   A. 活血散瘀汤加萹蓄、瞿麦
   B. 补中益气汤加萹蓄、瞿麦
   C. 代抵当汤加萹蓄、瞿麦
   D. 前列腺汤加萹蓄、瞿麦
   E. 八正散或龙胆泻肝汤加减

第九节　臁疮、股肿、脱疽、烧伤、肠痈【掌握】

> **A1和A2型题**
> 说明：为单选题，5个选项中可能同时有最佳正确答案和非错误答案，请从中选择一个最佳答案。

1. 有关肠痈的叫法，下列哪一项是**错误**的（　　）
   A. 大肠痈
   B. 小肠痈
   C. 结肠痈
   D. 缩脚肠痈
   E. 盘肠痈

2. 治疗肠痈热毒证的代表方剂是（　　）
   A. 仙方活命饮
   B. 黄连解毒汤合五味消毒饮
   C. 大黄牡丹汤
   D. 复方大柴胡汤
   E. 大黄牡丹汤合透脓散

3. 臁疮的好发部位是（　　）
   A. 前臂下 1/3
   B. 足部
   C. 臀部
   D. 小腿下 1/3
   E. 膝内侧

4. 肠痈最有意义的体征是（　　）
   A. 墨菲征
   B. 腹部包块
   C. 肾区叩击痛
   D. 脐周压痛
   E. 右下腹压痛

5. 老年消渴患者，病史近20年，10年前出现足部麻木、发凉不适，近5年症状加重，下肢乏力，伴有足趾疼痛，3周前洗脚后出现左足破溃，近1周足部溃疡发展迅速，伴脓性分泌物，肉色灰暗，周围组织红肿，昼夜疼痛，舌红，苔黄腻，脉弦数，辨证用方宜选（　　）
   A. 黄芪鳖甲汤加减
   B. 温胆汤加减
   C. 四妙勇安汤加减
   D. 八珍汤加减
   E. 阳和汤加减

6. 治疗股肿湿热下注证的代表方剂是（　　）
   A. 四妙勇安汤
   B. 清利通络汤
   C. 通络活血汤
   D. 复元活血汤
   E. 活血散瘀汤

7. 肠痈初期最典型的症状是（　　）
   A. 腹痛
   B. 腹泻
   C. 发热
   D. 便秘
   E. 呕吐

8. 脱疽湿热毒盛型的内服代表方是（　　）
   A. 五神汤
   B. 五味消毒饮
   C. 四妙汤
   D. 四妙勇安汤
   E. 四妙散

9. 肠痈，症见右少腹疼痛，呈持续性、进行性加剧，右下腹局限性压痛，轻度发热，恶心纳差，苔白腻，脉弦滑或弦紧。治宜（　　）
   A. 行气活血，通腑泄热
   B. 通腑泄热，利湿解毒
   C. 通腑泄热，解毒透脓
   D. 通腑排脓，养阴清热
   E. 温阳健脾，化毒排脓

10. 气虚湿阻型股肿治疗宜选用（　　）
    A. 和营活血，利湿通络
    B. 健脾利湿，活血通络
    C. 益气健脾，祛湿通络
    D. 健脾渗湿，活血通络

E. 健脾益气，利水消肿

11. 臁疮疮面有较多腐肉，外用药宜选（　　）
    A. 红油膏
    B. 七三丹
    C. 九一丹
    D. 白玉膏
    E. 生肌玉红膏

12. 患者，女性，29岁，产后1周，突发左下肢肿胀、增粗，皮肤发红、肢体疼痛，查舌红、苔黄、脉弦滑，辨证应为（　　）
    A. 肝气郁滞证
    B. 寒凝血瘀证
    C. 湿热下注证
    D. 血脉瘀阻证
    E. 湿热毒盛证

13. 肠痈患者外敷药物时，常选用以下哪一种药物（　　）
    A. 紫草膏
    B. 玉红膏
    C. 青黛散
    D. 金黄散
    E. 二黄散

14. 患者，女，34岁。子宫切除术后10天，突然出现左下肢肿胀、疼痛、行走不利。诊断应先考虑（　　）
    A. 筋瘤
    B. 青蛇毒
    C. 股肿
    D. 脱疽
    E. 丹毒

15. 肠痈，症见右少腹疼痛固定不移，腹皮挛急，可触及包块，有压痛、反跳痛，壮热、脘腹胀闷，恶心欲呕，大便秘结，舌红、苔黄腻。治宜（　　）
    A. 行气活血，通腑泄热
    B. 通腑泄热，利湿解毒
    C. 通腑泄热，解毒透脓
    D. 通腑排脓，养阴清热
    E. 温阳健脾，化毒排脓

16. **不属于**脱疽的常见证型的是（　　）
    A. 寒湿证
    B. 血瘀证
    C. 热毒证
    D. 气血两虚证
    E. 脾胃两虚证

17. 桃红四物汤宜用于脱疽的哪一证型的治疗（　　）
    A. 气阴两虚证
    B. 热毒伤阴证
    C. 血脉瘀阻证
    D. 寒湿阻滞证
    E. 湿热毒盛证

18. 患者，女，39岁。转移性右下腹痛1天，疼痛为持续性，查体右下腹压痛、反跳痛，伴恶心纳差，苔白腻，脉弦滑。考虑诊断为（　　）
    A. 上尿路结石
    B. 胆石症
    C. 胃溃疡穿孔
    D. 胰腺炎
    E. 肠痈

19. 股肿最大的危害是（　　）
    A. 肿胀
    B. 疼痛
    C. 坏疽
    D. 肺栓塞
    E. 心肌梗死

20. 参苓白术散加减可用于下列何病何证（　　）
    A. 脱疽，寒湿阻络证
    B. 臁疮，气虚血瘀证
    C. 股肿，气虚湿阻证
    D. 筋瘤，劳倦伤气证
    E. 恶脉，湿热证

21. **不属于**脱疽局部缺血期临床表现的是（　　）
    A. 静息痛
    B. 间歇性跛行
    C. 足背动脉搏动减弱
    D. 患肢麻木
    E. 患肢发凉

第十节　胆石症、破伤风、水疝、冻疮【熟悉】

A1和A2型题
说明：为单选题，5个选项中可能同时有最佳正确答案和非错误答案，请从中选择一个最佳答案。

1. Ⅱ°冻疮指的是（　　）
    A. 损伤在表皮层

B. 损伤达真皮层
C. 损伤达全皮层或深及皮下组织
D. 损伤深达肌肉、骨骼
E. 损伤达筋膜下

2. 关于严重冻疮的复温措施，**不正确**的是（　　）
A. 口服姜汤
B. 口服少量温酒
C. 吸氧
D. 用雪搓洗
E. 输入加温葡萄糖溶液

3. 一名冻伤患者，冻伤部位疼痛、微红，喜暖怕冷，舌淡苔白，脉沉细。其证属（　　）
A. 阴盛阳衰证
B. 血虚寒凝证
C. 气血两虚证
D. 瘀滞化热证
E. 阴虚血瘀证

4. 下列关于严重冻疮复温措施中，**错误**的是（　　）
A. 口服姜汤
B. 少量饮酒
C. 输入加温葡萄糖液
D. 冷水浴
E. 将冻肢置于救护者怀中

5. 冻疮的命名方法是（　　）
A. 以病因命名
B. 以部位命名
C. 以疾病特征命名
D. 以形态命名
E. 以范围大小命名

6. 全身性冻伤患者宜采取的急救措施是（　　）
A. 给予含乙醇的饮料
B. 脱去冰冷潮湿的衣物
C. 立即用火烤
D. 立即冷水浴
E. 用雪搓身体

7. 浅Ⅰ度烧伤创面无感染时的愈合时间为（　　）
A. 2～3 天
B. 3～5 天
C. 7～14 天
D. 21～28 天
E. 1 个月

8. 水疝是指（　　）
A. 阴囊内有水湿停滞，以不红不热、状如水晶为特征的一种疾病
B. 阴茎海绵体白膜发生纤维化硬结的一种疾病
C. 附睾有慢性硬结，逐渐增大，形成脓肿的一种疾病
D. 以睾丸或附睾肿胀疼痛为特点的疾病
E. 阴囊一侧肿物，卧则入腹，立则出囊，用手轻压可纳回腹内的疾病

第十一节　中医外科学发展中的学术流派，著名医家的学术观点【了解】

A1和A2型题

说明：为单选题，5个选项中可能同时有最佳正确答案和非错误答案，请从中选择一个最佳答案。

1.《疡科心得集》指出"凡治痈肿，先辨（　　）"
A. 寒热
B. 虚实阴阳
C. 表里寒热
D. 病位深浅
E. 发病缓急

2. 把医师分为疾医、疡医、食医、兽医四大类的是（　　）
A.《外科证治全生集》
B.《外科发挥》
C.《五十二病方》
D.《周礼·天官》
E.《疡科心得集》

3. 阳和汤出自（　　）
A.《外科证治全生集》
B.《外科发挥》
C.《五十二病方》
D.《周礼·天官》
E.《疡科心得集》

4.《外科正宗》的作者是（　　）
A. 高锦庭
B. 龚庆宣

C. 陈实功
D. 王怀隐
E. 葛洪

5. 以清代高秉钧《疡科心得集》为代表的外科学术流派是（　　）

A. 心得派
B. 全生派
C. 正宗派
D. 补土派
E. 滋阴派

第五章 相关外科疾病

第一节 疖、疖病、颜面部疖、手足部化脓性感染、急性化脓性淋巴结炎、蜂窝织炎、急性淋巴管炎、痈【掌握】

A1和A2型题
说明：为单选题，5个选项中可能同时有最佳正确答案和非错误答案，请从中选择一个最佳答案。

1. 患者，女，50岁。背部皮肤红肿5日，初期为小片皮肤硬肿，中央多个脓点，范围6cm左右，随后肿胀范围扩大，疼痛加重，伴畏寒，发热。糖尿病病史10年。最可能的诊断是（　　）
   A. 痈
   B. 疖
   C. 丹毒
   D. 皮肤腺囊肿感染
   E. 蜂窝织炎

2. 患者，男，26岁。工作时不慎擦破右小腿皮肤，2日后突然畏寒，发热，伤肢疼痛明显。查体：体温38℃。右下肢轻度肿胀，小腿及大腿中下段出现一红线，压痛明显。正确的诊断是（　　）
   A. 网状淋巴管炎
   B. 急性浅静脉炎
   C. 深层淋巴管炎
   D. 浅层淋巴管炎
   E. 急性蜂窝织炎

3. 患者，男，21岁。因左小腿被蚊虫叮咬抓破皮肤1日后，出现畏寒，发热，局部烧灼样疼痛。查体：体温39℃。左小腿外侧延至大腿中下段明显红肿，局部皮温高，呈片状红疹，微隆起，色鲜红，压之褪色。正确的诊断是（　　）
   A. 丹毒
   B. 急性皮肤感染
   C. 厌氧链球菌性肌炎
   D. 坏死性筋膜炎
   E. 急性蜂窝织炎

4. 有关痈的处理方法**错误**的是（　　）
   A. 中央部坏死组织多、全身症状重者，应手术治疗
   B. 切口应超出炎症范围
   C. 切开至皮肤全层
   D. 尽量剪除坏死组织
   E. 唇痈不宜切开

5. 男性，45岁，3天前右小腿皮肤破损处略红肿，疼痛，未予重视。今日病变扩散蔓延，疼痛加剧，伴畏寒，发热。查体：体温38.3℃，右小腿肿胀，压痛明显，表皮发红，指压稍褪色，红肿边缘界限不清。正确的诊断是（　　）
   A. 坏死性筋膜炎
   B. 急性静脉炎
   C. 产气性皮下蜂窝织炎
   D. 急性淋巴管炎
   E. 皮下蜂窝织炎

6. 判断深部脓肿时，局部一般有（　　）
   A. 波动感
   B. 疼痛及压痛
   C. 发热
   D. 结块
   E. 麻木感

7. 患者，男，50岁，右颜面部红、肿、疼痛伴发热2天，皮色鲜红，色如涂丹，压之褪色，扪之灼手，边界清楚，触痛明显，大便2日未行。治疗应首选（　　）
   A. 萆薢渗湿汤加减
   B. 五味消毒饮加减
   C. 普济消毒饮加减
   D. 黄连解毒汤加减
   E. 犀角地黄汤加减

8. 导致"疖"的致病菌多为（　　）
   A. 肺炎链球菌
   B. 金黄色葡萄球菌

C. 大肠杆菌
D. 放线菌
E. 破伤风杆菌

9. 颜面部特别是危险三角区的疖易向颅内扩散，此危险三角区是指（　　）
A. 上唇、鼻及鼻唇沟周围
B. 鼻根及额头部周围
C. 下唇及下巴周围
D. 鼻尖、上唇及下唇周围
E. 双颊、耳前及耳后周围

10. 患者突然颌下红、肿、热、痛，与正常皮肤分界不清，诊断为颌下急性蜂窝织炎，本病未及时切开减压，可导致（　　）
A. 喉头水肿
B. 扁桃体炎
C. 声音嘶哑
D. 头晕头痛
E. 气管阻塞

11. 下列说法**错误**的是（　　）
A. 急性淋巴管炎可分为丹毒和管状淋巴管炎
B. 管状淋巴管炎常继发于足癣感染
C. 浅层淋巴管炎在伤口近侧无"红线"出现
D. 急性淋巴管炎继续扩散可引起急性淋巴结炎
E. 网状淋巴管炎好发于下肢及头面部

12. 下列关于脓肿切开引流的原则及注意事项**错误**的是（　　）
A. 应在波动最明显处切开
B. 切口应尽量在脓肿最低处，以利体位引流
C. 切口一般要与皮纹、血管、神经和导管垂直
D. 脓液排尽后应用手指探查脓腔
E. 切口要有足够长度，以利引流，但不可超过脓腔壁而达正常组织

A3和A4型题

说明：为共用题干单选题，考题是以一个共同题干的临床案例出现，请从中选择一个最佳答案。

（1～2题共用题干）

女性，35岁，1周前在左臀部注射青霉素后，疼痛逐渐加重，并有发热、乏力、不思饮食等症状。体温38～39℃，脉率90～110次/分，神志清，左臀部较对侧明显肿胀，局部皮温高，但不红，压痛很明显，血白细胞计数16×10^9/L。

1. [第一问] 应考虑的诊断为（　　）
A. 坐骨神经炎
B. 药物过敏
C. 左臀部血肿
D. 神经纤维瘤
E. 深部脓肿

2. [第二问] 治疗中下列哪项是**错误**的（　　）
A. 静脉输液，补充热量和蛋白质
B. 热敷和理疗
C. 穿刺有脓，立即切开引流
D. 大剂量应用抗生素治疗
E. 向脓腔注入抗生素，以避免切开引流

C型题

说明：为案例分析题，考题是以一个共同题干的临床案例出现，其中有一个或多个答案。

（1～2题共用题干）

患者，男，65岁。右足趾间水疱伴瘙痒1个月，曾自行外用酮康唑乳膏，效果一般。5天前因瘙痒不慎抓破足趾间皮肤，随即出现发热，体温在38.5～39℃，当晚右小腿出现红肿、疼痛，皮疹增多，红斑范围扩大，肿胀加重，伴渗液。查体：体温38.5℃，血压120/70mmHg，心率90次/分；急性面容，右小腿伸侧可见片状手掌大小水肿性红斑，边界清楚，表面紧张，皮温增高，触痛；右足趾间可见脱屑、丘疹、水疱、渗液、局部皮肤发白。

1. [第一问] 该患者初步诊断是（　　）
A. 足癣
B. 丹毒
C. 蜂窝织炎
D. 单纯疱疹
E. 湿疹
F. 接触性皮炎

2. [第二问] 为进一步明确诊断，首先考虑的检查是（　　）
A. 血常规
B. 尿常规
C. 红细胞沉降率
D. 抗链球菌溶血素O（ASO）
E. 足趾真菌镜检
F. 细菌培养

第二节 头皮穿凿性脓肿、气性坏疽、口底部蜂窝织炎、多发性肌肉深部脓肿、化脓性腮腺炎、全身性外科感染【掌握】

A1和A2型题
说明：为单选题，5个选项中可能同时有最佳正确答案和非错误答案，请从中选择一个最佳答案。

1. 患者，男，45岁。10日前行胃大部切除术，近2日右上腹持续钝痛，呃逆，伴有高热、畏寒，无黄疸。查体：右季肋有叩击痛，肝浊音界扩大。首先考虑诊断为（　　）
   A. 肠间脓肿
   B. 胃肠吻合口瘘
   C. 膈下脓肿
   D. 肝脓肿
   E. 十二指肠残端瘘

2. 下列气性坏疽的临床表现中，**错误**的是（　　）
   A. 伤后1～4天发病，但也有6小时以内发病者
   B. 病情进展快，伤肢剧痛，肿胀，渗出物恶臭，有气泡及捻发音，肌肉呈砖红色
   C. 全身严重的毒血症状、严重贫血
   D. 伤口渗出液涂片可见大量革兰氏阴性短粗杆菌
   E. 出现血红蛋白尿

3. 男性，50岁，早期胃癌术后2个月，查 ^{13}C-尿素呼气试验（^{13}C-UBT）阳性，该患者存在何种细菌感染（　　）
   A. 链球菌
   B. 大肠埃希菌
   C. 葡萄球菌
   D. 粪肠球菌
   E. 幽门螺杆菌

4. 多个相邻毛囊及其所属皮脂腺的急性化脓性感染称为（　　）
   A. 丹毒
   B. 急性蜂窝织炎
   C. 痈
   D. 疖

   E. 毛囊炎

5. 甲根处的脓肿应采用的处理方式为（　　）
   A. 使用抗生素
   B. 热敷
   C. 理疗
   D. 拔除指甲
   E. 在甲沟处切开引流

6. 患者，女，49岁。发热5日，右小腿痛3日。既往史：糖尿病3年，二甲双胍治疗；足癣1年。查体：右小腿前外侧手掌大红斑，水肿性，境界较清楚。局部皮温高，触痛明显。右腹股沟淋巴结肿大，压痛明显。诊断首先考虑（　　）
   A. 脉管炎
   B. 接触性皮炎
   C. 痈
   D. 丹毒
   E. 疖肿

7. 患者小腿伸侧出现红疹，发红，伴有疼痛，界限清楚，诊断考虑（　　）
   A. 丹毒
   B. 脉管炎
   C. 蜂窝织炎
   D. 痈
   E. 湿疹

8. 破伤风患者注射大量破伤风抗毒素的目的是（　　）
   A. 破坏破伤风梭菌的芽孢
   B. 抑制破伤风梭菌
   C. 减少毒素的产生
   D. 中和游离毒素
   E. 控制和解除痉挛

A3和A4型题
说明：为共用题干单选题，考题是以一个共同题干的临床案例出现，请从中选择一个最佳答案。

（1～3题共用题干）

患者，男，45岁，因左下肢小腿骨折石膏固定过

紧，导致患肢沉重，伤口"胀裂样"疼痛，给予止痛剂后不能缓解，拆除石膏可见伤口周围皮肤水肿、苍白，可闻及捻发音，X 线提示肌纤维间有大量气体；患处分泌物涂片有大量革兰氏阳性粗大短棒菌。

1. ［第一问］该患者最有可能的诊断是（　　）
   A．气性坏疽
   B．破伤风
   C．急性淋巴管炎
   D．丹毒
   E．急性蜂窝织炎
2. ［第二问］治疗本病应首选的抗菌药是（　　）
   A．庆大霉素
   B．卡那霉素
   C．红霉素
   D．青霉素
   E．甲硝唑
3. ［第三问］预防本病最可靠的方法是（　　）
   A．早期使用抗菌药
   B．彻底清创
   C．及早下床活动
   D．术后高浓度吸氧
   E．及时输血

C型题

说明：为案例分析题，考题是以一个共同题干的临床案例出现，其中有一个或多个答案。

（1～3题共用题干）

患者，男，54岁。右下肢疼痛2日，发热1日，体温最高38.4℃。既往史：糖尿病。查体：右下肢胫前皮肤充血。

1. ［第一问］需要注意追问的病史包括（　　）
   A．腹痛
   B．足癣
   C．右下肢近期外伤史
   D．痛风病史
   E．胸痛
   F．近期饮酒
   G．胸闷
   H．右下肢麻木
   I．间歇性跛行
   J．腰痛
   K．头晕
2. ［第二问］查体需要注意的体征是（　　）
   A．腹股沟包块
   B．足趾间皮肤皲裂
   C．足背动脉搏动
   D．右下肢感觉
   E．右下肢关节运动
   F．右下肢皮肤破溃
   G．右下肢轴向叩击痛
   H．肠鸣音
   I．右下肢皮温
   J．皮肤黏膜黄染
   K．直腿抬高试验
   L．膝关节抽屉试验
3. ［第三问］初步辅助检查需要（　　）
   A．血常规
   B．血生化
   C．凝血功能
   D．肿瘤标志物
   E．血气分析
   F．胸部X线片
   G．腹部增强CT
   H．便常规
   I．下肢血管超声

第三节　急性乳腺炎、乳腺增生、乳腺纤维腺瘤、乳腺癌【掌握】

A1和A2型题

说明：为单选题，5个选项中可能同时有最佳正确答案和非错误答案，请从中选择一个最佳答案。

1. 45岁女性，右乳外下象限包块，质硬表面欠光滑，表皮呈橘皮样改变，无压痛，考虑（　　）
   A．乳痈
   B．乳房纤维瘤
   C．乳腺增生
   D．乳腺癌

E．乳房结核

2．患者，女，25岁，孕28周，现左侧乳房外上象限触及肿块，呈圆形，表面光滑，质地坚韧，推之移动，治疗本病最有效的方法是（　　）

A．化学治疗
B．放疗
C．手术治疗
D．中药和中成药治疗
E．维生素类药物治疗

3．女性，62岁。右乳头瘙痒1年，逐渐加重为刺痛、烧灼感，乳头有碎屑脱皮，轻度糜烂。首先应考虑诊断（　　）

A．Paget病
B．乳头皮肤鳞癌
C．乳腺导管内乳头状瘤
D．乳腺增生症
E．乳腺炎

4．下列乳腺囊性增生病的临床特点，**不正确**的是（　　）

A．与内分泌功能失调有关
B．30～50岁女性多见，常见于两侧乳房
C．乳房胀痛多在月经前加重，来潮后减轻，有时整个月经周期都痛
D．乳房肿块呈颗粒状、结节状或片状，大小不一，质韧，边界不清
E．病理改变可见腺体组织的弥漫性增生、萎缩、化生等

5．女性何时期乳房原有良性和恶性肿瘤可能增大（　　）

A．青春期
B．妊娠期和哺乳期
C．绝经期
D．围绝经期
E．以上都不是

A3和A4型题

说明：为共用题干单选题，考题是以一个共同题干的临床案例出现，请从中选择一个最佳答案。

（1～3题共用题干）

患者，女，24岁。产后2周，左乳胀痛伴发热4天。查体：体温38.7℃，左乳外上象限红肿，皮温高，触有痛性肿块，约5cm×5cm大小，中心有波动感。

1．[第一问]该患者可诊断为（　　）

A．急性乳腺炎
B．炎性乳腺癌
C．脂肪坏死液化
D．乳腺增生
E．积乳症

2．[第二问]首先应采取的治疗是（　　）

A．局部湿敷
B．穿刺抽脓
C．应用大剂量广谱抗生素
D．脓肿切开引流
E．高锰酸钾液清洗局部、理疗

3．[第三问]切口应选择（　　）

A．以乳头为中心放射状切口
B．乳晕边缘弧形切口
C．沿乳房下缘做弧形切口
D．沿乳房上缘做弧形切口
E．放射状切口与弧形切口对口引流切口

C型题

说明：为案例分析题，考题是以一个共同题干的临床案例出现，其中有一个或多个答案。

（1～5题共用题干）

患者，女，42岁，2周前发现左侧乳腺有一大小约2.0cm×3.0cm肿块，质硬，表面不光滑，边界不清晰，活动度差，按压无疼痛。左腋下可触及一大小约1.5cm×1.0cm淋巴结，质韧，活动度可。

1．[第一问]患者下一步应选择的简单可行的检查方法是（　　）

A．胸部DR片
B．胸部SCT
C．乳腺钼靶X射线摄影
D．胸部磁共振成像
E．乳腺超声检查
F．全身PET-CT

2．[第二问]乳腺钼靶X射线摄影结果提示肿块边界不规则，为毛刺状高密度影，其内见沙砾样钙化。根据结果初步诊断为乳腺癌，下列临床分期正确的是（　　）

A．$T_2N_1M_0$
B．$T_3N_2M_0$
C．$T_1N_1M_0$

D. $T_2N_2M_0$
E. $T_3N_1M_0$
F. $T_1N_1M_1$

3. ［第三问］下列最合适的治疗方法是（　　）
   A. 左乳根治性切除术
   B. 中医药治疗
   C. 左乳全乳腺放疗
   D. 肿块切除＋腋窝淋巴结清扫术
   E. 肿块及腋窝放疗
   F. 他莫昔芬治疗

4. ［第四问］患者术后病理报告：浸润性乳腺癌，腋窝淋巴结 2/9；雌激素受体 ER（+）、孕激素受体 PR（+）、人表皮生长因子受体-2（HER-2）（+++）。如果患者进行内分泌治疗，下列说法正确的是（　　）
   A. 口服他莫昔芬 5 年
   B. 口服来曲唑 3 年
   C. 口服依西美坦 5 年
   D. 口服他莫昔芬 3 年
   E. 口服阿那曲唑 2 年

5. ［第五问］该患者若选择术后靶向治疗，应考虑下列哪种药物（　　）
   A. 利妥昔单抗
   B. 注射用曲妥珠单抗
   C. 贝伐单抗
   D. 舒尼替尼
   E. 吉非替尼
   F. 恩度

第四节　带状疱疹、疖、癣、湿疹、荨麻疹、银屑病、白癜风、黄褐斑、药物性皮炎、多形性红斑、单纯疱疹、结节性红斑、痤疮、脂溢性皮炎、酒渣鼻【掌握】

A1和A2型题
说明：为单选题，5个选项中可能同时有最佳正确答案和非错误答案，请从中选择一个最佳答案。

1. 患者，男，25 岁，左腰部出现成簇水疱，皮肤灼热刺痛，色红，呈带状排列，诊断为带状疱疹，治疗本病应及早应用（　　）
   A. 糖皮质激素
   C. 抗病毒药物
   B. 止痛药
   D. 免疫抑制剂
   E. 抗生素

2. 带状疱疹西医治疗**不宜**选用的是（　　）
   A. 抗病毒药：阿昔洛韦口服或静点，或阿糖腺苷静滴，亦可采用干扰素
   B. 皮质激素：泼尼松或泼尼松龙口服。在无严重并发症或禁忌证情况下，早期应用短程疗法，以减轻疼痛
   C. 止痛药：可采用阿司匹林、卡马西平、吲哚美辛等
   D. 抗菌药：可采用阿莫西林、头孢拉定、诺氟沙星等
   E. 免疫调节剂：胸腺肽肌注

3. 某女性患者，阴道口右侧生有淡红色鸡冠状赘生物，约 0.8cm×1.2cm 大小，表面潮湿，触之出血，带下秽臭等，醋酸白试验（+），该患者应诊断为（　　）
   A. 阴道鳞状细胞癌
   B. 假性湿疣
   C. 尖锐湿疣
   D. 阴道口息肉
   E. 处女膜痕

4. 由真菌感染引起的皮肤病是（　　）
   A. 带状疱疹
   B. 脓疱疮
   C. 扁平疣
   D. 白癣
   E. 疥疮

5. 下列关于"多形性红斑"的说法**不正确**的是（　　）
   A. 多形性红斑多见于冬春两季
   B. 本病轻症多见于青年女性
   C. 本病的典型皮损是虹膜样特征性红斑
   D. 本病的前驱症状可见头痛、低热、四肢倦怠、食欲不振、关节肌肉疼痛等
   E. 重症患者应尽早用足量抗生素

6. 患者因食用海鲜后,全身泛发红斑丘疹、丘疱疹、糜烂、渗液,边界弥漫不清,呈对称分布,剧烈瘙痒,反复发作,该患者可初步诊断为（ ）
   A. 湿疹
   B. 疥疮
   C. 带状疱疹
   D. 癣
   E. 荨麻疹
7. 慢性荨麻疹病程一般为（ ）
   A. 超过2周
   B. 短于2周
   C. 短于6周
   D. 超过6周
   E. 超过2个月
8. 下列关于"痤疮"与"酒渣鼻"的说法**不正确**的是（ ）
   A. 酒渣鼻多见于壮年人,痤疮多见于青春期男女
   B. 痤疮多见于颜面、前胸及背部,而酒渣鼻多以鼻尖、鼻翼为主
   C. 酒渣鼻患部可挤出白色或淡黄色子脂栓
   D. 酒渣鼻常伴有毛细血管扩张
   E. 痤疮常表现为散在性红色丘疹,可伴有黑头粉刺

A3和A4型题
说明：为共用题干单选题,考题是以一个共同题干的临床案例出现,请从中选择一个最佳答案。

（1～2题共用题干）
患者,男,35岁。1个月前右上臂及肩背部出现不规则形白斑,逐渐扩大,边界清楚,与周围正常皮肤的交界处有色素沉淀圈,皮肤病理检查提示表皮缺少黑素细胞及黑素颗粒。

1. [第一问] 该患者最有可能的诊断是（ ）
   A. 银屑病
   B. 白癜风
   C. 玫瑰糠疹
   D. 过敏性紫癜
   E. 脂溢性皮炎
2. [第二问] 下列可以帮助治疗该患者的方法是（ ）
   A. 光疗法
   B. 电疗法
   C. 热疗法
   D. 磁疗法
   E. 力学疗法

C型题
说明：为案例分析题,考题是以一个共同题干的临床案例出现,其中有一个或多个答案。

（1～3题共用题干）
患者,男,25岁。因头痛、低热而口服酚麻美敏片好转,在第4天四肢突然出现水肿性红斑,发展迅速波及全身,部分皮损表面出现水疱、糜烂、疼痛。既往无同样病史。查体：T 38℃,颜面、躯干、四肢广泛豌豆至蚕豆大小,圆形或椭圆形水肿性红斑、中心呈紫色,部分中央有水疱、糜烂,尼氏征(-),口腔黏膜糜烂。

1. [第一问] 此患者的诊断是（ ）
   A. 天疱疮
   B. 大疱性类天疱疮
   C. 多形红斑型药疹
   D. 丘疹性荨麻疹
   E. 固定性药疹
2. [第二问] 关于药疹处理的原则是（ ）
   A. 停用致敏药酚麻美敏片
   B. 类固醇皮质激素抗过敏治疗
   C. 加强皮肤黏膜护理
   D. 口服红霉素预防继发感染
   E. 对症处理,可予酚咖片
3. [第三问] 该患者皮肤黏膜损害如何处理（ ）
   A. 糜烂渗出损害外用红霉素软膏
   B. 糜烂、表面有少许渗出给予3%硼酸溶液湿敷
   C. 红斑无渗出外用氧化锌油剂
   D. 大疱性皮损可剪除疱壁
   E. 无渗出、糜烂等皮肤损害可外涂炉甘石洗剂

（4～6题共用题干）
患者,男,68岁,右侧胸背部疼痛1周,皮疹3天,查体可见右侧胸背部数片红斑基础上呈簇水疱,排列成带状。

4. [第一问] 此患者可能的诊断是（ ）
   A. 丹毒
   B. 脓疱疮

C. 传染性软疣
D. 带状疱疹
E. 单纯疱疹
5. [第二问] 有关本病的叙述正确的是（ ）
   A. 患者一定曾患水痘
   B. 患者注意保持皮肤表面清洁以防继发感染
   C. 需积极隔离患者，预防传染
   D. 局部理疗可缓解疼痛，提高疗效
   E. 如病情加重，皮疹可明显累及左侧胸背部
6. [第三问] 患者皮疹完全消退，但仍觉右侧胸背部疼痛难忍，持续1个多月，最可能的原因是（ ）
   A. 肩周炎
   B. 心绞痛
   C. 神经痛
   D. 痛病
   E. 椎间盘突出

第五节　甲状腺腺瘤、脂肪瘤、单纯性甲状腺肿、甲状腺癌、血管瘤、颈部淋巴结转移癌和原发性恶性肿瘤【熟悉】

A1和A2型题

说明：为单选题，5个选项中可能同时有最佳正确答案和非错误答案，请从中选择一个最佳答案。

1. 引起地方性甲状腺肿的原因是（ ）
   A. 缺锌
   B. 缺钙
   C. 缺碘
   D. 缺铁
   E. 缺硒

2. 男性，34岁。因甲状腺Ⅱ度肿大行手术治疗。术中冰冻病理报告为：慢性淋巴细胞性甲状腺炎。此时，应如何处理（ ）
   A. 行双侧甲状腺次全切除术
   B. 行双侧甲状腺部分切除术
   C. 立即停止手术，缝合伤口
   D. 立即停止手术，缝合伤口，术后给予甲状腺素药物治疗
   E. 立即停止手术，缝合伤口，术后给予抗甲状腺药物治疗

3. 患者，女，35岁。颈前无痛性肿块，质地柔韧，随吞咽动作上下移动。检查 T_3、T_4 正常；X线可见气管轻度受压移位；颈部B超：甲状腺内可见圆形结节，边界清楚，包膜完整，呈低回声结节。该患者最有可能的诊断是（ ）
   A. 甲状腺腺瘤
   B. 颈部淋巴癌
   C. 结节性甲状腺肿
   D. 甲状腺癌
   E. 颈部淋巴结肿大

4. 下列关于"甲状腺腺瘤"与"甲状腺癌"的说法正确的是（ ）
   A. 甲状腺腺瘤肿块质硬坚韧，活动度好，可随吞咽动作上下移动
   B. 甲状腺癌多以颈前无痛性肿块为首发症状
   C. 甲状腺癌可见肿块局限，表面光滑，界限清楚，生长缓慢
   D. 甲状腺腺瘤属于甲状腺恶性肿瘤
   E. 甲状腺腺瘤病情进展快，结节硬，表面不光滑，不能随吞咽动作上下移动

A3和A4型题

说明：为共用题干单选题，考题是以一个共同题干的临床案例出现，请从中选择一个最佳答案。

（1～3题共用题干）

患者，男，33岁。发现颈部淋巴结肿大3个月。无低热、盗汗、乏力等伴随症状。既往体健。查体：一般情况尚好。左侧颈部可触及多个肿大淋巴结，直径2～3cm不等，质硬，有的相互粘连融合较固定，有的尚可推动，无触压痛。甲状腺触诊未扪及明显包块。

1. [第一问] 根据患者情况，诊断应高度怀疑（ ）
   A. 急性淋巴结炎
   B. 慢性淋巴结炎
   C. 转移癌

D. 淋巴结结核
E. 恶性淋巴瘤

2. [第二问] 目前临床首先要做的是（　　）
A. 进一步询问病史
B. 全面细致的查体
C. 明确原发病灶
D. 制订诊疗计划
E. 先进行抗感染治疗

3. [第三问] 选择检查项目，**不予**考虑的是（　　）
A. 胸部X线正侧位片
B. 鼻咽部、喉部内镜检查
C. 甲状腺B超检查
D. 淋巴结活检
E. 细针穿刺活检

第六节　下肢静脉曲张、下肢慢性溃疡、下肢深静脉血栓形成、下肢动脉硬化闭塞症【掌握】

A1和A2型题
说明：为单选题，5个选项中可能同时有最佳正确答案和非错误答案，请从中选择一个最佳答案。

1. 下述与单纯性下肢静脉曲张的发病**无关**的是（　　）
A. 静脉内压力升高
B. 静脉壁薄弱
C. 静脉瓣膜功能不全
D. 静脉管狭窄
E. 工作时长久站立

2. 男，60岁。直肠癌切除术后4天，晨起时突发左下肢肿胀，左腿皮温增高，股三角区有深压痛，最可能的诊断是左下肢（　　）
A. 血栓性浅静脉炎
B. 动脉栓塞
C. 淋巴水肿
D. 大隐静脉曲张
E. 深静脉血栓形成

3. 中央型下肢深静脉血栓形成主要指的是（　　）
A. 股-腘静脉血栓形成
B. 整个下肢深静脉血栓形成
C. 小腿深静脉处血栓形成
D. 髂-股静脉血栓形成
E. 股-腘静脉以及小腿部深静脉处血栓形成

4. 下肢慢性溃疡主要发生的部位是（　　）
A. 小腿胫骨部
B. 足跟部
C. 大腿根部
D. 足背部
E. 腘窝部

5. 下列各项中，**不属于**下肢动脉硬化闭塞症的影响因素的是（　　）
A. 高血压
B. 情志抑郁
C. 吸烟
D. 高血脂
E. 糖尿病

6. 男，76岁。左下肢间歇性跛行3年，加重1个月。既往史：高血压病史8年，冠心病病史5年，曾行冠脉支架植入术。查体：BP 150/90mmHg，左足苍白，左足及左下肢皮温明显降低，左足背动脉搏动消失，左股动脉可触及搏动。最可能的诊断是左下肢（　　）
A. 急性动脉栓塞
B. 深静脉血栓形成
C. 动脉硬化性闭塞
D. 血栓性浅静脉炎
E. 血栓闭塞性脉管炎

A3和A4型题
说明：为共用题干单选题，考题是以一个共同题干的临床案例出现，请从中选择一个最佳答案。

（1～3题共用题干）
患者，男，45岁，工人，长期从事体力劳动，最近常自觉左小腿酸胀乏力，伴轻微疼痛，小腿下段可伴轻微肿胀，隐约可见蓝色静脉、迂曲，状如蚯蚓，站立时明显。

1. [第一问]该患者最有可能的诊断为（ ）
   A. 下肢动静脉瘘
   B. 动脉硬化闭塞症
   C. 毛细血管瘤
   D. 结节性动脉炎
   E. 下肢静脉曲张
2. [第二问]为了解患者深静脉回流情况，应做（ ）
   A. 深静脉通畅试验
   B. 大隐静脉瓣膜功能试验
   C. 交通静脉瓣膜功能试验
   D. 直腿抬高试验
   E. 抽屉试验
3. [第三问]该患者病情较轻，以下哪种方法最适宜（ ）
   A. 口服抗生素治疗
   B. 穿弹力袜压迫治疗
   C. 静脉注射抗凝剂
   D. 溶栓治疗
   E. 使用扩血管药物治疗

第七节 痔、肛门直肠周围脓肿、肛瘘、直肠癌、骨与关节结核【熟悉】

A1和A2型题

说明：为单选题，5个选项中可能同时有最佳正确答案和非错误答案，请从中选择一个最佳答案。

1. 直肠指诊有触痛并伴有波动感常见于（ ）
   A. 直肠息肉
   B. 直肠癌
   C. 内痔
   D. 肛门直肠周围脓肿
   E. 肛裂
2. 下列哪一项是肛周化脓性疾病的重要诱因（ ）
   A. 混合痔
   B. 直肠息肉
   C. 肛乳头肥大
   D. 肛隐窝炎
   E. 以上均不对
3. 挂线疗法应用于高位肛瘘的主要优点是（ ）
   A. 没有疼痛
   B. 不会造成肛门失禁
   C. 疗程短
   D. 引流好
   E. 简便
4. 以下疗法，对于Ⅱ、Ⅲ度内痔，尤其对纤维性内痔更为适宜的是（ ）
   A. 贯穿结扎法
   B. 挂线疗法
   C. 直肠周围注射法
   D. 枯痔钉疗法
   E. 中药外洗
5. 内痔合并下列哪种疾病则**不宜**手术治疗（ ）
   A. 肛裂
   B. 肛瘘
   C. 外痔
   D. 直肠炎
   E. 血栓性外痔
6. 患者，男，61岁。1个月来，大便次数由每日1次变为每日2~3次，并有下坠及排便不尽感，便中带血，色暗红、量不多。初步诊断为直肠癌，为确诊，应做哪项简便而有意义的检查（ ）
   A. 结肠造影
   B. 肛门直肠指诊
   C. 亚甲蓝染色
   D. 结肠镜检查
   E. 病理切片
7. 肛瘘手术治疗中，最重要的是（ ）
   A. 麻醉充分
   B. 肛管括约肌松弛
   C. 找出外口
   D. 明确瘘管与括约肌关系
   E. 手术后呈"V"形创面
8. 患者无痛性便5天，诊断为内痔，可见痔核较大，大便时可脱出肛外，便后自行回纳，便血不多，该患者为几度内痔（ ）
   A. Ⅰ度
   B. Ⅱ度

C. Ⅲ度
D. Ⅳ度
E. Ⅴ度

9. 患者，男，65岁。动辄气急，欲便无力，排便时有肿物自肛门内脱出，严重时走路、咳嗽均有脱出，须手动复位，伴有少量出血，舌淡苔薄，脉细。其诊断是（　　）
   A. Ⅰ度内痔
   B. Ⅱ度内痔
   C. Ⅲ度内痔
   D. 肛乳头肥大
   E. 炎性混合痔

10. 痔疮的临床特点是（　　）
    A. 泄泻、便血、肿痛
    B. 便血、脱出、肿痛
    C. 肿痛、大便干结
    D. 便秘、脱出、疼痛
    E. 泄泻、脱出、便血

11. 肛瘘手术切开引起肛门失禁的原因是（　　）
    A. 肛管直肠环纤维化，而一次全部切开
    B. 挂线过程中，肛管直肠环被逐渐切开
    C. 切断了外括约肌浅部
    D. 一次切断了肛管直肠环
    E. 以上均不对

12. 肛门直肠周围脓肿**不包括**（　　）
    A. 肛门旁皮下脓肿
    B. 黏膜下脓肿
    C. 坐骨直肠间隙脓肿
    D. 骨盆直肠间隙脓肿
    E. 直肠后间隙脓肿

13. 高位肛瘘最宜选用的手术方法是（　　）
    A. 切开法
    B. 挂线法
    C. 结扎法
    D. 垫棉法
    E. 引流法

14. 肛门直肠周围脓肿的特点是（　　）
    A. 发病急骤
    B. 疼痛剧烈
    C. 多伴有高热
    D. 破溃后形成瘘管
    E. 以上均是

A3和A4型题

说明：为共用题干单选题，考题是以一个共同题干的临床案例出现，请从中选择一个最佳答案。

（1～2题共用题干）

男性，42岁，近2个月有脓血便。腹部体检未及阳性体征。直肠指诊可及一肿物下缘，质较硬，指套带血。

1. ［第一问］最可能的疾病为（　　）
   A. 直肠内脱垂
   B. 内痔
   C. 直肠癌
   D. 溃疡性结肠炎
   E. 粪块梗阻

2. ［第二问］直肠镜检查发现距肛门8cm肿物，占据肠腔1/3，病理为高分化腺癌。恰当的手术方式为（　　）
   A. 经肛门直肠内局部切除
   B. Miles手术
   C. Dixon手术
   D. Bacon手术
   E. 放射治疗

C型题

说明：为案例分析题，考题是以一个共同题干的临床案例出现，其中有一个或多个答案。

（1～3题共用题干）

男性，27岁。右下腹隐痛伴脓血便1年，外院钡灌肠检查示"慢性结肠炎"。查体：腹平软，右下腹轻压痛，未扪及包块。肛检见肛瘘和肛裂。

1. ［第一问］最有助于诊断的检查是（　　）
   A. 结肠镜检查
   B. 口服钡餐X线小肠造影
   C. 大便结核菌PCR测定
   D. 血癌胚抗原测定
   E. 大便细菌培养

2. ［第二问］根据上述资料，最可能的诊断是（　　）
   A. 结肠癌
   B. 克罗恩病
   C. 慢性阿米巴痢疾
   D. 慢性细菌性痢疾

E. 溃疡性结肠炎
3. ［第三问］治疗可选药物是（　　）
   A. 小檗碱
   B. 美沙拉嗪
   C. 柳氮磺吡啶（SASP）
   D. 异烟肼
   E. 5-氟尿嘧啶（5-FU）

第八节　前列腺炎、前列腺增生、男性不育症、前列腺癌、鞘膜积液【掌握】

A1和A2型题
说明：为单选题，5个选项中可能同时有最佳正确答案和非错误答案，请从中选择一个最佳答案。

1. 下列**不属于**前列腺炎患者的常见临床症状的是（　　）
   A. 下腹部疼痛
   B. 尿频、尿急、尿痛
   C. 关节肿痛
   D. 性功能障碍
   E. 排尿终末可见尿道口滴白
2. 前列腺增生最早出现的症状往往是（　　）
   A. 尿频
   B. 排尿困难
   C. 血尿
   D. 尿痛
   E. 尿急
3. 男，60岁。近期出现尿频、排尿等待、尿流变细、尿后滴沥等症状，首选的检查是（　　）
   A. 膀胱镜
   B. CT
   C. 直肠指检
   D. B超
   E. 尿流率
4. 前列腺增生最典型的症状是（　　）
   A. 肾积水
   B. 尿频
   C. 尿潴留
   D. 血尿
   E. 进行性排尿困难
5. 患者，男，55岁。尿频、尿急、夜尿增多1周余，现病情加重，排尿困难，并发生尿潴留。直肠指检可触及前列腺肿大，表面光滑，富有弹性，该患者可初步诊断为（　　）
   A. 前列腺增生
   B. 前列腺炎
   C. 前列腺癌
   D. 尿道炎
   E. 膀胱结石
6. 对于前列腺增生的药物治疗，下列描述正确的是（　　）
   A. 适用于轻、中度症状的前列腺增生的患者
   B. α肾上腺素能受体阻滞剂作用于前列腺腺细胞，抑制前列腺增生
   C. 5α-还原酶抑制剂抑制双氢睾酮生成而降低前列腺内平滑肌张力
   D. 5α-还原酶抑制剂抑制睾酮生成而降低前列腺内平滑肌张力
   E. 5α-还原酶抑制剂抑制双氢睾酮生成而使前列腺部分萎缩
7. 前列腺癌（T_{1b}、T_2期）的最佳治疗方法是（　　）
   A. 应用促黄体素释放激素类似物（LHRH-A）
   B. 睾丸切除
   C. 根治性前列腺切除
   D. 抗雄激素治疗
   E. 化疗
8. 男，21岁，发现右阴囊内鸡蛋大小肿块半年，不痛，平卧不消失，扪之囊性感，透光试验（+），双侧睾丸、附睾可清楚扪及，大小形态正常。最可能为（　　）
   A. 睾丸鞘膜积液
   B. 精索鞘膜积液
   C. 腹股沟斜疝
   D. 睾丸肿瘤
   E. 交通性鞘膜积液

A3和A4型题

说明：为共用题干单选题，考题是以一个共同题干的临床案例出现，请从中选择一个最佳答案。

（1～3题共用题干）

男，73岁，尿频、尿急5年，近1年来出现排尿迟缓，尿线细，尿后滴沥，既往：5年前出现2次脑梗死，经神经科治疗2年明显改善，目前除行走略不稳以外，无其他明显的后遗症。

1．[第一问]该患者首诊时哪一项检查**不是**必需的（　　）

　　A．直肠指诊
　　B．尿流率
　　C．血清前列腺特异性抗原（PSA）
　　D．膀胱镜检查了解前列腺大小
　　E．前列腺超声了解前列腺大小及残余尿

2．[第二问]该患者尿流率检查3次，尿量均在70～100mL，尿流率为8mL/s。请问以下哪一项处理方法是最合理的（　　）

　　A．再次复查尿流率，尿量要在150mL以上
　　B．以现有尿量的尿流率作参考
　　C．留置气囊尿管注入150mL的生理盐水，再拔除尿管行尿流率检查
　　D．夹闭患者前尿道，憋足150mL后，再行尿流率检查
　　E．经尿道直接注入150mL以上生理盐水后马上进行尿流率检查

3．[第三问]如要明确患者有前列腺增生所致的排尿困难，以决定是否行前列腺切除手术，最好行以下哪项检查（　　）

　　A．前列腺CT检查
　　B．膀胱尿道造影
　　C．肾图或肾动态扫描
　　D．尿流动力学检查
　　E．前列腺穿刺活检证实有无前列腺增生

（4～5题共用题干）

体格检查：指诊检查前列腺增大，光滑无结节，质硬有弹性，边清无压痛，中央沟消失。肛门括约肌张力、肛门随意收缩、球海绵体肌反射均正常。尿常规和肾功能正常，血清PSA 2.0ng/mL，最大尿流率11.3mL/s，残余尿量39mL。B超显示前列腺4.8cm×4.6cm×3.0cm，未见结节回声。

4．[第一问]在下列各种检查中，与前列腺增生关系**不大**的是（　　）

　　A．直肠指诊
　　B．尿常规
　　C．尿流率
　　D．残余尿量
　　E．CT

5．[第二问]前列腺增生被确定，患者对是否会变为前列腺癌及引起尿毒症表示关注。应告知患者（　　）

　　A．目前尚可安心但需定期检查
　　B．应用了药物治疗就不必担心了
　　C．只要能尿出来就不必担心发生尿毒症
　　D．目前必须手术
　　E．摘除了前列腺就可预防前列腺癌的发生

C型题

说明：为案例分析题，考题是以一个共同题干的临床案例出现，其中有一个或多个答案。

（1～7题共用题干）

患者，男，67岁，排尿不畅1年，夜尿3次，伴尿频。无尿痛和肉眼血尿。否认糖尿病、高血压、脑血管意外等病史。体检：体温36.6℃，脉搏88次/分，呼吸20次/分，血压130/80mmHg。

1．[第一问]下列哪项诊断可能性大（　　）

　　A．前列腺结核
　　B．神经源性膀胱尿道功能障碍
　　C．尿道结石
　　D．膀胱结石
　　E．前列腺增生
　　F．膀胱癌

2．[第二问]治疗前应该做哪些检查（　　）

　　A．国际前列腺症状评分（IPSS）
　　B．生活质量评估
　　C．血清PSA
　　D．尿流率
　　E．残余尿
　　F．膀胱镜

3．[第三问]DRE检查示前列腺增大，中央沟变浅，未扪及硬结，前列腺超声：前列腺50mL，外腺区未见低回声区，PSA 3.0ng/mL，目前**不考虑**哪些诊断（　　）

　　A．慢性前列腺炎

B. 前列腺癌
C. 前列腺增生
D. 良性前列腺增生伴发前列腺癌
E. 诊断未明确，需进一步检查
F. 神经源性膀胱尿道功能障碍

4. [第四问] 可以选择哪些治疗方法（　　）
A. 盐酸坦索罗辛
B. 普鲁苯辛
C. 甲磺酸多沙唑嗪联合非那雄胺
D. 比卡鲁胺
E. 经尿道前列腺切除术（TURP）
F. 膀胱镜

5. [第五问] 患者经甲磺酸多沙唑嗪联合非那雄胺治疗半年，无明显改善，强烈要求手术治疗，可进一步做哪些检查（　　）
A. 膀胱造影
B. 压力-尿流率测定
C. 膀胱压力容积测定
D. 腹压漏尿点压（ALPP）测定
E. 静脉尿路造影（IVU）
F. 肾、输尿管及膀胱平片

6. [第六问] 尿动力检查提示无膀胱出口梗阻，泌尿系统B超未见异常，下列哪种治疗方法最合适（　　）
A. TURP
B. 耻骨上前列腺切除术
C. 前列腺射频治疗
D. 更换 α_1 受体阻滞剂
E. 观察等待
F. 口服相关药物

7. [第七问] 更换 α_1 受体阻滞剂后排尿不畅症状明显改善，但是尿频和夜尿增多症状无明显改善，应如何调整治疗方案（　　）
A. 加用托特罗定
B. 加用普鲁苯辛
C. 加用硝苯地平
D. 加大 α_1 受体阻滞剂剂量
E. 加用呋塞米
F. 加用糖皮质激素

（8～11题共用题干）
男，73岁，因排尿困难伴夜尿多5年入院。体检：T 37℃，P 80次/分，R 20次/分，BP 140/90mmHg。神志清楚，查体合作，双肺呼吸音清晰，心界无扩大，律齐无杂音。肝脾不大。

8. [第一问] 当你收治一位排尿困难伴夜尿次数增多的患者，首先考虑重点检查泌尿生殖系统的部位是（　　）
A. 肾
B. 输尿管
C. 膀胱
D. 前列腺
E. 尿道
F. 睾丸

9. [第二问] 提示：体格检查，双肾未扪及，肾区无压痛及叩击痛，沿双侧输尿管走行区无压痛，下腹部耻骨上区可触及拳头样大囊性包块，压痛明显。肛门指检：肛门括约肌收缩正常，前列腺5cm×5cm×4cm，质中，表面光滑，未扪及硬结，中央沟消失，血PSA值正常。目前诊断首先应考虑是（　　）
A. 前列腺增生
B. 前列腺癌
C. 慢性尿潴留
D. 尿道狭窄
E. 尿道结石
F. 神经源性膀胱

10. [第三问] 提示：血常规检查：WBC $9.8×10^9$/L，N 80%，Hb 98g/L。尿常规：WBC 4个/HP，RBC 15个/HP。肾功能检查：Cr 345pmol/L，BUN 20mmol/L。尿流动力学检查：最大尿流率低，逼尿肌收缩力差，膀胱颈压力高，残余尿量200mL。静脉肾盂造影（IVP）检查：双肾轻度积水。目前患者应先做的处理是（　　）
A. 立即行开放性前列腺切除术
B. 耻骨上膀胱穿刺造瘘术
C. 经尿道前列腺电切术
D. 留置导尿管
E. 前列腺高温治疗
F. 服用非那雄胺+盐酸坦索罗辛

11. [第四问] 经内科保守治疗3周，复查Cr降至135μmol/L，BUN 7mmol/L，B超示双肾无积水。此时最佳治疗方式（　　）
A. 耻骨上膀胱穿刺造瘘术
B. 继续留置导尿管
C. 继续服用非那雄胺+盐酸坦索罗辛
D. 前列腺高温治疗
E. 经尿道前列腺切除术
F. 开放性前列腺切除术

第九节 烧伤、急性阑尾炎、胆囊结石、破伤风、冻伤【熟悉】

A1和A2型题

说明：为单选题，5个选项中可能同时有最佳正确答案和非错误答案，请从中选择一个最佳答案。

1. 女性，70岁，反复右上腹闷痛2年，B超：胆囊多发性结石，胆总管内径0.5cm，最好的手术方式（ ）
   A. 腹腔镜胆囊切除术
   B. 剖腹探查+胆囊切除+T管引流术
   C. 胆管切开取石
   D. 胆管切开取石+T管引流术
   E. 胆囊切除+胆管切开取石+T管引流术

2. 女性，躯干部和臀部烧伤，烧伤占全身面积的（ ）
   A. 29%
   B. 31%
   C. 32%
   D. 33%
   E. 34%

3. 男，22岁。左足和左小腿被开水烫伤，有水疱伴剧痛，创面基底部肿胀、发红。该患者烧伤面积和深度的诊断为（ ）
   A. 5%，浅Ⅱ度
   B. 5%，深Ⅱ度
   C. 10%，浅Ⅱ度
   D. 10%，深Ⅱ度
   E. 15%，浅Ⅱ度

4. 下列**不属于**急性阑尾炎的常见临床类型（ ）
   A. 急性单纯性阑尾炎
   B. 化脓性阑尾炎
   C. 坏疽或穿孔性阑尾炎
   D. 阑尾周围脓肿
   E. 坏死性阑尾炎

5. 对严重冻伤患者的急救处理，以下哪一项是**错误**的（ ）
   A. 用雪搓，令其恢复正常体温
   B. 浸泡在38～42℃温水中20分钟
   C. 给予热饮料（茶、姜糖茶）
   D. 静脉滴注温溶液（不超过37℃）
   E. 纠正血液循环障碍和血糖不足

6. 对严重冻伤的患者如何施以正确复温（ ）
   A. 用雪搓，令其恢复正常体温
   B. 浸泡在38～42℃温水中20分钟
   C. 用火烤，助其快速恢复正常体温
   D. 静脉滴注温溶液（超过37℃）
   E. 冷水浴，使其缓慢恢复正常体温

7. 胆囊结石最主要的临床表现是（ ）
   A. 胆绞痛
   B. 发热
   C. 呕吐
   D. 黄疸
   E. 食欲不振

8. 患者，男，18岁。左下肢被沸水烫伤，局部疼痛剧烈，遍布水疱，有部分破裂，基底部呈均匀红色。其烧烫伤的深度是（ ）
   A. 轻度
   B. Ⅰ度
   C. 浅Ⅱ度
   D. 深Ⅱ度
   E. Ⅲ度

A3和A4型题

说明：为共用题干单选题，考题是以一个共同题干的临床案例出现，请从中选择一个最佳答案。

（1～3题共用题干）

女，38岁。反复发作右上腹疼痛3年。1天前进食油腻食物后腹痛，继之高热39.2℃，疼痛向右肩背部放射，无黄疸，来院急诊。体格检查：右上腹压痛、反跳痛。

1. [第一问] 为迅速做出诊断，下列检查最有价值的是（ ）
   A. 肝功能检查
   B. 急查血清淀粉酶、尿淀粉酶
   C. 血培养+药敏
   D. B超检查
   E. 腹腔穿刺

2. [第二问] 最可能是下列哪项诊断（ ）
   A. 急性胰腺炎
   B. 肝脓肿
   C. 急性胆囊炎、胆囊结石

D. 急性梗阻性化脓性胆管炎
E. 壶腹部肿瘤

3. [第三问] 诊断明确后宜采取何种术式（ ）
   A. 胆总管切开引流术
   B. 开腹胆囊切除术
   C. 胆囊造瘘术
   D. 腹腔镜胆囊切除术
   E. 胆肠内引流术

（4～5题共用题干）

患者，男，29岁，上腹部疼痛1小时，呈阵发性疼痛并渐加重，就诊时疼痛转移至右下腹部，伴恶心、呕吐、低热，查体：右下腹压痛、反跳痛及肌紧张，结膜充气实验阳性。

4. [第一问] 该患者可初步诊断为（ ）
   A. 胆结石
   B. 急性阑尾炎
   C. 急性胃溃疡
   D. 急性胰腺炎
   E. 肠梗阻

5. [第二问] 治疗该患者应立即（ ）
   A. 手术治疗
   B. 口服止痛药
   C. 抗生素治疗
   D. 补液
   E. 纠正电解质紊乱

C型题

说明：为案例分析题，考题是以一个共同题干的临床案例出现，其中有一个或多个答案。

（1～3题共用题干）

患者，男，22岁。脐周痛1天，右下腹痛2小时，无发热，恶心，未呕吐，无腹泻。既往：3年前发作"阑尾炎"，输液治疗好转。

1. [第一问] 查体需要注意的体征是（ ）
   A. 心率
   B. 呼吸音
   C. 墨菲征
   D. 麦氏点压痛
   E. 肾区叩痛
   F. 肠鸣音
   G. 皮疹
   H. 腹股沟区包块
   I. 蜘蛛痣
   J. 脾大
   K. 移动性浊音

2. [第二问] 需要完善的初步辅助检查是（ ）
   A. 血常规
   B. 血生化
   C. 尿常规
   D. 心肌酶
   E. 凝血功能
   F. 感染筛查
   G. 肿瘤标志物
   H. 腹部超声
   I. 血气分析
   J. 粪便常规
   K. 腹部增强CT

3. 治疗计划包括（ ）
   A. 泵入生长抑素
   B. 质子泵抑制剂
   C. 禁食水
   D. 抗过敏治疗
   E. 抗感染治疗
   F. 静脉补液
   G. 手术治疗
   H. 胃肠减压

第六章 中医妇科病证

第一节 月经失调（月经先期、月经后期、月经先后不定期、月经过多、月经过少、经间期出血）、闭经、崩漏、痛经、绝经前后诸证、胎动不安、滑胎【掌握】

A1和A2型题
说明：为单选题，5个选项中可能同时有最佳正确答案和非错误答案，请从中选择一个最佳答案。

1. 月经后期如伴经量过少，常可发展成为（　　）
   A. 闭经
   B. 月经过少
   C. 痛经
   D. 月经先后无定期
   E. 崩漏

2. 二仙汤合二至丸用于治疗哪种证型的绝经前后诸证（　　）
   A. 肾阴虚
   B. 肾阴阳俱虚
   C. 肾阳虚
   D. 心肾不交
   E. 阴虚肝旺

3. 下列哪项**不是**痰湿型月经过少的主症（　　）
   A. 月经量少
   B. 色暗红，夹小血块
   C. 形体肥胖
   D. 胸闷呕恶
   E. 带下黏腻

4. 患者经期，烦躁易怒，头晕目眩，口苦咽干，胸胁胀满，不思饮食，月经量多，色深红，舌红，苔黄，脉弦数。其治法是（　　）
   A. 补血养心，安神定志
   B. 清肝泄热，解郁安神
   C. 清热化痰，宁心安神
   D. 祛痰通络，安神定志
   E. 化瘀活血，平痉安神

5. 下列各项，属于痛经气滞血瘀证的主要证候是（　　）
   A. 经行小腹冷痛，喜按喜揉，得热则舒，畏寒肢冷
   B. 经行小腹疼痛，有灼热感，低热起伏
   C. 经行小腹胀痛拒按，乳胀胁痛，经行量少，淋漓不畅
   D. 经行小腹绵绵作痛，经血量少，色淡，质稀
   E. 经行小腹隐痛，头晕耳鸣，腰膝酸软

6. 治疗月经后期肾虚证，应首选的方剂是（　　）
   A. 六味地黄丸
   B. 当归地黄饮
   C. 滋血汤
   D. 八珍汤
   E. 大补元煎

7. 下列各项，**不属于**闭经痰湿阻滞证的主要证候是（　　）
   A. 经量少，色淡质黏腻
   B. 形体肥胖
   C. 烦躁易怒
   D. 神疲倦怠，纳少，痰多
   E. 带下量多，色白

8. 治疗经期延长血瘀证，应首选的方剂是（　　）
   A. 桃红四物汤合失笑散
   B. 固经丸
   C. 逐瘀止血汤
   D. 桃红四物汤
   E. 血府逐瘀汤

9. 下列各项，与气虚血失统摄有关的病证是（　　）
   A. 月经过多

B. 经间期出血
C. 滑胎
D. 经行吐衄
E. 月经先后不定期

10. 治疗经间期出血血瘀证，应首选的方剂是（　　）
   A. 少腹逐瘀汤
   B. 桂枝茯苓丸
   C. 逐瘀止血汤
   D. 桃红四物汤
   E. 血府逐瘀汤

11. 惊恐伤肾，恐则气下可导致的妇科疾病是（　　）
   A. 月经后期
   B. 经间期出血
   C. 月经过少
   D. 月经先期
   E. 月经过多

12. 脾失统摄，冲任不固可导致的妇科疾病是（　　）
   A. 经间期出血
   B. 带下过多
   C. 经行吐衄
   D. 滑胎
   E. 经期延长

13. 肝郁化热，火热之邪下扰冲任，可导致的妇科疾病是（　　）
   A. 经行吐衄
   B. 妊娠恶阻
   C. 月经先期
   D. 经行乳房胀痛
   E. 经间期出血

14. 以下各项，由外寒导致的妇科疾病是（　　）
   A. 经行感冒
   B. 经行头痛
   C. 经行身痛
   D. 带下病
   E. 经间期出血

15. 肾气虚，封藏失职，冲任不固可导致的妇科疾病是（　　）
   A. 滑胎
   B. 产后恶露不绝
   C. 胎漏
   D. 经期延长
   E. 经间期出血

16. 督脉虚损，阴阳平衡失调可导致的疾病是（　　）
   A. 经行发热

B. 崩漏
C. 经行身痛
D. 痛经
E. 产后发热

17. 下列各项，属于肾阴虚，冲任、胞宫胞脉失养所致的妇科疾病是（　　）
   A. 痛经
   B. 月经过多
   C. 月经过少
   D. 子痫
   E. 月经先期

18. 关于"天癸"的说法哪些是**错误**的（　　）
   A. 天癸就是月经
   B. 先有天癸后有月经
   C. 肾气盛才能天癸至
   D. 天癸男女都有
   E. 天癸是一种阴精

19. 下列各项，**不属于**湿邪导致的妇科疾病是（　　）
   A. 子肿
   B. 子满
   C. 痛经
   D. 带下病
   E. 闭经

20. 以下哪项**不是**崩漏的常见证型（　　）
   A. 血热
   B. 肾虚
   C. 脾虚
   D. 气滞
   E. 血瘀

21. 某女，月经18～20日一行，量多色深红，质黏稠，心胸烦躁，面红口干，便干溲黄，舌红苔黄，脉数，治法是（　　）
   A. 清热凉血止血
   B. 养阴清热调经
   C. 清肝解郁凉血
   D. 清热凉血调经
   E. 清热凉血固冲

22. 女患者，23岁，每于经期第一日小腹胀痛，拒按，乳房胀痛，经行不畅，色紫暗，有血块，血块排出后腹痛减轻，舌紫暗，脉弦。中医辨证为（　　）
   A. 湿热下注
   B. 寒湿凝滞
   C. 阳虚内寒
   D. 肝肾亏损
   E. 气滞血瘀

23. 以下各项，由脾失统摄导致的妇科疾病是（　　）

A．子肿
B．子满
C．恶阻
D．胎漏
E．子宫脱垂

24．当归地黄饮用于治疗月经后期的证型是（ ）
A．实寒证
B．虚寒证
C．血虚证
D．肾虚证
E．痰湿证

25．女患者，19岁，16岁初潮，月经一直不规律，现阴道出血10日，量少淋漓，血色鲜红，质稠，心烦潮热，大便干，小便黄少，苔薄黄，脉细数。中医辨证为（ ）
A．实热
B．脾虚
C．血瘀
D．虚热
E．肾阴虚

26．治疗肾阴虚型崩漏的最佳方剂是（ ）
A．左归丸合二至丸
B．保阴煎
C．固经丸
D．知柏地黄丸
E．清热固经汤

27．下列哪项**不是**胎漏的常见证型（ ）
A．气血虚弱
B．肾虚
C．血热
D．跌仆伤胎
E．肝肾阴虚

28．氤氲之时指的是（ ）
A．月经周期的第1～5日
B．月经周期的第6～13日
C．月经周期的第14～15日
D．月经周期的第16～30日
E．月经周期的第1日

29．崩漏与其他月经失调性疾病鉴别的要点是（ ）
A．周期、经期、经色
B．经质、经期、经量
C．周期、经期、经量
D．周期、经期、经质
E．周期、经色、经量

30．女患者，21岁，14岁初潮，每于经期出现小腹冷痛，喜温喜按，经量少，色暗淡，腰膝酸冷，舌淡，苔白润，脉沉。治疗首选方剂是（ ）

A．金匮温经汤
B．少腹逐瘀汤
C．圣愈汤
D．调肝汤
E．胶艾汤

31．治疗外伤型胎动不安的代表方剂是（ ）
A．加味圣愈汤
B．寿胎丸
C．保阴煎
D．苎根汤
E．举元煎

32．二仙汤是治疗绝经前后诸证的证型是（ ）
A．肾阴虚证
B．肾阳虚证
C．肾阴阳两虚证
D．脾肾两虚证
E．肝肾阴虚证

33．患者，女，24岁，每于经后两天小腹冷痛，喜温喜按，月经量少，色暗淡，腰膝酸软，小便清长，苔白润，脉沉细。中医辨证为（ ）
A．阳虚内寒
B．寒湿凝滞
C．气血虚弱
D．肝肾亏损
E．气滞血瘀

34．女子18周岁月经尚未初潮，应诊断为（ ）
A．生理性闭经
B．病理性闭经
C．暗经
D．继发性闭经
E．原发性闭经

35．下述哪项是虚证痛经的主要病机（ ）
A．气虚血滞，无力流通
B．胞脉失于濡养，不荣则痛
C．肝血不足，胞脉失养
D．肾虚精亏，胞脉失养
E．阳虚内寒，胞脉失养

36．女患者，31岁，每于两次月经中间，阴道出血，量少，色紫黑，有血块，少腹两侧胀痛，胸闷烦躁，舌质有瘀点，脉细弦。其正确的治法是（ ）
A．滋阴止血
B．凉血止血
C．清利湿热
D．益气摄血
E．化瘀止血

37．某女，月经周期先后不定，经量或多或少，平时腰酸膝软，经前乳房胀痛、心烦易怒，脉细弦。其治法是（ ）

A. 疏肝理气调经
B. 疏肝活血化瘀
C. 补肾调经
D. 补肾疏肝
E. 补肾活血

38. 女患者，33岁，近一年月经后期量少，现月经4月未行，伴头晕眼花，心悸气短，神疲肢倦，舌淡，苔薄白，脉沉缓。中医辨证为（　　）
A. 气血虚弱
B. 肝肾不足
C. 脾肾阳虚
D. 阴虚血燥
E. 肾虚肝郁

39. 治疗血虚型月经后期的最佳方剂是（　　）
A. 胶艾四物汤
B. 当归地黄汤
C. 大补元煎
D. 归脾汤
E. 当归补血汤

40. 月经先后无定期的发病机理主要是（　　）
A. 肝郁肾虚
B. 肝郁脾虚
C. 心肝血不足
D. 脾肾气虚
E. 肝火犯肺

41. 人参养荣汤治疗闭经的证型是（　　）
A. 阴虚血燥证
B. 气血虚弱证
C. 痰湿阻滞证
D. 气滞血瘀证
E. 肾气亏损证

42. 患者，女，38岁，每于经期抑郁，情绪不宁，胸闷胁胀，不思饮食，舌苔薄腻，脉弦细。治疗首选方剂是（　　）
A. 甘麦大枣汤
B. 柴胡疏肝散
C. 逍遥散
D. 杞菊地黄丸
E. 加味逍遥散

43. 下列各项，**不属**痛经阳虚内寒证的主要证候是（　　）
A. 小腹冷痛，拒按，得热则舒
B. 经量少，经色暗淡
C. 腰腿酸软
D. 小便清长
E. 平素带下量多，色黄稠有臭味

44. 下列各项，属闭经气滞血瘀证主要证候的是（　　）

A. 少腹胀痛拒按
B. 小腹冷痛拒按
C. 五心烦热
D. 形寒肢冷
E. 神疲肢倦

45. 患者49岁，绝经后1年，阴道出血，量少，淋漓不断，夹有杂色带下，恶臭，小腹疼痛，低热起伏，神疲，形体消瘦；舌质暗，苔白腻，脉细弱。其证候是（　　）
A. 脾虚肝郁证
B. 肾阴虚证
C. 血热证
D. 湿毒瘀结证
E. 湿热下注证

46. 下列各项，属于经间期出血血瘀证月经特点的是（　　）
A. 经量少或多，色鲜红，质稠
B. 经量少，色淡，质稀
C. 经量稍多，色深红，质黏稠
D. 经色紫黑或有血块
E. 经量多，色淡，质黏稠

47. 患者经期身发红色风团，瘙痒不堪，感风遇热，其痒尤甚，月经提前，量多色红；口干喜饮，尿黄便结；舌红苔黄，脉浮数。其证候是（　　）
A. 阴虚证
B. 阳虚证
C. 气虚证
D. 血虚证
E. 风热证

48. 阴虚血燥闭经的证候是（　　）
A. 月经延后经量少，神疲肢倦，头晕眼花，心悸气短
B. 月经停闭不行，胸胁乳房胀痛、精神抑郁、烦躁易怒
C. 月经周期延后，经量少，五心烦热，颧红唇干，盗汗
D. 月经初潮偏迟，经量少，体质虚弱，腰腿酸软，头晕耳鸣
E. 月经延后经量少，伴形体肥胖，胸闷泛恶，神疲倦怠

49. 患者经期风疹频发，瘙痒难忍，入夜尤甚，月经推迟，量少色淡，面色不华，肌肤枯燥；舌淡红，苔薄，脉虚数。治疗应首选的方剂是（　　）
A. 八珍汤
B. 补中益气汤
C. 举元煎
D. 当归饮子
E. 消风散

50. 下列关于"月经过多"或"崩漏"说法**不正确**的是（   ）

    A．崩漏表现为子宫不规则出血，无规律的月经周期

    B．月经过多患者经量明显增多，月经周期也改变

    C．崩漏及月经过多患者检查生殖器均无明显器质性病变

    D．月经过多患者久治不愈者，可转变为崩漏

    E．崩漏患者多有月经不调史或不孕史，多发生于青春期和绝经前后

51. 下列各项，需与经间期出血鉴别诊断的是（   ）

    A．崩漏
    B．月经过少
    C．胎动不安
    D．异位妊娠
    E．经期延长

52. 某女，近半年来月经量明显增多，或持续难净，色紫暗，有血块，或伴腹痛拒按。舌暗，脉细涩。现正值经期第2日，最佳方选（   ）

    A．桃红四物汤
    B．失笑散加血余炭、茜草、益母草
    C．生化汤合芍药甘草汤
    D．血府逐瘀汤加延胡索
    E．通窍活血汤

53. 治疗痛经肾气亏损证，应首选的方剂是（   ）

    A．二仙汤
    B．肾气丸
    C．归肾丸
    D．益肾调经汤
    E．右归丸

54. 治疗经期延长气虚证，应首选的方剂是（   ）

    A．举元煎
    B．保阴煎
    C．固经丸
    D．安冲汤
    E．清经散

55. 患者每值经期，口舌生疮，口臭，月经量多，色深红；口干喜饮，尿黄便结；舌苔黄厚，脉滑数。其治法是（   ）

    A．滋阴降火
    B．滋阴养胃
    C．滋补脾肾
    D．养阴健胃
    E．清胃泻火

56. 患者经行面浮肢肿，按之没指，晨起头面肿甚，月经推迟，经行量多，色淡，质薄；腹胀纳减，腰膝酸软，大便溏薄；舌淡，苔白腻，脉沉缓。治疗应首选的方剂是（   ）

    A．肾气丸合苓桂术甘汤
    B．补中益气汤
    C．人参健脾丸合肾气丸
    D．参苓白术散
    E．趁痛散

57. 下列各项，**不属于**月经后期虚寒证的主要证候是（   ）

    A．经量少，色淡红，质清稀
    B．小腹隐痛，喜温按
    C．腰膝酸软
    D．小便清长，大便稀溏
    E．舌淡，苔白，脉沉迟

58. 痛经气血虚弱的腹痛特点是（   ）

    A．小腹绵绵作痛，伴腰骶酸痛
    B．小腹隐隐作痛，喜按
    C．小腹胀痛不适，有灼热感
    D．小腹冷痛，喜按，得热则舒
    E．小腹胀痛，拒按

59. 下列各项，**不属于**经断复来的证型是（   ）

    A．脾虚肝郁证
    B．湿热下注证
    C．气滞血瘀证
    D．血热证
    E．肾阴虚证

60. 患者经前小腹灼热胀痛不适，时痛连腰骶，经期9～10天，量偏多，血色暗红，质稠黏；平素带下量多，色黄稠有臭气，小便黄热；舌红，苔黄腻，脉滑数。治疗应首选的方剂是（   ）

    A．龙胆泻肝汤
    B．解毒活血汤
    C．清热调血汤
    D．知柏地黄丸
    E．萆薢渗湿汤

61. 患者经行时肢体疼痛麻木，肢软乏力，月经量少，色淡，质薄；面色无华；舌淡红，苔白，脉细弱。治疗应首选的方剂是（   ）

    A．少腹逐瘀汤
    B．血府逐瘀汤
    C．当归补血汤
    D．通窍活血汤
    E．芎归胶艾汤

62. 崩漏的主要病机是（   ）

    A．瘀血内阻，新血不守
    B．冲任损伤，不能制约经血
    C．脾虚气弱，统摄无权
    D．热伤冲任，迫血妄行

E. 肾气亏虚，封藏失职

63. 患者每于经后，午后潮热，月经量少，色红；两颧红赤，五心烦热，烦躁少寐；舌红而干，脉细数。其证候是（   ）

A. 肝肾阴虚证
B. 血气虚弱证
C. 瘀热壅阻证
D. 肾虚血瘀证
E. 肝郁脾虚证

64. 患者月经过多，色淡红，质清稀；神疲肢倦，气短懒言，小腹空坠，面色㿠白；舌淡，苔薄，脉细弱。其证候是（   ）

A. 血热证
B. 血瘀证
C. 气滞证
D. 肾虚证
E. 气虚证

65. 患者经期口舌糜烂，口燥咽干，月经量少，色红；五心烦热，尿少色黄；舌红，少苔，脉细数。治疗应首选的方剂是（   ）

A. 两地汤
B. 六味地黄丸
C. 知柏地黄汤
D. 清胃散
E. 玉女煎

66. 患者月经停闭数月，小腹冷痛拒按，得热痛缓，形寒肢冷，面色青白，舌紫暗，苔白，脉沉紧。治疗应首选的方剂是（   ）

A. 人参滋血汤
B. 温经汤（《妇人大全良方》）
C. 参芪四物汤
D. 参苓白术散
E. 举元煎

67. 患者月经7个月不行，乳房胀痛，精神抑郁，少腹胀痛拒按，烦躁易怒；舌紫暗，有瘀点，脉沉弦而涩。其治法是（   ）

A. 补肾益气，调理冲任
B. 补肾疏肝，理气活血
C. 滋肾养阴，调理冲任
D. 疏肝清热，活血调经
E. 理气活血，祛瘀通经

68. 患者经后1～2天内小腹绵绵作痛，伴腰骶酸痛；经色暗淡，量少，质稀薄；头晕耳鸣，面色晦暗，健忘失眠；舌质淡红，苔薄，脉沉细。其治法是（   ）

A. 补肾益精，养血止痛
B. 温肾助阳，暖宫止痛
C. 补肾扶脾，养血止痛
D. 理气行滞，活血化瘀
E. 滋肾益阴，缓急止痛

69. 患者月经过多，色紫暗，有血块；经行腹痛，平时小腹胀痛；舌紫暗有瘀点，脉涩。其治法是（   ）

A. 理气行滞调经
B. 活血化瘀止血
C. 疏肝理气调经
D. 理气活血化瘀
E. 疏肝活血止血

70. 患者每至经行期间，发热，恶寒，无汗，鼻塞流涕，咽喉痒痛，咳嗽痰稀，头痛身痛；舌淡红，苔薄白，脉浮紧。经血净后，诸证渐愈。治疗应首选的方剂是（   ）

A. 银翘散
B. 桑菊饮
C. 荆穗四物汤
D. 小柴胡汤
E. 麻黄汤

A3和A4型题

说明：为共用题干单选题，考题是以一个共同题干的临床案例出现，请从中选择一个最佳答案。

（1～3题共用题干）

患者，女，25岁，已婚。2002年5月6日来诊，述平素月经周期尚可，经量少，色淡红，质黏腻，白带量多，形体肥胖，且伴胸闷、呕恶，舌淡、苔白腻，脉滑。

1. [第一问] 此病应诊断为（   ）

A. 月经过少，血虚型
B. 月经过少，痰湿型
C. 月经过少，肾虚型
D. 月经过少，血瘀型
E. 月经过少，脾虚型

2. [第二问] 此病临床最常用方剂为（   ）

A. 苍附导痰丸
B. 归肾丸
C. 小营煎
D. 通瘀煎
E. 参苓白术散

3. [第三问] 此病的治法是（   ）

A. 补肾益精、养血调经
B. 养血益气调经
C. 活血化瘀调经
D. 化痰燥湿调经
E. 养阴清热调经

(4～6题共用题干)

患者，女，痛经3年余，经前常小腹冷痛拒按，得热痛减，经血量少，色暗有块，畏寒肢冷，面色青白，舌暗，苔白，脉沉紧，检查无器质性病变。

4. [第一问] 其治法是（　　）
   A. 温经散寒，化瘀止痛
   B. 行气活血，化瘀止痛
   C. 清热除湿，化瘀止痛
   D. 益气养血，调经止痛
   E. 补养肝肾，调经止痛

5. [第二问] 首选方剂是（　　）
   A. 圣愈汤加减
   B. 清热调血汤加减
   C. 膈下逐瘀汤加减
   D. 少腹逐瘀汤加减
   E. 益肾调经汤加减

6. [第三问] 若患者兼见四肢冰凉，冷汗淋漓，宜加入（　　）
   A. 苍术、厚朴
   B. 附子、细辛
   C. 艾叶、吴茱萸
   D. 白术、牡丹皮
   E. 升麻、柴胡

第二节　异位妊娠【熟悉】

A1和A2型题

说明：为单选题，5个选项中可能同时有最佳正确答案和非错误答案，请从中选择一个最佳答案。

1. 异位妊娠诊断的金标准是（　　）
   A. 诊断性刮宫
   B. 血hCG检查
   C. B超检查
   D. 停经病史
   E. 腹腔镜检查

2. 下列说法**不正确**的是（　　）
   A. 异位妊娠多有停经史，而黄体破裂及卵巢囊肿蒂扭转多无停经史
   B. 异位妊娠常见阴道流血，卵巢囊肿蒂扭转多无阴道流血
   C. 黄体破裂一般无肿块触及，但有压痛
   D. 异位妊娠及黄体破裂阴道后穹窿穿刺均可抽出血液
   E. 异位妊娠、黄体破裂、卵巢囊肿蒂扭转三者血hCG均为阳性

3. 女，31岁，停经6周，突发下腹痛3小时。血压86/56mmHg，心率102次/分。妇科检查：阴道后穹窿饱满，触痛，宫颈举痛，盆腔触诊不满意。本例恰当的检查项目为（　　）
   A. B型超声检查
   B. 尿妊娠试验
   C. 阴道后穹窿穿刺
   D. 诊断性刮宫
   E. 宫腔镜检查

4. 患者，女，32岁。停经8周，右下腹疼痛，阴道少量流血5天。检查：宫颈举痛阳性，直肠子宫陷凹触及肿块，血hCG阳性，阴道后穹窿穿刺抽出不凝血液。B超：右侧附件低回声区，其内有妊娠囊。该患者最有可能的诊断是（　　）
   A. 黄体破裂
   B. 急性阑尾炎
   C. 卵巢囊肿蒂扭转
   D. 异位妊娠
   E. 流产

5. 异位妊娠与黄体破裂的鉴别主要依靠（　　）
   A. 阴道后穹窿穿刺
   B. B超检查
   C. 血hCG检查
   D. 有无停经史
   E. 有无宫颈举痛

6. 患者，女，35岁。带下量多，色白质稀无臭味，伴面色萎黄，乏力，少气懒言，倦卧嗜睡，纳少便溏，舌体胖质淡，边有齿痕，苔薄白，脉细缓，治疗宜首选（　　）
   A. 内补丸
   B. 知柏地黄丸
   C. 金匮肾气丸
   D. 止带方
   E. 完带汤

7. 患者，女，29岁。停经46天，阴道少量出血5日，色淡红，右下腹隐痛，查尿妊娠试验阳性，B超检查宫腔内未见胎囊，诊断为异位妊娠未破损型，保守治疗法则是（　　）
   A. 活血化瘀，消癥杀胚
   B. 活血祛瘀，佐以益气
   C. 回阳救脱，活血祛瘀
   D. 破瘀消癥
   E. 理气活血，祛瘀消癥
8. 异位妊娠的常见临床表现**不包括**（　　）
   A. 下腹痛
   B. 阴道流血
   C. 晕厥休克
   D. 腹部包块
   E. 大便带血

A3和A4型题

说明：为共用题干单选题，考题是以一个共同题干的临床案例出现，请从中选择一个最佳答案。

（1～4题共用题干）
患者，女，28岁，停经12周，近1周阴道少量流血，淋漓不断，伴腰酸膝软，腹痛下坠，头晕耳鸣，小便频数，夜尿多，舌淡苔白，脉沉滑尺弱。患者曾有堕胎史。检查：尿妊娠试验阳性，血hCG阳性，B超示：宫内妊娠，可见完整妊娠囊，有胎心音存在。

1. [第一问] 该患者最有可能的诊断是（　　）
   A. 经闭
   B. 崩漏
   C. 经间期出血
   D. 异位妊娠
   E. 胎漏、胎动不安
2. [第二问] 该患者可辨证为（　　）
   A. 肾虚证
   B. 血热证
   C. 血瘀证
   D. 湿热证
   E. 气血虚弱证
3. [第三问] 治宜选用（　　）
   A. 寿胎丸加减
   B. 胎元饮加减
   C. 阿胶汤加减
   D. 当归散加减
   E. 保阴煎加减
4. [第四问] 若患者小腹下坠明显，宜加入（　　）
   A. 当归、白芍
   B. 杜仲、陈皮
   C. 黄芪、升麻
   D. 熟地黄、人参
   E. 牡丹皮、茯苓

第三节　产后恶露不尽、产后腹痛、产后发热、缺乳【了解】

A1和A2型题

说明：为单选题，5个选项中可能同时有最佳正确答案和非错误答案，请从中选择一个最佳答案。

1. 产后病的治疗应以（　　）为原则
   A. 以补气养血为主
   B. 以活血化瘀为主
   C. 勿拘于产后，也勿忘于产后
   D. 疏肝健脾为主
   E. 滋补肝肾为主
2. 产后过劳可导致的妇科疾病是（　　）
   A. 产后血晕
   B. 产后发热
   C. 恶露不绝
   D. 产后腹痛
   E. 产后抑郁
3. 脾失健运，气血生化不足可导致的妇科疾病是（　　）
   A. 月经先期
   B. 胎漏
   C. 滑胎
   D. 胎萎不长
   E. 产后血晕
4. 以下各项，由肝郁化热化火、火热之邪下扰

冲任导致的妇科疾病是（   ）
A．经期延长
B．乳汁自出
C．妊娠恶阻
D．经间期出血
E．产后恶露不绝

5．以下各项，由肝郁化热化火、气火上炎导致的妇科疾病是（   ）
A．经期延长
B．乳汁自出
C．妊娠恶阻
D．经间期出血
E．产后恶露不绝

6．以下各项，由血瘀导致的妇科疾病是（   ）
A．缺乳
B．恶露不绝
C．子晕
D．子痫
E．产后乳汁自出

7．以下各项，由血虚导致的妇科疾病是（   ）
A．缺乳
B．恶露不绝
C．子晕
D．子痫
E．产后乳汁自出

8．女患者，产后5天，寒热时作，恶露量少，色暗有块，小腹疼痛拒按，口干不欲饮。舌紫暗，脉弦涩。方选（   ）
A．五味消毒饮
B．解毒活血汤
C．荆防四物汤
D．生化汤
E．小柴胡汤

9．女患者，产后9天，高热寒战，小腹疼痛拒按，恶露量少不畅，色紫暗如败酱，有臭味，大便秘结。舌红苔黄，脉数有力。治以（   ）
A．清热解毒，凉血化瘀
B．清热解毒，凉血养阴
C．清热解毒，泻下逐瘀
D．清热解毒，凉营开窍
E．以上都不是

10．下列哪一项**不是**血虚产后腹痛的主要证候（   ）
A．产后小腹隐痛而喜按
B．面色苍白，心悸少寐
C．恶露量少，色暗不畅
D．头晕耳鸣，大便燥结
E．腹部喜按喜揉，恶露色淡质稀

11．治疗血虚产后腹痛的主方是（   ）
A．生化汤
B．建中汤
C．加参生化汤
D．肠宁汤
E．当归芍药散

12．患者，女，27岁，已婚。人流术后恶露持续20天未净，量较多，色紫红，质稠，有臭味，面色潮红，口燥咽干，舌质红，脉细数。其证候是（   ）
A．气虚
B．血虚
C．血热
D．湿热
E．阴虚

13．女患者，产后3天，发热微恶风寒，头痛，咳嗽，口渴，微汗出，苔薄白，脉浮数。选（   ）
A．桑菊饮
B．麻黄汤
C．荆穗四物汤
D．五味消毒饮
E．解毒活血汤

14．产后数日内产妇可见恶寒、怕风、微热、自汗属于（   ）
A．阴虚阳亢
B．亡血伤津
C．多虚多瘀
D．阴虚阳浮
E．外感风寒

15．导致患者产后发热的最主要病因是（   ）
A．血瘀
B．饮食不节
C．血虚
D．感染邪毒
E．津液耗伤

A3和A4型题

说明：为共用题干单选题，考题是以一个共同题干的临床案例出现，请从中选择一个最佳答案。

（1～2题共用题干）
女患者，产后小腹隐隐作痛，喜按，恶露量少色淡，头晕耳鸣，大便干燥，舌淡红，苔薄，脉虚细。
1．［第一问］对该患者应用何种治法（   ）

A. 补血益气
B. 温肾助阳
C. 滋阴养血
D. 和中健脾
E. 养血柔肝

A. 当归生姜羊肉汤
B. 肠宁汤
C. 加参生化汤
D. 当归芍药散
E. 生化汤

2. ［第二问］治疗首选何方（　　）

第四节　阴痒、不孕症、癥瘕、带下病、子宫脱垂、阴疮【熟悉】

A1和A2型题
说明：为单选题，5个选项中可能同时有最佳正确答案和非错误答案，请从中选择一个最佳答案。

1. 患者，女，46岁，已婚。近2周带下量多，色赤白相兼，质稠，有气味，阴部瘙痒，腰膝酸软，头晕耳鸣，舌红，苔黄腻，脉细数。其治法是（　　）
   A. 清热疏肝，利湿止带
   B. 滋肾养阴，清热利湿
   C. 清热解毒止带
   D. 健脾祛湿止带
   E. 清热凉血止带

2. 阴疮相当于西医学的（　　）
   A. 前庭大腺炎
   B. 阴道炎
   C. 子宫脱垂
   D. 子宫内膜异位症
   E. 子宫肌瘤

3. 患者女，36岁。下腹包块，按之不坚，小腹胀满，月经量少，质黏稠，夹有血块；体型肥胖，胸脘满闷，肢体困倦，带下量多，色白质黏稠，舌暗，苔白腻，脉弦滑。其治法为（　　）
   A. 行气活血，化瘀消癥
   B. 化痰除湿，活血消癥
   C. 温经散寒，祛瘀消癥
   D. 补气活血，化瘀消癥
   E. 补肾活血，消癥散结

4. 患者，女，49岁，带下量多，色淡黄，质黏稠，无臭气，四肢不温，神疲肢倦，纳少便溏，舌淡，苔白腻，脉缓弱，中医辨证为（　　）
   A. 肾阳虚
   B. 肾阴虚
   C. 湿热
   D. 脾虚
   E. 热毒

5. 带下色黄，量多，质黏稠，其辨证是（　　）
   A. 血热证
   B. 热毒证
   C. 脾虚证
   D. 肾虚证
   E. 湿热证

6. 望阴户见肌肤色白粗糙增厚者，其辨证属（　　）
   A. 肾精亏损证
   B. 肝经湿热证
   C. 肾阳亏虚证
   D. 气血亏损证
   E. 寒湿凝滞证

7. 以下各项，属于腹块时有时不明显，按之不坚，推之可动的辨证是（　　）
   A. 虚证
   B. 实证
   C. 癥证
   D. 瘕证
   E. 瘀证

8. 下列各项，属于外湿导致的妇科疾病是（　　）
   A. 阴痒
   B. 产后身痛
   C. 经行泄泻
   D. 闭经
   E. 子肿

9. 以下各项，属于下腹包块质坚，推之不动的辨证是（　　）
   A. 虚证
   B. 实证
   C. 癥证
   D. 瘕证
   E. 瘀证

10. 外湿导致的妇科疾病是（　　）
    A. 子肿

B. 闭经
C. 子满
D. 阴痒
E. 经行泄泻

11. 下腹部包块质坚，推之不动，其辨证是（　　）
    A. 实证
    B. 癥积
    C. 瘕证
    D. 瘀证
    E. 虚实夹杂证

12. 下列关于妇科癥瘕说法正确的是（　　）
    A. 瘕者，坚硬成块，固定不移，痛有定处，病属血分
    B. 癥者，积块不坚，推之可移，痛无定处，病属气分
    C. 癥瘕可以影响生育
    D. 本病发病初期以正虚为主
    E. 本病治疗原则为补益肝肾

13. 下述哪项为带下病（　　）
    A. 女子在发育成熟期白带增多
    B. 妊娠期白带量多
    C. 经前期白带量多
    D. 月经中期白带量多
    E. 女子带下量多，质黏稠，有臭味

14. 肝经湿热，蕴结胞中，阻滞冲任，可导致的妇科疾病是（　　）
    A. 月经过少
    B. 癥瘕
    C. 闭经
    D. 月经后期
    E. 痛经

15. 以下各项中，由内寒导致的妇科疾病是（　　）
    A. 经行感冒
    B. 经行头痛
    C. 经行身痛
    D. 带下病
    E. 经间期出血

16. 腹块时有时不明显，按之不坚，推之可动，其辨证是（　　）
    A. 实证
    B. 癥积
    C. 瘕证
    D. 瘀证
    E. 虚实夹杂证

17. 以下各项中，由脾虚下陷导致的妇科疾病是（　　）
    A. 子肿
    B. 子满

C. 恶阻
D. 胎漏
E. 子宫脱垂

18. 下列各项，**不属于**癥瘕痰湿瘀结证主要证候的是（　　）
    A. 小腹内可触及包块
    B. 积块不坚
    C. 固定难移
    D. 带下量多
    E. 小腹胀满

19. 启宫丸是治疗哪种不孕的首选方剂（　　）
    A. 肝郁不孕
    B. 痰湿不孕
    C. 肝肾不足不孕
    D. 肾虚不孕
    E. 以上都不是

20. 女患者，结婚3年未避孕未孕，月经周期基本正常，量少色红，无血块，形体消瘦，腰腿酸软，头晕眼花，心悸失眠，五心烦热。治宜（　　）
    A. 滋阴养血，调冲益精
    B. 温肾补气养血，调补冲任
    C. 疏肝解郁，养血理脾
    D. 燥湿化痰，理气调经
    E. 活血化瘀调经

21. 女患者，29岁，带下量多5天，色黄，质黏稠，有臭味，胸闷口腻，小便黄少，舌苔黄腻，脉濡数，中医辨证为（　　）
    A. 热毒
    B. 脾虚
    C. 肾阳虚
    D. 湿热
    E. 肝经湿热

22. 肾阳虚型带下病的主症中，下列哪项是**错误**的（　　）
    A. 白带量多，清冷质稀
    B. 失眠多梦
    C. 腰酸如折
    D. 小便清长
    E. 小腹发凉

23. 患者，女，32岁，已婚。带下量多，色淡黄，质黏稠，无臭气，面色萎黄，四肢不温，舌淡，苔白腻，脉缓弱。其治法是（　　）
    A. 清热解毒除湿
    B. 清热利湿止带
    C. 温肾助阳，涩精止带
    D. 滋阴益肾，清热祛湿
    E. 健脾益气，升阳除湿

24. 下列关于"不孕症"说法**不正确**的是（　　）

A. 曾经有过妊娠者继而未避孕 2 年以上未孕者为原发性不孕，称为"全不产"
B. 不孕症的主要病机为肾气不足，冲任气血失调
C. 治疗不孕症以温养肾气、调理气血为主
D. 本病可由多种原因导致，应通过夫妇双方全面检查，寻找病因
E. 对于排卵障碍所致不孕症，可用针灸促进卵泡发育及排卵

25. 湿热型带下病的主症中，下列哪项是**错误**的（　　）
   A. 带下量多，色黄或黄白
   B. 质黏腻，无臭气
   C. 胸闷口腻
   D. 阴部瘙痒
   E. 纳呆

26. 女患者，29 岁，带下量多 5 天，色黄，质黏稠，有臭味，胸闷口腻，小便黄少，舌苔黄腻，脉濡数，中医辨证为（　　）
   A. 热毒
   B. 脾虚
   C. 肾阳虚
   D. 湿热
   E. 肝经湿热

A3和A4型题

说明：为共用题干单选题，考题是以一个共同题干的临床案例出现，请从中选择一个最佳答案。

（1～5 题共用题干）
患者，女，38 岁，带下量多色黄，黏稠，有臭味；口苦口腻，小便短赤；舌红，苔黄腻，脉滑数。

1. [第一问] 中医诊断为（　　）
   A. 带下过多，热毒蕴结证
   B. 带下过多，湿热下注证
   C. 带下过多，阳虚夹湿证
   D. 带下过多，脾湿化热证
   E. 带下过多，肾阳虚证

2. [第二问] 治宜（　　）
   A. 清热解毒，清热利湿止带
   B. 清热利湿，解毒杀虫
   C. 滋阴益肾，清利湿热
   D. 疏风化浊，除湿杀虫
   E. 健脾渗湿，清热除湿

3. [第三问] 方宜首选（　　）
   A. 龙胆泻肝汤
   B. 萆薢渗湿汤
   C. 易黄汤
   D. 八正散
   E. 止带方

4. [第四问] 若此患者症见带下色黄绿如脓，呈泡沫状；烦躁易怒，口苦咽干，目赤头痛；舌红，苔黄腻，脉弦滑。则治宜（　　）
   A. 清热解毒，利湿止带
   B. 清热利湿，解毒杀虫
   C. 清肝利湿止带
   D. 清热利湿化浊
   E. 健脾渗湿止带

5. [第五问] 上证的治疗，方宜首选（　　）
   A. 萆薢渗湿汤
   B. 龙胆泻肝汤
   C. 五味消毒饮
   D. 止带方
   E. 易黄汤

第五节　中医妇科发展中的主要学术流派及著名医家的学术观点【了解】

A1和A2型题

说明：为单选题，5个选项中可能同时有最佳正确答案和非错误答案，请从中选择一个最佳答案。

1. 现存中医古籍中最早设妇科专篇的医著是（　　）
   A. 《黄帝内经》
   B. 《金匮要略》

C.《难经》
D.《妇人大全良方》
E.《脉经》

2. 下列各项，属于张介宾学术观点的是（　　）
   A. 调经重脾胃
   B. "阳非有余，阴常不足"
   C. 重视脾肾，倡命门学说
   D. 培补气血，调理脾胃
   E. 妊娠期以养胎、保胎为要

3. 以下各项，属于《邯郸遗稿》学术观点的是（　　）
   A. 调经重脾胃
   B. 调理气血、补益脾肾
   C. 重视脾肾，倡命门学说
   D. "阳非有余，阴常不足"
   E. 重视调理气血、补益脾肾

4. 《达生编》提出临产六字真言是（　　）
   A. 忍、休息、慢临盆
   B. 睡、忍痛、慢临盆
   C. 休息、忍痛、临盆
   D. 睡觉、勿慌、临盆
   E. 睡觉、忍耐、临盆

5. 《素问·上古天真论》指出："（　　），天癸至，任脉通，太冲脉盛，月事以时下，故有子。"
   A. 二七
   B. 三七
   C. 四七
   D. 五七
   E. 六七

6. 《景岳全书》的作者是（　　）
   A. 薛己
   B. 张景岳
   C. 赵献可
   D. 陈修园
   E. 陈自明

7. 为中医妇科学奠定了生理、病理和治疗理论基础的医学著作是（　　）
   A. 《胎产论》
   B. 《金匮要略》
   C. 《黄帝内经》
   D. 《诸病源候论》
   E. 《妇人良方大全》

8. 现存的第一部产科专著是（　　）
   A. 《妇人大全良方》
   B. 《景岳全书》
   C. 《经效产宝》
   D. 《女科要旨》
   E. 《脉经》

第七章 妇科急症诊疗与处理

异位妊娠、黄体破裂、卵巢囊肿蒂扭转【掌握】

A1和A2型题

说明：为单选题，5个选项中可能同时有最佳正确答案和非错误答案，请从中选择一个最佳答案。

1. 异位妊娠时，受精卵最易着床的部位是（　　）
   A. 宫颈
   B. 卵巢
   C. 输卵管
   D. 腹腔
   E. 阔韧带

2. 输卵管妊娠破裂后**错误**的是（　　）
   A. 多数病例有短期停经史
   B. 腹部叩诊常有移动性浊音
   C. 尿妊娠试验均阳性
   D. 出现休克症状和体征
   E. 宫颈举痛明显

3. **不是**输卵管妊娠化学药物治疗的指征是（　　）
   A. 输卵管妊娠包块直径≤4cm
   B. 血β-hCG＜2000U/L
   C. 无明显内出血征象
   D. 输卵管妊娠未发生破裂或流产
   E. 停经周数≤10周

4. 28岁已婚妇女，结婚3年未孕，现停经52日，阴道少量流血4小时。今晨突感下腹剧痛，伴明显肛门坠胀感，血压60/40mmHg。妇科检查：宫颈举痛明显，子宫稍大稍软，右附件区有明显触痛。本例恰当处置应是（　　）
   A. 立即行刮宫术
   B. 输液输血，观察病情进展
   C. 立即行剖腹探查术
   D. 输液输血同时行剖腹探查术
   E. 待纠正休克后行剖腹探查术

5. 26岁未产妇，停经50日后出现阴道少量流血伴右下腹隐痛。今晨起床时突然右下腹撕裂样疼痛。检查：血压90/60mmHg，面色苍白，下腹稍膨隆，右下腹压痛明显，肌紧张不明显，叩诊移动性浊音阳性。妇科检查：子宫稍大稍软，右附件区触及有压痛包块，境界不清，阴道后穹隆稍饱满，有触痛。实验室检查：Hb 96g/L。本例最可能的诊断是（　　）
   A. 输卵管妊娠流产
   B. 输卵管间质部妊娠破裂
   C. 急性阑尾炎
   D. 急性输卵管炎
   E. 右侧卵巢肿瘤蒂扭转

6. 32岁不孕患者，现停经45日，阴道不规则流血3日。今晨从阴道排出三角形膜样物，检查下腹部压痛及反跳痛。本例正确的治疗措施是（　　）
   A. 静脉滴注缩宫素
   B. 肌注子宫收缩剂
   C. 立即行刮宫术
   D. 行剖腹探查术
   E. 请外科会诊

7. 26岁已婚妇女，停经48日，突觉下腹剧痛伴休克，面色苍白。最简便有效的辅助诊断方法是（　　）
   A. 阴道镜检查
   B. 尿妊娠试验
   C. 阴道后穹隆穿刺
   D. 宫腔镜检查
   E. 腹腔镜检查

8. 27岁已婚妇女，停经48日，阴道少量流血一日。今晨无原因出现下腹剧痛，伴恶心、呕吐及一过性晕厥。查面色苍白，血压60/40mmHg，脉搏120次/分，妇科检查：宫颈举痛明显，后穹隆触痛（＋），盆腔触诊因疼痛导致不满意。此时最有价值的辅助检查方法是（　　）
   A. 检测尿hCG值
   B. B型超声检查
   C. 腹腔镜检查
   D. 诊断性刮宫

E．阴道后穹隆穿刺

9．急性输卵管妊娠破裂或流产手术应遵循哪项原则（　　）

A．尽快钳夹出血处，切除或保留患侧输卵管
B．切除子宫
C．进行对侧输卵管成形术
D．切除患侧附件
E．尽量吸出腹腔血液作自体输血

10．28岁已婚妇女，停经48日，下腹剧痛2小时。检查腹部移动性浊音（±）。妇科检查宫颈举痛（+），阴道后穹隆饱满，子宫漂浮感，附件区压痛明显。无助于本例诊断的检查项目是（　　）

A．尿妊娠试验（纸片法）
B．B型超声检查
C．诊断性刮宫
D．阴道后穹隆穿刺
E．腹腔镜检查

11．33岁已婚妇女，停经43日阴道少量流血4日，突然右下腹撕裂样痛3小时，本例不需要的辅助检查项目是（　　）

A．基础体温测定
B．查尿hCG值（纸片法）
C．B型超声检查
D．诊刮活组织检查
E．阴道后穹隆穿刺

12．26岁妇女，结婚2年未孕，现停经45日，今晨突感下腹痛伴肛门坠胀。妇科检查：宫颈举痛明显，后穹隆饱满，有触痛，子宫漂浮感，下腹压痛明显，触诊不满意。本例可能的诊断是（　　）

A．输卵管妊娠破裂型
B．卵巢黄体破裂
C．卵巢卵泡破裂
D．子宫肌瘤红色变
E．卵巢肿瘤蒂扭转

A3和A4型题

说明：为共用题干单选题，考题是以一个共同题干的临床案例出现，请从中选择一个最佳答案。

（1～2题共用题干）

27岁已婚妇女，停经48日，阴道少量流血1日，今晨无原因出现下腹剧痛，伴恶心、呕吐及一过性晕厥。查体：面色苍白，血压60/40mmHg，脉搏120次/分。

1．[第一问] 下述特征**不应**出现的是
A．宫颈举痛
B．后穹隆饱满
C．腹部压痛及反跳痛
D．子宫如孕50日大小、质软
E．移动性浊音（－）

2．[第二问] 此时显有价值的辅助检查方法是
A．检测尿hCG值
B．行B型超声检查
C．行阴道后穹隆穿刺
D．行诊断性刮宫
E．行腹腔镜检查

C型题

说明：为案例分析题，考题是以一个共同题干的临床案例出现，其中有一个或多个答案。

（1～4题共用题干）

女性，27岁，已婚。下班坐公交回家后，逐感右下腹部疼痛3小时，伴恶心、无呕吐。月经正常（3～4）日/（28～30）日，现为月经第25日。G1P1。查体：T 37.5℃，P 100次/分，R 25次/分，BP 128/70mmHg。妇科查体：外阴（－），阴道（－），宫颈糜烂样改变、轻举痛，子宫前位正常大，略摆痛，附件区左侧卵巢可及，右侧触痛。

1．[第一问] 应考虑的临床诊断有（　　）
A．异位妊娠
B．阑尾炎
C．卵巢肿瘤扭转
D．急性胃肠炎
E．卵泡破裂
F．右侧腹股沟疝
G．黄体破裂

2．[第二问] 首先选择的辅助检查是（　　）
A．B超
B．CT
C．MRI
D．血尿常规
E．肝功生化
F．尿hCG

3．[第三问] 如B超显示右卵巢6cm囊性、壁

薄、腔内低回声且有细线条带分隔的肿块，盆腔少量积液，提示"卵巢黄体"。下一步处理方案是（　　）

A．阴道后穹隆穿刺
B．腹腔穿刺
C．腹腔镜探查
D．保守治疗，密切观察
E．如疼痛，肌内注射哌替啶
F．输液抗感染

4．[第四问] 如B超显示右卵巢6cm囊实性、壁厚、腔内面团样物且有强回声的肿块，提示"卵巢畸胎瘤"。下一步处理方案是（　　）

A．保守治疗密切观察
B．剖腹探查
C．腹腔镜探查
D．B超引导穿刺
E．经阴道后穹隆探查
F．MRI确诊

第八章 相关妇科疾病

第一节 子宫肌瘤、前庭大腺炎【掌握】

A1和A2型题
说明：为单选题，5个选项中可能同时有最佳正确答案和非错误答案，请从中选择一个最佳答案。

1. 子宫肌瘤最常见的临床症状是（　　）
   A．下腹疼痛
   B．经量增多，经期延长
   C．小腹下坠
   D．外阴瘙痒
   E．排尿困难
2. 子宫肌瘤症状多与（　　）相关
   A．肌瘤的大小
   B．肌瘤的数目
   C．发病年龄
   D．肌瘤部位及变性
   E．子宫内环境
3. 下列疾病需对性伴侣同时进行治疗的是（　　）
   A．前庭大腺炎
   B．滴虫阴道炎
   C．细菌性阴道病
   D．外阴阴道假丝酵母菌病
   E．前庭大腺囊肿
4. 外阴道假丝酵母菌病阴道分泌物的特点是（　　）
   A．白色稠厚呈豆腐渣样
   B．白色，均匀一致，稀薄，有腥臭味
   C．稀薄脓性，黄绿色，泡沫状，有臭味
   D．脓血性白带
   E．透明如清水一样

A3和A4型题
说明：为共用题干单选题，考题是以一个共同题干的临床案例出现，请从中选择一个最佳答案。

（1～4题共用题干）
患者，女，37岁。会阴部肿胀、疼痛，伴烧灼感。检查：体温38.2℃，局部皮肤红肿，发热，压痛明显，左侧前庭大腺开口处见白色小点。

1. ［第一问］该患者最有可能的诊断是（　　）
   A．前庭大腺炎
   B．前庭大腺囊肿
   C．阴道炎
   D．前庭大腺脓肿
   E．盆腔炎
2. ［第二问］导致本病的原因多为（　　）
   A．阴道前庭损伤
   B．病毒入侵
   C．细菌感染
   D．处女膜破裂
   E．内分泌功能失调
3. ［第三问］治疗本病应首选（　　）
   A．抗生素治疗
   B．抗病毒药物治疗
   C．止痛剂治疗
   D．局部外敷治疗
   E．非甾体抗炎药治疗
4. ［第四问］若该患者病情发展，形成脓肿，此时最适合的处理方法是（　　）
   A．肌内注射抗生素
   B．局部热敷
   C．中药活血化瘀治疗
   D．卧床休息
   E．切开引流

C型题

说明：为案例分析题，考题是以一个共同题干的临床案例出现，其中有一个或多个答案。

（1～3题共用题干）

41岁女性，孕4产3，以"月经量增多2年"为主诉于2018年11月21日入院。平素月经规律，末次月经2018年11月16日，几年前医师曾告知子宫体积增大，1年前曾行诊断性刮宫，病理检查为子宫内膜良性病变。查体：血压135/80mmHg，心率80次/分，体温36.7℃。心肺检查正常，腹部检查发现下腹部正中线部位触及不规则硬结。妇科检查：子宫前位，增大如孕16周，形态不规则，双附件区未触及明显肿块。

1. [第一问] 下一步应做何项检查以明确诊断（　　）

A. 超声检查
B. 腹部平片
C. 血清CA125检查
D. 腹腔镜检查
E. 宫颈细胞学检查
F. 宫腔镜检查
G. 分段诊刮术
H. 血常规检查

2. [第二问] 彩超检查回报子宫多发肌瘤，血常规血红蛋白76g/L，以下处理措施正确的是（　　）

A. 可选择手术切除子宫
B. 给予口服米非司酮诱导闭经纠正贫血
C. 给予雄激素制剂纠正贫血
D. 给予GnRHa纠正贫血
E. 输血纠正贫血后手术治疗
F. 口服右旋糖酐铁
G. 增加红肉膳食

3. [第三问] 该病例子宫肌瘤行手术治疗的临床思维中，**不正确**的有（　　）

A. 月经量增多已出现继发性贫血需纠正贫血后再手术
B. 子宫如孕16周，大于手术治疗指征的8周妊娠大小
C. 存在肉瘤变可能，需要手术治疗
D. 无生育要求可行子宫全切术
E. 若患者坚决要求保留子宫，应根据手术情况决定
F. 如术中病理提示肌细胞增生活跃，核分裂象5～6个/HP，也可保留子宫
G. 如术中病理提示肌细胞消失，为均匀透明无结构区，也可保留子宫

第二节　阴道炎、宫颈炎、盆腔炎【掌握】

A1和A2型题

说明：为单选题，5个选项中可能同时有最佳正确答案和非错误答案，请从中选择一个最佳答案。

1. 下列关于盆腔炎性疾病的描述，正确的是（　　）

A. 只要出现宫颈举痛、子宫压痛或附件区压痛就应该按照盆腔炎性疾病进行抗生素治疗
B. 为避免盆腔炎性疾病迁延不愈，必须要明确病原体诊断和药敏试验结果选择抗生素
C. 具有高危因素的患者，当出现下腹痛并排除其他引起下腹痛的原因，盆腔检查符合最低诊断标准，即可给予经验性抗生素治疗
D. 腹腔镜诊断输卵管炎准确率高，可获得诊断的特异标准并能直接采取感染部位的分泌物做细菌培养，应广泛应用于临床诊断
E. 为避免因延误治疗导致盆腔炎性疾病后遗症的发生，在作出盆腔炎性疾病的诊断后，应尽快应用广谱抗生素，不需要进一步明确病原体

2. 患者，女，27岁。阴道分泌物增多，呈黏液脓性，伴外阴瘙痒，检查可见子宫颈局部充血、水肿，上皮变性、坏死，黏膜、黏膜下组织、腺体周围见大量中性粒细胞浸润，诊断为急性子宫颈炎。若患者在未获得病原体检测结果前，可选用（　　）

A. 青霉素
B. 红霉素
C. 诺氟沙星
D. 甲硝唑
E. 头孢曲松钠

3. 下列关于"盆腔炎性疾病"说法**错误**的是（　　）

A．本病常见临床症状为下腹痛，阴道少量出血
B．病情严重者可出现发热、寒战、头痛、食欲缺乏
C．当患者符合最低诊断标准，即可给予经验性抗生素治疗
D．本病的最低诊断标准是宫颈举痛或子宫压痛或附件区压痛
E．病情严重患者，应采取半卧位休息

4．下列**不属于**宫颈炎的诊断标准的是（   ）
A．用棉拭子擦拭子宫颈管时，容易诱发子宫颈管内出血
B．子宫颈管脓性分泌物涂片提示中性粒细胞＞30个/高倍镜视野
C．阴道分泌物湿片检查白细胞＞10个/高倍视野
D．病原体检测出白假丝酵母菌
E．淋病奈瑟球菌培养呈阳性

5．下列**不属于**盆腔炎性疾病的是（   ）
A．子宫内膜炎
B．输卵管炎
C．输卵管卵巢囊肿
D．盆腔腹膜炎
E．子宫腺肌病

6．女性，35岁，因下腹痛3日，伴高热，诊断为急性盆腔炎入院。该患者应取何种体位为妥（   ）
A．平卧位
B．左侧卧位
C．半卧位
D．头低脚高位
E．胸膝卧位

A3和A4型题

说明：为共用题干单选题，考题是以一个共同题干的临床案例出现，请从中选择一个最佳答案。

（1～3题共用题干）
女性，28岁，已婚，月经干净后4日突然发热、寒战、下腹痛。检查体温39.5℃，血压90/60mmHg，脉搏72次/分，下腹肌紧张，妇科检查：宫口见脓性分泌物，宫颈举痛，子宫后位，活动度差，压痛明显，两侧附件增厚、压痛。B超检查提示：盆腔内有少量积液。

1．该患者应再做下列哪项检查以明确诊断（   ）
A．尿常规
B．心电图
C．胸透
D．血常规
E．腹腔镜检查

2．该病例最可能的诊断是（   ）
A．异位妊娠
B．急性盆腔炎
C．急性阑尾炎
D．卵巢囊肿破裂
E．急性宫颈炎

3．对于该患者下列哪项处理方式是**不妥当**的（   ）
A．立即剖腹探查
B．抗生素和中药治疗
C．静脉滴注抗生素
D．卧床休息并取头高脚低位
E．症状消失后继续用抗生素2周

C型题

说明：为案例分析题，考题是以一个共同题干的临床案例出现，其中有一个或多个答案。

（1～4题共用题干）
49岁女性，分泌物增多3个月，伴下腹痛。平素月经规律，近3个月，阴道分泌物增多，色黄，无阴道瘙痒，无同房后出血伴下腹痛，给予保妇康栓阴道上药后无好转。妇科检查：宫颈肥大，表面糜烂，可见脓性分泌物，触血（-）；子宫前位，压痛（+）；双附件（-）。

1．[第一问] 目前考虑临床诊断为（   ）
A．慢性宫颈炎合并盆腔炎
B．宫颈恶性肿瘤
C．急性宫颈炎
D．阴道炎
E．盆腔炎
F．外阴炎

2．[第二问] 需完善的相关实验室检查有（   ）
A．超声
B．血常规
C．液基薄层细胞学检查（TCT）+人乳头状

瘤病毒（HPV）+阴道分泌物检查

    D．阴道镜检查

    E．磁共振成像

    F．PET-CT

3．［第三问］辅助检查TCT重度炎症，HPV阴性，下一步治疗为（　　）

    A．继续阴道上药治疗

    B．宫颈物理治疗（冷冻治疗）

    C．口服抗生素

    D．宫颈LEEP手术

    E．口服药物待盆腔炎症缓解后再行宫颈物理治疗

    F．宫颈冷刀锥切手术

4．［第四问］若患者选择宫颈冷冻治疗，需注意（　　）

    A．无需等待TCT+HPV结果，肉眼排除癌变即可

    B．手术可安排在非月经期

    C．宫颈创面愈合需2～4周

    D．术后可有阴道排液，无需处理

    E．术后无阴道出血

    F．术后禁性生活半年

（5～8题共用题干）

35岁经产妇，剖宫产术后3日突然出现畏寒、高热，体温最高达40℃，伴有恶心、呕吐，下腹部剧痛。查体：体温39.2℃，血压96/70mmHg，心率100次/分，腹部略膨隆，腹肌紧张感明显，全腹部压痛、反跳痛，腹肌紧张感明显。妇科检查：恶露量多，无腥臭味，宫颈举痛（+），子宫脐耻之间，宫体压痛明显，双附件稍增厚，压痛轻度。白细胞总数$20×10^9$/L，中性粒细胞89%。

5．［第一问］本例最可能的诊断是（　　）

    A．急性阑尾炎

    B．卵巢囊肿破裂

    C．腹腔内出血

    D．产后宫缩痛

    E．急性胰腺炎

    F．急性盆腔腹膜炎

6．［第二问］此病最可能的感染途径是（　　）

    A．经血液循环传播

    B．沿生殖道黏膜上行蔓延

    C．经淋巴系统蔓延

    D．直接蔓延

    E．腹膜转移

    F．肠道转移

7．［第三问］对治疗最有价值的辅助检查项目是（　　）

    A．血清淀粉酶

    B．血沉

    C．尿常规

    D．病原体检查

    E．妇科超声

    F．盆腹腔CT

8．［第四问］下一步最重要的处置应该是（　　）

    A．口服退热止痛片

    B．腹部置冰袋，物理降温

    C．后穹隆穿刺注药

    D．静脉滴注广谱抗生素

    E．盆腔理疗

    F．腹腔镜检查

第三节　多囊卵巢综合征、子宫内膜异位症、卵巢囊肿、先兆流产、习惯性流产、妊娠剧吐【掌握】

A1和A2型题

说明：为单选题，5个选项中可能同时有最佳正确答案和非错误答案，请从中选择一个最佳答案。

1．多囊卵巢综合征（PCOS）主要是因（　　）

    A．雌激素过高

    B．雌激素减少

    C．雄激素过高

    D．雄激素过低

    E．孕激素过高

2．患者女，18岁。闭经1年余，上唇部出现浓密细须，颜面部痤疮，体重增加10kg。检查：单相型基础体温曲线，血清雄激素升高，血hCG阴性。B超：双侧卵巢增大，包膜回声增强，轮廓较光滑，间质回声增强，双侧卵巢直径2～9mm，卵泡≥12个，该患者最有可能的诊断为（　　）

    A．多囊卵巢综合征

    B．卵巢肿瘤

C. 卵泡膜细胞增殖症
D. 肾上腺皮质增生
E. 肾上腺皮质肿瘤

3. 子宫内膜异位症时痛经的特点应为（　　）
A. 伴恶心、呕吐
B. 伴高热、出冷汗
C. 伴一侧腰痛、恶心
D. 伴肛门刺痛、有便意
E. 继发性痛经、进行性加重

4. 子宫内膜异位症最常见的部位是（　　）
A. 膀胱
B. 卵巢、宫骶韧带
C. 乳腺、胸膜
D. 脐
E. 输卵管

5. 患者，女，27岁，妊娠28周，阴道少量流血，色暗红，无妊娠物排出，伴轻微下腹痛。检查：宫颈举痛阴性，宫颈口未开。B超：宫颈内可见妊娠囊，胎膜未破，子宫大小与停经周数相等。该患者最可能的诊断为（　　）
A. 异位妊娠
B. 先兆流产
C. 难免流产
D. 不全流产
E. 完全流产

6. 妊娠剧吐的特点是（　　）
A. 频繁恶心呕吐，体重增加
B. 恶心呕吐，腹痛，阴道流血
C. 频繁恶心呕吐，体重较妊娠前减轻5%，尿酮体阳性
D. 腹痛，食欲不振，恶心呕吐，尿酮体阴性
E. 阴道流血，伴恶心呕吐，下腹胀痛

7. 妊娠期妇女为减轻恶心呕吐，可服用（　　）
A. 维生素
B. 抗生素
C. 铁剂
D. 质子泵抑制剂
E. 生长抑素

8. 下列**不属于**卵巢肿瘤并发症的是（　　）
A. 蒂扭转
B. 破裂
C. 穿孔
D. 感染
E. 恶性变

A3和A4型题

说明：为共用题干单选题，考题是以一个共同题干的临床案例出现，请从中选择一个最佳答案。

（1～3题共用题干）
23岁未婚少女，因肥胖多毛及闭经，初步诊断为多囊卵巢综合征。

1. [第一问] 本例最常见的临床表现是（　　）
A. 相间出现月经过多与闭经
B. 原发性闭经
C. 继发性闭经
D. 进行性痛经
E. 月经周期紊乱

2. [第二问] 对本例进行内分泌激素测定，最可能的改变应是（　　）
A. 促黄体生成素（LH）呈持续高水平
B. 促性腺激素（FSH）呈持续高水平
C. LH/FSH比值＜2
D. 雄激素增多主要是脱氢表雄酮硫酸盐增加
E. 雌酮低于正常值

3. [第三问] 若确诊为多囊卵巢综合征，其首选治疗方法应是（　　）
A. 抗雄激素疗法
B. 抗雌激素疗法
C. 促排卵治疗
D. 卵巢楔形切除术
E. HMG～hCG疗法

C型题

说明：为案例分析题，考题是以一个共同题干的临床案例出现，其中有一个或多个答案。

（1～4题共用题干）
女性，22岁，未婚处女。13岁初潮，月经周期较规律，近半年月经期延长，淋漓不尽。肛门指检：子宫右侧可触及与子宫相连的囊实性不活动肿块7cm，有轻压痛，未触及痛性结节。

1. [第一问] 该病例可能的诊断是（　　）

A．多囊卵巢综合征
B．卵巢浆液性囊腺瘤
C．卵巢黏液性囊腺瘤
D．卵巢畸胎瘤
E．原发性痛经
F．子宫内膜异位症
G．子宫腺肌病

2．[第二问]为进一步诊断，首先方便经济的辅助检查包括（　　）
A．宫腔镜检查
B．盆腔 B 超
C．盆腔 CT
D．血 CA125 测定
E．内分泌激素测定
F．腹腔镜检查

3．[第三问]该患者选择的治疗方法是（　　）
A．术后随访观察
B．口服避孕药调经
C．腹腔镜切除囊性肿块，送快速病理
D．GnRH-a 治疗
E．腹腔镜切除右卵巢，快速病理
F．经腹切除右附件，快速病理

4．[第四问]如手术后病理是子宫内膜异位囊肿，医师的建议是（　　）
A．3～6 个月随访
B．经期最好侧俯卧位休息
C．坚持口服避孕药至婚后
D．大剂量孕激素假孕疗法
E．GnRH-a 假绝经疗法
F．计划婚育

第九章 中医儿科病证

第一节 感冒、咳嗽、哮喘、肺炎喘嗽【掌握】

A1和A2型题
说明：为单选题，5个选项中可能同时有最佳正确答案和非错误答案，请从中选择一个最佳答案。

1. 中医临床治疗感冒有辛温解表和辛凉解表的不同，其理论依据是（　　）
   A. 同病异治
   B. 异病同治
   C. 辨病论治
   D. 同病同治
   E. 异病异治

2. 暑邪感冒的首选方剂是（　　）
   A. 新加香薷饮
   B. 桑菊饮
   C. 白虎汤
   D. 藿香正气散
   E. 银翘散

3. 哮喘与肺炎喘嗽的主要区别是（　　）
   A. 咳嗽气喘
   B. 痰壅
   C. 气急
   D. 鼻煽
   E. 哮鸣，呼气延长

4. 小儿感冒夹痰的病机是（　　）
   A. 肺脏娇嫩
   B. 先天不足
   C. 乳食积滞
   D. 脾胃湿困
   E. 肾气不足

5. 患儿，7岁。曾咳喘反复发作。现面色白，气短懒言，倦怠乏力，自汗怕冷，舌淡苔薄，脉细无力。治疗应首选（　　）
   A. 玉屏风散
   B. 六君子汤
   C. 金匮肾气丸
   D. 二陈汤
   E. 参苓白术散

6. 小儿感冒的治疗原则是（　　）
   A. 疏风解表
   B. 清热解毒
   C. 宣肺散寒
   D. 清肺利咽
   E. 疏风清热

7. 患儿，4岁。发热4日，高热烦渴，乳蛾肿大溃烂，颈、腋、腹股沟处浅表淋巴结肿大，肝脾大，舌红，苔黄腻，脉滑数。诊为传染性单核细胞增多症，治疗应首选的方剂是（　　）
   A. 清肝化痰丸
   B. 安宫牛黄丸
   C. 犀角地黄汤
   D. 犀角地黄汤合增液汤
   E. 青蒿鳖甲汤合清络饮

8. 患者哮喘多年，喘促气短，动辄喘甚，汗出肢冷，舌淡，脉沉细。治疗除手太阴经穴外，还应选取的是（　　）
   A. 足太阴、任脉穴
   B. 足太阴、足少阴经穴
   C. 足厥阴、督脉穴
   D. 足少阴、背俞穴
   E. 足少阴、督脉穴

9. "风寒感冒"属于下列哪一项概念（　　）
   A. 证候
   B. 疾病
   C. 体征
   D. 病因
   E. 症状

10. 患儿，6岁。有哮喘病史4年。平素反复感冒，气短自汗，咳嗽无力，面色少华，形瘦纳差，大便溏，舌淡，苔薄白，脉细软。其预防所用外治法是（　　）
    A. 熏洗法

B. 涂敷法
C. 热熨法
D. 敷贴法
E. 擦拭法

11. 患儿，4岁。咳喘3日伴发热1日，表现为咳嗽喘促，喉中痰鸣，三凹征（+），双肺呼吸音粗，可闻及哮鸣音，呼气相延长，既往史：患儿近1年喘促已发作4次，应用 β_2 受体激动剂可缓解，应首先考虑的诊断是（　　）
    A. 支气管肺炎
    B. 急性喉气管炎
    C. 急性上呼吸道感染
    D. 支气管哮喘
    E. 闭塞性支气管炎

12. 肺炎喘嗽的基本病机是（　　）
    A. 肺气失宣
    B. 肺失清肃
    C. 肺气上逆
    D. 邪热闭肺
    E. 痰热内蕴

13. "感冒"属于下列哪一项概念（　　）
    A. 证候
    B. 疾病
    C. 体征
    D. 病机
    E. 症状

14. 患儿，男，11个月以"发热2日伴咳嗽1日"就诊，患儿2日前出现发热，体温38.8℃，1天前出现咳嗽时作，渐见频繁，昨夜卧不能寐，呼吸急促，喉间痰鸣。查体：神清，精神不振，呼吸急促，唇淡红无发绀，三凹征（+）。听诊：双肺呼吸音粗，可闻及干湿啰音。心率128次/分，律齐。舌淡红，苔白，脉数。该患儿可诊断为（　　）
    A. 发热
    B. 咳嗽
    C. 肺炎喘嗽
    D. 感冒
    E. 哮喘

A3和A4型题

说明：为共用题干单选题，考题是以一个共同题干的临床案例出现，请从中选择一个最佳答案。

（1～3题共用题干）

患儿3岁，因受凉后感冒，口服感冒冲剂后未见好转，现症见惊惕，哭闹不安，睡卧不宁，期间发生一次抽搐，舌红，脉浮弦，指纹青滞。

1. [第一问] 该患者可诊断为（　　）
    A. 时疫感冒
    B. 风热感冒
    C. 暑邪感冒
    D. 感冒夹滞
    E. 感冒夹惊

2. [第二问] 其治法为（　　）
    A. 辛凉解表
    B. 清暑解表
    C. 解表兼以清热镇惊
    D. 清瘟解毒
    E. 辛温解表，宣肺化痰

3. [第三问] 该患者可服用的中成药为（　　）
    A. 风寒感冒颗粒
    B. 风热感冒颗粒
    C. 藿香正气水
    D. 小儿金丹片
    E. 连花清瘟胶囊

C型题

说明：为案例分析题，考题是以一个共同题干的临床案例出现，其中有一个或多个答案。

（1～4题共用题干）

患儿为足月女婴，出生18日，因"口吐白沫、呼吸急促1日"来诊。患儿出生时无窒息史，时症见气促，鼻煽，喉中痰鸣，发热，咳嗽，咽部红赤，口吐白沫，不思吮乳，舌红苔黄，指纹紫。查体：三凹征（+），肺部可闻及湿啰音。

1. [第一问] 患儿最可能的诊断为（　　）
    A. 新生儿胎粪吸入性肺炎
    B. 新生儿羊水吸入性肺炎
    C. 新生儿乳汁吸入性肺炎
    D. 新生儿感染性肺炎
    E. 新生儿肺出血
    F. 气胸

2. [第二问] 应采取的处理措施有（　　）
    A. 尽快补充大量液体以供给足够能量
    B. 重症监护，供氧

C. 雾化吸入，体位引流
D. 定期翻身、扣背，及时吸净口鼻分泌物
E. 静脉使用抗生素
F. 急查胸部X线片
G. 急查血气分析
H. 血细菌培养
I. 密切观察，不必处理

3. [第三问] 中医辨证为（　　）
A. 风寒闭肺
B. 风热闭肺
C. 痰热闭肺
D. 心阳虚衰
E. 肺脾气虚
F. 气衰血瘀

4. [第四问] 最佳方选（　　）
A. 麻杏石甘汤
B. 参附龙牡救逆汤
C. 五虎汤
D. 三拗汤合
E. 黄连解毒汤
F. 葶苈大枣泻肺汤
G. 人参五味子汤
H. 当归四逆汤

（5～8题共用题干）

患儿，女性，4岁，因"咳嗽1月余"来诊。患儿于1个月前开始咳嗽，以夜间及晨起咳嗽多，白天活动后咳嗽增加或加重，曾在当地医院诊断为"支气管炎"，曾用多种抗生素治疗无效。咳嗽夜重，晨起痰多致咳，咳嗽甚时伴呕吐痰涎，无发热，无盗汗，无明显消瘦，纳食减少，二便尚调，寐欠佳。既往患婴儿湿疹病史，家中父亲患过敏性鼻炎，否认有药物过敏史。查体：神清、精神好，呼吸平稳，口周无发绀，咽稍红，舌质淡红，苔白厚腻，浅表淋巴结无异常肿大，心肺听诊未发现异常。胸部X线片两肺纹理稍粗，未见实变阴影。

5. [第一问] 本例患儿的中医证候诊断是（　　）
A. 风热咳嗽
B. 风寒咳嗽
C. 痰热咳嗽
D. 痰湿咳嗽
E. 气虚咳嗽
F. 阴虚燥咳

6. [第二问] 治疗可以选用的方剂是（　　）
A. 止嗽散
B. 杏苏散
C. 桑菊饮
D. 二陈汤加减
E. 沙参麦冬汤

F. 小青龙汤

7. [第三问] 结合病史，对进一步明确疾病诊断有意义的检查有（　　）
A. 肺功能
B. 变应原试验
C. 痰培养
D. 结核抗体
E. 血气分析
F. 幽门螺杆菌检测

8. [第四问] 针对本例患儿，在病程中应注意观察的表现有（　　）
A. 患儿咳嗽发生或加重的影响因素
B. 咳痰情况
C. 体温变化情况
D. 气息情况
E. 饮食情况
F. 汗出情况

（9～11题共用题干）

患儿，男性，14个月，因"发热、咳喘3天"来诊。症见高热，咳嗽剧烈，喉间痰鸣，口周略发绀。查体：体温39.0℃，呼吸56次/分，烦躁，哭闹不安，气急鼻煽，出现三凹征。既往无喘促发作病史。舌红，苔黄腻，咽充血，扁桃体不大，双肺呼吸音粗，肺底部可闻及固定湿啰音和喘鸣音，心率170次/分，心音尚有力，节律齐，腹软，肝、脾肋下1cm，指纹紫于风关。血常规：白细胞$8.5×10^9$/L，中性粒细胞0.22，淋巴细胞0.66。

9. [第一问] 此患儿中医证候诊断是（　　）
A. 风寒闭肺
B. 风热闭肺
C. 痰热闭肺
D. 毒热闭肺
E. 心阳虚衰
F. 邪陷厥阴

10. [第二问] 治疗可以选用的方剂是（　　）
A. 银翘散
B. 麻杏石甘汤
C. 五虎汤
D. 黄连解毒汤
E. 葶苈大枣泻肺汤
F. 桑菊饮

11. [第三问] 热盛，可加用的药物是（　　）
A. 浙贝母
B. 栀子
C. 大黄
D. 虎杖
E. 丹参
F. 瓜蒌

第二节 反复呼吸道感染、厌食、口疮、呕吐、泄泻、腹痛、汗证、遗尿、紫癜【掌握】

A1和A2型题

说明：为单选题，5个选项中可能同时有最佳正确答案和非错误答案，请从中选择一个最佳答案。

1. 一患者，2天前出现腹痛、泄泻，经治无效。现泄泻清稀，甚者如水样，腹痛肠鸣，脘闷纳少，苔薄白或白腻，脉濡数。应诊断为（ ）
   A．湿热泄泻
   B．寒湿泄泻
   C．食滞泄泻
   D．脾虚泄泻
   E．肾虚泄泻

2. 健脾益气，助运止泻，可用于治疗下列泄泻中的（ ）
   A．伤食泻
   B．风寒泻
   C．脾虚泻
   D．湿热泻
   E．脾肾阳虚泻

3. 口疮患儿实证病位是（ ）
   A．心脾
   B．肺脾
   C．心肾
   D．肝肾
   E．肝脾

4. 对过敏性紫癜临床特点，下列描述**不正确**的是（ ）
   A．紫癜多见于下肢伸侧及臀部、关节周围
   B．皮疹多呈对称性分布
   C．红色斑丘疹高出皮肤
   D．皮疹压之褪色
   E．可伴荨麻疹和血管神经性水肿

5. 下列各项中，**不属于**过敏性紫癜临床特点的是（ ）
   A．紫癜多见于下肢伸侧及臀部
   B．紫癜不高出皮面
   C．紫癜呈对称性
   D．紫癜压之不褪色
   E．可伴腹痛、关节痛

6. 小儿厌食脾失健运证的治法是（ ）
   A．调和脾胃，运脾开胃
   B．健脾益气，佐以温中
   C．滋脾养胃，佐以助运
   D．运脾化湿，消积开胃
   E．补脾开胃，消食助运

7. 患者，男，15岁。紫癜时发时止，鼻衄、齿衄、尿血，血色鲜红，手足心热，低热盗汗，心烦少寐，大便干燥，小便黄赤，舌光红，苔少，脉细数。该患者治宜（ ）
   A．健脾养心，益气摄血
   B．滋阴清热，凉血化瘀
   C．清热解毒，凉血止血
   D．祛风清热，凉血安络
   E．清气凉营，解毒化瘀

8. 治疗气不摄血型紫癜的首选方剂是（ ）
   A．八珍汤
   B．补中益气汤
   C．归脾汤
   D．益气养荣汤
   E．黄芪建中汤

9. 下列各项，**不属于**小儿汗证病机的是（ ）
   A．肺卫不固
   B．营卫失调
   C．气阴亏虚
   D．阴阳失调
   E．湿热迫蒸

10. 患儿，4岁。病程迁延，紫癜反复出现，瘀点、瘀斑颜色淡紫，面色少华，神疲气短，食欲不振，头晕心悸，舌淡，苔薄，脉细无力。治疗首选的方剂是（ ）
    A．小建中汤
    B．大建中汤
    C．八珍汤
    D．归脾汤
    E．四物汤

11. 紫癜虚证的治疗原则是（ ）
    A．益气摄血，滋阴降火
    B．疏风清热，活血化瘀

C. 清热凉血
D. 清热解毒
E. 健脾益气

12. 患儿，男，7岁，身出皮疹4天，伴关节痛、腹痛。患儿急性起病，4天前皮肤出现皮疹，颜色鲜红，呈丘疹及红斑，形态大小不一，有融合成片，以足踝及臀部多见，伴发热、咽痛、咳嗽、关节疼痛、腹痛，舌红，苔薄黄，脉浮数。其证属（　　）
A. 阴虚火旺
B. 气滞血瘀
C. 风热伤络
D. 血热妄行
E. 气不摄血

13. 患儿，3岁，口腔多发溃疡，周围焮红，灼热疼痛，伴发热、流涎，进食困难，咽喉红肿疼痛，小便短赤，大便秘结，舌红，苔薄黄，脉浮数，指纹浮紫，治疗应首选（　　）
A. 麻黄汤加减
B. 银翘散加减
C. 泻心导赤散加减
D. 凉膈散加减
E. 六味地黄丸加减

14. 患儿紫癜时发时止，发时多伴鼻衄，血色鲜红，心烦盗汗，小便黄赤，大便干燥，脉细数。治疗首选（　　）
A. 大补阴丸
B. 大定风珠
C. 一贯煎
D. 六味地黄丸
E. 知柏地黄丸

15. 下列阐述紫癜的病机**错误**的是（　　）
A. 外感风热及疫疠
B. 邪热与气血相搏
C. 热伤血络
D. 迫血妄行
E. 溢于皮肤孔窍

16. 治疗积滞乳食内积证，应首选的方剂是（　　）

A. 肥儿丸或疳积散
B. 消乳丸或保和丸
C. 健脾丸
D. 八珍汤
E. 肥儿丸

17. 小儿紫癜主要涉及的病变脏腑是（　　）
A. 心、肺、脾、肾
B. 心、肝、脾、肾
C. 肝、脾、肾
D. 心、肝、脾
E. 肺、肝、肾

18. 患儿汗出恶风，遇劳则发，易于感冒，体倦乏力，面色少华，舌苔薄白，脉细弱。治疗应首选（　　）
A. 桂枝汤
B. 四妙丸
C. 玉屏风散
D. 当归六黄汤
E. 龙胆泻肝汤

19. 汗证湿热迫蒸证，治疗原则是（　　）
A. 益气固表
B. 调和营卫
C. 益气养阴
D. 清热泻脾
E. 通下利湿

20. 下列**不是**气阴亏虚型汗证临床表现的是（　　）
A. 以自汗为主
B. 身体消瘦
C. 心烦少寐
D. 手足心热
E. 苔少，脉细弱

21. 小儿口疮虚火上炎型的治则是（　　）
A. 清心凉血，泻火解毒
B. 活血化瘀，利湿清热
C. 疏风散火，清热解毒
D. 滋阴降火，引火归原
E. 温中益气，养阴泄热

A3和A4型题

说明：为共用题干单选题，考题是以一个共同题干的临床案例出现，请从中选择一个最佳答案。

（1～3题共用题干）

患儿，2岁，近日大便如水样，泻下急迫，量多次频，气味臭秽，夹少许黏液，恶心呕吐，烦躁，口渴尿黄，舌红苔黄，脉滑数，指纹紫。

1. [第一问] 该患者证属（　　）
A. 湿热泻
B. 风寒泻
C. 伤食泻
D. 脾虚泻
E. 脾肾阳虚泻

2. [第二问] 治疗应首选（　　）
A. 乌梅丸加减

B. 附子理中汤加减
C. 保和丸加减
D. 藿香正气散加减
E. 葛根芩连汤加减

3. ［第三问］若该患者久泻不止，导致脾虚肝旺而生内风，可成（ ）

A. 慢惊风
B. 积滞
C. 厌食
D. 疳证
E. 贫血

C型题

说明：为案例分析题，考题是以一个共同题干的临床案例出现，其中有一个或多个答案。

（1～5题共用题干）

患儿，女性，10岁，因"双下肢皮肤瘀点、瘀斑1个月"来诊。时症见：双下肢皮肤瘀点、瘀斑，色鲜红、暗红，触之碍手，压之不褪色，对称分布，尿色深红，咽干口渴，心烦喜冷饮，无关节肿痛，无腹痛、黑便，无发热，舌红，苔黄，脉数。血常规：白细胞 $11.6×10^9$/L，血小板 $275×10^9$/L；尿常规、隐血试验（+++），镜检红细胞 20～30 个/HPF，尿蛋白（+++）。

1. ［第一问］患儿的诊断是（ ）
   A. 水痘
   B. 猩红热
   C. 过敏性紫癜
   D. 血小板减少性紫癜
   E. 风疹
   F. 败血症

2. ［第二问］患儿的辨证分型属于（ ）
   A. 风热伤络
   B. 血热妄行
   C. 气不摄血
   D. 阴虚火旺
   E. 脾肾阳虚
   F. 气滞血瘀

3. ［第三问］其治法为（ ）
   A. 疏风清热，凉血止血
   B. 清热解毒，凉血止血
   C. 健脾益气
   D. 温补脾肾，益血生髓
   E. 滋阴降火，凉血止血
   F. 活血化瘀

4. ［第四问］应选用的方药是（ ）
   A. 银翘散加减
   B. 大补元煎合茜根散加减
   C. 犀角地黄汤加减
   D. 右归丸加减
   E. 归脾汤加减
   F. 血府逐瘀汤

5. ［第五问］此病的西医治疗可采取（ ）
   A. 寻找和避免接触变应原
   B. 口服维生素
   C. 应用抗生素
   D. 给予泼尼松
   E. 口服雷公藤多苷片
   F. 应用其他免疫抑制剂

（6～8题共用题干）

患儿，男性，1岁8个月，因"流涕、轻咳，呕吐胃内容物，伴有发热3日，腹泻2天"来诊。曾在当地治疗后热退，呕吐止，近2天腹泻，排蛋花水样便，8～10次/日，每次量较多，纳呆口渴，小便少，精神疲乏，皮肤弹性较差，前囟已闭，双眼眶稍凹陷，哭时少泪，腹软不胀，肠鸣音亢进，肛周潮红，舌红，苔黄而干，指纹紫滞达气关。

6. ［第一问］患儿的中医诊断是（ ）
   A. 呕吐
   B. 咳嗽
   C. 痢疾
   D. 泄泻
   E. 感冒
   F. 积滞
   G. 疳证

7. ［第二问］患儿的中医证候诊断是（ ）
   A. 湿热证
   B. 风寒证
   C. 伤食证
   D. 脾虚证
   E. 脾肾阳虚证
   F. 气阴两伤证
   G. 阴竭阳脱证
   H. 肝郁脾虚证

8. ［第三问］治疗可以选用的方剂是（ ）
   A. 保和丸
   B. 葛根黄芩黄连汤
   C. 参附龙牡救逆汤
   D. 附子理中汤

E. 四神丸
F. 藿香正气散
G. 人参乌梅汤
H. 痛泻要方

(9~11题共用题干)

患儿，男性，1岁6个月，因"反复发热2个月"来诊。时值夏季，患儿2个月来反复发热，经中西医治疗，用抗生素并加小儿百服宁片等，药后热稍退旋即复热，体温37.5~39.5℃。患儿体质消瘦，面色苍白，皮肤干涩无汗，渴喜多饮，夜卧不宁，纳呆，便溏，小便频数，指纹青紫直透气关，舌红，苔白干，脉细数无力。

9. [第一问] 其证候是（　　）
   A. 上盛下虚
   B. 正虚邪恋
   C. 暑伤肺胃
   D. 脾虚夹湿
   E. 虚火上浮
   F. 上虚下盛

10. [第二问] 其治法是（　　）
    A. 清暑益气，养阴生津
    B. 温补肾阳，清心护阴
    C. 健脾益气，燥湿助运
    D. 养阴生津，清心解热
    E. 滋阴养血，清热通淋
    F. 清暑泻火，养阴益气

11. [第三问] 治疗应首选（　　）
    A. 王氏清暑益气汤
    B. 温下清上汤
    C. 参苓白术散
    D. 济生肾气丸
    E. 沙参麦冬汤
    F. 东垣清暑益气汤

(12~14题共用题干)

患儿，男性，5岁，因"反复感冒，白天小便次数较多，夜间尿床"来诊。患儿每晚尿床2次以上，呼之可醒，纳呆便溏，舌淡红，苔薄白，脉沉无力。尿常规检查无异常，血常规示轻度贫血。

12. [第一问] 此患儿中医证候是（　　）
    A. 肝经湿热证
    B. 气阴两虚证
    C. 肺脾气虚证
    D. 肾气不足证
    E. 脾虚湿困证
    F. 脾肾气虚证

13. [第二问] 治疗应选用的方剂是（　　）
    A. 补中益气汤
    B. 真武汤
    C. 实脾饮
    D. 缩泉丸
    E. 龙胆泻肝汤
    F. 导赤散

14. [第三问] 应进一步做的检查是（　　）
    A. 腰骶椎X线片
    B. 脑脊液检测
    C. 肝、肾功能
    D. 心电图
    E. 胸部X线片
    F. 脑电图

(15~17题共用题干)

患儿，男性，8岁，因"野外聚餐后出现发热"来诊。患儿体温39.0~40.0℃，伴频繁抽搐，颈项强直，神志模糊，问答不切题，谵语，伴腹痛、腹泻、脓血便、里急后重，口服退热药能暂降至38.0℃，持续4~6小时。查体：脑膜刺激征（+），肝脾大，腹部深压痛，巴宾斯基征（+），舌红，苔黄腻，脉滑数。

15. [第一问] 患儿最可能的疾病是（　　）
    A. 复杂性热性惊厥
    B. 癫痫持续状态
    C. 中毒性细菌性痢疾
    D. 中暑
    E. 病毒性脑炎
    F. 急性细菌性痢疾

16. [第二问] 对进一步明确诊断有重要参考价值的有（　　）
    A. 血培养
    B. 粪便常规
    C. 脑电图
    D. 颅脑CT
    E. 血生化检查
    F. 腰椎穿刺

17. [第三问] 中药汤剂治疗比较适合的方剂是（　　）
    A. 银翘散
    B. 清瘟败毒饮
    C. 羚角钩藤汤
    D. 黄连解毒汤和白头翁汤
    E. 琥珀抱龙丸
    F. 连翘败毒散

(18~20题共用题干)

患儿，男性，6岁，因"腹痛伴发热6小时"来诊。患儿中午参加聚餐后晚上出现腹痛阵作，烦躁不安，睡中辗转，并出现发热，体温39.0℃左右。无涕、不咳、无痰。诊时患儿发热，腹痛拒按，烦躁，时有恶心，呕吐1次，为胃内容物，非喷射性，气味酸腐。大便2日未行。查体：体温38.8℃，呼吸26次/分，咽无充血，扁桃体不大，心肺未见异常。腹部胀满，疼痛拒按，部位不固定，以胀痛为主，未及包块。肝脾未及，舌红，苔白厚腻，脉滑数。

18．[第一问]临床上治疗可选用的方剂是（　　）
　　A．养脏汤
　　B．香砂平胃散
　　C．小建中汤
　　D．大承气汤
　　E．少腹逐瘀汤
　　F．保和丸

19．[第二问]为进一步明确诊断，首选检查是（　　）
　　A．血常规
　　B．腹部超声
　　C．腹部X线片
　　D．腹部CT
　　E．血清淀粉酶
　　F．胸部X线片

20．[第三问]疾病诊断首先考虑为（　　）
　　A．上呼吸道感染合并肠系膜淋巴结炎
　　B．急性阑尾炎
　　C．功能性消化不良
　　D．肠梗阻
　　E．大叶性肺炎
　　F．中毒性痢疾

（21～23题共用题干）
患儿，男性，4岁6个月，因"1年内患感冒8次，肺炎2次"来诊。患儿为早产儿，气候稍变则易感，平素纳呆食少，挑食，神疲肢倦，自汗、盗汗，手足心热，大便稍干。无其他不适主诉。查体：精神倦怠，面色少华，咽不红，舌质淡，苔花剥，脉细数无力，心肺听诊未闻及异常。

21．[第一问]此患儿中医证候诊断是（　　）
　　A．营卫失调证
　　B．气阴两虚证
　　C．肺脾气虚证
　　D．肝肾阴虚证
　　E．脾肾阳虚证
　　F．肾虚骨弱证

22．[第二问]治疗可以选用的方剂是（　　）
　　A．黄芪桂枝五物汤
　　B．生脉散
　　C．人参五味子汤
　　D．玉屏风散
　　E．参苓白术散
　　F．补肾地黄丸

23．[第三问]若患儿汗多显著，可加用的药物有（　　）
　　A．煅龙骨
　　B．煅牡蛎
　　C．麻黄根
　　D．糯稻根
　　E．浮小麦
　　F．当归

（24～26题共用题干）
患儿，女性，4岁，因"发热、咽痛2日"来诊。患儿素喜进食香燥之品，2日前因受凉后出现发热不退，体温高达39.2℃，微恶寒，咽痛，吞咽困难，口干口臭，大便干燥，小便黄少。查体神清，咽充血，双侧扁桃体Ⅱ度肿大，未见分泌物，双肺呼吸音清，心音有力，律齐，腹软。舌红，苔黄厚，脉数。

24．[第一问]此患儿可能的疾病诊断是（　　）
　　A．急性上呼吸道感染
　　B．喉炎
　　C．幼儿急疹
　　D．化脓性扁桃体炎
　　E．手足口病
　　F．急性气管炎

25．[第二问]对进一步明确诊断有重要参考价值的是（　　）
　　A．血常规
　　B．尿常规
　　C．粪常规
　　D．生化全项
　　E．脑CT
　　F．胸部X线片

26．[第三问]若患儿诊断明确，应给予的中药治疗是（　　）
　　A．麻黄汤
　　B．银翘散
　　C．香薷饮
　　D．保和散
　　E．黄连解毒汤
　　F．桑菊饮

（27～33题共用题干）
患儿，男性，2岁，因"常发呕吐，今起又作"来诊。患儿暮食朝吐，吐物清稀痰水，伴面色苍白，精神疲倦，四肢欠温，腹痛便溏，舌淡苔白，脉迟缓无力，指纹淡。

27．[第一问]患儿的中医诊断是（　　）
　　A．呕吐
　　B．泄泻
　　C．腹痛
　　D．积滞
　　E．感冒夹滞

F. 疳证
G. 痢疾

28. [第二问] 患儿的中医证候诊断是（　　）
    A. 胃热呕吐证
    B. 胃虚寒吐证
    C. 外感呕吐证
    D. 伤食吐证
    E. 肝火犯胃呕吐证
    F. 惊骇吐证
    G. 肝气犯胃呕吐证

29. [第三问] 其治法是（　　）
    A. 清热泻火、和胃降逆
    B. 健脾益气、和胃降逆
    C. 扶土抑木、和胃降逆
    D. 健脾助运、和胃降逆
    E. 温中散寒、和胃降逆
    F. 滋阴益胃、降逆止呕
    G. 安神镇惊、降逆止呕

30. [第四问] 其治疗首选方剂是（　　）
    A. 曲麦枳术丸
    B. 丁萸理中汤
    C. 附子理中汤
    D. 参苓白术散
    E. 黄连温胆汤
    F. 左金丸
    G. 清胃散

31. [第五问] 若发现患儿依偎母怀、蜷缩而卧，鼻流清涕。该患儿复感之邪为（　　）
    A. 风寒
    B. 风热
    C. 暑热
    D. 湿热
    E. 时邪
    F. 燥邪
    G. 暑湿

32. [第六问] 经过治疗，患儿呕吐症状明显缓解，昨日起又发热、流涕、咳嗽。若发现患儿蜷缩而卧、皮肤起鸡皮疙瘩、寒战抖动，鼻流清涕，其指纹颜色当（　　）
    A. 鲜红
    B. 紫红
    C. 淡红
    D. 青紫
    E. 紫
    F. 青
    G. 淡紫

33. [第七问] 其治疗首选方剂是（　　）
    A. 银翘散
    B. 葱豉汤
    C. 桑菊饮
    D. 桑杏汤
    E. 杏苏散
    F. 三拗汤
    G. 二陈汤

第三节　手足口病、奶麻、抽动障碍、麻疹、痄腮、猩红热【掌握】

A1和A2型题

说明：为单选题，5个选项中可能同时有最佳正确答案和非错误答案，请从中选择一个最佳答案。

1. 患儿，男，9岁。以挤眉耸肩、烦急3月余就诊。患儿形体消瘦，两颧潮红，五心烦热，急躁，口出秽语，挤眉弄眼，摇头耸肩，肢体震颤，睡眠不宁，大便干结。舌红绛，舌苔光剥，脉细数。治疗首选方剂是（　　）
    A. 人参五味子汤
    B. 归脾汤合甘麦大枣汤
    C. 大定风珠
    D. 黄连温胆汤
    E. 杞菊地黄丸黄

2. 奶麻的治疗原则为（　　）
    A. 透疹解毒
    B. 疏风清热解毒
    C. 清热解毒利咽
    D. 清热化湿解毒
    E. 清热解毒，消肿散结

3. 百日咳恢复期肺阴亏虚证首选（　　）
    A. 四君子汤
    B. 六君子汤
    C. 桑菊饮
    D. 沙参麦冬汤
    E. 贝母瓜蒌散

4. 痄腮热毒蕴结型的首选方是（　　）
    A. 普济消毒饮

B. 银翘散
C. 黄连解毒汤
D. 小柴胡汤
E. 连翘解毒汤

5. 痄腮患儿应隔离（　　）
A. 3～5日
B. 5～10日
C. 10～14日
D. 14～21日
E. 至腮肿消退

6. 患儿，4岁。发热2日，纳差恶心，呕吐腹泻，口腔内可见数个疱疹，手、足掌心部出现米粒大小的斑丘疹、疱疹，疱液清亮，躯干处未见皮疹。舌红，苔薄黄腻，脉浮数。其证候是（　　）
A. 邪伤肺卫
B. 邪犯肺脾
C. 邪炽气营
D. 湿热熏蒸
E. 湿盛阴伤

7. 患儿，女，2岁，发热2日，身出皮疹1日，患儿发热，体温38.1℃，流涕咳嗽。次日手足、臀部及口腔硬腭、颊黏膜出现疱疹，疹色红，根盘红晕，疱液清亮，舌红，苔薄黄腻，脉浮数。其诊断是（　　）
A. 水痘
B. 手足口病
C. 疱疹性咽峡炎
D. 幼儿急疹
E. 猩红热

8. 下列哪项一般**不用于**痄腮的治疗（　　）
A. 清热疏风
B. 清热解毒
C. 软坚散结
D. 疏解少阳
E. 健脾平肝

9. 麻疹主要通过何种途径进行传播（　　）
A. 空气飞沫
B. 皮肤接触
C. 血液
D. 消化道
E. 污染器具

10. 下列哪项**不是**痄腮腮肿的特点（　　）
A. 肿胀以耳垂为中心
B. 肿胀区边界不清
C. 肿胀区皮肤发红
D. 触诊有弹性感
E. 腮腺导管口红肿

11. 麻疹的主要病变部位是（　　）
A. 肝肺
B. 肺脾
C. 心脾
D. 肺肾
E. 肝肾

12. 痄腮温毒在表的首选方是（　　）
A. 普济消毒饮
B. 银翘散
C. 黄连解毒汤
D. 小柴胡汤
E. 连翘解毒汤

13. 麻疹早期诊断的特征性依据是（　　）
A. 发热起伏
B. 咳嗽频繁
C. 麻疹黏膜斑
D. 玫瑰色斑丘疹
E. 枕部淋巴结肿大

14. 痄腮病出现睾丸肿痛，是由于风温邪毒壅结于（　　）
A. 足阳明胃经
B. 足厥阴肝经
C. 足少阳胆经
D. 足太阳膀胱经
E. 手少阳三焦经

15. 治疗水痘邪伤肺卫证的首选方剂是（　　）
A. 宣毒发表汤
B. 银翘散
C. 解肌透痧汤
D. 清胃解毒汤
E. 透疹凉解汤

16. 患儿，5岁。高热，双侧腮部肿大2日，以耳垂为中心，疼痛，坚硬拒按，舌红，苔黄，脉数。其病机是（　　）
A. 邪犯少阳
B. 热毒壅盛
C. 邪陷心肝
D. 气血凝滞
E. 余邪留恋

17. 幼儿急疹出疹与发热的关系是（　　）
A. 发热3～4日出疹，出疹时发热更高
B. 发热3～4日出疹，热退疹出
C. 发热1日出疹
D. 发热数小时至1日出疹，出疹时热度高
E. 发热2～3日出疹

18. 麻疹邪入肺胃的治法是（　　）
A. 清凉解毒，透疹达邪
B. 辛凉透表，清宣肺卫
C. 辛凉透表，清热利咽
D. 疏风清热，利湿解毒

E．清气凉营，解毒化湿
19．治疗手足口病湿热壅盛证的首选方剂是（　　）
   A．甘露消毒丹
   B．清瘟败毒饮
   C．清胃解毒汤
   D．普济消毒饮
   E．清营凉气汤
20．下列哪项**不属于**小儿多发性抽动症的临床特征（　　）
   A．多发性运动肌快速抽搐
   B．抽动同时伴有不自主发声
   C．抽动不能受意志控制
   D．病症可自行缓解或加重
   E．智力正常
21．下列各项，**不属于**抽动障碍诊断的是（　　）
   A．起病年龄在2～12岁，可有疾病后及情志失调的诱因或家族史
   B．有固定的肌肉快速收缩，无节律性，以固定方式出现，抽动时伴不自主发声
   C．抽动不受意志控制，可暂时不发作
   D．病状呈慢性过程，病程呈明显波动性
   E．脑电图正常或非特异性异常，实验室检查无特殊异常，智力正常

A3和A4型题

说明：为共用题干单选题，考题是以一个共同题干的临床案例出现，请从中选择一个最佳答案。

（1～2题共用题干）

患儿，5岁，突然发热，头痛畏寒，肌肤无汗，咽喉红肿疼痛，影响吞咽，皮肤潮红，痧疹隐隐，舌红，苔薄黄，脉浮数有力。检查：血常规见白细胞总数及中性粒细胞升高。咽拭子细菌培养分离出A组β型溶血性链球菌。

1．[第一问] 该患者可诊断为（　　）
   A．麻疹初热期
   B．麻疹见形期
   C．幼儿急疹
   D．猩红热疹前期
   E．猩红热出疹期
2．[第二问] 本病的潜伏期一般为（　　）
   A．6～21日
   B．7～17日
   C．14～21日
   D．1～12日
   E．3～6日

（3～4题共用题干）

患儿，3岁，发热，咳嗽，流涕，纳差，恶心，呕吐，泄泻，口腔、手掌、足趾部疱疹，分布稀疏，疹色红润，根盘红晕不著，疱液清亮，舌红，苔黄腻，脉浮数。检查：肠道病毒特异性核酸阳性。

3．[第一问] 该患者最具有可能的诊断是（　　）
   A．麻疹
   B．水痘
   C．猩红热
   D．手足口病
   E．痄腮
4．[第二问] 治疗可首选的方剂为（　　）
   A．甘露消毒丹加减
   B．清瘟败毒饮加减
   C．仙方活命饮加减
   D．黄连解毒汤加减
   E．牛蒡解肌汤加减

C型题

说明：为案例分析题，考题是以一个共同题干的临床案例出现，其中有一个或多个答案。

（1～4题共用题干）

患儿，男性，2岁，因"皮疹伴瘙痒1个月，加重7天"来诊。患儿面颊、额部发生红色皮疹1月余，时轻时重，1周前因用润肤乳洗涤后皮疹加重，发展至颈部、前胸、四肢等处。头面部为簇集的丘疹及小水疱，伴有糜烂渗液；前胸及颈部、四肢亦散在红斑、丘疹、小水疱。患儿系人工喂养，皮疹瘙痒较甚，夜卧不安，纳呆，大便干结，舌红，苔腻微黄，指纹紫滞。

1．[第一问] 此患儿中医证候诊断是（　　）
   A．肺脾气虚
   B．血虚风燥
   C．脾虚湿盛
   D．肝肾阴虚
   E．湿热俱盛
   F．热重于湿

2．[第二问] 治疗本证常选用的方剂是（　　）
   A．清热泻脾散
   B．除湿胃苓汤
   C．实脾饮
   D．消风导赤汤
   E．养血定风汤
   F．银翘散

3．[第三问] 瘙痒甚者，宜清热止痒，可加用的药物有（　　）
   A．车前子
   B．白鲜皮
   C．赤芍
   D．徐长卿
   E．地肤子
   F．龙胆

4．[第四问] 本证的证候表现有（　　）
   A．皮肤红斑
   B．便干溲赤
   C．皮疹色暗红
   D．纳差便溏
   E．舌淡苔薄白
   F．水疱、糜烂

（5～8题共用题干）
患儿，男性，6岁，因"发热，两侧腮腺肿胀3日"来诊。患儿高热不退，耳下腮部漫肿疼痛，坚硬拒按，张口咀嚼困难，烦躁，头痛呕吐，面赤唇红，口渴欲饮，纳少，尿少而黄，大便秘结，舌红，舌苔黄，脉滑数。

5．[第一问] 本病证候是（　　）
   A．邪犯少阳证
   B．热毒壅盛证
   C．邪陷心肝证
   D．毒窜睾腹证
   E．毒结阳明证
   F．湿热蒸盛证

6．[第二问] 治疗应选用的方剂是（　　）
   A．紫雪丹
   B．止痉散
   C．黄连解毒汤
   D．龙胆泻肝汤
   E．清瘟败毒饮
   F．普济消毒饮

7．[第三问] 提示：经治疗患儿腮部及睾丸肿痛渐消，脘腹痛甚，胀满拒按，呕吐频繁，大便秘结，痛时拒按。治疗应首选的方剂是（　　）
   A．大柴胡汤
   B．小承气汤
   C．黄连解毒汤
   D．龙胆泻肝汤
   E．清瘟败毒饮
   F．普济消毒饮

8．[第四问] 此证型可选用的外治法有（　　）
   A．中药外敷
   B．针刺疗法
   C．激光疗法
   D．灯火灸法
   E．推拿疗法
   F．刮痧疗法

（9～11题共用题干）
患儿，女性，4岁，因"发热伴手足部疱疹2日"来诊。患儿发热，最高体温39℃，手心足心部发现疱疹，口腔疼痛，口臭、流涎，精神好，小便黄，大便秘结。查体：咽部、口腔黏膜可见散在疱疹、溃疡，手足心部及臀部见红色疱疹，色泽紫暗，疱液混浊，舌红绛，苔黄厚腻，脉滑数。

9．[第一问] 本病的病证诊断是（　　）
   A．水痘
   B．手足口病
   C．邪犯肺脾证
   D．邪炽气营证
   E．湿热蒸盛证
   F．邪犯心肺证

10．[第二问] 治疗应首选的方剂是（　　）
   A．甘露消毒丹
   B．清瘟败毒饮
   C．凉营清气汤
   D．清胃解毒汤
   E．透疹凉解汤
   F．银翘散

11．[第三问] 需要进行鉴别诊断的疾病有（　　）
   A．水痘
   B．疱疹性咽峡炎
   C．口蹄疫
   D．风疹
   E．麻疹
   F．猩红热

（12～16题共用题干）
患儿，男性，12岁，因"近2年来反复不自主出现眨眼、搔鼻、噘嘴、清嗓，时而摇头耸肩"来诊。患儿平素注意力不集中，学习成绩偏差。刻下见：头面部肌肉抽动频繁，伴清嗓，喉中痰鸣，夜眠多梦，舌红，苔黄腻，脉滑数。脑电图检查无异常。患儿为早产儿，形体偏瘦，平素易患外感。

12．[第一问] 此患儿中医证候诊断是（　　）
   A．肝亢风动证
   B．痰热扰动证

C. 脾虚肝旺证
D. 痰瘀阻窍证
E. 肝肾阴虚证
F. 痰蒙神窍证

13. [第二问] 其治疗原则是（ ）
    A. 健脾平肝
    B. 滋阴柔肝
    C. 平肝息风
    D. 养血补肝
    E. 活血通窍
    F. 清热化痰

14. [第三问] 治疗应首选的方剂有（ ）
    A. 黄连温胆汤
    B. 定痫丸
    C. 归脾汤
    D. 千金龙胆汤

    E. 礞石滚痰丸
    F. 菖蒲郁金汤

15. [第四问] 经治疗好转后，其治疗原则有（ ）
    A. 健脾
    B. 补肺
    C. 温肾
    D. 养血
    E. 益智
    F. 安神

16. [第五问] 平素应注意的护理措施有（ ）
    A. 减轻课业负担
    B. 避免过度疲劳
    C. 进行感统训练
    D. 高蛋白饮食
    E. 积极预防外感
    F. 清淡饮食

第四节　性早熟、疳证、注意缺陷多动障碍、癫痫、黏膜皮肤淋巴结综合征【熟悉】

A1和A2型题

说明：为单选题，5个选项中可能同时有最佳正确答案和非错误答案，请从中选择一个最佳答案。

1. 黏膜皮肤淋巴结综合征气阴两伤证可选用（ ）
   A. 生脉散
   B. 参附汤
   C. 沙参麦冬汤
   D. 清瘟败毒饮
   E. 普济消毒饮

2. 疳证的基本病理改变为（ ）
   A. 脾胃虚弱，运化失健
   B. 脾胃虚弱，乳食停滞
   C. 脾失运化，水湿内停
   D. 脾胃不和，生化乏源
   E. 脾胃受损，津液消亡

3. 疳证的基本治疗原则是（ ）
   A. 和胃降逆
   B. 健脾和胃
   C. 补脾益肾
   D. 理气健脾
   E. 活血化瘀

4. "疳者甘也"的含义是指（ ）
   A. 病证

   B. 病位
   C. 病情
   D. 病因
   E. 症状

5. 儿童注意缺陷多动障碍的治疗原则是（ ）
   A. 滋肾平肝
   B. 补益心肾
   C. 调和阴阳
   D. 补益心脾
   E. 清热化痰

6. 黏膜皮肤淋巴结综合征（川崎病）的临床特征是（ ）
   A. 发热，斑丘疹，全身对称分布，四肢关节肿胀
   B. 不规则发热，淋巴结肿大，猩红热样皮疹，以躯干为主
   C. 发热，皮肤黏膜分批出现红色斑丘疹、疱疹、结痂
   D. 发热，皮疹，球结膜充血，草莓舌，颈淋巴结肿大，手足硬肿
   E. 皮肤、黏膜下出现瘀点瘀斑，压之不褪色

7. 患儿，男，5岁。突然出现全身肢体抽搐，伴神志丧失，持续约5分钟，自行缓解。发病前呕吐1次，为胃内容物。无发热，大便稀溏。查大便常规：未见红、白细胞。查脑电图：可见棘、尖慢波，呈暴发现象。可诊断为（　　）
   A．急惊风
   B．慢惊风
   C．疫毒痢
   D．癫痫
   E．暑温

8. 患儿，2岁。高热7天，昼轻夜重，咽红目赤，唇干赤裂，烦躁不宁，肌肤斑疹，手足硬肿，随后指趾端脱皮，舌红绛，状如草莓，苔薄黄，脉数有力。治疗应首选的方剂是（　　）
   A．桑杏汤
   B．银翘散
   C．桃花煎
   D．清瘟败毒饮
   E．沙参麦冬汤

9. 患儿，18个月。发热，体温在39.3～39.8℃，双侧球结膜充血，手足硬性水肿，颈部淋巴结肿胀，用多种抗生素治疗无效。诊断应首先考虑是（　　）
   A．急性结膜炎
   B．幼年类风湿病
   C．急性肾小球肾炎
   D．黏膜皮肤淋巴结综合征
   E．传染性单核细胞增多症

10. 黏膜皮肤淋巴结综合征初期，治宜（　　）
    A．疏风清热解表
    B．辛温辟秽解毒
    C．养阴润燥清肺
    D．清气凉营解毒
    E．祛暑清热凉营

11. 黏膜皮肤淋巴结综合征治疗原则是（　　）
    A．辛凉透表，清热解毒
    B．滋养胃津，顾护心阴
    C．清热解毒，活血化瘀
    D．益气养阴，清解余热
    E．疏风清热，利湿解毒

12. 小儿注意缺陷多动障碍与正常顽皮儿童的鉴别要点在于（　　）
    A．有无活动过多
    B．有无注意力不集中
    C．有无自制力
    D．有无智能低下
    E．有无健忘症状

13. 干疳的主要病机是（　　）
    A．脾胃失和，纳化失健
    B．脾胃虚损，积滞内停
    C．脾胃虚衰，津液消亡
    D．脾胃阴虚，精血不足
    E．脾胃阳虚，运化无力

14. 下列关于"疳证""积滞""厌食"三者鉴别，说法正确的是（　　）
    A．厌食与积滞均可见明显消瘦
    B．积滞日久不愈，可转化为疳证
    C．积滞与疳证均可见形体消瘦，精神烦躁
    D．厌食与积滞均有脘腹胀满，大便酸臭等症
    E．厌食与疳证均可见精神萎靡或烦躁

15. 下列哪项**不属于**黏膜皮肤淋巴结综合征临床特征（　　）
    A．持续发热体温39℃以上
    B．口腔黏膜疱疹、溃疡
    C．颈淋巴结急性肿大
    D．多形红斑
    E．手足硬性水肿

16. 因脾胃衰败，津液消亡，引起形体极度消瘦，貌似老人，不思饮食，精神萎靡者，证属（　　）
    A．疳气
    B．干疳
    C．疳积
    D．眼疳
    E．疳肿胀

A3和A4型题

说明：为共用题干单选题，考题是以一个共同题干的临床案例出现，请从中选择一个最佳答案。

（1～5题共用题干）
患儿，男性，出生5日，因"脐带脱落处红肿渗出"来诊。患儿洗澡后第2日早晨家属发现患儿脐部红肿，触之烫手，有脓性分泌物渗出，发热，啼哭烦躁，口干，唇红，舌红，苔黄腻，指纹紫。小便黄，大便硬。

1．[第一问]本病的诊断为（　　）
   A．脐湿
   B．脐风
   C．脐血
   D．脐突
   E．脐疮

第九章　中医儿科病证

F. 脐膨出
2. [第二问] 本病发病原因为（　　）
    A. 断脐后护理不当
    B. 脐带结扎过松
    C. 脐带结扎过紧
    D. 胎热内盛
    E. 感受外邪
    F. 先天发育不全
3. [第三问] 本病治疗原则为（　　）
    A. 收敛固涩
    B. 清热利湿
    C. 清热解毒
    D. 清热凉血止血
    E. 益气摄血
    F. 佐以外治

4. [第四问] 本病的首选方剂为（　　）
    A. 茜根散
    B. 清热消毒散
    C. 补中益气汤
    D. 外用龙骨散
    E. 犀角消毒饮
    F. 黄连解毒汤
5. [第五问] 可加用的中药有（　　）
    A. 野菊花
    B. 蒲公英
    C. 紫花地丁
    D. 连翘
    E. 生地黄
    F. 牡丹皮

C型题

说明：为案例分析题，考题是以一个共同题干的临床案例出现，其中有一个或多个答案。

（1～4题共用题干）

患儿，女性，3岁，因"发热4日"来诊。患儿微恶风，咽部肿痛，口唇黏膜肿胀，颈部左侧见2.0cm×1.5cm肿块，口渴喜饮，皮肤散在红疹，舌红。临床考虑"川崎病"。

1. [第一问] 为明确诊断，必须完善的检查有（　　）
    A. 血常规
    B. C反应蛋白
    C. 肝功能
    D. 肾功能
    E. MP抗体
    F. 心电图
    G. 心脏彩色多普勒超声
    H. 胸部X线片
2. [第二问] 其证候是（　　）
    A. 邪在肺卫
    B. 卫气同病
    C. 气营两燔
    D. 热入血络
    E. 邪犯少阳
    F. 热毒炽盛
    G. 气阴两虚
    H. 肺脾气虚
3. [第三问] 其治法是（　　）
    A. 辛凉透表，清热解毒
    B. 辛凉透表，宣肺利咽
    C. 清热凉血，活血通络
    D. 清气凉营，解毒化瘀
    E. 疏风清热，散结消肿
    F. 清热解毒，泻火散瘀
    G. 益气养阴，养血活血
    H. 益气健脾，活血化瘀
4. [第四问] 治疗应首选（　　）
    A. 荆防败毒散加减
    B. 银翘散加减
    C. 白虎汤加减
    D. 清瘟败毒饮加减
    E. 解肌退痧汤加减
    F. 犀角地黄汤加减
    G. 血府逐瘀汤加减

（5～7题共用题干）

患儿，男性，6岁，因"6个月内发作性神昏伴抽搐3次"来诊。患儿近1年内无明显诱因抽搐3次，均于刚入睡时发作，表现为突然喊叫，随即双目上视，牙关紧闭，四肢强直阵挛，呼之不应。持续约2分钟缓解，缓解后如常人。发作间隔时间为1～3个月，症状基本相似。患儿生产史正常，生长发育可，既往有高热惊厥史（3次），无惊吓、外伤、中毒、脑病等病史及家族史。神经系统查体未见异常。舌淡红，苔薄白，脉弦。

5. [第一问] 此患儿可能的疾病诊断是（　　）
    A. 睡眠障碍
    B. 癔症
    C. 抽动障碍
    D. 癫痫
    E. 发作性睡病

F. 复杂性热惊厥

6. [第二问] 对进一步明确诊断有重要参考价值的检查是（　　）
   A. 普通脑电图
   B. 动态脑电图
   C. 肌电图
   D. 脑MRI
   E. 脑CT
   F. 血生化检测

7. [第三问] 治疗期间应注意观察的主要不良反应有（　　）
   A. 食欲是否增加
   B. 胃肠道反应
   C. 肥胖
   D. 皮疹
   E. 白细胞减少
   F. 肝损害
   G. 牙龈增生
   H. 厌食

（8~13题共用题干）

患儿，女性，9岁，因"多动不宁，注意力不集中，学习成绩较差，不能按时完成作业近2年"来诊。刻下见：多动少静，动作不剧烈，脾气略急，面色不华，纳差，形体较瘦，寐少，二便正常，舌淡，苔薄，脉细。注意力测试水平较差，智力测试正常，脑电图检查无异常。

8. [第一问] 此患儿的中医证候诊断是（　　）
   A. 肝亢风动证
   B. 痰火内扰证
   C. 心脾两虚证
   D. 痰瘀阻窍证
   E. 阴虚风动证
   F. 心肾不交证

9. [第二问] 其治疗原则应为（　　）
   A. 健脾养心

B. 清热泻火
C. 滋养肝肾
D. 活血通络
E. 平肝息风
F. 补益心肾

10. [第三问] 治疗首选的方剂是（　　）
    A. 黄连温胆汤
    B. 归脾汤
    C. 甘麦大枣汤
    D. 杞菊地黄丸
    E. 血府逐瘀汤
    F. 交泰丸

11. [第四问] 可加用的药味是（　　）
    A. 五味子
    B. 石菖蒲
    C. 当归
    D. 首乌藤
    E. 何首乌
    F. 青礞石

12. [第五问] 治疗好转后，可酌情采用的后续治疗原则是（　　）
    A. 补肺
    B. 健脾
    C. 益智
    D. 清肝
    E. 补肾
    F. 消食

13. [第六问] 平素应注意的护理措施（　　）
    A. 多食新鲜果蔬
    B. 避免食用刺激性食物
    C. 加强心理疏导
    D. 培养学习兴趣
    E. 切忌打骂体罚
    F. 避免与外人接触

第五节　中医儿科发展中的主要学术流派及著名医家的学术观点【了解】

A1和A2型题

说明：为单选题，5个选项中可能同时有最佳正确答案和非错误答案，请从中选择一个最佳答案。

1. 《小儿药证直诀》的作者是（　　）
   A. 淳于意
   B. 孙思邈
   C. 华佗

D. 钱乙
E. 董汲

2. 指出小儿病理特点为"易虚易实，易寒易热"的医籍为（　　）
   A.《幼科发挥》
   B.《小儿药证直诀》
   C.《小儿病源方论》
   D.《颅囟经》
   E.《幼幼新书》

3. "儿科之圣"指的是（　　）
   A. 华佗
   B. 孙思邈
   C. 张仲景
   D. 钱乙
   E. 万全

4. 小儿指纹"浮沉分表里，红紫辨寒热，淡滞定虚实"是谁提出的（　　）
   A. 钱乙
   B. 万全
   C. 陈文中
   D. 陈飞霞
   E. 夏禹铸

第十章 儿科急症诊疗与处理

第一节 高热惊厥、哮喘持续状态、脱水【掌握】

A1和A2型题

说明：为单选题，5个选项中可能同时有最佳正确答案和非错误答案，请从中选择一个最佳答案。

1. 当小儿突然发生高热惊厥时，家长**不应该**（ ）
   A. 将患儿平放床上，头偏向一侧
   B. 保持安静，不摇晃患儿
   C. 松开患儿衣服领口
   D. 用冷水湿毛巾敷额头降温
   E. 用指尖掐患儿人中

2. 鉴别小儿惊厥与癫痫，应做的检查为（ ）
   A. 头颅 CT
   B. 脑脊液检查
   C. 脑电图
   D. 血常规
   E. 心电图

3. 患儿 3 岁，受凉后感冒，发热，经治疗后未见好转，现症见发热、鼻塞、流涕、咽红、烦躁、神昏、抽搐，检查：体温 38.9℃，该患者最有可能的诊断为（ ）
   A. 癫痫
   B. 高热惊厥
   C. 抽动障碍
   D. 感冒
   E. 哮喘

4. 由世界卫生组织推荐的口服补液盐，适用于急性腹泻所致的（ ）
   A. 轻、中度脱水
   B. 重度脱水
   C. 中度脱水，轻度酸中毒
   D. 重度脱水，中度酸中毒
   E. 重度脱水，重度酸中毒

C型题

说明：为案例分析题，考题是以一个共同题干的临床案例出现，其中有一个或多个答案。

（1～3题共用题干）

患儿，男，2 岁，反复咳嗽和喘息发作 6 个月，夜间为甚。体格检查：双肺可闻及哮鸣音和粗湿啰音，余无异常发现。外周血 WBC $7×10^9$/L，N 0.51，L 0.49。

1. [第一问] 需考虑的诊断是（ ）
   A. 毛细支气管炎
   B. 支气管异物
   C. 先天性气道发育异常
   D. 婴幼儿哮喘
   E. 慢性支气管炎
   F. 肺结核

2. [第二问] 为了明确诊断，应选用（ ）
   A. 胸部 X 线检查
   B. PPD 试验
   C. 纤维支气管镜（简称纤支镜）活组织检查
   D. 肺功能测定
   E. 下呼吸道分泌物普通培养
   F. 皮肤点刺试验

3. [第三问] 若患儿胸部 X 线检查示肺充气过度，PPD 试验为阴性，纤支镜排除异物，支气管扩张试验为阳性，过去有反复喘息发作，有湿疹史，该例的最佳治疗方案是（ ）
   A. 呼吸道吸入糖皮质激素
   B. 口服糖皮质激素
   C. 静脉滴注糖皮质激素

D. 长期使用 β₂ 受体激动剂
E. 发作时使用白三烯受体拮抗剂
F. 长期使用抗生素

（4～6题共用题干）

患儿，男，4岁。因咳嗽、喘息2天，加重半天就诊。体检：体温正常，呼气性呼吸困难，口唇微绀，听诊两肺广泛哮鸣音，心率160次/分。既往有喘息发作史5次，有过敏史，其母亦有哮喘史。

4. [第一问] 应采取哪项措施（　　）
   A. 吸氧
   B. 静脉输液
   C. 血气分析
   D. 血电解质
   E. β₂ 受体激动剂雾化吸入
   F. 吸痰
5. [第二问] 其血电解质正常，血气分析示轻度低氧血症，经上述处理后喘息好转，但在治疗中患儿突然再次出现呼吸困难，考虑诊断（　　）
   A. 气胸
   B. 纵隔气肿
   C. 脓胸
   D. 肺大疱
   E. 肺不张
   F. 肺气肿
6. [第三问] 若急诊胸部X线检查提示左侧气胸，应立即采取哪些措施（　　）
   A. 气管插管，人工机械通气
   B. 胸腔穿刺排气
   C. 闭式引流
   D. 加强抗感染
   E. β₂ 受体激动剂雾化吸入
   F. 吸痰

第二节　心力衰竭、呼吸衰竭、休克【掌握】

A1和A2型题
说明：为单选题，5个选项中可能同时有最佳正确答案和非错误答案，请从中选择一个最佳答案。

1. Ⅱ型呼吸衰竭的呼吸功能改变为（　　）
   A. 肺弥散功能障碍
   B. 通气/血流比例失调
   C. 机体氧耗量增加
   D. 肺泡通气不足
   E. 肺内动-静脉解剖分流增加
2. 肺弥散功能障碍最常出现（　　）
   A. PaO₂ 正常，PaCO₂ 上升
   B. PaO₂ 下降，PaCO₂ 上升
   C. PaO₂ 正常，PaCO₂ 正常
   D. PaO₂ 正常，PaCO₂ 下降
   E. PaO₂ 下降，PaCO₂ 正常或下降
3. 下列**不是**引起左心衰竭的常见原因的是（　　）
   A. 高血压病
   B. 慢性肺部疾病
   C. 心肌梗死
   D. 主动脉瓣关闭不全
   E. 二尖瓣关闭不全
4. 小儿呼吸衰竭时，动脉血气分析结果一般为（　　）
   A. PaO₂ > 60mmHg，PaCO₂ > 50mmHg
   B. PaO₂ < 60mmHg，PaCO₂ < 50mmHg
   C. PaO₂ > 70mmHg，PaCO₂ < 60mmHg
   D. PaO₂ < 70mmHg，PaCO₂ > 60mmHg
   E. PaO₂ < 60mmHg，PaCO₂ > 50mmHg

A3和A4型题
说明：为共用题干单选题，考题是以一个共同题干的临床案例出现，请从中选择一个最佳答案。

（1～2题共用题干）

患儿，3岁，确诊肺炎1周，突然面色苍白，口唇青紫，强迫坐位，呼吸困难，大汗，四肢凉，烦躁不安。检查：心电图示右心室显著扩大，三尖瓣关闭不全。呼吸频率30次/分。听诊见两肺满布湿啰音和哮鸣音。

1. [第一问] 该患者可诊断为（　　）
   A. 哮喘
   B. 心力衰竭
   C. 慢阻肺

D．房颤
E．急性支气管炎
2．［第二问］下列治疗**不适合**该患者的是（ ）
A．强心
B．吸氧
C．抗病毒
D．利尿
E．扩血管活性药物

（3～4题共用题干）

3．［第一问］患儿5岁，确诊肺炎1周，突发高热不退，精神不振，面色苍白，四肢厥冷，厌食，嗜睡，尿少，双眼凝视，呼吸不匀，心率增快，血压下降，此时应考虑（ ）
A．休克
B．晕厥
C．房颤
D．呼吸衰竭
E．心力衰竭
4．［第二问］休克时应做的紧急处理**不包括**（ ）
A．去枕平卧，腿部抬高30°
B．吸氧
C．尽量避免搬动患者
D．建立静脉通道
E．立即给予升压药

C型题

说明：为案例分析题，考题是以一个共同题干的临床案例出现，其中有一个或多个答案。

（1～6题共用题干）

患儿，女性，9岁，因"患心肌炎5个月"来诊。患儿面黄少华，形瘦倦怠，气促乏力，动辄汗出，烦热口渴，夜寐不安，纳差便溏，舌光红少苔，脉细数无力。心电图：偶发房性期前收缩，一度房室传导阻滞。心脏彩色超声和心肌检测正常。

1．［第一问］此患儿中医证候诊断是（ ）
A．风热犯心证
B．湿热侵心证
C．心脾两虚证
D．气阴两虚证
E．心脾两虚证
F．心阳虚脱证
2．［第二问］其治疗原则是（ ）
A．清热解毒
B．活血化瘀
C．清热利湿
D．强心复脉
E．补益心脾
F．益气养阴
3．［第三问］治疗应首选的方剂是（ ）
A．银翘散
B．葛根芩连汤
C．生脉散
D．炙甘草汤
E．血府逐瘀汤
F．归脾汤
4．［第四问］可加用的药味是（ ）
A．丹参
B．五味子
C．黄芪
D．当归
E．枳壳
F．酸枣仁
5．［第五问］治疗好转后，可酌情采用的治疗原则有（ ）
A．补肺
B．健脾
C．益气
D．清肝
E．养血
F．安神
6．［第六问］平素应注意的护理措施是（ ）
A．避免剧烈体育活动
B．避免感冒
C．避免过度精神紧张
D．饮食以肥甘滋补为主
E．减少课业负担
F．饮食不宜过饱

（7～10题共用题干）

患儿，男，5岁。1周前出现发热伴咳嗽，当地输液治疗后热退，咳嗽减轻，但3天前出现气急，1天前出现精神差，气急加重，双下肢水肿，尿量减少，夜间不能平卧入睡，咳粉红色泡沫样痰。体格检查：体温37℃，脉搏165次/分，呼吸62次/分，血压90/60mmHg，血氧饱和度99%。神志清楚，反应尚可，较烦躁，气促，面色略苍白，未见发绀。颈静脉怒张。双肺可及湿啰音。心前区无隆起，未触及震颤，心尖搏动位于左锁骨中线第5肋间外约1.5cm，心界扩大，心音低钝，可闻及舒张早期奔马律。肝脏增大，肋下约4cm，肝颈静脉回流征阳性。双下肢凹陷性水肿，四肢肌力及肌张力正常，四肢末端湿冷。

第十章　儿科急症诊疗与处理

神经系统体格检查未见异常。血尿常规、肝肾功能和电解质正常。胸部X线示心影增大,双肺透亮度低,提示肺水肿,未见明显渗出影。超声心动图示左心房、左心室明显增大,以左心室为主,心脏搏动明显减弱,左心室射血分数为35%。二尖瓣中度反流。

7. [第一问] 还需要询问的相关病史包括（　　）

　　A. 患儿既往有无活动耐量下降,比如较同龄儿懒动、爬楼梯出现气喘需休息等病史（除外慢性心功能不全急性发作）

　　B. 之前有无胸部X线或其他检查显示心脏增大

　　C. 有无心慌、胸闷等病史,体格检查有无显示心律失常,如心动过速、期前收缩等

　　D. 有无药物服用史

　　E. 此次发热是否伴有呕吐、腹泻等病史

　　F. 家族中有无心脏病及猝死病史

8. [第二问] 该患儿诊断为急性心功能不全,可能的病因包括（　　）

　　A. 扩张型心肌病

　　B. 先天性心脏病

　　C. 急性重症心肌炎

　　D. 心包积液

　　E. 肺炎合并心衰

　　F. 贫血性心脏病

9. [第三问] 需要补充的辅助检查包括（　　）

　　A. 肌酸激酶同工酶MB（CK-MB）、心肌肌钙蛋白、BNP

　　B. 柯萨奇病毒等病毒检测

　　C. 心电图

　　D. 腹部B超观察肝脏、腹水等

　　E. 心脏增强MRI

　　F. 血气分析

10. [第四问] 该患儿即刻的治疗包括（　　）

　　A. 吸氧

　　B. 镇静,呼吸窘迫严重可给予机械通气

　　C. 毛花苷C足量快速饱和

　　D. 静脉注射多巴胺及多巴酚丁胺

　　E. 快速利尿:静脉给予利尿剂,注意补钾

　　F. 给予心肌能量代谢药物

　　G. 控制感染

　　H. 限制入量

（11～15题共用题干）

患儿,男,8个月,因发热,腹泻稀水便1天于11月入院。体检:T 39.5℃,P 136次/分,R 34次/分,体重8kg,精神萎靡,呼吸稍促,唇干,前囟、眼窝轻度凹陷,皮肤弹性轻度降低,肢端凉,皮肤未见大理石花纹,心律齐,心音有力,双肺呼吸音清晰,腹不胀,肝肋下1cm,肠鸣音14次/分。

11. [第一问] 入院时急需做的检查项目是（　　）

　　A. 血清钾、钠、氯、钙、镁

　　B. 血气分析

　　C. 血常规

　　D. 血糖

　　E. 心肌酶谱

　　F. 肝肾功能

　　G. 粪便常规

　　H. 大便轮状病毒抗原

12. [第二问] 若检查结果报告提示:血钾3.1mmol/L,血钠142mmol/L,血氯103mmol/L,血钙2.7mmol/L,血镁0.82mmol/L,pH 7.36,PaCO$_2$ 26mmHg,碱剩余BE −7mmol/L,大便常规:WBC 0～1个/HP,RBC 0～2个/HP,轮状病毒抗原阳性。该患儿目前的诊断是（　　）

　　A. 产毒性大肠杆菌肠炎

　　B. 轮状病毒肠炎

　　C. 中度等渗性脱水

　　D. 重度高渗性脱水

　　E. 低钾血症

　　F. 代偿性代谢性酸中毒

　　G. 低钙血症

13. [第三问] 目前应做的急诊处理是（　　）

　　A. 静脉输2:3:1液

　　B. 输5%碳酸氢钠纠酸

　　C. 静脉补充10%葡萄糖酸钙

　　D. 使用止泻剂

　　E. 使用抗病毒药物

　　F. 使用抗生素

14. [第四问] 提示:经1天补液后,患儿脱水已纠正,已解小便500mL,体温下降,但仍精神萎靡,面色苍白,心率142次/分,心音较低钝,腹胀,肠鸣音减弱,膝反射未引出。目前应考虑可能的问题是（　　）

　　A. 低钙血症

　　B. 酸中毒加重

　　C. 低钾血症

　　D. 心肌炎

　　E. 低血糖

　　F. 脑水肿

15. [第五问] 现需进一步的检查是（　　）

　　A. 心肌酶检查

　　B. 心电图

　　C. 心脏彩超

　　D. 血清钾检测

　　E. 血糖检测

　　F. 脑脊液检查

第十一章 针灸专业理论及知识

第一节 经络系统的组成和概况【掌握】

A1和A2型题
说明：为单选题，5个选项中可能同时有最佳正确答案和非错误答案，请从中选择一个最佳答案。

1. 对十二经别描述正确的是（　　）
   A. 十二经别多从四肢肘膝关节以下的正经别出
   B. 十二经别均上行至头项部
   C. 十二经别从正经分出后，最终合于本经经脉
   D. 十二经别的分布特点是出、入、离、合
   E. 行于体表，不入内脏

2. 经络系统的组成是（　　）
   A. 十二经脉和奇经八脉
   B. 十二经脉及其附属部分
   C. 十二经脉和十五络脉
   D. 经脉和络脉
   E. 十二经脉及孙络、浮络

3. 手足三阴经在四肢的分布规律正确的是（　　）
   A. 厥阴在前，太阴在中，少阴在后
   B. 太阴在前，少阴在中，厥阴在后
   C. 太阴在前，厥阴在中，少阴在后
   D. 厥阴在前，少阴在中，太阴在后
   E. 少阴在前，厥阴在中，太阴在后

4. 足三阴经在哪个节段时厥阴在前、太阴在中、少阴在后（　　）
   A. 足外踝上8寸以下
   B. 足内踝上8寸以下
   C. 足外踝上8寸以上
   D. 足内踝上8寸以上
   E. 足内踝上6寸以上

5. 十二经脉中，相表里的阴经与阳经的交接部位是（　　）
   A. 头面部
   B. 胸部
   C. 腹部
   D. 肘膝部
   E. 四肢末端

6. 入上齿中，环口夹唇的经脉是（　　）
   A. 手太阴肺经
   B. 手阳明大肠经
   C. 足阳明胃经
   D. 足太阳膀胱经
   E. 足少阳胆经

7. 十二经脉在体表的分布规律，下列哪项叙述**不正确**（　　）
   A. 十二经脉在体表左右对称地分布于头面、躯干和四肢
   B. 手三阴经在四肢的分布规律是，太阴在前，厥阴在中，少阴在后
   C. 手三阳经在四肢的分布规律是，阳明在前，少阳在中，太阳在后
   D. 足三阴经在四肢的分布规律是，太阴在前，厥阴在中，少阴在后
   E. 足三阳经在四肢的分布规律是，阳明在前，少阳在中，太阳在后

第二节 十四经脉的循行与主治概要【掌握】

A1和A2型题

说明：为单选题，5个选项中可能同时有最佳正确答案和非错误答案，请从中选择一个最佳答案。

1. 下列经脉循行交接**不正确**的是（　　）
   A．手太阴肺经与手阳明大肠经在拇指端交接
   B．手少阴心经与手太阳小肠经在小指端交接
   C．手阳明大肠经与足阳明胃经在鼻旁交接
   D．手厥阴心包经与手少阳三焦经在无名指（环指）指端交接
   E．手太阳小肠经与足太阳膀胱经在目内眦交接

2. 下列关于"一源三歧"说法正确的是（　　）
   A．任、冲、带脉皆起于胞中，同出于会阴，分别循行于人体前后正中线和腹部两侧。
   B．督、任、冲脉皆起于胞中，同出于会阴，分别循行于人体前后正中线和腹部两侧
   C．督、任、带脉皆起于胸中，而分别循行于人体前后正中线和腹部两侧。
   D．任、冲、带脉皆起于胸中，而分别循行于人体前后正中线和腹部两侧。
   E．任、督、带脉皆起于胞中，同出于会阴，分别循行于人体前后正中线和腹部两侧。

3. 下列叙述**不正确**的是（　　）
   A．奇经八脉"别道奇行"
   B．督脉、任脉、带脉统称为"一源三歧"
   C．冲脉又称为十二经之海
   D．十二经脉和任督二脉合称为十四经
   E．十二经脉和任督二脉各自别出一络，加上胃之大络，称为十五络

4. 督脉之络穴位于（　　）
   A．头项部
   B．上腹部
   C．下腹部
   D．胸胁部
   E．尾骶部

5. 为机体的卫外屏障，起着保卫机体、抗御外邪、反映病证作用的是（　　）
   A．十二正经
   B．十二经筋
   C．十二经别
   D．十二皮部
   E．十五络脉

6. 关于奇经八脉与十二正经不同之处，下列哪项叙述是**错误**的（　　）
   A．不直属脏腑
   B．无表里配合关系
   C．没有专属的腧穴
   D．无固定的循环流注顺序
   E．除带脉外，都是自下而上运行

7. 以下经脉皆与肺相联系的是（　　）
   A．手阳明、足太阳、足少阳经
   B．手太阴、手阳明、足少阳经
   C．手少阴、足厥阴、足少阴经
   D．手太阴、足厥阴、手太阳经
   E．手太阳、足少阳、手少阳经

第三节 经络的作用【熟悉】

A1和A2型题

说明：为单选题，5个选项中可能同时有最佳正确答案和非错误答案，请从中选择一个最佳答案。

1. 脏腑病远端取穴应首选（　　）
   A．头面
   B．胸腹
   C．腰背
   D．四肢肘膝关节以上
   E．四肢肘膝关节以下

2. 阳经经脉五输穴五行属性正确的是（　　）
   A．木火土金水
   B．金水木火土
   C．金木水火土

  D．木火金水土
  E．土木金火水
3．《难经·二十九难》记载的带脉病症是（　　）
  A．带下
  B．疝气
  C．心痛
  D．寒热
  E．腹满
4．肝之募穴是（　　）
  A．章门
  B．石门

  C．京门
  D．期门
  E．梁门
5．"夫十二经脉者，内属于府藏，外络于肢节"出自（　　）
  A．《灵枢·海论》
  B．《灵枢·口问》
  C．《灵枢·经水》
  D．《灵枢·本藏》
  E．《灵枢·经脉》

第四节　标本、根结、气街、四海【熟悉】

A1和A2型题
说明：为单选题，5个选项中可能同时有最佳正确答案和非错误答案，请从中选择一个最佳答案。

1．下列有关标本根结理论论述**不正确**的是（　　）
  A．“标本”“根结”反映了经气的上下对应关系
  B．“标”与“结”意义相似
  C．“根结”的范围较“标本”广
  D．“四根三结”指十二经脉以四肢为“根”，以头、胸、腹三部为“结”
  E．标本根结理论说明了经气循行的多样性和弥漫性
2．经气聚集运行的共同通路是指（　　）
  A．标本
  B．经筋
  C．根结
  D．气街
  E．四海
3．经气的所起与所归是指（　　）
  A．气街

  B．标本
  C．根结
  D．交会穴
  E．四海
4．标本是指经脉腧穴分布的（　　）
  A．上下对应关系
  B．前后对应关系
  C．左右交叉关系
  D．表里络属关系
  E．范围和规律
5．气街是经气（　　）
  A．组成和来源
  B．聚集通行的共同道路
  C．布散的主要部位
  D．蓄积停留之处
  E．别道奇行路径

第五节　腧穴分类、主治特点、特定穴、腧穴定位法【掌握】

A1和A2型题
说明：为单选题，5个选项中可能同时有最佳正确答案和非错误答案，请从中选择一个最佳答案。

1．以下腧穴主治舌强不语的是（　　）
  A．少冲

  B．通里
  C．阴郄

D．神门
E．极泉

2．位于股前区，髌底内侧端上2寸，股内侧肌隆起处的腧穴是（　　）
A．血海
B．梁丘
C．阴陵泉
D．三阴交
E．阳陵泉

3．在跖区，第1跖趾关节近端赤白肉际凹陷中的腧穴是（　　）
A．太冲
B．太白
C．公孙
D．然谷
E．行间

4．合穴多位于（　　）
A．指、趾末端
B．肘、膝关节附近
C．掌指、跖趾关节附近
D．掌指、跖趾关节之前
E．掌指、跖趾关节之后

5．下列有关穴位注射操作方法的叙述，**不正确**的是（　　）
A．穴位皮肤要严格消毒
B．选择适宜的消毒注射器和针头
C．将针快速刺入皮下，缓慢推进
D．产生得气感后方可将药液注入
E．刺入后无需检查回血即可将药液注入

6．下列腧穴中，有通乳作用的是（　　）
A．少府
B．少泽
C．少冲
D．少商
E．少海

7．电针的选穴方法可用神经干通过和肌肉神经运动点取穴，如尺神经麻痹可取（　　）
A．颈夹脊6～7、天鼎
B．青灵、小海
C．环跳、殷门
D．阳陵泉、冲门
E．手五里、曲池

8．夹脊穴位于脊柱区，后正中线旁开0.5寸（　　）
A．第1颈椎至第12胸椎棘突下两侧
B．第7颈椎至第5腰椎棘突下两侧
C．第1胸椎至第5腰椎棘突下两侧
D．第1胸椎至第12胸椎棘突下两侧
E．第1胸椎至骶管裂孔棘突下两侧

9．操作皮肤针时使用的是（　　）
A．腕力
B．肘力
C．臂力
D．指力
E．压力

10．属于横指同身寸法量取规定的是（　　）
A．中指中节横纹
B．食指中节横纹
C．无名指中节横纹
D．小指中节横纹
E．小指末节横纹

11．经络按诊最常用的部位是（　　）
A．交会穴
B．五输穴
C．背俞穴
D．八会穴
E．八脉交会穴

12．治疗虚劳诸疾首选的腧穴是（　　）
A．中脘
B．膏肓
C．百会
D．膈俞
E．血海

13．下列各穴，**不属于**特定穴的是（　　）
A．合谷
B．养老
C．地机
D．血海
E．三阴交

14．前发际至后发际之间的骨度分寸是（　　）
A．16寸
B．12寸
C．8寸
D．6寸
E．9寸

15．不适用皮肤针重刺的是（　　）
A．压痛点
B．头面部
C．背部、臀部
D．年轻体壮者
E．实证、新病者

16．肺经腧穴中，治疗肺热咯血的首选穴（　　）
A．中府
B．尺泽
C．孔最
D．太渊
E．少商

17. 期门穴的定位是（　　）
    A. 胸部，乳头直下，第6肋间隙，前正中线旁开4寸
    B. 胸部，乳头直下，第7肋间隙，前正中线旁开4寸
    C. 胸部，乳头直下，第6肋间隙，前正中线旁开6寸
    D. 胸部，乳头直下，第5肋间隙，前正中线旁开4寸
    E. 侧胸部，腋中线上，平第6肋间隙

18. 以下关于针刺注意事项的叙述，**错误**的是（　　）
    A. 针刺颈部哑门、风府穴时可以向上斜刺
    B. 出现晕针时应立即停止针刺并拔针
    C. 胸背部穴一般不宜深刺
    D. 针刺前检查针具，针刺时轻刺激可以有效防止断针
    E. 针刺时应避免针刺到血管

19. 定喘穴的定位是在脊柱区（　　）
    A. 横平第6颈椎棘突下，后正中线旁开0.5寸
    B. 横平第6颈椎棘突下，后正中线旁开1寸
    C. 横平第7颈椎棘突下，后正中线旁开0.5寸
    D. 横平第7颈椎棘突下，后正中线旁开1寸
    E. 横平第7颈椎棘突下，后正中线旁开1.5寸

20. 夹咽，连舌本，散舌下的经脉是（　　）
    A. 肾经
    B. 脾经
    C. 肝经
    D. 心经
    E. 心包经

21. 善治头面诸疾的腧穴首选（　　）
    A. 商阳
    B. 迎香
    C. 合谷
    D. 足三里
    E. 内庭

22. 合谷穴不仅可以治疗手部的局部病证，还能治疗本经所过的颈部和头面部疾病，这体现了腧穴主治特点为（　　）
    A. 近治作用
    B. 远治作用
    C. 特殊作用
    D. 广泛治疗
    E. 全身治疗

23. 针刺治疗疾病的手法，总体归纳为（　　）
    A. 补虚泻实
    B. 提插补泻
    C. 开合补泻
    D. 补法与泻法
    E. 平补平泻

24. 下列腧穴，哪穴**不属于**手太阴肺经（　　）
    A. 中府
    B. 孔最
    C. 列缺
    D. 鱼际
    E. 商阳

25. 平补平泻法用于（　　）
    A. 脏腑病
    B. 经脉病
    C. 不盛不虚证
    D. 虚中夹实
    E. 内脏下垂

26. 具有纠正胎位作用的腧穴是（　　）
    A. 关元
    B. 足通谷
    C. 少泽
    D. 至阴
    E. 至阳

27. 下列腧穴属于手阳明大肠经的是（　　）
    A. 阳谷
    B. 阳溪
    C. 太渊
    D. 阳池
    E. 腕骨

28. 根据骨度分寸，下列穴位两者间距非1寸的是（　　）
    A. 关元、中极
    B. 水道、归来
    C. 梁门、太乙
    D. 中脘、建里
    E. 神门、通里

29. 横指同身寸法中，以患者何指何处横纹为标准，将四指的宽度作为3寸（　　）
    A. 拇指第二节
    B. 示指中节
    C. 中指中节
    D. 无名指中节
    E. 小指中节

30. 腕横纹至肘横纹的骨度分寸是（　　）
    A. 16寸
    B. 14寸
    C. 12寸
    D. 10寸
    E. 8寸

31. 下列特定穴，常用于治疗表里两经疾病的是（　　）

A. 五输穴
B. 络穴
C. 背俞穴
D. 募穴
E. 原穴

32. 下列腧穴，**不属于**手阳明大肠经的是（　　）
A. 迎香
B. 天突
C. 曲池
D. 阳溪
E. 合谷

33. 五输穴分布在（　　）
A. 腕踝关节上下
B. 腕踝关节附近
C. 肘膝关节附近
D. 肘膝关节上下
E. 肘膝关节以下

34. 肺经腧穴中，治疗咽喉肿痛的首选穴（　　）
A. 曲泽
B. 孔最
C. 经渠
D. 列缺
E. 少商

35. 下列各穴，属于手太阴肺经的腧穴是（　　）
A. 曲泽
B. 尺泽
C. 小海
D. 少海
E. 曲池

36. 下列腧穴，**不属于**手阳明大肠经的是（　　）
A. 手三里
B. 手五里
C. 上巨虚
D. 偏历
E. 曲池

37. 五输穴中分布于指或趾末端的是（　　）
A. 井穴
B. 荥穴
C. 输穴
D. 经穴
E. 合穴

38. 阴经上的原穴与五输穴中同为一穴的是（　　）
A. 井穴
B. 荥穴
C. 输穴
D. 经穴
E. 合穴

39. 根据原络配穴法选穴，当肺经先病，大肠经后病，则治疗应选（　　）
A. 太渊、列缺
B. 太渊、合谷
C. 列缺、合谷
D. 列缺、偏历
E. 太渊、偏历

40. 背俞穴均位于背腰部（　　）
A. 后正中线旁开1寸
B. 后正中线上
C. 后正中线旁开1.5寸
D. 后正中线旁开2寸
E. 后正中线旁开3寸

41. 公孙与内关相配可用于治疗（　　）
A. 心、胸、胃疾病
B. 目内眦、颈项、耳、肩部疾病
C. 肺系、咽喉、胸膈疾病
D. 目锐眦、耳后、颊、颈肩部疾病
E. 肺系、心、胃疾病

42. 患者因髓海不足致眩晕，可选八会穴之（　　）
A. 中脘
B. 章门
C. 悬钟
D. 膈俞
E. 太渊

43. 在治疗急症方面有独特疗效的特定穴为（　　）
A. 背俞穴
B. 下合穴
C. 八脉交会穴
D. 郄穴
E. 八会穴

44. 下合穴是指（　　）
A. 脏腑气血、筋脉骨髓等精气会聚的腧穴
B. 六腑之气下合于下肢足三阳经的腧穴
C. 奇经八脉与十二经脉之气相通的腧穴
D. 两经或数经相交会的腧穴
E. 十二经脉与奇经八脉中的阴阳维脉、阴阳跷脉之经气深聚的部位

45. 根据骨度折量定位法，下列各项中起止点**不属于**9寸的是（　　）
A. 两额角发际之间
B. 两乳头之间
C. 耳后两乳突之间
D. 胸骨上窝至剑胸结合中点
E. 腋前、腋后纹头至肘横纹

46. 横指同身寸法中其四指的宽度为（　　）
A. 2寸
B. 3寸
C. 4寸

D. 1.5 寸
E. 1 寸

47. 下列**不属于**尺泽主治病证的是（ ）
   A. 咳嗽、气喘
   B. 肘臂挛痛
   C. 急性吐泻
   D. 中暑
   E. 肩背痛

48. 下列腧穴中，孕妇**不宜**针刺的腧穴是（ ）
   A. 合谷
   B. 少商
   C. 太渊
   D. 孔最
   E. 公孙

49. 颈部针麻用穴可选用（ ）
   A. 人迎
   B. 扶突
   C. 耳门
   D. 角孙
   E. 上关

50. 下列**不属于**足阳明胃经主治病证的是（ ）
   A. 胃肠病
   B. 神志病
   C. 头面五官病
   D. 热病
   E. 妇科病

51. 患者眼睑瞤动，不能自止，现选承泣穴针刺治疗，其正确的操作方法是（ ）
   A. 嘱患者闭眼，然后沿眶缘直刺 0.5～1.5 寸
   B. 嘱患者向上看，然后紧靠眶缘斜刺 0.5～1.5 寸
   C. 用左手拇指向上轻推眼球，紧靠眶缘缓慢直刺 0.5～1.5 寸
   D. 嘱患者向斜上方看，然后沿眶缘斜刺 0.5～1 寸
   E. 直接紧靠眶缘缓慢直刺 0.5～1.5 寸

52. 在面部，口角旁开 0.4 寸的腧穴是（ ）
   A. 地仓
   B. 颊车
   C. 下关
   D. 四白
   E. 巨髎

53. 下列腧穴中，留针时**不可**做张口动作的是（ ）
   A. 地仓
   B. 颊车
   C. 下关
   D. 人迎
   E. 扶突

54. 下列腧穴中，既可以治疗便秘，又可以治疗腹泻的是（ ）
   A. 梁门
   B. 天枢
   C. 水道
   D. 归来
   E. 气冲

55. 脾之大络大包穴位于（ ）
   A. 在胸外侧区，第 6 肋间隙，在腋中线上
   B. 在第 2 肋间隙，前正中线旁开 6 寸
   C. 脐中上 3 寸，前正中线旁开 4 寸
   D. 横平脐中，脐中旁开 4 寸
   E. 在下腹部，脐中下 3 寸，前正中线旁开 4 寸

第六节　中医典籍有关针灸的论述【了解】

A1和A2型题

说明：为单选题，5个选项中可能同时有最佳正确答案和非错误答案，请从中选择一个最佳答案。

1. 对战国及以前针灸学术的一次大总结，并创立了针灸理论体系的医著是（ ）
   A.《难经》
   B.《灵枢》
   C.《针灸甲乙经》
   D.《针灸大成》
   E.《素问》

2. 下列病症，**不宜**用三棱针治疗的是（ ）
   A. 高热惊厥
   B. 中风脱证
   C. 中暑昏迷
   D. 急性腰扭伤
   E. 喉蛾

3. 针刺印堂穴常用的进针手法是（ ）

A. 单手进针法
B. 夹持进针法
C. 舒张进针法
D. 提捏进针法
E. 弹针速刺法

4. 有关郄穴的内容首载于下列哪部著作（　　）
A.《针灸甲乙经》
B.《难经》
C.《十四经发挥》
D.《黄帝内经》
E.《针灸资生经》

5. 对《黄帝内经》予以补充，并提出了八会穴，对五输穴按五行学说作了详细解释的著作是（　　）
A.《针灸甲乙经》
B.《难经》
C.《针灸资生经》
D.《十四经发挥》
E.《针灸大成》

6. 下列进针手法中**不属于**双手进针手法的是（　　）
A. 针管进针法
B. 弹针速刺法
C. 夹持进针法
D. 舒张进针法
E. 指切进针法

7. 头部腧穴的针刺角度多选用（　　）
A. 直刺
B. 向上斜刺
C. 平刺
D. 透刺
E. 向下斜刺

8. 毫针刺入一定深度后不得气者，医者用右手拇指、食指执持针柄，细细捻搓数次，然后张开两指，一搓一放，反复数次。此种行针手法称为（　　）
A. 摇法
B. 提插法
C. 捻转法
D. 震颤法
E. 飞法

9. 下列**不属于**针刺得气后的反应是（　　）
A. 医者刺手感觉针下空松、虚滑
B. 患者自觉针刺部位有酸、麻、胀、重等感觉
C. 医者刺手感觉针下沉紧、涩滞
D. 患者可出现热、凉、痒、痛等感觉沿一定方向传导
E. 患者有时可出现循经性皮疹带或红、白线状现象

10. 下列行针手法操作中属于补法的是（　　）

A. 进针时疾速刺入，徐徐出针
B. 进针时针尖迎着经脉循行来的方向刺入
C. 在患者吸气时进针，呼气时出针
D. 出针时迅速按闭针孔
E. 针下得气后，拇指向后用力重，向前用力轻

11. 毫针补泻手法中透天凉主要用于治疗（　　）
A. 虚寒性疾病
B. 实热性疾病
C. 顽麻冷痹
D. 腹中冷痛
E. 出血性疾病

12. 下列做法**不正确**的是（　　）
A. 针刺时患者发生晕厥，应立即停止针刺，将针全部起出
B. 当患者留针过程中出现滞针时，可叩弹针柄以宣散气血，缓解肌肉紧张
C. 针刺入腧穴后，针身在体内弯曲时，应立即将针拔出
D. 若针刺时，针身折断在体内，患者应禁止变换体位
E. 留针过程中，患者不应随便更换体位，以免发生滞针

13. 下列**不属于**灸法的治疗作用的是（　　）
A. 清热解毒
B. 温经散寒
C. 扶阳固脱
D. 消瘀散结
E. 防病保健

14. 下列**不属于**艾灸法的是（　　）
A. 艾炷灸
B. 艾条灸
C. 温针灸
D. 灯火灸
E. 温灸器灸

15. 雷火神针属（　　）
A. 艾条灸
B. 艾炷灸
C. 温和灸
D. 温针灸
E. 天灸

16. 白芥子灸属（　　）
A. 艾条灸
B. 艾炷灸
C. 温和灸
D. 温针灸
E. 天灸

17. 临床上最常使用的耳穴治疗方法是（　　）

A．耳穴毫针法
B．耳穴电针法
C．耳穴埋针法
D．耳穴穴位注射疗法
E．耳穴压丸法

18．治疗哮喘常选用的灸法是（　　）
A．灯火灸
B．瘢痕灸
C．回旋灸
D．雀啄灸
E．隔蒜灸

19．隔姜灸的功效是（　　）
A．温胃止呕，散寒止痛
B．清热解毒，消肿散结
C．杀虫止痒
D．回阳救逆
E．温补肾阳

20．雀啄灸的操作正确的是（　　）
A．将艾条点燃一端在施灸部皮肤直接来回反复点按
B．将艾条点燃一端在施灸部保持一定距离，反复旋转施灸
C．将艾条点燃一端对准施灸部位，距皮肤高2～3cm处固定施灸
D．将艾条点燃一端隔数层布或棉纸实按在穴位上
E．将艾条点燃一端与施灸部位皮肤的距离不固定，而上下活动施灸

21．角法是指（　　）
A．温和灸
B．天灸
C．电针
D．拔罐
E．刮痧

第十二章 针灸科常见病证

第一节 痹证、痿证、腰痛、漏肩风、落枕、扭伤【掌握】

A1和A2型题
说明：为单选题，5个选项中可能同时有最佳正确答案和非错误答案，请从中选择一个最佳答案。

1. 患者腰部冷痛重着，转侧不利，逐渐加重，遇阴雨天加重，静卧痛不减，舌苔白腻，脉沉。其证候是（　　）
   A. 肾虚
   B. 气滞
   C. 寒湿
   D. 湿热
   E. 瘀血

2. 治疗腰痛首选的组穴是（　　）
   A. 腰俞、腰阳关、命门、志室
   B. 肾俞、委中、腰阳关、太溪
   C. 阳陵泉、委中、太溪、志室
   D. 肾俞、委中、阳陵泉、腰俞
   E. 肾俞、腰俞、委中、太溪

3. 关于腰痛的治疗，以下哪项是**错误**的（　　）
   A. 取足太阳、督脉经穴为主
   B. 毫针或补或泻
   C. 主穴是夹脊、委中等
   D. 劳损型加太溪、肾俞
   E. 寒湿型加风府、腰阳关

4. 治疗脾胃虚弱型痿证，应配用的腧穴是（　　）
   A. 阳陵泉、太冲
   B. 阴陵泉、内庭
   C. 尺泽、大椎
   D. 肝俞、肾俞
   E. 脾俞、胃俞

5. 治疗落枕的主穴**不包括**（　　）
   A. 阿是穴
   B. 外劳宫
   C. 悬钟
   D. 后溪
   E. 合谷

6. 针灸治疗阳痿除选取相应的背俞穴外，还包括（　　）
   A. 任脉、足太阴经穴
   B. 督脉、足厥阴经穴
   C. 带脉、足少阴经穴
   D. 督脉、足太阴经穴
   E. 任脉、足少阴经穴

7. 董某，男，83岁。腰部酸痛，缠绵不愈，喜温喜按，遇劳更甚，卧则减轻，肢冷畏寒，舌质淡，脉沉细无力。该病证的治法是（　　）
   A. 培补肝肾，舒筋止痛
   B. 散寒行湿，温经通络
   C. 活血化瘀，通络止痛
   D. 补肾壮阳，温煦经脉
   E. 益气养血，濡养筋脉

8. 治疗痿证湿热浸淫者，应加用（　　）
   A. 尺泽、大椎
   B. 阴陵泉、内庭
   C. 脾俞、胃俞
   D. 肝俞、肾俞
   E. 血海、膈俞

9. 下列哪一项**不属于**湿热腰痛的临床表现（　　）
   A. 痛处伴有热感
   B. 梅雨季节或暑天雨后痛剧
   C. 小便短赤
   D. 苔黄腻，脉濡数
   E. 静卧后则疼痛减轻

10. 《黄帝内经》提出的"治痿者独取阳明"是指（　　）
    A. 益气、养血、活血
    B. 补肾精、清心火
    C. 补脾胃、清胃火、祛湿热
    D. 益气、养血、通络
    E. 补肝肾、强筋骨

11. 下列关于痿证病机的叙述中，**错误**的是（　　）
    A. 病位在筋脉、肌肉
    B. 病理性质虚少实多
    C. 与肝、肾、肺、胃关系最为密切
    D. 常呈现因实致虚
    E. 虚证可夹湿、夹热
12. 汪某，男性，25岁。两天前有腰扭伤史，现症：腰痛如刺，痛有定处，痛处拒按，腰不能转侧。舌质暗紫，脉涩。此病证的证机概要是（　　）
    A. 寒湿闭阻，滞碍气血，经脉不利
    B. 肾阳不足，不能温煦筋脉
    C. 肝肾亏虚，阴精不足，筋脉失养
    D. 湿热壅遏，经气不畅，筋脉失舒
    E. 瘀血阻滞，经脉痹阻，不通则痛
13. 治疗小儿麻痹症后遗症宜选何经经穴为主（　　）
    A. 手足阳明经
    B. 手足太阴经
    C. 足太阴和足阳明经
    D. 足太阴和手阳明经
    E. 病部取穴
14. 以下哪项属于针灸治疗作用的范畴（　　）
    A. 治标治本
    B. 寒则留之
    C. 三因制宜
    D. 补虚泻实
    E. 调和气血
15. 下列各项中，**不符合**寒湿腰痛主症特点的是（　　）
    A. 腰部冷痛重着
    B. 腰转侧不利
    C. 静卧腰痛减轻
    D. 寒冷和阴雨天则加重
    E. 脉沉而迟缓

A3和A4型题
说明：为共用题干单选题，考题是以一个共同题干的临床案例出现，请从中选择一个最佳答案。

（1~3题共用题干）
患者，女，56岁。因体力劳动后，出现肩前部疼痛和麻木，可由患侧肩胛区向臂外桡侧放射，伴恶寒、咳嗽，舌暗，可见瘀点瘀斑，脉涩。

1. [第一问]该患者辨经络，属（　　）
    A. 手阳明经
    B. 手太阳经
    C. 手少阴经
    D. 足太阳经
    E. 足厥阴经
2. [第二问]治疗本病除选颈5～胸1夹脊穴外，还可选取的主穴是（　　）
    A. 肩髃、肩贞、阿是穴
    B. 合谷、天井、阿是穴
    C. 太溪、申脉、阿是穴
    D. 委中、委阳、阿是穴
    E. 委中、后溪、阿是穴
3. [第三问]除主穴外，应选取的相应配穴是（　　）
    A. 极泉、少海
    B. 支正、后溪
    C. 曲池、合谷
    D. 风池、合谷
    E. 外关、天井

第二节　中风、头痛、眩晕、面瘫、面痛、震颤麻痹、不寐、胸痹【掌握】

A1和A2型题
说明：为单选题，5个选项中可能同时有最佳正确答案和非错误答案，请从中选择一个最佳答案。

1. 治疗厥阴头痛，应配用的穴位是（　　）
    A. 印堂、攒竹、合谷
    B. 率谷、外关、足临泣
    C. 天柱、后溪、申脉
    D. 太冲、内关、四神聪
    E. 血海、膈俞、内关

2. 治疗血虚头痛，除主穴外应配合（ ）
   A. 太冲、太溪
   B. 太溪、悬钟
   C. 中脘、丰隆
   D. 血海、膈俞
   E. 脾俞、足三里

3. 治疗眩晕虚证，应选取（ ）
   A. 风池、百会、内关、太冲
   B. 百会、行间、侠溪、太冲
   C. 风池、气海、脾俞、胃俞
   D. 风池、太溪、悬钟、三阴交
   E. 风池、百会、肝俞、足三里

4. 治疗厥阴头痛，除主穴外应配用（ ）
   A. 印堂、内庭
   B. 率谷、外关、足临泣
   C. 血海、膈俞、内关
   D. 天柱、后溪、昆仑
   E. 太冲、内关、四神聪

5. 治疗不寐心脾两虚者，除主穴外，应加用的腧穴是（ ）
   A. 心俞、内关
   B. 心俞、脾俞
   C. 脾俞、足三里
   D. 太白、公孙
   E. 内庭、丰隆

6. 治疗周围性面瘫，以下哪条经脉**不常**选用（ ）
   A. 手阳明大肠经
   B. 足阳明胃经
   C. 手少阳三焦经
   D. 足少阳胆经
   E. 足少阴肾经

7. 治疗巅顶痛，取穴当以下列何经为主（ ）
   A. 少阳经
   B. 少阴经
   C. 阳明经
   D. 太阴经
   E. 厥阴经

8. 患者，男，72岁。突然昏倒，不省人事，手撒口开，二便失禁。治疗应首选的腧穴是（ ）
   A. 内关、三阴交、极泉、尺泽、委中
   B. 内关、水沟、十二井穴、太冲、合谷
   C. 内关、水沟、气海、关元、神阙
   D. 内关、水沟、三阴交、太冲、太溪
   E. 合谷、水沟、三阴交、太冲、风池

9. 治疗面瘫应选用的主要经脉**不包括**（ ）
   A. 手阳明
   B. 足阳明
   C. 足少阳
   D. 手太阳
   E. 足太阳

10. 患者，男，68岁。中风半身不遂，舌强语言不利，口角㖞斜。如兼见面红目赤，心烦口苦，舌红苔黄，脉弦，除用主穴外，还应选用的是（ ）
    A. 太冲、太溪
    B. 丰隆、合谷
    C. 足三里、气海
    D. 内庭、风池
    E. 曲池、内庭

11. 患者，女，43岁。自觉心慌，时作时息，兼头晕耳鸣，腰膝酸软，五心烦热，舌质红，脉细数。针灸时选（ ）
    A. 神门、三阴交、心俞、脾俞
    B. 神门、三阴交、心俞、肾俞、太溪
    C. 神门、三阴交、心俞、胆俞
    D. 神门、三阴交、心俞、丘墟
    E. 内关、郄门、神门、巨阙、太溪

12. 关于中风的叙述，以下哪项是**错误**的（ ）
    A. 可分为中脏腑、中经络
    B. 针灸治疗半身不遂，以手足阳明经穴为主
    C. 中脏腑者，以任脉、十二井穴为主
    D. 中风脱证，可以用灸法
    E. 中风闭证，可取人中、太冲、丰隆、劳宫

13. 治疗肝阳头痛较好的穴位组方是（ ）
    A. 悬颅、颔厌、太冲、太溪
    B. 风池、头维、合谷、通天
    C. 中脘、丰隆、百会、印堂
    D. 上星、血海、足三里、三阴交
    E. 合谷、三阴交、阿是穴

14. 患者，女，45岁。头痛多年，后头部疼痛固定不移，痛如椎刺，舌黯，脉细涩。针灸治疗除百会、风池、足三里外，宜取的穴位是（ ）
    A. 太阳、列缺、曲池
    B. 后溪、申脉、悬钟
    C. 三阴交、肝俞、脾俞
    D. 太冲、太溪、侠溪
    E. 阿是穴、血海、膈俞

15. 下列哪组穴位**不适宜**治疗中风闭证（ ）
    A. 关元、神阙
    B. 水沟、太冲
    C. 水沟、丰隆
    D. 劳宫、关元
    E. 水沟、十二井

16. 面痛之下颌痛者，应配用（　）
   A. 丝竹空、阳白、外关
   B. 内关、太冲、三阴交
   C. 颧髎、迎香
   D. 承浆、颊车、翳风
   E. 人中、印堂
17. 治疗中风闭证首选下列哪组腧穴（　）
   A. 关元、神阙
   B. 百会、神庭、大椎、太冲
   C. 人中、十二井、太冲、丰隆
   D. 足三里、关元、气海
   E. 太阳、头维、三阴交、太溪
18. 患者经常寐而易醒，伴心悸健忘，面色无华，纳差倦怠，舌淡，脉细弱。针灸治疗除主穴外，应加取（　）
   A. 行间、侠溪
   B. 心俞、脾俞
   C. 心俞、胆俞
   D. 太溪、肾俞
   E. 足三里、内关
19. 患者平素多思善疑，胆小怕事，现症精神抑郁善忧，失眠健忘，纳差，面色不华，舌淡，脉细。治疗除主穴外，还应加用（　）
   A. 膻中、期门
   B. 行间、侠溪
   C. 肝俞、肾俞、三阴交
   D. 通里、太溪、三阴交
   E. 心俞、脾俞、足三里
20. 以下何项最有助于厥证与眩晕的鉴别（　）
   A. 手足逆冷与否
   B. 头晕目眩的有无
   C. 呕吐恶心的有无
   D. 有无意识丧失
   E. 以上皆非

A3和A4型题

说明：为共用题干单选题，考题是以一个共同题干的临床案例出现，请从中选择一个最佳答案。

（1～3题共用题干）

周某，男，68岁。头发全脱10年。近因头痛来诊，王医师决定取其头部百会、上星等穴治疗。

1. [第一问] 正常情况下，取头部穴位所依据的前发际至后发际的骨度分寸是（　）
   A. 8寸
   B. 9寸
   C. 10寸
   D. 11寸
   E. 12寸
2. [第二问] 对于头发全脱的周某，王医师定取头部穴位的方法是（　）
   A. 两耳尖距离酌情折算
   B. 两耳后乳突间9寸酌情折算
   C. 大椎到胸椎的距离酌情折算
   D. 眉心到大椎为18寸折算
   E. 两颧骨间与两瞳孔间距离酌情折算
3. [第三问] 上星入前发际的寸数与百会后发际直上的寸数分别是（　）
   A. 1.0寸、5.0寸
   B. 2.0寸、6.0寸
   C. 1.0寸、7.0寸
   D. 1.5寸、8.0寸
   E. 1.0寸、9.0寸

（4～6题共用题干）

患者，女，58岁。头晕目眩，视物旋转，平素失眠多梦，颈项强，腰酸耳鸣，血压曾达200/100mmHg，休息后收缩压在150mmHg左右，舌红，苔薄黄，脉弦细。

4. [第一问] 此病所选的主要经脉是（　）
   A. 足太阴脾经
   B. 足少阴肾经
   C. 足厥阴肝经
   D. 手少阳三焦经
   E. 足太阳膀胱经
5. [第二问] 此病诊断是（　）
   A. 头痛
   B. 腰痹
   C. 眩晕
   D. 失眠
   E. 颈痹
6. [第三问] 此病的治疗原则是（　）
   A. 补肾壮阳
   B. 补肾健脾
   C. 活血化瘀
   D. 补血安神
   E. 平肝息风

第三节 感冒、哮喘、胃痛、呃逆、呕吐、便秘、泄泻、癃闭【掌握】

A1和A2型题

说明：为单选题，5个选项中可能同时有最佳正确答案和非错误答案，请从中选择一个最佳答案。

1. 关于感冒的治疗，选穴**错误**的是（　　）
   A. 风寒证取大椎、曲池、外关、鱼际为主
   B. 暑湿证取孔最、合谷、中脘、足三里为主
   C. 咽喉肿痛加少商
   D. 腹胀便溏加天枢
   E. 阴虚感冒加肺俞、复溜

2. 关于哮喘的治疗，以下哪项是**错误**的（　　）
   A. 寒饮伏肺者，取手太阴、任脉经穴
   B. 痰热遏肺者，取手太阴、阳明经穴
   C. 虚证，取手太阴经穴、背俞穴为主
   D. 定喘穴适用于各种证型的哮喘
   E. 肺俞适用于各种证型的哮喘

3. 下列有关针灸治疗癃闭的叙述，**错误**的是（　　）
   A. 取足太阳经穴
   B. 虚证者，可用温针灸
   C. 无论虚实均可取秩边
   D. 可采用穴位敷贴疗法
   E. 下腹部腧穴，应直刺，用泻法

4. 关于呕吐的治疗，以下哪项是**错误**的（　　）
   A. 治疗以和胃降逆为法
   B. 主穴是中脘、内关、足三里、膈俞
   C. 呃逆属实证，不宜用灸法
   D. 膈俞是治疗呃逆的有效穴
   E. 呃逆也有属于阴虚证者

5. 治疗肺肾两虚型哮喘的首选组方是（　　）
   A. 足三里、气海、关元、定喘
   B. 太渊、太溪、肺俞、肾俞
   C. 列缺、尺泽、风门、肺俞
   D. 大椎、膻中、合谷、中府
   E. 侠白、孔最、太溪、肾俞

6. 患者泄泻，肛门灼热，腹痛，喜饮，苔黄腻，脉濡数。除主穴外，加用（　　）
   A. 内庭、曲池
   B. 中脘
   C. 肝俞、太冲
   D. 神阙
   E. 脾俞、太白

7. 治疗寒湿内盛型泄泻，除主穴外，应加用（　　）
   A. 内庭
   B. 中脘
   C. 神阙
   D. 太冲
   E. 脾俞

8. 治疗便秘的主穴，除天枢外，还有（　　）
   A. 神阙、足三里、公孙
   B. 支沟、大肠俞、上巨虚
   C. 上巨虚、阴陵泉、水分
   D. 支沟、下脘、关元
   E. 支沟、足三里、中脘

9. 以下癃闭表现属于病势加重的是（　　）
   A. 小便量少，但能点滴而出
   B. 由"癃"转"闭"者
   C. 小便闭塞不通，水蓄膀胱者
   D. 由"闭"转"癃"者
   E. 虚实夹杂之证者

10. 下列各组腧穴中，痫病发作期宜选（　　）
    A. 印堂、神门、少府、太冲
    B. 水沟、百会、后溪、涌泉
    C. 风池、百会、太冲、劳宫
    D. 素髎、行间、丰隆、后溪
    E. 关元、水沟、大陵、神门

11. 患者体质素弱，近半年来，呕吐时作时止，倦怠乏力，舌苔薄白，脉弱。治疗除主穴外，应选用（　　）
    A. 丰隆、公孙
    B. 上脘、胃俞
    C. 梁门、天枢
    D. 期门、太冲
    E. 脾俞、胃俞

12. 癃闭中属于急病的是（　　）
    A. 小便量少，但能点滴而出
    B. 由"癃"转"闭"者
    C. 小便闭塞不通，水蓄膀胱者
    D. 由"闭"转"癃"者

E．虚实夹杂之证者

13．患者多饮、多食、多尿数年，现以善饥烦渴、口干舌燥为主。治疗应配用（　　）
　　A．太渊、少府
　　B．曲池、血海
　　C．复溜、太冲
　　D．内庭、地机
　　E．关元、命门

14．下列关于痞满主症的各项叙述，**错误**的是（　　）
　　A．自觉心下痞塞，胸膈胀满
　　B．胸闷、气短
　　C．压之无痛
　　D．触之无形
　　E．按之柔软

15．患者，女，50岁。大便不通5天，伴腹中胀痛，胸胁痞满，苔薄腻，脉弦，治疗应选取的经脉是（　　）
　　A．足阳明、足少阳经穴
　　B．手阳明、足少阳经穴
　　C．足阳明、手少阳经穴
　　D．手阳明、足阳明经穴
　　E．足阳明、足太阴经穴

16．治疗肝郁气滞型便秘的组穴首选（　　）
　　A．中脘、阳陵泉、气海、行间
　　B．大横、上巨虚、内庭、支沟
　　C．肾俞、关元俞、气海、石关
　　D．脾俞、胃俞、大肠俞、足三里
　　E．合谷、曲池、腹结、上巨虚

17．患者大便不通1周，伴腹中胀痛，胸胁痞满，苔薄腻，脉弦，治疗应选（　　）
　　A．大肠的募穴，足阳明、足少阳经穴
　　B．大肠的背俞穴，手阳明经穴
　　C．大肠的背俞穴、募穴及下合穴
　　D．大肠的下合穴、足阳明经穴
　　E．大肠的募穴，足阳明、足太阴经穴

18．剧烈胃痛首选下列哪组腧穴（　　）
　　A．中脘、足三里、建里、内关
　　B．脾俞、胃俞、梁丘、足三里
　　C．内关、公孙、中脘、足三里
　　D．梁丘、中脘、梁门、足三里
　　E．上脘、神阙、足三里、内关

19．下列各项，对诊断癃闭**无意义**的是（　　）
　　A．排尿点滴不畅
　　B．每次尿量减少
　　C．有水蓄膀胱之证候
　　D．每日尿量减少
　　E．多见于老年男性

20．王某，男，68岁。长期排便困难，大便2～3日1次，今因7日大便未排来诊。症见：面白无华，神疲乏力，腹中冷痛，喜温畏寒，四肢不温，舌淡胖有齿痕，苔薄白，脉沉迟。治疗在主穴基础上加用（　　）
　　A．中脘、太冲
　　B．关元、神阙
　　C．足三里、三阴交
　　D．脾俞、气海
　　E．肾俞、腰阳关

21．治疗外感呕吐的首选组方是（　　）
　　A．上脘、梁丘、阳陵泉、太冲
　　B．下脘、足三里、天枢、璇玑
　　C．内庭、中脘、足三里、太冲
　　D．章门、公孙、中脘、丰隆
　　E．大椎、合谷、内庭、中脘

22．赵某，男，76岁。3年来小便点滴不爽，排出无力，神气怯弱，畏寒肢冷，腰膝酸软，舌淡胖，苔薄白，脉沉细或弱。该病证的治法是（　　）
　　A．温补肾阳，化气利水
　　B．升清降浊，化气行水
　　C．行瘀散结，通利水道
　　D．疏利气机，通利小便
　　E．清利湿热，通利小便

23．关于胃痛的治疗选穴，以下哪项叙述是**错误**的（　　）
　　A．胃的募穴中脘是主穴
　　B．内关是治疗胃痛的有效穴
　　C．无论实证虚证一般均取脾俞、胃俞
　　D．痛甚可加梁丘
　　E．胃中有灼热感可加太溪

24．关于泄泻的治疗，以下哪项是**错误**的（　　）
　　A．急性泄泻以手足阳明经穴为主
　　B．慢性泄泻以任脉、足阳明及背俞穴为主
　　C．急性泄泻主取天枢、合谷、阴陵泉、上巨虚、下巨虚
　　D．慢性泄泻主取肝俞、肾俞、上巨虚、下巨虚
　　E．毫针治疗或用补法或用泻法

25．导尿法治疗的是癃闭（　　）
　　A．肾阳衰惫证
　　B．水蓄膀胱急症
　　C．浊瘀阻塞证
　　D．肺热壅盛证
　　E．膀胱湿热证

26．关于便秘的治疗，以下哪项是**错误**的（　　）
　　A．热秘取手足阳明经穴为主
　　B．气秘取任脉、足厥阴肝经穴为主

C．虚秘取足阳明、足太阴经穴为主
D．冷秘取督脉、足少阴肾经穴为主
E．虚秘、冷秘均可以加取背俞穴

27．腹泻2年，晨起则泻，泻后痛减，腹冷喜暖，腰酸腿软，舌淡，苔白，脉沉细。治疗除主穴外，应加用（　　）
A．内庭、曲池
B．曲池、三阴交
C．脾俞、太白
D．肾俞、关元
E．肝俞、太冲

28．治疗便秘之气秘，应加用（　　）
A．合谷、曲池
B．太冲、中脘
C．照海、太溪
D．足三里、气海
E．神阙、关元

29．李某，女性，30岁。10分钟前进食冰激凌后，出现呃逆，呃声沉缓有力，胸膈及胃脘不舒，得热则减，口淡不渴，舌苔白润，脉迟缓。其诊断是（　　）
A．呃逆，胃中寒冷证
B．胃痛，脾胃虚寒证
C．呃逆，胃火上逆证
D．呃逆，脾胃阳虚证
E．呃逆，气机郁滞证

30．杨某，男，19岁。昨日与同学聚餐，今日出现大便次数明显增多，腹痛肠鸣，大便恶臭，伴有未消化食物，泻后痛减，嗳腐吞酸，不思饮食，小便量少。治疗在主要穴位的基础上加用（　　）
A．内庭、曲池
B．神阙、关元

C．支沟、下脘
D．天枢、下脘
E．梁门、下脘

31．王某，男性，45岁。1周来小便不畅，点滴而下，每日尿量极少而短赤灼热，小腹胀满，口苦口黏，大便不畅，舌红，苔黄腻，脉数。其诊断是（　　）
A．癃闭，膀胱湿热证
B．癃闭，浊瘀阻塞证
C．癃闭，肺热壅盛证
D．淋证，热淋
E．淋证，石淋

32．下列关于呃逆的各项叙述中，**错误**的是（　　）
A．病机是胃气上逆冲膈
B．主症为喉间呃呃连声
C．常伴有胸膈痞闷、脘中不适、情绪不安等症状
D．主症能自我控制
E．多有受凉、饮食不当之诱因

33．下列各症状中，**不属于**癃闭肝郁气滞证主症的是（　　）
A．小便不通或通而不爽
B．情志抑郁
C．小便短赤灼热
D．胁腹胀满
E．多烦善怒

34．治疗外感咳嗽，宜选用（　　）
A．手太阴、手太阳经穴为主
B．手太阴、足太阴经穴为主
C．手太阴、手阳明经穴为主
D．手太阴、足太阴经穴为主
E．手太阴、手少阳经穴为主

A3和A4型题

说明：为共用题干单选题，考题是以一个共同题干的临床案例出现，请从中选择一个最佳答案。

（1～2题共用题干）
何某，胃脘隐痛4年，服用中西药物其效不显。近2年又增心悸胸闷，疲劳为甚。舌偏暗，苔薄白腻，脉象弦细，偶显结代。

1．[第一问] 治疗旧病首选的穴位是（　　）
A．郄门
B．内关
C．间使
D．大陵
E．劳宫

2．[第二问] 今日突然胃脘部剧痛难忍，呈绞榨感，放射至左肩胛，脉促，时而欲绝。其新病最佳穴位宜选（　　）
A．郄门
B．内关
C．间使
D．大陵
E．劳宫

（3～5题共用题干）
陈女士，突然胃痛，痛势颇剧，经服止痛药无效。

3．[第一问] 首选以下哪一类穴位治疗最佳（　　）
A．原穴
B．络穴
C．郄穴

D. 八脉交会穴
E. 八会穴

4. [第二问] 下列穴位中哪个穴位应首选（　　）
   A. 中府
   B. 日月
   C. 温溜
   D. 阴郄
   E. 梁丘

5. [第三问] 胃痛经治，疼痛大减。1周后，胃痛隐隐，周身乏力，纳谷不香，大便溏薄。其正确的原络配穴是（　　）
   A. 太白、公孙
   B. 冲阳、丰隆
   C. 太白、冲阳
   D. 冲阳、公孙
   E. 太白、丰隆

第四节　月经不调、经闭、痛经、绝经前后诸证、不孕症【掌握】

A1和A2型题
说明：为单选题，5个选项中可能同时有最佳正确答案和非错误答案，请从中选择一个最佳答案。

1. 治疗脾胃虚弱型绝经前后诸证，以下哪项是**错误**的（　　）
   A. 取俞募穴、足三阴经穴为主
   B. 主穴是脾俞、肾俞、中脘、足三里
   C. 毫针用泻法，加灸
   D. 便溏者加天枢、阴陵泉
   E. 腹胀者加下脘、气海

2. 治疗肝阳上亢型绝经前后诸证，以下哪项选择**不恰当**（　　）
   A. 取足厥阴经穴为主
   B. 主穴是太冲、太溪、百会、风池
   C. 毫针宜补泻兼施
   D. 烘热者加涌泉、照海
   E. 心烦者加大陵

3. 患者，女，22岁。经期提前半年余，每次提前10天左右，月经量多，色深红，质黏稠，伴面红口干，心胸烦热，小便短赤，大便干燥，舌红，苔黄，脉数。治疗除主穴外，还应加用（　　）
   A. 太溪、肾俞
   B. 足三里、三阴交
   C. 太冲、行间
   D. 脾俞、足三里
   E. 气海、关元

4. 某女，25岁。月经周期不规律，经量少，色淡，腰骶部酸痛，头晕耳鸣，舌淡苔白，脉沉弱。应选取以下哪组经脉为主（　　）
   A. 任脉、冲脉
   B. 任脉、带脉
   C. 任脉、足太阴经
   D. 任脉、足少阴经
   E. 任脉、足厥阴经

5. 患者女，37岁。经期延后，经色暗淡，量少，腰膝酸软，肢冷乏力，唇甲色淡，脉沉缓，舌淡胖，苔薄白。针灸取穴的治则是（　　）
   A. 疏肝解郁，行气活血，取任脉、足厥阴、足阳明之穴
   B. 补益脾肾，取足太阴脾经和足少阴肾经之穴
   C. 调补气血，温养冲任，取任脉、督脉之穴
   D. 补益肝脾，取足太阴脾经和足厥阴肝经之穴
   E. 以上说法都不对

6. 患者，女，20岁，痛经半年余，经行不畅，小腹胀痛，拒按，经色紫红，夹有血块，血块下后痛即缓解，脉沉涩。治疗应首选的腧穴是（　　）
   A. 足三里、太冲、三阴交
   B. 合谷、三阴交
   C. 合谷、归来
   D. 曲池、内庭
   E. 中极、地机、次髎

7. 患者，女，27岁。痛经3年余，行经期或经后常小腹绵绵隐痛，痛处喜温喜按，经行量少，色淡，舌淡，苔薄，脉细数。针灸治疗宜选的主穴是（　　）
   A. 三阴交、地机、次髎
   B. 足三里、三阴交、中极
   C. 三阴交、关元、肝俞
   D. 三阴交、足三里、关元
   E. 神门、地机、三阴交

8. 患者，女，42岁。行经前期经血量多，色暗，后期淋漓不尽20余日，色淡质稀，伴少腹冷痛，喜

温喜按，形寒畏冷，大便溏薄，舌淡苔白，脉沉细而迟。治疗除主穴气海、足三里、三阴交外，还应加取（　　）

　　A．命门、腰阳关
　　B．百会、脾俞
　　C．肾俞、命门
　　D．然谷、太溪
　　E．隐白、血海

A3和A4型题
说明：为共用题干单选题，考题是以一个共同题干的临床案例出现，请从中选择一个最佳答案。

（1～3题共用题干）

患者，女，25岁，月经失调1年余，月经周期提前7日以上，甚至10余日一行，经量多，色红或紫，质黏有块，伴面红口干，心胸烦热小便短赤，大便干燥，舌红，苔黄，脉数。

1．[第一问]针灸治疗该患者，以哪经穴为主（　　）
　　A．督脉、带脉
　　B．任脉、督脉
　　C．任脉、足太阴脾经
　　D．足厥阴肝经
　　E．足少阴肾经

2．[第二问]治疗宜首选的主穴是（　　）
　　A．气海、三阴交、归来
　　B．关元、血海、三阴交
　　C．关元、三阴交、肝俞
　　D．中极、三阴交、地机
　　E．三阴交、足三里、气海

3．[第三问]宜选取的配穴是（　　）
　　A．太溪
　　B．曲池
　　C．足三里
　　D．神阙
　　E．命门

第五节　小儿遗尿、蛇丹、湿疹、神经性皮炎、眼睑下垂、牙痛、近视、针眼（麦粒肿）、耳鸣耳聋、鼻衄【掌握】

A1和A2型题
说明：为单选题，5个选项中可能同时有最佳正确答案和非错误答案，请从中选择一个最佳答案。

1．患者暴病耳聋1周，鸣声隆隆，伴畏寒、发热、脉浮，宜在听会、翳风、中渚、侠溪基础上，加取（　　）
　　A．外关、合谷
　　B．行间、丘墟
　　C．丰隆、阴陵泉
　　D．气海、足三里
　　E．肾俞、肝俞

2．治疗风火牙痛的组穴是（　　）
　　A．合谷、下关、颊车、外关、风池
　　B．合谷、下关、颊车、内庭、劳宫
　　C．合谷、下关、颊车、太溪、行间
　　D．合谷、下关、颊车、解溪、厉兑
　　E．合谷、下关、颊车、侠溪、足临泣

3．治疗睡中遗尿，精神疲乏，肢冷畏寒，舌淡，脉沉细，除膀胱的背俞穴、募穴外，应主选的是（　　）
　　A．足太阳、足少阴经穴
　　B．足太阳、手太阴经穴
　　C．足太阳、手少阳经穴
　　D．任脉、足太阴经穴
　　E．任脉、足太阳经穴

4．关于牙痛的治疗，以下哪项是**错误**的（　　）
　　A．近部取穴和远部取穴相结合
　　B．主取手足阳明经穴
　　C．主穴是合谷、颊车、下关
　　D．实火牙痛者，加行间、太溪
　　E．毫针刺，酌情补泻

5．患者突发牙龈红肿，疼痛剧烈，遇热加重，伴身热、微恶风寒、汗出，舌红苔薄黄，脉浮数。治疗除主穴合谷、颊车、下关外，宜配（　　）
　　A．外关、风池
　　B．内庭、二间

C. 太溪、行间
D. 太冲、行间
E. 行间、侠溪

6. 关于鼻渊的治疗，以下哪项是**错误**的（　　）
   A. 风寒化热证，以祛风散热、宣肺开窍为法
   B. 风寒化热证，以手太阴、阳明经穴为主
   C. 毫针用泻法
   D. 肝胆火热证，取列缺、合谷、迎香、印堂为主
   E. 印堂是治疗鼻渊的效穴

7. 患儿，男，5岁。白天小便频而量少，夜晚睡中遗尿，小便清长，素日神疲乏力，面色苍白，畏寒肢冷，舌淡苔白，脉沉迟无力。治疗除主穴外，还应加取（　　）
   A. 百会、神门、太溪
   B. 气海、血海、肾俞
   C. 阳陵泉、行间、太冲
   D. 脾俞、肾俞、足三里
   E. 肾俞、命门、太溪

8. 关于耳聋的治疗，以下哪项是**错误**的（　　）
   A. 主取足少阴肾经穴
   B. 可选用翳风、听会等近部穴位
   C. 可选用太溪、中渚等远部穴位
   D. 毫针刺或补或泻
   E. 属虚者，可灸患部腧穴

9. 针灸治疗小儿遗尿，多用（　　）
   A. 毫针补法或灸法
   B. 毫针泻法
   C. 穴位注射疗法
   D. 电针法
   E. 火针法

10. 患者，女，51岁。突然出现右耳听力下降，伴耳鸣，按之不减，伴头胀、面赤、咽干、口苦，烦躁善怒，舌红，苔黄，脉弦数。除主穴翳风、听会、侠溪、中渚外，应加取（　　）
    A. 太冲、丘墟
    B. 外关、合谷
    C. 曲池、大椎
    D. 太溪、肾俞
    E. 合谷、阳陵泉

11. 患者，男，30岁。右下齿疼痛剧烈，牙龈红肿，遇热、遇风加剧，伴发热，口渴，舌红，苔薄黄，脉浮数。针灸治疗本病的取穴是（　　）
    A. 合谷、颊车、下关、内庭、二间
    B. 合谷、颊车、下关、外关、风池
    C. 合谷、颊车、下关、太溪、行间
    D. 合谷、颊车、下关、风池、太冲
    E. 合谷、颊车、下关、风池、侠溪

12. 关于脾肺气虚型遗尿的治疗，以下哪项是**错误**的（　　）
    A. 以补益脾肺为法
    B. 取手足太阴经穴为主
    C. 针刺用补法
    D. 可用温针灸
    E. 兼见便溏者，加脾俞、肾俞

13. 某男，65岁。耳中如蝉鸣，时作时止，按之鸣声减弱，听力下降，同时伴神疲乏力，食少腹胀，便溏，脉细弱。治疗宜在听宫、翳风、太溪、肾俞基础上，加用（　　）
    A. 行间、丘墟
    B. 外关、合谷
    C. 丰隆、阴陵泉
    D. 气海、足三里
    E. 肾俞、肝俞

14. 患儿，男，10岁。遗尿数年，辨证为肾气不足、下元不固，选取关元、中极、命门、膀胱俞、三阴交、百会治之。针刺命门穴时应（　　）
    A. 直刺
    B. 向上平刺
    C. 向上斜刺
    D. 向下平刺
    E. 向下斜刺

15. 关于眼睑下垂的叙述，以下哪项是**错误**的（　　）
    A. 因风袭、脾虚、外伤等使眼部筋脉损伤所致
    B. 治疗取足太阴、手足阳明经穴为主
    C. 毫针刺用补法
    D. 以远部取穴和近部取穴相结合
    E. 攒竹、丝竹空、阳白是常用穴

A3和A4型题

说明：为共用题干单选题，考题是以一个共同题干的临床案例出现，请从中选择一个最佳答案。

（1～3题共用题干）

患者，女，60岁，耳鸣耳聋10余年，耳中如蝉鸣，时作时止，按之鸣声减弱，劳累后加剧，伴头晕、五心烦热、腰膝酸软、盗汗遗精，舌红少津，苔少，脉细弱。

1. [第一问] 其治疗应选取的腧穴是（　　）

  A．耳门、听宫、太溪、照海、太冲
  B．耳门、听宫、照海、外关、合谷
  C．耳门、听宫、太溪、照海、肾俞
  D．听宫、太溪、照海、足三里、气海
  E．翳风、听会、侠溪、中渚、肾俞
 2．[第二问]此病辨证分型是（　　）
  A．肝胆火盛
  B．外感风邪
  C．肾精亏虚
  D．脾胃虚弱
  E．湿热阻窍
 3．[第三问]此病诊断是（　　）
  A．耳鸣耳聋
  B．头晕
  C．盗汗
  D．遗精
  E．阴虚

第六节　颈椎病、腰椎间盘突出症、急性腰扭伤、腰部慢性劳损【熟悉】

A1和A2型题

说明：为单选题，5个选项中可能同时有最佳正确答案和非错误答案，请从中选择一个最佳答案。

 1．患者，男，48岁。腰部疼痛，可放射至臀部、大腿后侧、小腿后外侧、足外侧，痛势剧烈，痛处固定、拒按，该患者最有可能的诊断是（　　）
  A．臂丛神经痛
  B．坐骨神经痛
  C．三叉神经痛
  D．骨性关节炎
  E．股外侧皮神经痛
 2．患者腰部冷痛重着，拘挛不可俯仰，舌淡，苔白，脉紧，针灸治疗除阿是穴、大肠俞、委中外，还应选取（　　）
  A．膈俞、次髎
  B．命门、腰阳关
  C．肾俞、足三里
  D．肾俞、太溪
  E．悬钟、申脉
 3．腰椎间盘突出症多发的部位是（　　）
  A．$L_1 \sim L_2$，$L_2 \sim L_3$
  B．$L_2 \sim L_3$，$L_3 \sim L_4$
  C．$L_3 \sim L_4$，$L_4 \sim L_5$
  D．$L_4 \sim L_5$，$L_5 \sim S_1$
  E．$L_5 \sim S_1$
 4．治疗腰痛之肾虚者，除主穴外，应加用（　　）
  A．命门、腰阳关
  B．膈俞、次髎
  C．肾俞、太溪
  D．太冲、肝俞
  E．关元、后溪

A3和A4型题

说明：为共用题干单选题，考题是以一个共同题干的临床案例出现，请从中选择一个最佳答案。

（1～2题共用题干）
 患者，女，25岁。颈项部瘙痒，搔抓后出现粟粒大小成簇的圆形扁平丘疹，呈淡褐色，日久皮损逐渐融合扩大成片，皮肤增厚，粗糙，呈皮革样、苔藓样改变，搔之有脱屑，阵发性剧痒，常因情绪紧张而加剧。
 1．[第一问]该患者最有可能的诊断是（　　）
  A．神经性皮炎
  B．慢性湿疹
  C．痤疮
  D．银屑病
  E．扁平疣
 2．[第二问]针灸治疗本病，除局部阿是穴外，还应选取的主穴是（　　）
  A．曲池、合谷
  B．神门、三阴交
  C．气海、关元
  D．血海、曲池、膈俞
  E．支沟、行间、阳陵泉

第七节 肩关节周围炎、骨性关节炎、类风湿关节炎、风湿性关节炎、肱骨外上髁炎【熟悉】

A1和A2型题
说明：为单选题，5个选项中可能同时有最佳正确答案和非错误答案，请从中选择一个最佳答案。

1. 患者，女，43岁。关节疼痛，屈伸不利，痛处游走不定。治疗除取阿是穴及局部经穴外，还应选用的是（　　）
   A. 膈俞、血海
   B. 肾俞、关元
   C. 足三里、阴陵泉
   D. 大椎、曲池
   E. 神阙、关元

2. 条口透承山可治疗下列哪种疾病（　　）
   A. 头痛
   B. 面痛
   C. 肩周炎
   D. 上肢不遂
   E. 急性腰扭伤

3. 患者，男，56岁。肩周炎病史10年。每因感受风寒而发病，多表现为肩前区疼痛为主，后伸疼痛加剧。治疗除主穴外，还应选的配穴是（　　）
   A. 外关
   B. 内关
   C. 后溪
   D. 列缺
   E. 合谷

4. 患者，女，25岁。网球运动员。肘关节活动时疼痛，可向前臂、腕部、上臂放射，肘关节外上方有明显压痛，活动不受限，该患者可辨证归经为（　　）
   A. 足阳明经筋
   B. 足太阳经筋
   C. 足太阴经筋
   D. 手阳明经筋
   E. 手少阳经筋

5. 患者，女，53岁。肩周疼痛，以肩后部为重，疼痛拒按，除肩部取穴外，还应加用（　　）
   A. 合谷
   B. 后溪
   C. 外关
   D. 内关
   E. 曲池

第八节 脑梗死、脑出血后遗症、运动神经元病变、帕金森病、偏头痛、睡眠障碍、高血压【熟悉】

A1和A2型题
说明：为单选题，5个选项中可能同时有最佳正确答案和非错误答案，请从中选择一个最佳答案。

1. 患者寐而多梦，心悸易惊，多疑善虑，舌淡苔薄白，脉弦细。治疗除主穴外，还应加（　　）
   A. 心俞、胆俞
   B. 心俞、肾俞
   C. 心俞、脾俞
   D. 公孙、足三里
   E. 丰隆、内庭

2. 治疗偏头痛，取穴当以下列何经为主（　　）
   A. 少阳经
   B. 太阳经
   C. 阳明经
   D. 太阴经
   E. 少阴经

3. 患者，男，35岁。经常不易入睡，或寐而易醒，甚则彻夜不眠，伴见头晕耳鸣，腰膝酸软，五心烦热，舌红，脉细数。治疗除取主穴外，还应选取的腧穴是（　　）
   A. 丰隆、内庭、曲池

B. 行间、侠溪
C. 丘墟、心俞、内关
D. 太白、公孙、内关、足三里
E. 太溪、涌泉、心俞、肾俞

4. 患者，男，60岁。头晕目眩，泛泛欲吐，兼见心悸失眠、面色不华、纳呆腹胀，舌淡，苔薄白润，脉弱，治疗应当在主穴基础上加用（　　）
A. 脾俞、气海
B. 悬钟、太溪
C. 肾俞、足三里
D. 三阴交、足三里
E. 中脘、内关

5. 治疗痰湿壅盛型高血压，可在基本处方的基础上再加（　　）
A. 风池、行间
B. 太溪、肝俞
C. 丰隆、中脘
D. 血海、膈俞
E. 关元、肾俞

第九节　慢性胃炎、溃疡性结肠炎、排尿功能障碍、带状疱疹、神经性耳鸣、青光眼、过敏性鼻炎、子宫内膜异位症、胎位不正、小儿脑瘫【熟悉】

A1和A2型题
说明：为单选题，5个选项中可能同时有最佳正确答案和非错误答案，请从中选择一个最佳答案。

1. 张某，男，62岁。三年前郁怒后出现小便滴沥不爽，胁胀腹满，平素郁闷难解，多烦善怒，大便偏干，舌红苔黄，脉弦。治疗在主穴的基础上配伍（　　）
A. 曲池、委阳
B. 肺俞、尺泽
C. 阴谷、太溪
D. 太冲、支沟
E. 次髎、血海

2. 张某，男，78岁。小便滴沥不爽6年，排出无力，小腹坠胀，平素气短神疲，纳差懒言，大便不成形，舌淡，苔白，脉细弱。治疗在主穴的基础上配伍（　　）
A. 曲池、委阳
B. 肺俞、尺泽
C. 阴谷、太溪
D. 气海、足三里
E. 肝俞、太冲

3. 患者突然出现小便闭塞不通，努责无效，小腹胀急而痛，烦躁口渴，但不欲饮水，大便黏腻不爽，舌红，苔黄厚腻，脉数。治疗应选取的主穴为（　　）
A. 中极、膀胱俞、三阴交、阴陵泉
B. 脾俞、肾俞、三焦俞、关元、三阴交
C. 中极、曲骨、膀胱俞、肾俞、水道
D. 关元、中极、膀胱俞、命门、腰阳关
E. 中极、气海、阴谷、太溪、太冲、曲泉

4. 治疗子宫脱垂，小腹下坠感，腰酸腿软，头晕耳鸣，畏寒肢冷，小便频数而澄澈清白，舌淡红，苔白滑，脉沉弱的针灸处方是（　　）
A. 百会、气海、维道、足三里、子宫、肾俞
B. 百会、中极、石门、地机、血海、次髎
C. 脾俞、中脘、内关、足三里、行间
D. 百会、关元、大赫、照海、子宫
E. 肾俞、脾俞、阴陵泉、蠡沟、次髎

5. 艾灸矫正胎位宜选（　　）
A. 任脉的关元穴
B. 足太阴脾经的隐白穴
C. 足太阳膀胱经至阴穴
D. 督脉的命门穴
E. 足少阴肾经涌泉穴

第十三章 推拿科常见疾病

第一节 颈椎病、腰椎间盘突出症、第三腰椎横突综合征、肩关节周围炎、肱骨外上髁炎、膝骨关节炎、踝关节扭伤、颞颌关节紊乱症

【掌握】

A1和A2型题
说明：为单选题，5个选项中可能同时有最佳正确答案和非错误答案，请从中选择一个最佳答案。

---

1. 患者，女性，65岁。行走100米后出现右下肢窜痛，蹲或坐位休息5分钟症状缓解，可继续行走。查体：腰部后伸时出现疼痛，后伸受限，未见腰神经根刺激体征，患者应诊断为（　　）
   A. 腰椎间盘突出症
   B. 腰椎管狭窄症
   C. 退行性脊柱炎
   D. 强直性脊柱炎
   E. 腰肌劳损

2. 臂丛神经牵拉试验的操作正确的是（　　）
   A. 检查者立于患者被检查侧头部，推头向对侧，同时另一手握该侧腕部做相对牵引
   B. 检查者立于患者后方，以一手掌面置于患者头顶，另一手握拳轻叩垫手掌背
   C. 检查者双手分别托住患者下颌并以胸或腰部抵住患者枕部，逐渐向上牵引颈椎
   D. 患者取坐位，头略后仰，并自动向左、右做旋颈动作
   E. 检查者立于患者后方，推头向前，同时另一手握住患者腕部并上举该上肢

3. 腰椎间盘突出症的压痛点多位于（　　）
   A. L_2、L_3椎体横突
   B. 相邻腰椎棘间两旁，多发生于$L_4 \sim L_5$、$L_5 \sim S_1$
   C. L_4、L_5棘突
   D. 腰椎横突旁
   E. 髂骨高点

4. 旋颈试验阳性多见于（　　）
   A. 神经根型颈椎病
   B. 椎动脉型颈椎病
   C. 肩关节周围炎
   D. 脊柱骨折
   E. 颈部扭挫伤

5. 深呼吸试验多用于检查（　　）
   A. 颈椎病
   B. 落枕
   C. 腰椎间盘突出症
   D. 有无前斜角肌综合
   E. 有无坐骨神经受压

6. 推拿治疗踝关节扭伤适宜用重手法的是（　　）
   A. 急性损伤严重
   B. 慢性陈旧损伤
   C. 伴有内踝部骨折
   D. 伴有外踝尖部横形撕脱性骨折
   E. 腓侧副韧带断裂

7. 患者，男，55岁。既往患有肩关节周围炎，常在劳累后加重。推拿治疗时，医师站于患侧，从肩部到前臂反复上下行搓法，并牵抖患肢，此操作体现的治则是（　　）
   A. 温经活血
   B. 通络止痛
   C. 松解粘连
   D. 滑利关节
   E. 松筋整理

8. 踝关节内翻位扭伤后最易损伤（　　）
   A. 距腓后韧带
   B. 腓跟韧带
   C. 胫舟韧带

D．距胫前韧带
   E．距腓前韧带
9．下列关于腰椎间盘突出症的诊断要点**错误**的是（　　）
   A．腰痛伴下肢放射性疼痛、麻木
   B．第4～5腰椎或第5腰椎、第1骶椎棘突及棘间两旁可触及压痛
   C．屈颈试验阳性，挺腹试验阳性
   D．直腿高及加强试验阴性
   E．X线检查可见脊柱侧弯，椎间隙变窄，椎体边缘状增生
10．神经根型颈椎病的主要临床表现是（　　）
   A．上肢放射性神经痛
   B．大小便障碍
   C．慢性头痛
   D．眩晕
   E．胸前区憋闷
11．脊髓型颈椎病患者应**禁用**的推拿手法是（　　）
   A．一指禅手法
   B．扳法
   C．擦法
   D．拿法
   E．揉法
12．下列关于颞颌关节紊乱症与颞颌关节脱位，说法**不正确**的是（　　）
   A．颞颌关节紊乱症患者多不能做张口动作，不敢大笑、打哈欠等
   B．颞颌关节脱位者可见口半开不能闭合，咬食不便、流涎等
   C．颞颌关节紊乱症X线可见骨组织位置改变
   D．单侧颞颌关节脱位者可见口角歪斜，下颌骨向健侧倾斜
   E．颞颌关节紊乱症可伴有耳鸣、耳痛、耳聋、头晕、视力减退等症
13．下列**不属于**深反射的是（　　）
   A．肛门反射
   B．膝反射
   C．桡骨膜反射
   D．肱二头肌反射
   E．跟腱反射
14．肩关节习惯性脱位患者**禁用**（　　）
   A．一指禅推法
   B．擦法
   C．拿法
   D．抖法
   E．按法
15．正常颈部前屈活动范围为（　　）
   A．45°
   B．60°～80°
   C．35°～45°
   D．90°
   E．140°
16．肩关节的正常活动**不包括**（　　）
   A．前屈后伸
   B．左右侧屈
   C．内旋外旋
   D．内收外展
   E．上举

A3和A4型题

说明：为共用题干单选题，考题是以一个共同题干的临床案例出现，请从中选择一个最佳答案。

（1～5题共用题干）
宋某，女，41岁，教师。颈肩疼痛伴右手麻木3年。检查：C_4～C_7椎右侧椎旁压痛明显，压颈试验、右侧臂丛神经牵拉试验均为阳性。X线片示：侧位片颈椎生理弧度变直，C_5～C_6椎间隙变窄，正位片C_4～C_6钩椎关节变尖。诊断：颈椎病。

1．[第一问]椎动脉型颈椎病患者**不宜做**（　　）
   A．舒筋法
   B．提拿法
   C．点穴拨筋法
   D．颈部的旋转运动
   E．揉捏法

2．[第二问]哪项手法**不适合**该患者（　　）
   A．舒筋法
   B．提拿法
   C．点穴拨筋法
   D．牵抖颈椎法
   E．端提运摇法

3．[第三问]该患者初步诊断应为哪一型（　　）
   A．神经根型
   B．脊髓型
   C．椎动脉型
   D．交感神经型
   E．混合型

4．[第四问]颈椎病分型中，以下哪型最常见（　　）

A. 神经根型
B. 脊髓型
C. 椎动脉型
D. 交感神经型
E. 混合型

5. [第五问]枕颌带牵引的作用（　　）
A. 缓解肌肉痉挛
B. 扩大椎间隙
C. 流畅气血
D. 缓解症状
E. 以上都是

（6～8题共用题干）

男，42岁，泥工。右肩痛3个月，疼痛逐渐加重，现胀痛难忍，肩外展及旋转活动受限，肱骨大结节处压痛，三角肌处肿胀，按之有囊性波动感。

6. [第一问]本题应考虑的诊断是（　　）
A. 肩关节周围炎
B. 冈上肌腱炎
C. 肩袖损伤
D. 肩峰下滑囊炎
E. 肱二头肌长头肌腱炎

7. [第二问]本病X线检查可见下列哪种变化（　　）
A. 关节间隙变窄
B. 关节间隙增宽
C. 关节边缘骨质破坏
D. 撕脱骨折
E. 冈上肌腱钙化影

8. [第三问]本病**暂不宜**用下列哪种方法（　　）
A. 手法治疗
B. 药物治疗
C. 功能锻炼
D. 局部封闭
E. 手术治疗

第二节　头痛、失眠、中风后遗症、面瘫、胃痛、便秘、虚劳、痛经【掌握】

A1和A2型题

说明：为单选题，5个选项中可能同时有最佳正确答案和非错误答案，请从中选择一个最佳答案。

1. 某患者口眼㖞斜，一侧面部肌肉板滞、麻木、瘫痪，额纹消失，眼裂变大，露眼流泪，鼻唇沟变浅，口角歪向健侧，患侧不能皱眉、蹙额、闭目、露齿、鼓颊，耳后疼痛，推拿操作面部时，应注意向哪一方向操作（　　）
A. 向外上
B. 向下
C. 向中间
D. 向上
E. 向内下

2. 血虚证的治疗中，以益气生血为特点的经典方剂是（　　）
A. 归脾汤
B. 四物汤
C. 当归补血汤
D. 保元汤
E. 炙甘草汤

3. 寒湿凝滞的痛经，除基本操作外还应（　　）
A. 按揉章门、期门
B. 按揉肝俞、膈俞
C. 直擦督脉，横擦肾俞、命门
D. 按揉脾俞、胃俞
E. 按揉心俞、肾俞

4. 手少阴心经中，治疗舌强不语的首选穴是（　　）
A. 少府
B. 少冲
C. 少海
D. 神门
E. 通里

5. 患者头痛眩晕，心烦易怒，睡眠不安，面红口干，舌红脉弦，推拿治则是（　　）
A. 活血化瘀
B. 解表清热
C. 养阴补肾
D. 平肝潜阳
E. 清热利湿

6. 虚劳患者，短气自汗，声音低怯，时寒时热，

平素易于感冒，舌质淡，脉弱。其证候是（ ）

A．肺气虚
B．脾气虚
C．肺阴虚
D．脾阳虚
E．肾气虚

7．下列关于周围性面瘫与中枢性面瘫的说法**错误**的是（ ）

A．中枢性面瘫常见于脑血管疾病、脑肿瘤、脑外伤等
B．周围性面瘫患者患侧可以做蹙眉、皱额等动作
C．中枢性面瘫上面肌不受影响，仅限于下面肌瘫痪
D．周围性面瘫可见患侧鼻唇沟变浅或消失，眼睑闭合不全
E．周围性面瘫不伴上、下肢瘫痪

8．患者，女，40岁。平素多病，自觉头晕、目眩加重半月，胁痛，肢体麻木，筋脉拘急，闭经，面色不华，唇、指甲色淡，肌肤枯糙，舌淡红，苔少，脉细。本证候的证机概要是（ ）

A．肝肾阴虚，瘀血阻络
B．阴虚阳亢，上扰清空
C．肝血亏虚，筋脉失养
D．肝阳上亢，神窍闭阻
E．气虚血瘀，脉络失养

9．患者仰卧位，医师以一指禅推法作用于中脘、天枢、气海穴，掌摩胃脘部，此操作可以治疗下列哪种疾病（ ）

A．失眠
B．腹泻
C．胃痛
D．遗尿
E．胁痛

10．便秘患者可自行在腹部按摩，促进排便，其正确的操作方法是（ ）

A．沿顺时针方向摩腹
B．沿逆时针方向摩腹
C．从左向右推摩腹部
D．从上向下推摩腹部
E．从右向左推摩腹部

A3和A4型题

说明：为共用题干单选题，考题是以一个共同题干的临床案例出现，请从中选择一个最佳答案。

（1～2题共用题干）

患者经前或经期小腹胀痛，行经量少，淋漓不畅，血色紫暗有瘀块，块下则痛减，乳房作胀，舌暗，有瘀点，脉沉弦。

1．[第一问] 除治疗痛经的基本手法外，辨证加减应选以下哪项（ ）

A．按、揉章门、期门、肝俞、膈俞
B．按、揉脾俞、胃俞、足三里
C．按、揉肾俞、命门
D．按、揉八髎
E．按、揉内关、中脘

2．[第二问] 患者证属（ ）

A．气血虚弱
B．肝气瘀滞
C．寒湿凝滞
D．肝肾不足
E．气滞血瘀

（3～4题共用题干）

患者，男，45岁。与家人发生争执后，头胀痛、目眩、心烦易怒，面赤口苦，舌红，苔黄，脉弦数。检查未见明显异常。

3．[第一问] 该患者可辨证为（ ）

A．血虚头痛
B．痰浊头痛
C．肝阳头痛
D．肾虚头痛
E．瘀血疼痛

4．[第二问] 推拿治疗本病，可在太阳、头维穴行（ ）

A．叩击法
B．㨰法
C．一指禅推法
D．拿法
E．扫散法

第三节 发热、儿童单纯性肥胖症、感冒、便秘、婴幼儿腹泻、夜啼、遗尿、小儿肌性斜颈、桡骨小头半脱位、小儿脑瘫【掌握】

A1和A2型题
说明：为单选题，5个选项中可能同时有最佳正确答案和非错误答案，请从中选择一个最佳答案。

1. 桡骨茎突部狭窄性腱鞘炎常可见（　　）
   A. 腕三角软骨挤压试验阳性
   B. 密耳征阳性
   C. 腕伸肌紧张试验阳性
   D. 握拳试验阳性
   E. 屈肌紧张试验阳性
2. 多揉膊阳池对以下哪项小儿病症显效（　　）
   A. 头痛
   B. 溲赤
   C. 便秘
   D. 腹泻
   E. 黄疸
3. 患儿取仰卧位，医师先用摩法轻摩患儿脊柱，自上而下3～5遍，再用示、中指指腹直推脊柱100次，此操作手法主要用于治疗（　　）
   A. 小儿腹泻
   B. 小儿单纯性肥胖症
   C. 小儿便秘
   D. 小儿感冒
   E. 小儿遗尿
4. 治疗便秘时摩腹的方向是（　　）
   A. 逆时针
   B. 以逆时针为主
   C. 顺时针
   D. 以顺时针为主
   E. 顺逆各半
5. 下列关于小儿肌性斜颈说法**错误**的是（　　）
   A. 患侧胸锁乳突肌可触及硬结物
   B. 本病可分为肿块型和非肿块型
   C. 颈项活动受限，尤以向患侧旋转及向健侧侧屈受限明显
   D. 应经常做被动牵拉运动，动作要轻柔
   E. 因颈椎结核引起的斜颈也可用推拿治疗
6. 小儿夜啼的最常见病因是（　　）
   A. 心火
   B. 脾寒腹痛
   C. 惊恐不安
   D. 乳食积滞
   E. 饥饿
7. 厌食患儿长期不愈，易罹患他病，可转为（　　）
   A. 疳证
   B. 便秘
   C. 腹泻
   D. 小儿惊风
   E. 遗尿

A3和A4型题
说明：为共用题干单选题，考题是以一个共同题干的临床案例出现，请从中选择一个最佳答案。

（1～2题共用题干）
小儿以夜啼为主症前来就诊。
1. [第一问]接诊时得知，患儿睡中时惊惶作啼，唇与面色乍青乍白，紧偎母怀，夜间脉数。以下哪组处方最为合适（　　）
   A. 推攒竹，清肝经，揉小天心，揉五指节
   B. 清心经，清小肠，清天河水，揉总筋，揉内宫
   C. 揉小天心，清天河水，揉一窝风，掐揉二扇门，清肺经，捏脊
   D. 推攒竹，推坎宫，揉太阳，揉五指节
   E. 清天河水，清肺经，掐揉小天心，揉掌小横纹，运内八卦，推天柱骨
2. [第二问]患儿平素睡喜伏卧，屈腰而啼，四肢欠温，食少便溏，面色青白，唇舌淡白，舌薄白，脉沉细，指纹青红，选用哪组处方最为合适（　　）
   A. 清补脾经，清大肠，摩腹，揉中脘，揉天枢，揉脐，推下七节

B. 补脾经，补肾经，补肺经，按揉百会，揉丹田，掐揉小天心

C. 拿合谷，拿曲池，拿肩井，拿百虫

D. 补脾经，揉上马，补肾经，按揉足三里，清天河水

E. 补脾经，推三关，摩腹，揉中脘

第四节 落枕、项背肌筋膜炎、胸椎后关节紊乱、急性腰扭伤、腰肌劳损、退行性脊柱炎、腕管综合征【熟悉】

A1和A2型题
说明：为单选题，5个选项中可能同时有最佳正确答案和非错误答案，请从中选择一个最佳答案。

1. 腰部摇法动作要领为（   ）
   A. 小幅度、慢速度
   B. 快速度、大幅度
   C. 大幅度、慢速度
   D. 小幅度、快速度
   E. 多方向摇动
2. 肘部摇法的主要作用是（   ）
   A. 恢复前臂旋转运动功能
   B. 恢复肩关节活动范围
   C. 减轻肩关节周围炎引起的疼痛
   D. 恢复前臂外展运动功能
   E. 恢复腕关节旋转运动功能
3. 检查用一手托住患者腕部，使腕关节略背屈，各手指轻度屈曲，以右手示、中两指夹住患者中指远侧指间关节，以拇指快速弹压被夹住的患者中指指甲，引起诸手指掌屈，该检查结果属于（   ）
   A. 巴宾斯基征阳性
   B. 巴宾斯基征阴性
   C. 霍夫曼征阳性
   D. 霍夫曼征阴性
   E. 查多克征阳性
4. 胸椎后关节紊乱好发于（   ）
   A. 第1～5胸椎节段
   B. 第2～5胸椎节段
   C. 第3～7胸椎节段
   D. 第7～12胸椎节段
   E. 第5～9胸椎节段
5. 慢性腰肌劳损推拿治疗原则是（   ）
   A. 活血化瘀、理气止痛
   B. 舒筋通络，行气活血，解痉止痛
   C. 补肾强腰，整复滑脱
   D. 活血化瘀，舒筋通络，理气止痛
   E. 温经活血，松解粘连，滑利关节

A3和A4型题
说明：为共用题干单选题，考题是以一个共同题干的临床案例出现，请从中选择一个最佳答案。

（1～3题共用题干）
患者，女性，诉左侧拇、示、中指痛麻1周，入夜加重，查叩击腕掌侧正中引起上症加重，屈腕试验阳性。

1. [第一问]该患者应诊断为（   ）
   A. 肱骨外上髁炎
   B. 肱骨内上髁炎
   C. 桡骨茎突狭窄性腱鞘炎
   D. 腕管综合征
   E. 桡管综合征
2. [第二问]本病的治疗手法为（   ）
   A. 按、揉、摇、拿、拔伸法
   B. 一指禅推、按、揉、摇、擦及捏腕法
   C. 叉指顿筋法及按、揉法
   D. 一指禅推、按揉及环摇屈腕法
   E. 捻摇拔伸法
3. [第三问]该疾病的鉴别诊断除旋前圆肌综合征外，在临床常见病中最易混淆的是（   ）
   A. 肘管综合征
   B. 腕尺管综合征
   C. 桡管综合征
   D. 骨间背侧神经麻痹
   E. 神经根型颈椎病

第五节　咳嗽、厌食、疳证、汗证、眩晕、积乳症、近视【熟悉】

A1和A2型题
说明：为单选题，5个选项中可能同时有最佳正确答案和非错误答案，请从中选择一个最佳答案。

1. 眩晕患者**不宜**使用的推拿手法是（　　）
   A. 颈部摇法
   B. 一指禅推法
   C. 指揉法
   D. 滚法
   E. 拿法

2. 某患者近视，伴有失眠健忘，神疲乏力，畏寒肢冷，舌淡苔白，苔薄白，脉弱。证属心阳不足，推拿操作在眼周局部操作的基础上，可加按揉（　　）
   A. 心俞、神门、内关
   B. 合谷、曲池、足三里
   C. 大椎、心俞、脾俞
   D. 肝俞、胆俞、肾
   E. 肾俞、命门、天枢

3. 某患者眩晕耳鸣，头痛且胀，每因烦劳或恼怒而加重，急躁易怒，面色潮红，少寐多梦，口苦，舌红，苔薄黄，脉弦。在常规推拿操作中，可加下列何种手法（　　）
   A. 按揉中脘、建里、天枢
   B. 按揉足三里、丰隆
   C. 推脾俞、胃俞
   D. 推桥弓，从上向下，左右交替操作
   E. 揉中脘、章门、期门、云门

4. 近视的治疗主要以（　　）
   A. 疏理肝经经气
   B. 通调胆经经气
   C. 补益肾经经气
   D. 滋养心经经气
   E. 调养眼部经气

5. 对乳少的治疗首先应注意（　　）
   A. 乳汁有无
   B. 乳房胀与不胀
   C. 情志是否舒畅
   D. 口渴与否
   E. 乳汁量多少

6. 治疗小儿疳积以什么经穴为主（　　）
   A. 任脉和足阳明经
   B. 胃的募穴、下合穴
   C. 足太阴和足阳明经
   D. 足太阴和手阳明经
   E. 手阳明经和足阳明经

第六节　退行性腰椎滑脱症、梨状肌综合征、跟痛症【了解】

A1和A2型题
说明：为单选题，5个选项中可能同时有最佳正确答案和非错误答案，请从中选择一个最佳答案。

1. 腰椎滑脱超过Ⅱ度或伴有马尾神经症状者，建议行（　　）
   A. 腰椎旋转斜扳复位法
   B. 腰椎微调手法
   C. 按揉法
   D. 手术治疗
   E. 一指禅推法

2. 患者，女，50岁。退行性腰椎滑脱症2年余，下腰部长期疼痛，可向双下肢放射，行走疼痛加重，休息可缓解。现出现双侧小腿皮肤感觉迟钝，肌肉萎缩，间歇性跛行，小便失禁，导致患者出现这些症状的原因是（　　）
   A. 马尾神经受压
   B. 坐骨神经受压
   C. 下肢动脉硬化
   D. 末梢神经炎
   E. 缺钙

3. 梨状肌损伤的临床表现是（　　）

A. 腰痛及活动受限
B. 臀部困痛及下肢坐骨神经痛
C. 腰部脊柱侧弯
D. 托腹试验阳性
E. 托马征阳性

4. 与退行性膝关节炎**无关**的叙述是（　　）

A. 多见于20～30岁青年男运动员
B. 推拿时可擦腘窝，以透热为度
C. 节制饮食、减轻体重
D. 主动进行膝关节伸屈活动锻炼
E. 临床症状消失后，骨质增生依然存在

第十四章 推拿科特色理论及观点

第一节 小儿推拿特定穴定的位与主治【熟悉】

A1和A2型题
说明：为单选题，5个选项中可能同时有最佳正确答案和非错误答案，请从中选择一个最佳答案。

1. 以下关于小儿推拿的论述哪项**不正确**（　　）
   A．小儿推拿手法的特点是轻快柔和，平稳着实
   B．小儿发病方面特点以外感病和饮食内伤居多
   C．小儿抵抗力差，容易发病，传变较快，易趋康复
   D．小儿四诊中只有问诊不受种种条件限制，反映病情比较可靠，应予重视
   E．小儿具有脏腑娇嫩、形气未充、生机蓬勃和发育迅速的生理特点

2. 小儿单纯性肥胖症之虚胖型，推拿治疗手法正确的操作是（　　）
   A．按基本处方顺时针摩腹10分钟，加化痰除湿、祛瘀消脂的操作法
   B．按基本处方逆时针摩腹10分钟，加化除湿、祛瘀消脂的操作法
   C．按基本处方顺时针摩腹10分钟，加健脾益气、消脂减肥的操作法
   D．按基本处方顺时针摩腹10分钟，加健脾益气、消脂减肥的操作法
   E．按基本处方，先顺时针摩腹10分钟，后逆时针摩腹10分钟即可

3. 小儿穴位按揉方法操作中**错误**的是
   A．根据需要准备滑石粉
   B．手法柔和
   C．操作者双手应保持清洁
   D．天气寒冷时，要保持双手温暖
   E．局部皮肤破损可按揉

4. 小儿特定穴位多分布在（　　）
   A．两膝以下
   B．双肘以下
   C．背部
   D．胸腹部
   E．头面部

5. 小儿推拿之合推法常用于（　　）
   A．上肢部
   B．脊柱部
   C．头面部
   D．胸腹部
   E．腕掌部大横纹

6. 以拇指或中指的螺纹面在一定穴位上做环形或弧形推动，称为（　　）
   A．揉法
   B．推法
   C．运法
   D．摩法
   E．抹法

7. 在治疗小儿外感发热、头痛等症时以下哪组穴位多见（　　）
   A．太阳、山根、百会
   B．太阳、人中、百会
   C．攒竹、太阳、坎宫
   D．攒竹、人中、山根
   E．攒竹、囟门、百会

8. 小儿推拿手法中捣法一般操作频率为（　　）
   A．20次/分
   B．30次/分
   C．40次/分
   D．50次/分
   E．60次/分

9. 补脾经，补肾经，推三关，揉百会、丹田可治疗小儿（　　）
   A．遗尿、脱肛
   B．惊风、惊痫、烦躁
   C．痰喘气急、咳嗽呕吐
   D．脾胃虚弱、积食不化

E．胃脘胀满、腹泻
10．小儿推拿特定穴总筋的定位是（　　）
　　A．掌后腕横纹中点
　　B．大小鱼际交接处凹陷中
　　C．掌心中，屈指时中指、无名指指端之间的中点
　　D．手掌大鱼际平面
　　E．拇指掌面近掌端第1节
11．儿童捏脊的正确位置是（　　）
　　A．背脊两侧
　　B．背脊正中
　　C．胸腹正中
　　D．胸腹两侧
　　E．腋下
12．小儿急惊风昏厥时可采用的治疗手法是（　　）
　　A．揉小天心
　　B．掐威灵
　　C．揉一窝风
　　D．清脾经
　　E．补脾经
13．位于大小鱼际交接处凹陷中，呈点状的小儿推拿特定穴位是（　　）
　　A．小天心
　　B．板门
　　C．小横纹
　　D．大横纹
　　E．四横纹
14．小儿推拿手法中运水入土是指（　　）
　　A．用拇指或中指自小指根，沿手掌边缘，经小天心运至拇指根部
　　B．用拇指或中指自拇指根，沿手掌边缘，经小天心运至小指根部
　　C．用拇指或中指自拇指根行直线运至小指根部
　　D．用拇指或中指自小指根行直线运至拇指根部
　　E．用拇指或中指自小指根行直线运至虎口部
15．关于小儿山根穴的描述哪项**不正确**的（　　）
　　A．掐山根有开关窍，醒目定神的作用
　　B．山根位于眉头凹陷处
　　C．对惊风、昏迷、抽搐等症多与掐人中、掐老龙等合用
　　D．本穴除用于治疗疾病外，还和年寿、准头等穴用于诊断，如见山根青筋显露为脾胃虚寒或惊风
　　E．《幼科推拿秘要》中讲"山根在两眼中间，鼻梁骨，名二门"

第二节　筋出槽、骨错缝的基本理论【掌握】

A1和A2型题

说明：为单选题，5个选项中可能同时有最佳正确答案和非错误答案，请从中选择一个最佳答案。

1．下列关于"筋出槽，骨错缝"说法**错误**的是（　　）
　　A．筋出槽一般可自行恢复解剖位置
　　B．骨错缝常须进行手法纠正才能整复
　　C．骨错缝必然伴随筋出槽
　　D．筋出槽X线检查无明显异常，而骨错缝X线可见异常征象
　　E．筋出槽与骨错缝治疗最佳手段是手法整复

第三节　推拿学术发展中的一指禅推拿、㨰法推拿、内功推拿三大学术流派及经典著作，近、现代著名医家的学术观点及临床应用【了解】

A1和A2型题

说明：为单选题，5个选项中可能同时有最佳正确答案和非错误答案，请从中选择一个最佳答案。

1．患者，女，56岁。膝关节疼痛，伴活动受限，经检查后诊断为膝骨关节炎，为滑利关节，可行的推拿治疗手法是（　　）
　　A．一指禅推法

B. 揉法
C. 滚法
D. 摇法
E. 点按法

2. 现行推拿手法的命名原则是（   ）
   A. 作用原理
   B. 动作形态
   C. 师承关系
   D. 地域流派
   E. 历史流传

3. 《素问·血气形志》中"形数惊恐，经络不通，病生于不仁，治之以按摩醪药"讲述了推拿中的（   ）
   A. 补法
   B. 泻法
   C. 通法
   D. 和法
   E. 散法

4. 最早的小儿推拿专著是（   ）
   A. 《小儿推拿秘旨》
   B. 《小儿科推拿仙术》
   C. 《小儿按摩经》
   D. 《幼科百效全书》
   E. 《幼科发挥》

5. 推拿一词最早记载于（   ）
   A. 北宋王怀隐的《太平圣惠方》
   B. 明代张四维的《医门秘旨》
   C. 明代万全的《幼科发挥》
   D. 元代危亦林的《世医得效方》
   E. 唐代孙思邈的《千金要方》

6. "滚法"推拿流派创始人是（   ）
   A. 丁凤山
   B. 马万龙
   C. 丁树山
   D. 黄汉如
   E. 丁季峰

7. 下列关于滚法的操作**不正确**的是（   ）
   A. 操作过程中，腕关节屈伸幅度应达到120°，使手背部1/2的面积依次接触治疗部位
   B. 肩关节宜放松下垂，屈肘成140°，松腕
   C. 操作时可在治疗局部反复拖动、碾动、跳动
   D. 滚法对体表应产生轻重交替的滚动刺激，前滚和后滚时着力轻重之比为3：1
   E. 滚法在移动操作时，移动的速度不宜过快

8. 下列**不属于**擦法的操作要点的是（   ）
   A. 着力部位要紧贴体表，压力适中
   B. 沿直线往返操作，不可歪斜
   C. 操作时腕关节应有节律地摆动
   D. 速度要均匀且快，不可擦破皮肤
   E. 往返的距离应尽量拉长，动作要连续不断

第十五章 中医康复医学

第一节 康复评定【掌握】

A1和A2型题

说明：为单选题，5个选项中可能同时有最佳正确答案和非错误答案，请从中选择一个最佳答案。

1. 对注意缺陷多动障碍患儿的量表评定下列说法**不正确**的是（ ）
   A．瑞文测试
   B．感觉统合核对表
   C．Achenbach 儿童行为量表
   D．FIM 量表
   E．希内智测法

2. 康复评定中，运动功能评定一般**不包括**（ ）
   A．肌张力评定
   B．肌力评定
   C．关节活动范围评定
   D．步态分析
   E．认知评定

3. 平衡训练需要注意的事项中，下列哪项**不正确**（ ）
   A．平衡训练前，要求患者学会放松，减少紧张恐惧心理；若存在肌肉痉挛问题，先设法缓解肌肉痉挛
   B．有认知损害的患者应对平衡方法进行改良
   C．平衡训练首先应该保持头和躯干的稳定
   D．若训练中发生头晕、头痛或恶心症状时，应减少运动量或暂停训练
   E．动态平衡训练时，只要患者功能情况允许，可以加大外力直至破坏平衡

4. 下列**不属于**运动功能评定的是（ ）
   A．Bobath 法
   B．上田敏法
   C．MAS
   D．LOTCA 法
   E．MRC

5. 与人体平衡功能无关的是（ ）
   A．视觉
   B．本体感觉
   C．听觉
   D．中枢神经系统
   E．运动系统

6. 康复评定的内容**不包括**（ ）
   A．躯体方面
   B．精神方面
   C．言语方面
   D．社会方面
   E．形象方面

7. 下列哪种情况用 MMT 评定肌力时，结果**不准确**（ ）
   A．下运动神经元损伤
   B．上运动神经元损伤的弛缓期
   C．上运动神经元损伤的痉挛期
   D．上运动神经元损伤的恢复期
   E．以上都是

8. 患者因中风后导致半身不遂，现对双下肢进行肌力评定，结果示：双下肢可触及肌肉收缩，但不能引起关节的收缩。根据 Lovett 分级评定标准，该患者双下肢肌力分级属于（ ）
   A．0级肌力
   B．1级肌力
   C．2级肌力
   D．3级肌力
   E．4级肌力

9. 根据关节活动度测量法，髋关节内旋正常值为（ ）
   A．0°～60°
   B．0°～30°
   C．0°～45°
   D．0°～180°
   E．0°～90°

10. 根据改良 Ashworth 分级评定肌张力3级肌

张力评定标准为（　　）

A．无肌张力的增加
B．肌张力略微增加
C．肌张力轻度增加
D．肌张力明显增加
E．肌张力严重增高

11．以下哪种情况是肌张力评定的禁忌证（　　）

A．脑卒中
B．脊髓损伤
C．急性渗出性滑膜炎
D．重症肌无力
E．脑外伤

12．使用量角器进行关节活动范围测量时，下列做法**错误**的是（　　）

A．应采用正确测量体位，充分暴露检测部位
B．通常先测主动活动度，后测被动活动度
C．量角器轴心与关节活动轴心一致
D．应在运动后立即测量
E．量角器两臂与关节两端肢体长轴平行

13．日常生活活动能力评定常用的方法是（　　）

A．Barthel 指数
B．Berg 平衡量表
C．改良 Ashworth 分级
D．MMT 分级
E．GCS 量表

14．某患者使用 Barthel 指数进行日常生活活动能力评定，其结果提示该患者为中度生活依赖。则该患者的评定得分可能为（　　）

A．20 分
B．30 分
C．40 分
D．60 分
E．80 分

15．下列**不属于**协调功能评定的方法是（　　）

A．指鼻试验
B．对指试验
C．轮替试验
D．跟膝胫试验
E．巴宾斯基征试验

16．根据波士顿诊断性失语症测验，检查口语接收能力的行为是（　　）

A．会话性交谈和阐述性言语
B．听理解
C．口头表达
D．书面语言理解
E．书写

17．Berg 平衡量表中，最高分为（　　）

A．40 分
B．50 分
C．56 分
D．60 分
E．100 分

18．患者脑卒中后最常见的知觉障碍是（　　）

A．失语症
B．半侧空间失认
C．躯体失认
D．听觉失认
E．触觉失认

19．Berg 平衡量表中，有摔倒危险的分值为（　　）

A．41～56 分
B．21～40 分
C．0～20 分
D．10～30 分
E．＜40 分

20．患者既往有冠心病，现行心功能评定，根据 NYHA 心功能分级，结果示：活动轻度受限，休息时无症状，日常活动可引起明显的气促、心悸等症，该患者心功能分级为（　　）

A．Ⅰ级
B．Ⅱ级
C．Ⅲ级
D．Ⅳ级
E．Ⅴ级

21．下列**不属于**认知功能评定的内容是（　　）

A．意识状态评定
C．知觉功能评定
B．感觉功能评定
D．言语功能评定
E．日常生活能力评定

22．运动性语言中枢位于（　　）

A．顶下小叶
B．额中回后部
C．颞上回后部
D．额下回
E．角回

23．韦氏记忆量表测试项目**不包括**（　　）

A．联想学习
B．触觉记忆
C．背诵数目
D．学习环境
E．图片回忆

A3和A4型题

说明：为共用题干单选题，考题是以一个共同题干的临床案例出现，请从中选择一个最佳答案。

（1～3题共用题干）

某患者，男性，68岁，有高血压病史，糖尿病病史，2个月前于家中突发言语不能，肢体乏力，送到医院后CT显示左侧基底节区梗死。病情稳定后即开始介入康复治疗。现患者可独立站稳，可动态维持身体稳定，但不能对抗外界干扰，上肢可摸到后背；被动活动股四头肌时，可在全范围内感受到中等阻力，但仍可完成被动活动；患者画钟试验表现为只画出左侧钟面及数字。理解力正常，但表达能力不畅，呈现出电报式言语，复述困难，提示下可引出正确回答，请根据以上病史回答下列问题。

1. ［第一问］根据改良Ashworth量表，患者股四头肌目前张力应为（ ）
   A. 0级
   B. 1级
   C. 1+级
   D. 2级
   E. 3级

2. ［第二问］患者目前上肢功能对应的Brunnstrom分期应为（ ）
   A. Ⅰ期
   B. Ⅱ期
   C. Ⅲ期
   D. Ⅳ期
   E. Ⅴ期

3. ［第三问］该患者目前的站位平衡等级应为（ ）
   A. 一级平衡
   B. 二级平衡
   C. 三级平衡
   D. 健侧展翅反应
   E. 患侧展翅反应

第二节　康复治疗技术【掌握】

A1和A2型题

说明：为单选题，5个选项中可能同时有最佳正确答案和非错误答案，请从中选择一个最佳答案。

1. 高频电疗法**不包括**（ ）
   A. 干扰电疗法
   B. 共鸣电火花疗法
   C. 厘米波疗法
   D. 超短波疗法
   E. 毫米波疗法

2. 直流电疗法**禁**用于（ ）
   A. 神经炎
   B. 高热
   C. 放射治疗反应
   D. 慢性溃疡
   E. 伤口

3. 下列哪种物理因子疗法，既可治疗银屑病，又可治疗带状疱疹、单纯疱疹、玫瑰糠疹及变应性皮肤血管炎（ ）
   A. 紫外线疗法
   B. 超短波疗法
   C. 脉冲治疗法
   D. 毫米波疗法
   E. 超声波疗法

4. 脑性瘫痪最常用的康复技术为（ ）
   A. Rood技术
   B. Bobath技术
   C. Brunnstrom技术
   D. PNF技术
   E. 运动再学习技术

5. 低频脉冲电疗法是指（ ）
   A. 应用频率1000Hz以上的脉冲电流治疗疾病的方法
   B. 应用频率1000Hz以下的脉冲电流治疗疾病的方法
   C. 应用频率1500Hz以上的脉冲电流治疗疾病的方法
   D. 应用频率1500Hz以下的脉冲电流治疗疾病的方法
   E. 应用频率5000Hz以上的脉冲电流治疗疾病的方法

6. 高频电的频率越高、功率越大，距离越近时对人

体健康影响可能越大，下列安全防护措施**不包括**（　　）

A．减小治疗室内高频电疗仪的密度可降低室内电磁波的强度

B．治疗操作时不使辐射器空载或对着周围环境中的人员

C．避免高频电对眼、睾丸部位的大强度辐射，妊娠期间不接受高频电疗法，不在高频电环境中工作

D．增加环境内金属物品可以减少金属对高频电磁波的反射

E．密切接触大强度微波者可戴微波防护眼罩或穿微波防护服

7．某患者肌力达到 3 级以上时，可以做（　　）

A．主动助力运动

B．抗阻力运动

C．主动运动

D．抗重力运动

E．协调运动

8．下列**不属于**低频电疗法的是（　　）

A．感应电疗法

B．电兴奋疗法

C．电化学疗法

D．间动电疗法

E．神经肌肉电刺激

9．在下列作业疗法中最适合前臂旋前旋后的作业训练的是（　　）

A．翻书

B．和面

C．打篮球

D．刺绣

E．锯木头

10．超声药物透入疗法的优点正确的是（　　）

A．药物限于水溶性和电解质

B．不破坏药性、操作简单、对皮肤无刺激、无痛苦

C．以水剂、霜剂或混入接触剂中的药物均可；乳剂、油膏不可作为接触剂

D．操作方法与直接接触法和水下法相同

E．药源相对较窄

11．红外线照射治疗面部疾病时应注意（　　）

A．全面照射

B．戴防护眼镜，保护眼睛

C．均匀地照射每个部位

D．与皮肤直接近距离接触，以达到最好的效果

E．应长时间持续照射

12．机械抗阻训练时需要注意的事项中**不正确**的是（　　）

A．训练中不应憋气，以防止发生心血管问题，对有心血管问题的高危患者尤要加强预防措施

B．对骨质疏松患者的训练方式需要进行改良，避免因训练导致急性肌痛和延缓性肌痛等发生

C．患者若发生局部肌肉疲劳现象或全身不适等时应及时报告，以减少所致的肌肉疼痛

D．可以连续地进行训练

E．对某些特殊的神经肌肉失能疾病和心肺失能疾病要特别注意运动量

13．患者因语言中枢受损，无法听懂别人谈话，但可以讲话、书写、看书。该患者受损部位属于（　　）

A．听觉性语言中枢

B．视觉性语言中枢

C．书写性语言中枢

D．运动性语言中枢

E．阅读性语言中枢

14．吞咽障碍的康复治疗**不包括**（　　）

A．口部运动训练

B．咽反射训练

C．声门闭锁练习

D．摄食训练

E．膈肌训练

15．下列**不属于**冷疗法的治疗作用的是（　　）

A．镇痛

B．止血

C．降低体温

D．消炎

E．破坏作用

第三节　常见中医疾病康复【了解】

A1和A2型题

说明：为单选题，5个选项中可能同时有最佳正确答案和非错误答案，请从中选择一个最佳答案。

1．脑卒中康复治疗时机，应在生命体征平稳后（　　）

A. 12小时
B. 24小时
C. 48小时
D. 1周内
E. 1个月内

2. 对骨折愈合情况的评定**不包括**（　　）
A. 有无假关节
B. 有无感染
C. 有无骨化性肌炎
D. 有无骨肿瘤
E. 有无畸形愈合

3. 患者因运动过量，导致右踝关节部扭伤，疼痛剧烈，踝关节肿胀，皮色青紫，最适合该患者的物理因子疗法是（　　）
A. 中频电疗疗法
B. 低频脉冲电疗法
C. 超声波疗法
D. 红外线照射疗法
E. 紫外线照射疗法

4. 脑卒中偏瘫早期对偏瘫侧肩关节只能做无痛范围内的活动，目的是（　　）

A. 减轻痛苦
B. 防止骨折
C. 防止发生肩关节半脱位
D. 增强肌力
E. 保持关节活动度

5. 患者，男性，65岁，脑卒中2个月入住康复科治疗，入院时神清少言，进行康复治疗时，过床需要家属搬运到治疗床上，下列物理治疗中哪项最适合患者目前情况（　　）
A. 观看竞技比赛
B. 翻身训练
C. 转移训练
D. 站立训练
E. 拼图训练

6. 脑卒中患者后遗症期，在社区或家庭进行功能康复的目标是（　　）
A. 积极预防并发症
B. 急救
C. 提高参与社会生活的能力
D. 恢复受损功能
E. 提高日常生活能力

A3和A4型题

说明：为共用题干单选题，考题是以一个共同题干的临床案例出现，请从中选择一个最佳答案。

（1～4题共用题干）

患者，男，23岁，工人，因车祸致 T_{12}、L_1 粉碎性骨折，在当地医院就诊MRI显示脊髓完全横断，手术中可见脊髓硬膜下空虚、青紫、无搏动、截瘫指数6级（即脊髓损伤平面以下完全性截瘫，运动功能丧失、二便失禁、感觉消失）。3个月后转入我院，诊断结论：TL粉碎性骨折，四度骨折，四度脱位合并脊髓损伤，检查除截瘫指数6级外合并严重的肌肉萎缩。

1. [第一问] 针对小便失禁症状的针刺治疗，下列穴位组合何为首选（　　）
A. 肾俞、八髎、中极
B. 长强、膀胱俞
C. 天枢、支沟
D. 曲池、大肠俞、三阴交
E. 太溪、水分、归来

2. [第二问] 本病患者针刺治疗首选的主要穴位是（　　）
A. 夹脊穴
B. 曲池
C. 太渊
D. 百会
E. 肾俞

3. [第三问] 下肢瘫针刺，下列穴位组合何为首选（　　）
A. 髀关、伏兔、梁丘、足三里
B. 血海、解溪、三阴交、公孙
C. 环跳、风市、阳陵泉、昆仑
D. 尺泽、手三里、太渊、鱼际
E. 环跳、委中、足三里、阳陵泉

4. [第四问] 上肢瘫针刺，下列穴位组合何为首选（　　）
A. 肩髃、曲池、外关、合谷
B. 肩贞、小海、外关、神门
C. 内关、大陵、劳宫、阳溪
D. 尺泽、手三里、太渊、鱼际
E. 曲泽、劳宫、支沟、太渊

（5～9题共用题干）

患者，男，17岁。2年前外伤后行气管内全麻下前路弹道清创缝合＋后路 C_6 椎板减压＋后路弹道清创引流术。术后诊断：C_6 颈椎椎体及左侧椎弓根骨折，C_6 颈椎贯通伤。颈椎MRI检查报告为脊髓离断。目前该患者神志清醒，四肢关节活动度、肌张力均正常，双侧冈上肌、三角肌、肱二头肌肌力5级，肱三头肌肌力2级，腕背伸肌群肌力为3级，其余各上肢肌群及双下肢肌群肌力均为0级。

5．[第一问] 下列**不适合**该患者的评定方法是（　　）

A．ASIA

B．MMT

C．MMSE

D．改良 Barthel 指数评定

E．改良 Ashworth 评定

6．[第二问] 下列增加患者肱三头肌肌力的措施**不正确**的是（　　）

A．肱三头肌功能性电刺激，电极并置于肱三头肌肌腹

B．俯卧位，肩关节外展90°，肘关节屈曲90°置于床沿，进行肱三头肌的抗重力肌力训练

C．中频脉冲电刺激，电极并置于肱三头肌肌腹

D．消除重力的体位下，肱三头肌肌力训练

E．肘关节等速肌力训练

7．[第三问] 徒手肌力评定中，2级的评分标准为（　　）

A．有肌肉收缩，但无关节活动

B．在消除重力的体位下能做全关节活动范围的运动

C．在抗重力的体位下能做全关节活动范围的运动，但不能抗阻力

D．能抗重力和一定的阻力运动

E．能抗重力和充分的阻力运动

8．[第四问] 评估肱三头肌2级肌力的标准体位是（　　）

A．仰卧位，上肢伸直置于体侧

B．仰卧位，肩关节外展90°，肘关节屈曲90°

C．坐位，上肢伸直置于体侧

D．坐位，肩关节外展90°，前臂置于滑板上，肘关节屈曲

E．俯卧位，肩关节外展90°，肘关节屈曲90°置于床缘

9．[第五问] 该患者长期卧床，易导致体位性低血压、下肢静脉血栓、肺部感染、褥疮等并发症，下列**不能**预防这些并发症的措施是（　　）

A．电动起立床站立

B．关节被动活动

C．淋巴循环治疗

D．定时翻身

E．超短波治疗

第十六章 中医骨伤疾病

第一节 锁骨骨折、肱骨外科颈骨折、尺桡骨干双骨折、桡骨远端骨折、掌指骨骨折【掌握】

A1和A2型题
说明：为单选题，5个选项中可能同时有最佳正确答案和非错误答案，请从中选择一个最佳答案。

1. 有成角畸形的骨折，行夹板固定时，常采用的固定垫放置法是（　　）
   A．一垫固定法
   B．二垫固定法
   C．三垫固定法
   D．四垫固定法
   E．五垫固定法

2. 复位后固定不稳的尺桡骨骨折，夹板固定时，常选用的固定垫是（　　）
   A．高低垫
   B．平垫
   C．塔形垫
   D．梯形垫
   E．抱骨垫

3. 正常桡骨远端关节面向掌侧倾斜（　　）
   A．10°～15°
   B．5°～15°
   C．20°～25°
   D．15°～20°
   E．25°～30°

4. 末节指骨基底背侧撕脱骨折易发生（　　）
   A．餐叉样畸形
   B．枪刺样畸形
   C．爪形手
   D．锤状指
   E．靴形畸形

5. 皮肤牵引的重量一般**不宜**超过（　　）
   A．1kg
   B．2kg
   C．3kg
   D．4kg
   E．5kg

6. 尺骨鹰嘴牵引的穿针部位在（　　）
   A．尺骨鹰嘴下2cm
   B．尺骨鹰嘴上2cm
   C．尺骨鹰嘴下3cm
   D．尺骨鹰嘴上1.5cm
   E．尺骨鹰嘴下1.5cm

7. 锁骨中1/3骨折患者的内侧段向（　　）
   A．前下方移位
   B．后下方移位
   C．前上方移位
   D．后上方移位
   E．外上方移位

8. 患者，女，75岁。肩部摔伤，杜加征阴性。X线片示肱骨外科颈骨折对位2/3。其最佳治疗方案是（　　）
   A．仅用三角巾悬吊即可
   B．切开复位钢板固定
   C．手法复位夹板固定
   D．切开复位钢针固定
   E．人工肱骨头置换术

A3和A4型题
说明：为共用题干单选题，考题是以一个共同题干的临床案例出现，请从中选择一个最佳答案。

（1～2题共用题干）

患儿，2岁。自床上摔下1小时，烦躁哭闹，右上肢不能抬举，托其右侧腋窝哭闹加重。

1. [第一问] 此病例最有可能的损伤是（　　）
   A. 锁骨骨折
   B. 桡骨小头半脱位
   C. 肱骨干骨折
   D. 肘关节脱位
   E. 肱骨髁上骨折
2. [第二问] 如为锁骨骨折其主要鉴别点为（　　）
   A. 外伤史
   B. 哭闹
   C. 抬举不能
   D. 年龄
   E. 托其腋窝疼痛加重

（3～6题共用题干）

患者，女，75岁，活动时不慎跌倒，致左侧肱骨外科颈骨折，X线可见断端外侧分离而内侧嵌插，向外侧突起成角。

3. [第一问] 该患者肱骨外科颈骨折类型是（　　）
   A. 裂缝骨折
   B. 嵌插骨折
   C. 外展型骨折
   D. 内收型骨折
   E. 肱骨外科颈骨折合并肩关节脱位
4. [第二问] 导致该患者发生此类骨折的主要原因是（　　）
   A. 直接暴力所致
   B. 直接传达暴力所致
   C. 外展传达暴力所致
   D. 内收传达暴力所致
   E. 外展外旋传达暴力所致
5. [第三问] 若该患者行手法整复时，上臂应（　　）
   A. 内收
   B. 外展
   C. 前屈
   D. 后伸
   E. 左旋
6. [第四问] 若该患者行小夹板固定，则固定时间为（　　）
   A. 3～5周
   B. 4～6周
   C. 5～7周
   D. 8～9周
   E. 6～7周

第二节　股骨颈骨折、股骨粗隆间骨折、髌骨骨折、胫腓骨干双骨折、肋骨骨折、肩关节脱位、脊柱骨折（含伴有截瘫）【掌握】

A1和A2型题

说明：为单选题，5个选项中可能同时有最佳正确答案和非错误答案，请从中选择一个最佳答案。

1. 单纯性肩关节脱位采用三角巾悬吊上肢固定，一般固定的时间为（　　）
   A. 1周
   B. 2周
   C. 3周
   D. 4周
   E. 5周以上
2. 肩关节脱位最多见的类型是（　　）
   A. 前脱位
   B. 后脱位
   C. 下脱位
   D. 盂上脱位
   E. 中心型脱位
3. 肋骨骨折多好发于（　　）
   A. 第1～3肋
   B. 第4～5肋
   C. 第11～12肋
   D. 第8～10肋
   E. 第4～9肋
4. 患者，男，30岁。直接暴力致左桡骨小头骨折合并该部位桡神经损伤。检查时会发现下列体征中的（　　）
   A. 不能伸肘关节、腕关节及掌指关节
   B. 不能背伸腕关节
   C. 能背伸腕关节，但不能背伸掌指关节
   D. 不能背伸末节指间关节
   E. 外展拇指功能丧失
5. Smith骨折的典型移位是（　　）
   A. 远侧端向掌侧、尺侧移位
   B. 远侧端向尺侧移位

C. 远侧端向桡侧、背侧移位
   D. 近侧端向背侧移位
   E. 近侧端旋转移位
6. Colles 骨折时，最少见的情况是（　　）
   A. 骨折畸形愈合
   B. 合并下尺桡关节脱位
   C. 合并尺骨茎突骨折
   D. 合并腕三角软骨盘破裂
   E. 骨折不愈合
7. 患者，女，72岁。滑倒后左髋部先着地，伤后感到左髋部疼痛，但仍然可以行走，次日疼痛加重。查体：左下肢外旋。最可能的诊断是（　　）
   A. 腰部扭伤
   B. 外伤性椎间盘突出
   C. 股骨粗隆间骨折
   D. 股骨颈骨折
   E. 软组织挫伤
8. 肋骨骨折易并发（　　）
   A. 挤压综合征
   B. 脂肪栓塞
   C. 臂丛神经损伤
   D. 创伤性休克
   E. 血气胸
9. 关于肩锁关节脱位的特点，以下选项**错误**的是（　　）
   A. 多见于年轻人的运动创伤
   B. 多因直接暴力致伤
   C. 严重者，肩锁韧带与喙锁韧带均破裂
   D. X线摄片阴性发现，可以排除肩锁关节脱位
   E. 肩锁韧带与喙锁韧带均破裂者，应该手术治疗
10. 肱骨闭合性骨折伴桡神经损伤的处理原则是（　　）
    A. 给予神经营养药物
    B. 处理骨折后观察2～3个月
    C. 立即手术探查松解神经
    D. 先手术吻合神经再处理骨折
    E. 物理疗法
11. 下列屈曲型肱骨髁上骨折的临床特点中，**不正确**的是（　　）
    A. 多为间接暴力引起
    B. 典型骨折移位是近折端向后下移位，远折端向前移位
    C. 常合并神经血管损伤
    D. 骨折线常呈斜形骨折
    E. 治疗可采用手法复位外固定
12. 关于肱骨干骨折切开复位内固定手术的指征，下列选项**不正确**的是（　　）
    A. 反复手法复位失败，骨折端对位对线不良，愈合后影响功能者
    B. 同一肢体有多发骨折者
    C. 骨折有分离移位者
    D. 合并桡神经损伤者
    E. 陈旧性骨折
13. 患者，男，25岁，因运动时不慎跌倒，导致左肩关节脱位，经过手法整复后，采用胸壁绷带固定法，其患侧上臂需保持在（　　）
    A. 外展位
    B. 屈曲位
    C. 内收、内旋位
    D. 外展、外旋位
    E. 伸直位
14. 患者，男，30岁。车祸致右小腿胫腓骨骨折。入院行闭合复位石膏外固定，3个月后去除外固定。复查X线片见骨折已经愈合。但经4周功能锻炼，膝关节功能恢复不佳。可能的原因是（　　）
    A. 关节僵硬
    B. 创伤性关节炎
    C. 损伤性骨化
    D. 缺血性骨坏死
    E. 缺血性肌痉挛
15. 患者，男，45岁。不小心跪倒后，发生右侧髌骨骨折，现采用抱膝圈固定膝关节，此时膝关节应处于（　　）
    A. 屈曲位
    B. 伸直位
    C. 内旋位
    D. 半屈曲位
    E. 外展位
16. 因直接暴力所致胫腓骨干双骨折，其胫骨与腓骨的骨折线处于（　　）
    A. 腓骨骨折线较胫骨高
    B. 两骨折线在同一水平
    C. 胫骨骨折线较腓骨高
    D. 两骨折线呈对称性
    E. 腓骨骨折线在胫骨骨折线前
17. 治疗成人胫腓骨干双骨折的目标，应使患肢缩短小于（　　）
    A. 2cm
    B. 1cm
    C. 3cm
    D. 1.5cm
    E. 4cm
18. 抓髌器固定法适用于（　　）

A. 无移位的髌骨骨折
B. 无移位的股骨颈骨折
C. 有分离移位的新鲜闭合性髌骨骨折
D. 轻度移位的股骨转子间骨折
E. 轻度移位的股骨颈骨折

19. 下列说法**错误**的是（ ）
A. 股骨粗隆间骨折和股骨颈骨折均多发生于老年人
B. 股骨粗隆间骨折易引发髋外翻畸形
C. 股骨颈骨折压痛点在腹股沟中点，股骨粗隆间骨折压痛点在大转子处
D. 股骨粗隆间骨折多为粉碎性骨折
E. 股骨粗隆间骨折预后多良好

A3和A4型题

说明：为共用题干单选题，考题是以一个共同题干的临床案例出现，请从中选择一个最佳答案。

（1～3题共用题干）

女，60岁，右肩关节脱位，复位后1个月仍感四肢疲乏无力，形体虚弱，肌肉酸软，纳差食少，面色萎黄，舌淡苔薄白，脉细弱。

1. ［第一问］本病为损伤后的何证型（ ）
   A. 气血亏虚
   B. 脾胃虚弱
   C. 肝肾不足
   D. 肾阳亏虚
   E. 血虚寒凝

2. ［第二问］选择最恰当的代表方是（ ）
   A. 八珍汤
   B. 归脾汤
   C. 补肾壮筋汤
   D. 阳和汤
   E. 当归四逆汤

3. ［第三问］本病例最适合的治疗方法是（ ）
   A. 补气养血
   B. 健脾养胃
   C. 补肝益肾
   D. 温阳补血
   E. 养血散寒

（4～6题共用题干）

患者，女，75岁，跌倒后诉左侧臀部疼痛，无法站立及行走，局部轻度肿胀，腹股沟附近压痛，左侧足跟部有叩击痛、X线可见股骨颈中部骨折，骨折线与股骨干纵轴的垂直线所形成的倾斜角在45°左右，颈干角在70°左右。

4. ［第一问］该患者属于股骨颈骨折的哪种类型（ ）
   A. 伸直型
   B. 外展型
   C. 屈曲型
   D. 内收型
   E. 稳定型

5. ［第二问］该患者最有可能发生的并发症是（ ）
   A. 股骨头缺血性坏死
   B. 筋膜间隔区综合征
   C. 脂肪栓塞
   D. 周围神经损伤
   E. 创伤性休克

6. ［第三问］该患者手法复位后做手掌试验，已复位出现的结果是（ ）
   A. 内旋畸形消失
   B. 外展畸形消失
   C. 外旋畸形消失
   D. 内收畸形消失
   E. 屈曲畸形消失

C型题

说明：为案例分析题，考题是以一个共同题干的临床案例出现，其中有一个或多个答案。

（1～3题共用题干）

患者，男性，44岁，因"右小腿疼痛"来诊。患者6个月前车祸致右胫骨中下1/3骨折，行手法复位石膏外固定。3个月前石膏已拆除。查体：体温36.6℃，脉搏80次/分，呼吸24次/分，血压125/75mmHg。头晕、目干、容易疲劳、口燥咽干、失眠多梦。右小腿纵轴叩击痛，肢端血液循环尚可。舌红，苔薄，脉细数。X线片示：右胫骨中下1/3陈旧性骨折，对位良好骨折线尚存，骨痂较少，断端无硬化。

1. ［第一问］宜选用的内治法是（ ）
   A. 行气消瘀法

B．攻下逐瘀法
C．祛痰散结法
D．补益肝肾法
E．清热解毒法
F．祛邪通络法

2．[第二问] 宜选用的中药内服方剂是（　　）
A．壮筋养血汤
B．五味消毒饮
C．八珍汤
D．生血补髓汤
E．和营通气散
F．十全大补汤

3．[第三问] 最恰当的治疗措施是（　　）
A．营养调护
B．中药熏洗
C．手术治疗
D．卧床休息
E．下肢牵引
F．练功活动（蹬车活动、扶拐练走等）

（4~6题共用题干）
患者，男性，65岁，因"24小时前被汽车撞倒，左下肢剧痛、肿胀，不能站立"来诊。患者未经任何处理，由他人送入院，既往体健。查体：体温37.8℃，面色红润，痛苦表情，呻吟不止。大便不通，尿少黄赤，舌红，有瘀斑，苔黄，脉洪大而数。左下肢呈短缩、内收、外旋畸形，经测量，左下肢比右下肢短缩3cm。左下肢肿胀，外侧部皮下青紫、瘀斑，约12cm×10cm，左股骨大粗隆处压痛明显，被动活动左下肢时，髋部疼痛加剧。X线片：左股骨粗隆间骨折，顺粗隆间型，远端向上移位约3cm。诊断：左股骨粗隆间骨折。入院后按屈髋屈膝法整复。
复位后查双下肢等长，置左下肢于外展30°中立位，作皮肤牵引，X线复查对位对线良好。

4．[第一问] 宜选用的内治法是（　　）
A．攻下逐瘀法
B．补益肝肾法
C．清热凉血法
D．行气消瘀法
E．和营止痛法
F．接骨续筋法

5．[第二问] 宜选用的中药内服方剂是（　　）
A．大成汤
B．柴胡疏肝散
C．桃核承气汤
D．桃红四物汤
E．复元通气散
F．复元活血汤

6．[第三问] 宜选用的外敷中药药膏（又称软膏）是（　　）
A．温经通络膏
B．外敷接骨散
C．接骨续筋药膏
D．双柏膏
E．生肌玉红膏
F．金黄膏

（7~9题共用题干）
患者，男性，23岁，因"被自行车撞伤左大腿5小时"来诊。伤后患处瘀肿，疼痛，行走困难。查体：面色红润，痛苦表情，左大腿外侧部皮下青紫、瘀斑，约10cm×10cm。舌淡，苔薄白，脉弦紧。无发热，大小便正常。X线片示：左大腿外侧软组织肿胀，未见骨折。诊断：左大腿外侧软组织损伤。

7．[第一问] 宜选用的内治法是（　　）
A．攻下逐瘀法
B．行气消瘀法
C．清热凉血法
D．开窍活血法
E．和营止痛法
F．接骨续筋法

8．[第二问] 应选用的中药内服方剂是（　　）
A．大成汤
B．桃核承气汤
C．鸡鸣散
D．桃红四物汤
E．养血润肠汤
F．复元活血汤

9．[第三问] 宜选用的外敷中药药膏（又称软膏）是（　　）
A．消瘀止痛药膏
B．外敷接骨散
C．接骨续筋药膏
D．双柏膏
E．驳骨散
F．金黄膏

第三节 落枕、颈椎病、肩周炎、肱骨外上髁炎、桡骨茎突腱鞘炎、屈指肌腱腱鞘炎【掌握】

A1和A2型题
说明：为单选题，5个选项中可能同时有最佳正确答案和非错误答案，请从中选择一个最佳答案。

1. 下列**不属于**颈椎病常见的基本类型是（　）
   A. 神经根型颈椎病
   B. 脊髓型颈椎病
   C. 交感神经型颈椎病
   D. 椎动脉型颈椎病
   E. 脊神经型颈椎病

2. 患者，男，25岁。晨起时突然颈部疼痛不适，不能转颈，向后看时，须整个躯干向后转动。检查可见颈项部肌肉痉挛压痛，触及条索状硬结，斜方肌及大小菱形肌压痛。X线检查未见明显异常，该患者最有可能的诊断为（　）
   A. 颈椎病
   B. 肩关节周围炎
   C. 落枕
   D. 颈椎骨折
   E. 肩关节脱位

3. 患者，女，55岁。肩关节疼痛，夜间尤甚，活动后加重，肩关节外展外旋、后伸受限，肩周肌肉萎缩，肩关节周围广泛压痛，肩关节外展试验阳性。X线无明显异常，疼痛弧试验阴性。该患者最有可能的诊断为（　）
   A. 神经根型颈椎病
   B. 风湿性关节炎
   C. 冈上肌腱炎
   D. 肩袖损伤
   E. 肩周炎

4. 下列关于"指屈肌腱腱鞘炎"说法**错误**的是（　）
   A. 本病又称为弹响指、扳机指，好发于拇指
   B. 本病可用曲安奈德注入腱鞘内治疗
   C. 初起时患指不能伸屈，用力伸屈时疼痛，并出现弹跳动作
   D. 在掌骨头的背侧面明显压痛，并可触及米粒大的结节
   E. 本病多在晨起、劳动后及用凉水时症状加重

5. 下列关于神经根型颈椎病说法**不正确**的是（　）
   A. 本病臂丛神经牵拉试验及颈椎间孔挤压试验均为阳性
   B. X线可见椎体增生，钩椎关节增生
   C. 本病多好发于第5～6颈椎及第6～7颈椎
   D. 本病又称为眩晕型颈椎病
   E. 临床表现为颈部活动受限、僵硬，颈椎横突尖前侧有放射性压痛

A3和A4型题
说明：为共用题干单选题，考题是以一个共同题干的临床案例出现，请从中选择一个最佳答案。

（1～3题共用题干）
女，51岁，右肩部疼痛2月，近1周疼痛加重。关节功能明显障碍，梳头和穿衣等动作受限，肩关节周围有多处压痛点。

1. ［第一问］最可能的诊断（　）
   A. 肩周炎
   B. 类风湿性关节炎
   C. 神经根型颈椎病
   D. 冈上肌损伤
   E. 肩部扭挫伤

2. ［第二问］本病的病名很多，以下哪个不是（　）
   A. 漏肩风
   B. 露肩风
   C. 肩凝风
   D. 肩痿

E. 肩凝症
3. [第三问] 本病患者肩臂部肌肉萎缩时，以何肌肉为明显（　　）
   A. 冈下肌
   B. 胸大肌
   C. 背阔肌
   D. 三角肌
   E. 肱二头肌

C型题

说明：为案例分析题，考题是以一个共同题干的临床案例出现，其中有一个或多个答案。

（1～3题共用题干）

患者，女性，52岁，因"右肩疼痛并逐渐加重、活动度受限2个月"来诊。患者1年前因车祸致右肱骨近端骨折，经保守治疗治愈后每逢天气变化或劳累后右肩酸痛不适。2个月前无明显诱因发生右肩疼痛并逐渐加重，活动度受限，右手不能梳头，不能上举、后旋、外展，轻触剧痛难忍，夜间剧痛影响睡眠。查体：痛苦面容，右肩活动受限，上举15°，外展20°，右肱二头肌长头肌附着处压痛明显，喙突下压痛明显，斜方肌有压痛。舌苔薄白，脉沉弦。X线片：右肱骨近端骨折愈后对位对线可，右肩关节间隙变窄。

1. [第一问] 宜选用的内治法是（　　）
   A. 攻下逐瘀法
   B. 行气消瘀法
   C. 补养脾胃法
   D. 补益肝肾法
   E. 清热解毒法
   F. 舒筋活络法
2. [第二问] 宜选用的中药内服方剂是（　　）
   A. 补中益气汤
   B. 五味消毒饮
   C. 麻桂温经汤
   D. 生血补髓汤
   E. 参苓白术散
   F. 蠲痹汤
3. [第三问] 宜选用的外敷中药药膏（又称软膏）是（　　）
   A. 生肌玉红膏
   B. 金黄膏
   C. 舒筋活络药膏
   D. 消肿散
   E. 温经通络药膏
   F. 红油膏

第四节　膝侧韧带损伤、踝部扭伤、跟痛症、急性腰扭伤、腰部慢性劳损、腰椎间盘突出症、腰椎椎管狭窄症、股骨头缺血性坏死、膝骨关节炎【掌握】

A1和A2型题

说明：为单选题，5个选项中可能同时有最佳正确答案和非错误答案，请从中选择一个最佳答案。

1. 小儿站立，嘱其拾起地上物品，则见小儿腰部挺直、双髋及膝关节尽量屈曲的姿势去拾地上的物品，提示该患儿（　　）
   A. 脊柱前屈功能障碍
   B. 脊柱背伸功能障碍
   C. 膝关节内旋功能障碍
   D. 髋关节外旋功能障碍
   E. 膝关节外旋功能障碍
2. 踝关节内翻扭伤，一般采用的固定方法是（　　）
   A. 外翻固定
   B. 内翻固定
   C. 外展固定
   D. 内旋固定
   E. 屈曲固定
3. 患者，女，56岁。晨起感觉左膝关节僵硬伴疼痛，稍活动后可减轻，活动过多又产生疼痛。检查：左膝关节肿胀，肌肉轻度萎缩，关节活动时出现软骨摩擦音，膝关节轻度受限。X线：左膝关节边缘有骨赘形成，关节间隙变窄，软骨下骨有硬化和囊腔

形成，故该患者可考虑为（　　）

　　A．膝关节滑膜炎
　　B．膝关节半月板损伤
　　C．膝交叉韧带损伤
　　D．膝骨关节炎
　　E．膝侧副韧带损伤

4．对膝关节侧副韧带损伤具有重要意义的检查是（　　）

　　A．抽屉试验
　　B．侧方挤压试验
　　C．浮髌试验
　　D．回旋挤压试验
　　E．直腿抬高试验

5．患者因踢球时不慎跌倒，使踝关节突然过度内翻而致踝部扭伤，该患者可出现阳性体征的试验是（　　）

　　A．抽屉试验
　　B．直腿抬高试验
　　C．韧带牵拉试验
　　D．浮髌试验
　　E．侧方挤压试验

6．患者将踝关节内翻，则引起外侧疼痛，提示（　　）

　　A．比目鱼肌萎缩
　　B．外侧副韧带损伤
　　C．内侧副韧带损伤
　　D．前交叉韧带损伤
　　E．后交叉韧带损伤

7．患者，男，65岁，右足跟部间断性疼痛5年余，常在久坐起身站立时足跟部疼痛剧烈行走片刻后稍缓解，持续行走后疼痛又加重，右跟骨的距面和侧面有压痛，X线可见右侧跟骨部骨质增生。该患者最有可能的诊断是（　　）

　　A．踝关节扭伤
　　B．跟腱损伤
　　C．跟痛症
　　D．骨结核
　　E．足跟部软组织化脓感染

8．下列关于膝关节腔穿刺术的操作**不正确**的是（　　）

　　A．操作前应局部常规消毒，用2%利多卡因局部麻醉
　　B．一般在髌骨上方，由股四头肌肌腱外侧向内下刺入关节囊；或于髌骨下方，由髌韧带旁向后穿刺达关节囊
　　C．穿刺时边进针边抽吸，以免刺入血管
　　D．当穿刺针进入关节腔内时，术者可感到阻力消失，并可见关节液流入注射器

　　E．抽液完毕后，若需关节腔内给药，则无需更换注射器，直接注射药物

9．以下哪项**不属于**功能锻炼的作用（　　）

　　A．活血化瘀
　　B．消肿止痛
　　C．补益肝肾
　　D．滑利关节
　　E．扶正祛邪

10．下列**不属于**腰椎间盘突出症的常见体征是（　　）

　　A．腰部畸形
　　B．腰部压痛及叩痛
　　C．腰部活动受限
　　D．皮肤感觉障碍
　　E．间歇性跛行

11．导致急性腰扭伤常见的原因是（　　）

　　A．直接暴力
　　B．间接暴力
　　C．感染
　　D．慢性劳损
　　E．肌肉强烈收缩

12．对于腰部扭伤严重者应绝对卧硬板床（　　）

　　A．1～2周
　　B．2～3周
　　C．3～4周
　　D．24小时
　　E．48小时

13．股骨头的血液供应主要依靠（　　）

　　A．关节囊与圆韧带的血管
　　B．髂外动脉
　　C．肱动脉
　　D．胫前动脉
　　E．股骨干血管

14．患者，男，45岁，工人。近日出现腰腿部疼痛，行走及站立时疼痛加重，出现跛行不能继续行走，下蹲休息后缓解，若继续行走其症状又出现，骑自行车无妨碍，腰部过伸行动受限。检查：腰部背伸试验阳性，小腿外侧痛觉减退，跟腱反射减弱。X线片示：第4、5腰椎椎体骨质增生，小关节突增生、肥大，椎间隙狭窄。该患者可考虑是（　　）

　　A．慢性腰肌劳损
　　B．急性腰扭伤
　　C．腰椎间盘突出症
　　D．腰椎椎管狭窄症
　　E．梨状肌综合征

15．患者，女，56岁，长期弯腰工作，近期腰部隐痛反复发作，多在劳累后加重，休息后缓解，弯腰困难，适当活动腰部疼痛可减轻，常用两手捶腰

以减轻疼痛，腰部常有压痛。检查：直腿抬高试验阴性，神经系统检查无异常，X线检查未见明显异常。该患者最有可能的诊断为（　　）
   A．急性腰扭伤
   B．慢性腰肌劳损
   C．腰椎间盘突出症
   D．腰椎骨折
   E．腰椎椎管狭窄症
16．对于反复发作的急性期腰椎间盘突出症患者应行的牵引治疗方法是（　　）
   A．皮肤牵引
   B．颅骨牵引
   C．跟骨牵引
   D．枕颌布带牵引
   E．骨盆牵引
17．下列关于腰椎间盘突出症与腰椎椎管狭窄症说法**错误**的是（　　）
   A．腰椎间盘突出症多为腰部伸屈受限
   B．腰椎椎管狭窄症多见腰部后伸受限
   C．腰椎间盘突出症，可出现间歇性跛行
   D．两者均可出现腰腿痛
   E．腰椎间盘突出症直腿抬高试验及加强试验阳性

A3和A4型题

说明：为共用题干单选题，考题是以一个共同题干的临床案例出现，请从中选择一个最佳答案。

（1～4题共用题干）
姜某，男，60岁。腰部疼痛，转侧不利，痛处有热感，活动后减轻，喜揉喜按，舌苔黄腻，脉沉濡数。

1．[第一问]该病辨证属于（　　）
   A．风寒腰痛
   B．风湿腰痛
   C．寒湿腰痛
   D．湿热腰痛
   E．瘀血腰痛
2．[第二问]该病的治法为（　　）
   A．祛风散寒止痛
   B．祛风除湿止痛
   C．清热燥湿止痛
   D．祛寒除湿止痛
   E．活血化瘀止痛
3．[第三问]该病治疗的代表方剂为（　　）
   A．川芎茶调散
   B．羌活胜湿汤
   C．甘姜苓术汤
   D．四妙丸
   E．血府逐瘀汤
4．[第四问]该病病程中，又出现腰痛伴咽干、手足心热，可与下列何方合用（　　）
   A．左归丸
   B．血府逐瘀汤
   C．独活寄生汤
   D．二至丸
   E．四妙丸

（5～7题共用题干）
患者，男，30岁，有酗酒史。昨日大量饮酒后出现左侧髋部疼痛，行走或站立久时疼痛加重，出现轻度跛行，左侧髋关节"4"字试验阳性，髋关节屈曲挛缩试验阳性。髋部正位片X线显示股骨头外形正常，关节间隙正常，在股骨头负重区关节软骨下，骨质密度增高，周围可见点状、斑片状密度减低区及囊性改变，病变周围见密度增高的硬化带包绕。

5．[第一问]该患者可初步诊断为（　　）
   A．股骨头缺血性坏死
   B．髋关节结核
   C．类风湿性关节炎
   D．风湿性关节炎
   E．髋关节滑膜炎
6．[第二问]根据该患者X线表现，进行病变分期，其属于（　　）
   A．Ⅰ期
   B．Ⅱ期
   C．Ⅲ期
   D．Ⅳ期
   E．Ⅴ期
7．[第三问]对于该患者，为减轻病情，应（　　）
   A．及时下床活动
   B．早期功能锻炼
   C．行人工髋关节置换术
   D．限制负重
   E．禁止翻身

C型题

说明：为案例分析题，考题是以一个共同题干的临床案例出现，其中有一个或多个答案。

（1～3题共用题干）

患者，女性，65岁，因"右膝关节痛5年，加重2个月"来诊。患者5年前一次旅游后出现右膝关节痛，但无明显肿胀及活动受限，无全身发热，休息及服用非甾体抗炎药后症状减轻。此后症状反复发作，劳累后加重，休息及服非甾体抗炎药后减轻。2个月前因新居装修及搬家劳累，右膝疼痛加重，呈持续性，行走困难。伴有心烦失眠，口燥咽干，五心烦热，舌红苔少，脉细数等症状。查体：右膝轻度肿胀，膝关节内翻，髌骨周围压痛，股四头肌萎缩，膝关节屈曲轻度受限。X线片示：胫骨平台边缘骨赘形成，髁间隆突高尖，内侧关节间隙变窄。

1．[第一问]现阶段的治疗原则是（　　）
A．祛风散寒除湿，温经通络镇痛
B．补益肝肾，通络镇痛
C．活血化瘀，消肿镇痛
D．补肾祛寒，通经活络
E．清热通络，疏风胜湿
F．养阴清热，祛风除湿
G．通经活络，散寒镇痛

2．[第二问]对症治疗应选方（　　）
A．左归丸加减
B．桃红四物汤加减
C．补肾壮筋汤加减
D．身痛逐瘀汤加减
E．独活寄生汤加减
F．右归丸加减

3．[第三问]该病的主要病变是（　　）
A．关节内化脓性感染
B．关节特异性炎症
C．关节软骨退变
D．关节骨质疏松
E．骨与关节慢性疼痛
F．继发性骨质增生

（4～8题共用题干）

患者，女性，65岁，因"双手及膝关节变形僵硬、屈伸不利，肌肉萎缩"来诊。患者15年前出现双手部分关节疼痛；4个月后出现肿胀及活动受限，并逐渐累及双手其他关节呈对称性；1年后双膝关节出现疼痛、肿胀，活动受限，右侧肘关节后方发现皮下结节。此后症状反复发作，劳累后加重，休息及服用非甾体抗炎药后减轻。查体：双手呈鳍形手，诸关节骨端肥大，双膝关节轻度肿胀，股四头肌萎缩，膝关节骨端增大，呈内翻畸形，舌淡、苔白、脉细弱。X线片示：双侧腕关节、掌指、指间关节间隙接近消失，双膝关节间隙狭窄明显，呈内翻畸形。

4．[第一问]可能的诊断是（　　）
A．神经性关节炎
B．血友病性关节炎
C．类风湿关节炎
D．风湿性关节炎
E．尪痹病
F．痛风性关节炎

5．[第二问]目前还需要做的检查包括（　　）
A．CT平扫
B．关节液检查
C．动态红细胞沉降率
D．类风湿因子检查
E．血常规
F．MRI

6．[第三问]中医治疗的方法是（　　）
A．祛风散寒除湿，温经通络镇痛
B．活血化瘀，消肿镇痛
C．补益肝肾，通络镇痛
D．补肾祛寒，通经活络
E．清热通络，疏风胜湿
F．活血化瘀，疏风散寒

7．[第四问]中医治疗的首选方剂是（　　）
A．真武汤加减
B．独活寄生汤加减
C．蠲痹汤加减
D．补肾祛寒治尪汤
E．血府逐瘀汤加减
F．身痛逐瘀汤加减

8．[第五问]若对该患者膝关节采用手术治疗，适合的术式是（　　）
A．膝关节镜
B．人工全膝关节置换术
C．人工膝关节表面置换术
D．截骨术
E．关节融合术
F．软骨成形术

（9～11题共用题干）

患者，女性，77岁，因"腰背部刺痛1周"来诊。患者3个月前在家不慎摔倒，出现腰部疼痛，不能直立行走；次日出现便秘、腹胀，自行口服泻药缓解，

第十六章　中医骨伤疾病　219

未做正规治疗，1周前因弯腰不当导致症状加重，腰背部刺痛，大声说话、咳嗽、深呼吸时疼痛加重，翻身时疼痛剧烈。脘腹胀满，食后为甚，不思饮食，大便溏薄。查体：体温36.5℃，脉搏80次/分，呼吸24次/分，血压135/80mmHg。精神不振，形体消瘦，肢体倦怠，少气懒言，面色萎黄。腰椎后凸畸形，第1、4腰椎椎体棘突压痛和叩痛明显。其他查体未见异常。舌淡，苔白，脉缓弱无力。X线片示：第1、4腰椎椎体变扁，椎体高度降低（不超过1/3），上缘不同程度凹陷；腰椎生理曲度变直，所示腰椎椎体骨质疏松。

9. [第一问] 宜选用的内治法是（　　）
   A. 行气消瘀法
   B. 攻下逐瘀法
   C. 补养脾胃法
   D. 补益肝肾法
   E. 清热解毒法
   F. 祛邪通络法

10. [第二问] 宜选用的中药内服方剂是（　　）
    A. 补中益气汤
    B. 五味消毒饮
    C. 八珍汤
    D. 生血补髓汤
    E. 参苓白术散
    F. 归脾汤

11. [第三问] 最恰当的治疗措施是（　　）
    A. 营养调护
    B. 石膏固定
    C. 手术治疗
    D. 绝对静卧
    E. 下肢牵引
    F. 练功活动（五点支撑、飞燕点水等）

（12～14题共用题干）

患者，男性，30岁，因"3周前打篮球时摔伤膝部，膝前痛、肿胀，于劳累、上下楼、膝关节屈曲时加重"来诊。查体：体温36.8℃，脉搏80次/分，呼吸24次/分，血压115/70mmHg，骨内外侧及髌下压痛、饱满，膝关节伸直活动受限。舌红，苔白，脉弦细。X线片示：无异常发现。MRI：髌下脂肪垫损伤。

12. [第一问] 宜选用的内治法是（　　）
    A. 补气养血法
    B. 攻下逐瘀法
    C. 清热凉血法
    D. 开窍活血法
    E. 和营止痛法
    F. 祛邪通络法

13. [第二问] 宜选用的中药内服方剂是（　　）
    A. 复元活血汤
    B. 五味消毒饮
    C. 桃核承气汤
    D. 和营止痛汤
    E. 和营通气散
    F. 复苏汤

14. [第三问] 宜选用的外敷中药药膏（又称软膏）是（　　）
    A. 金黄膏
    B. 三色敷药
    C. 舒筋活络药膏
    D. 活血散
    E. 生肌玉红膏
    F. 红油膏

（15～18题共用题干）

男性，56岁，重体力劳动工人，腰腿痛，并向左下肢放射，咳嗽、喷嚏时加重。行走50米出现下肢放射痛，休息后减轻。检查腰部活动轻度受限，直腿抬高试验阳性。病程中无低热、盗汗、消瘦症状。

15. [第一问] 为明确诊断，应该进行的检查是（　　）
    A. X线检查
    B. CT检查
    C. 超声
    D. 腰椎穿刺
    E. 肌电图
    F. MRI

16. [第二问] 患者最可能的诊断是（　　）
    A. 腰肌劳损
    B. 腰椎管狭窄症
    C. 腰椎间盘突出症
    D. 强直性脊柱炎
    E. 腰椎结核
    F. 腰椎肿瘤

17. [第三问] 如有左小腿及足外侧麻木，足趾跖屈力及跟腱反射减弱，病变的节段应考虑是（　　）
    A. $L_1 \sim L_2$
    B. $L_2 \sim L_3$
    C. $L_3 \sim L_4$
    D. $L_4 \sim L_5$
    E. $L_5 \sim S_1$
    F. L_5神经根

18. [第四问] 如果病史2年，并逐年加重，已严重影响生活及工作，且出现尿便障碍。其治疗方法是（　　）
    A. 理疗
    B. 按摩
    C. 牵引
    D. 用药
    E. 切开手术
    F. 微创手术

第五节 肱骨干骨折、肱骨髁上骨折、股骨干骨折、胫骨平台骨折、踝部骨折、跟骨骨折【熟悉】

A1和A2型题

说明：为单选题，5个选项中可能同时有最佳正确答案和非错误答案，请从中选择一个最佳答案。

1. 肱骨干中下1/3交界处骨折患者，易并发（　　）
   A. 臂丛神经损伤
   B. 桡神经损伤
   C. 尺神经损伤
   D. 腋神经损伤
   E. 正中神经损伤

2. 患者，男，24岁。车祸致股骨干骨折，术后1年半骨折不愈合，其治疗原则为（　　）
   A. 延长管型石膏外固定的时间
   B. 内固定
   C. 小夹板固定
   D. 股骨髁上骨牵引治疗
   E. 植骨加内固定，同时石膏外固定

3. 股骨颈骨折中骨折最难愈合的是（　　）
   A. 基底型股骨颈骨折
   B. 有移位的头下型股骨颈骨折
   C. 没有移位的经颈型股骨颈骨折
   D. 没有移位的头下型股骨颈骨折
   E. 有移位的经颈型股骨颈骨折

4. 患者，男，36岁。下楼梯时左足内翻扭伤，随后踝关节外侧肿胀、疼痛明显，不能行走。最可能的损伤是（　　）
   A. 第5趾骨基底部骨折
   B. 股骨骨折
   C. 内踝骨折
   D. 跟骨骨折
   E. 外踝撕脱骨折

5. 患者，男，70岁。平素健康。股骨颈骨折（头下型），有移位。恰当的治疗是（　　）
   A. 全髋关节置换术
   B. 不需特殊治疗，卧床休息
   C. 空心加压螺钉内固定术
   D. 皮牵引
   E. 粗隆间截骨术

6. 前臂腕伸肌紧张试验及米尔征阳性多见于（　　）
   A. 肱骨干骨折
   B. 肩周炎
   C. 颈椎病
   D. 肱骨外上髁炎
   E. 肱骨内上髁炎

7. 患者，男，30岁。车祸导致股骨干上1/3骨折，生命体征平稳后，先行骨牵引治疗，最佳的牵引体位是（　　）
   A. 髋关节前屈内旋位牵引
   B. 大腿外旋外展、髋关节屈曲位牵引
   C. 大腿内收外旋、髋关节伸直位牵引
   D. 水平牵引
   E. 大腿外展外旋、髋关节伸直位牵引

8. 患者，男，35岁。3米高处坠落致左大腿远端疼痛、畸形2小时，足部皮温降低，足背动脉搏动微弱。X线片示：左股骨髁上骨折，骨折远端明显向后倾倒。该患者首选的治疗方案为（　　）
   A. 胫骨结节骨牵引
   B. 跟骨骨牵引
   C. 石膏托外固定
   D. 小腿皮肤牵引
   E. 切开复位、探查术

9. 肱骨干下1/3骨折多为（　　）
   A. 横行骨折
   B. 粉碎性骨折
   C. 裂缝骨折
   D. 螺旋或斜形
   E. 嵌插骨折

10. 有关踝部骨折的治疗方法，下列选项**错误**的是（　　）
    A. 坚强内固定
    B. 踝穴不宜过大或过小
    C. 骨折解剖对位
    D. 反复整复，争取闭合复位，避免手术
    E. 早期功能锻炼

11. 患者从高处跌下时，足底外缘着地，致局部瘀肿、疼痛，活动受限，踝部呈内翻畸形，且内踝为斜形骨折，则该患者的踝部骨折类型是（　　）
    A. 背伸骨折
    B. 外旋骨折
    C. 内翻骨折
    D. 外翻骨折
    E. 跖屈骨折

12. 患儿，男，3岁。外伤后肱骨髁上骨折，肿胀严重，经当地医院4次手法复位，可能产生的并发症为（　　）
    A. 创伤性关节炎
    B. 损伤性骨化
    C. 血管损伤
    D. 缺血性肌挛缩
    E. 神经损伤
13. 患儿，女，8岁。左肘摔伤2小时被急诊送至医院。X线片提示左肱骨髁上骨折。急诊给予手法复位后，行小夹板外固定，前臂高度肿胀，手部青白发凉，麻木无力。若不及时处理，其最可能的后果是（　　）
    A. 缺血性骨坏死
    B. 关节僵硬
    C. 感染
    D. 骨化性肌炎
    E. 缺血性肌挛缩
14. 股骨干上1/3骨折时，骨折远端出现（　　）
    A. 向上移位
    B. 向右移位
    C. 向内上方移位
    D. 向后、向上、向内移位
    E. 向下移位
15. 跟骨结节上缘与距跟关节面所成的结节关节角为（　　）
    A. 15°～20°
    B. 30°～45°
    C. 25°～45°
    D. 15°～35°
    E. 10°～25°
16. 患者，男，25岁。活动时导致左跟骨结节横断骨折，复位后采用夹板固定，需维持膝关节（　　）
    A. 伸直位
    B. 屈曲90°位
    C. 外旋位
    D. 屈曲30°位
    E. 内旋30°位

A3和A4型题

说明：为共用题干单选题，考题是以一个共同题干的临床案例出现，请从中选择一个最佳答案。

（1～5题共用题干）

患儿，男性，9岁。扭伤右足4小时，负重不能。检查：外踝部位肿胀明显，且有环形压痛，被动内翻外翻时疼痛加重。

1. [第一问] 此病例最有可能的踝部外伤姿势为（　　）
    A. 内翻位扭伤
    B. 外翻位扭伤
    C. 垂直位损伤
    D. 跖屈位损伤
    E. 背伸位损伤
2. [第二问] 如X线未见明显骨折征象诊断应考虑（　　）
    A. 下胫腓关节损伤
    B. 下胫腓联合韧带损伤
    C. 外踝骨折
    D. 外踝骨骺损伤
    E. 外侧副韧带损伤
3. [第三问] 如为骨骺损伤，急性期的最佳治疗应为（　　）
    A. 按摩治疗
    B. 夹板固定
    C. 石膏固定
    D. 理疗
    E. 手术固定
4. [第四问] 如采取外固定法，踝关节应置于（　　）
    A. 内翻位
    B. 外翻位
    C. 跖屈位
    D. 背伸位
    E. 内旋位
5. [第五问] 此病例有可能出现的后遗症是（　　）
    A. 关节僵硬
    B. 关节粘连
    C. 骨不愈合
    D. 骨坏死
    E. 迟发性畸形

C型题

说明：为案例分析题，考题是以一个共同题干的临床案例出现，其中有一个或多个答案。

（1～3题共用题干）

患者，男性，43岁，因"左小腿无力、跛行、行走困难"来诊。患者2年前车祸致左胫骨平台骨折，行手术切开内固定。查体：体温36.5℃，脉搏80次/分，呼吸24次/分，血压105/65mmHg。言语音低，头晕，目眩，脱发，面色苍白，爪甲不华，肌肤干燥枯裂，形体消瘦，神疲肢倦，左小腿三头肌萎缩（左小腿最大周径40cm，右小腿最大周径49cm），肌力4级。舌淡，苔薄白，脉细。

1．［第一问］宜选用的内治法为（　　）
　　A．温阳驱寒法
　　B．攻下逐瘀法
　　C．祛痰散结法
　　D．开窍活血法
　　E．补气养血法
　　F．祛邪通络法
2．［第二问］宜选用的中药内服方剂是（　　）
　　A．复元活血汤
　　B．五味消毒饮
　　C．八珍汤
　　D．阳和汤
　　E．和营通气散
　　F．十全大补汤
3．［第三问］最恰当的治疗措施是（　　）
　　A．营养调护
　　B．中药熏洗
　　C．石膏固定
　　D．卧床休息
　　E．下肢牵引
　　F．练功活动（蹬车活动、扶拐练走等）

（4～6题共用题干）

患者，女性，43岁，因"左足肿胀"来诊。患者4周前摔伤致左小腿中下段螺旋形骨折，行手法复位，石膏固定。查体：体温36.6℃，脉搏80次/分，呼吸24次/分，血压110/70mmHg 左足肿胀，血液循环尚可，骨折部无疼痛，尚存环形压痛，纵轴叩击痛。舌红，苔白，脉弦细。X线片示：左胫骨螺旋形骨折，骨折部可见连续性骨痂，骨折线模糊，对位对线可。

4．［第一问］宜选用的内治法是（　　）
　　A．行气消瘀法
　　B．攻下逐瘀法
　　C．清热凉血法
　　D．开窍活血法
　　E．补益肝肾法
　　F．祛邪通络法
5．［第二问］宜选用的中药内服方剂是（　　）
　　A．复元活血汤
　　B．五味消毒饮
　　C．生血补髓汤
　　D．健步虎潜丸
　　E．和营止气散
　　F．壮筋续骨丹
6．［第三问］最恰当的治疗措施是（　　）
　　A．营养调护
　　B．外敷药物
　　C．继续石膏固定
　　D．切开内固定
　　E．下肢牵引
　　F．练功活动（股四头肌舒缩、踝部伸屈等）

（7～9题共用题干）

患者，女性，35岁，因"右踝轻度肿胀，右外踝下及前部疼痛"来诊。患者3周前右踝关节扭伤，行石膏固定2周，1周前拆除石膏。查体：体温36.5℃，脉搏75次/分，呼吸24次/分，血压105/65mmHg。右外踝下及前压痛，右足活动不利。舌红，苔白，脉弦细。X线片无明显异常。

7．［第一问］宜选用的内治法是（　　）
　　A．攻下逐瘀法
　　B．行气消瘀法
　　C．清热凉血法
　　D．接骨续筋法
　　E．和营止痛法
　　F．祛邪通络法
8．［第二问］宜选用的中药内服方剂是（　　）
　　A．复元活血汤
　　B．五味消毒饮
　　C．桃核承气汤
　　D．和营止痛汤
　　E．新伤续断汤
　　F．复苏汤
9．［第三问］宜选用的外敷中药药膏（又称软膏）（　　）
　　A．生肌玉红膏
　　B．金黄膏
　　C．舒筋活络药膏
　　D．活血散
　　E．三色敷药
　　F．红油膏

（10～17题共用题干）

一健康的7岁儿童从约2米高的树上跌下，右手掌着地，即感右肘部疼痛难忍，继之出现肘部肿胀及功能障碍。2小时后由家人陪同送来急诊。

10．［第一问］按损伤外因分类，属何种外力（　　）
　　A．直接暴力
　　B．间接暴力
　　C．传导（达）暴力
　　D．扭转暴力
　　E．劳损力
　　F．杠杆力

第十六章　中医骨伤疾病　223

11. [第二问] 按损伤发生过程及力的性质应是什么损伤（   ）
   A. 急性损伤
   B. 慢性损伤
   C. 外伤性损伤
   D. 病理性损伤
   E. 擦伤
   F. 刺伤
12. [第三问] X线有骨折征，肘部常见骨折有哪几种（   ）
   A. 肱骨外髁骨折
   B. 肱骨内髁骨折
   C. 肱骨髁上骨折
   D. 肱骨髁间骨折
   E. 桡骨头骨折
   F. 尺骨鹰嘴骨折
13. [第四问] 要明确诊断需作哪些检查（   ）
   A. 询问受伤时姿势
   B. 出现畸形否
   C. 找压痛部位
   D. 是否有环形压痛
   E. 拍摄X线片
   F. 是否有瘀斑
14. [第五问] 应与下列选项中的哪种损伤作鉴别（   ）
   A. 肘关节前脱位
   B. 肘关节后脱位
   C. 尺骨鹰嘴骨折
   D. 肘部扭伤
   E. 桡骨小头半脱位
   F. 桡骨头骨折
15. [第六问] 本病急诊处理原则是（   ）
   A. 检查是否颅脑损伤
   B. 必要时给镇痛药
   C. 患处作临时固定后拍X线片
   D. 必要时作麻醉
   E. 复位固定
   F. 动静结合肘部作屈伸练功
16. [第七问] 整复固定后1周内，内服药物法则是（   ）
   A. 清热凉血法
   B. 舒筋活络法
   C. 行气活血法
   D. 接骨续损法
   E. 补益气血法
   F. 温经通络法
17. [第八问] 如何正确促进肘关节功能早日恢复（   ）
   A. 及早正确地复位
   B. 固定时间越长越好
   C. 固定时间不宜过长，一般3周
   D. 在未拆除夹板固定前应经常屈伸肘部
   E. 用药物促进肘部早日消肿
   F. 拆除夹板后对肘部行理伤手法

第六节　肘关节脱位、小儿桡骨头半脱位、掌指关节脱位【熟悉】

A1和A2型题

说明：为单选题，5个选项中可能同时有最佳正确答案和非错误答案，请从中选择一个最佳答案。

1. 关于肘关节损伤后遗症，下列选项**不正确**的是（   ）
   A. 肘内翻畸形的发生率为9%～57%，内翻大于20°时即应手术矫形
   B. 肘关节骨化性肌炎的发生率儿童高于成年人
   C. 肘关节损伤后可出现继发性尺神经炎
   D. 肘外翻达35°以上者应考虑手术治疗
   E. 创伤性骨化性肌炎与进行性骨化性肌炎不是一种疾病，发病部位与表现亦不相同
2. 肘关节骨折脱位，最可能并发的晚期并发症是（   ）
   A. 动静脉损伤
   B. 缺血性肌挛缩
   C. 损伤性骨化
   D. 缺血性骨坏死
   E. 周围神经损伤
3. 患者，男，20岁。临床诊断为前臂尺桡骨干双骨折，经手法复位失败。此时，宜采取的治疗方法是（   ）
   A. 小夹板固定，3周后再手术治疗
   B. 石膏管形固定，3周后再手术治疗
   C. 持续骨牵引治疗
   D. 手术切开复位内固定
   E. 待骨折愈合后，再行矫形手术
4. 肘外翻指的是（   ）

A．大于肘部携带角
B．小于肘部携带角
C．大于肘部前倾角
D．小于肘部前倾角
E．小于肘部前倾角，大于肘部携带角

5．肘关节后脱位与肱骨髁上伸直型骨折的鉴别要点是（   ）
A．有无肿胀
B．肘后三角关系正常与否
C．有无疼痛及压痛
D．是否伴有肘关节屈曲受限
E．有无肘外翻畸形

6．肘关节前脱位早期易并发（   ）
A．肱骨干骨折
B．肱骨髁上骨折
C．尺骨鹰嘴骨折
D．正中神经损伤
E．尺神经损伤

第七节 肱二头肌腱鞘炎、腕三角纤维软骨损伤、膝关节创伤性滑膜炎、膝半月板损伤、膝交叉韧带损伤【熟悉】

A1和A2型题
说明：为单选题，5个选项中可能同时有最佳正确答案和非错误答案，请从中选择一个最佳答案。

1．在膝半屈曲外展位，股骨髁骤然内旋牵拉，可致（   ）
A．内侧半月板破裂
B．外侧半月板破裂
C．半月板中央损伤
D．全半月板破裂
E．半月板边缘损伤

2．患者，男，24岁。踢球时左膝关节扭伤后内侧肿痛和活动受限。保守治疗1个月后症状减轻，但时有关节交锁现象，股四头肌内侧头明显萎缩、内侧关节间隙压痛，麦氏征（+）、抽屉试验（−）、侧方应力试验（−）。最可能的诊断是（   ）
A．关节内游离体
B．内侧半月板损伤
C．骨软化症
D．内侧副韧带断裂
E．前交叉韧带断裂

3．膝关节处于半屈曲位，外力来自胫骨上段前方，可造成的损伤是（   ）
A．膝关节内侧半月板损伤
B．膝关节外侧半月板损伤
C．膝关节前交叉韧带损伤
D．膝关节后交叉韧带损伤
E．膝关节内侧副韧带损伤

4．急性膝关节创伤性滑膜炎多发生于（   ）
A．老年人
B．长期使用膝关节负重的人
C．身体肥胖者
D．爱运动的年轻人
E．10岁以下儿童

5．能够帮助确诊膝陈旧性前交叉韧带完全断裂的检查是（   ）
A．蹲走试验
B．膝关节X线检查
C．膝关节内外翻试验
D．研磨试验
E．抽屉试验

6．为检查患者膝关节内侧半月板有无损伤，行回旋挤压试验时，患侧小腿应呈（   ）
A．内收、外旋位伸直膝关节
B．内收、内旋位伸直膝关节
C．外展、外旋位伸直膝关节
D．外展、内旋位伸直膝关节
E．外旋位伸直膝关节

7．下列关于"膝关节创伤性滑膜炎"说法**错误**的是（   ）
A．急性期滑膜炎关节穿刺可抽出淡黄色清亮的渗出液
B．药物治疗急性期滑膜损伤以散瘀生新为主
C．对于膝关节积血、积液较多者，可穿刺抽液
D．急性期应将膝关节固定于伸直位制动2周
E．急性期患者应卧床休息，抬高患肢，并禁止负重

8．膝关节损伤三联征是指（   ）
A．内侧副韧带完全断裂的同时合并内侧半月板及前交叉韧带的损伤

B．内侧副韧带部分撕裂，合并外侧副韧带与内侧半月板的损伤

　　C．外侧副韧带部分撕裂，合并内侧副韧带与外侧半月板的损伤

　　D．外侧副韧带完全断裂，合并内侧副韧带及前交叉韧带损伤

　　E．内侧副韧带完全断裂，合并外侧半月板及后交叉韧带的损伤

9．腕三角纤维软骨的主要作用是（　　）

　　A．限制前臂的过度旋转

　　B．限制腕关节过度背伸

　　C．限制腕关节过度旋转

　　D．限制前臂的过度外展

　　E．限制腕关节过度屈曲

10．膝关节半月板损伤患者，可见（　　）

　　A．抽屉试验阳性

　　B．浮髌试验阳性

　　C．回旋挤压试验阳性

　　D．直腿抬高试验阳性

　　E．侧方挤压试验阳性

11．正常成人内侧半月板多呈（　　）

　　A．Y形

　　B．C形

　　C．O形

　　D．S形

　　E．L形

第八节　孟氏骨折、盖氏骨折、颞颌关节脱位、肩袖损伤、髋关节滑膜炎、骨质疏松症、骨关节感染、骨肿瘤【了解】

A1和A2型题

说明：为单选题，5个选项中可能同时有最佳正确答案和非错误答案，请从中选择一个最佳答案。

1．关于尺骨鹰嘴骨折的叙述正确的是（　　）

　　A．多见于儿童

　　B．其骨化中心出现于5～7岁

　　C．大部分属于关节内骨折

　　D．青少年常为骨骺分离

　　E．多数由直接暴力所致

2．关节部位常用的包扎方法是（　　）

　　A．三角巾包扎法

　　B．8字形绷带法

　　C．螺旋形包扎法

　　D．螺旋反折包扎法

　　E．环形包扎法

3．下列选项中，**不属于**骨与关节结核常见并发症的是（　　）

　　A．窦道形成

　　B．关节病理性脱位或半脱位

　　C．关节融合

　　D．关节畸形或强直

　　E．肢体短缩

4．髋关节暂时性滑膜炎可出现（　　）

　　A．骨盆倾斜

　　B．髋关节脱位

　　C．髋关节内收障碍

　　D．膝关节屈曲障碍

　　E．髋关节屈曲挛缩畸形

5．骨转移性肿瘤好发于（　　）

　　A．长骨干骺端

　　B．四肢长骨的骨端

　　C．骨盆

　　D．胫骨远端

　　E．股骨头

6．化脓性关节炎最常见的致病菌为（　　）

　　A．金黄色葡萄球菌

　　B．大肠杆菌

　　C．结核杆菌

　　D．溶血性链球菌

　　E．肺炎链球菌

7．骨质疏松症常用的康复治疗方法**不包括**（　　）

　　A．光疗法

　　B．低频脉冲磁场

　　C．短波疗法

　　D．运动疗法

　　E．共鸣电火花疗法

8．关于滑膜型关节结核的X线表现均是正确的，但**除外**（　　）

　　A．持续关节软组织肿胀

　　B．骨质稀疏

　　C．关节面非承重部分骨破坏

　　D．关节间隙早期变窄

　　E．骨骺增大

第十七章 中医耳鼻喉科疾病

第一节 旋耳疮、耳疖、耳疮、耳胀、脓耳、耳鸣耳聋、耳眩晕【掌握】

A1和A2型题

说明：为单选题，5个选项中可能同时有最佳正确答案和非错误答案，请从中选择一个最佳答案。

1. 耳疮与耳疖的鉴别要点在于（ ）
   A. 疼痛程度
   B. 病变部位
   C. 外耳道红肿的范围
   D. 发病季节
   E. 有无挖耳史

2. 治疗血虚生风化燥型旋耳疮的代表方剂是（ ）
   A. 四物汤
   B. 地黄饮子
   C. 镇肝息风汤
   D. 天麻钩藤饮
   E. 六味地黄汤

3. 患儿5岁，左耳局部皮肤瘙痒，灼热感，皮肤潮红，逐渐出现小水疱，溃破后渗出黄色脂水，皮肤糜烂，舌红，苔黄腻，脉弦数，该患者证属（ ）
   A. 血虚生风化燥证
   B. 风热湿邪犯耳证
   C. 邪毒侵袭证
   D. 火热炽盛证
   E. 正虚毒滞证

4. 根据纯音测听可明确听力减退的程度，轻度耳聋平均听力损失是（ ）
   A. 41～55dB
   B. 56～70dB
   C. 71～90dB
   D. ＞90dB
   E. 26～40dB

5. 下列**不属于**耳眩晕的主要临床症状的是（ ）
   A. 耳部疱疹
   B. 旋转性眩晕
   C. 耳鸣
   D. 听力下降
   E. 恶心呕吐

6. 耳鸣与幻听的鉴别要点在于（ ）
   A. 有无相应的声源
   B. 主观与客观的区别
   C. 声音感觉的类型不同
   D. 声音有无节奏
   E. 有无情志变化

7. 患者，男，55岁。左耳听力减退，常在劳累后加重，倦怠乏力，声低气怯，面色无华。伴食欲不振，腹胀满，大便溏薄，心悸失眠，舌淡红，苔薄白，脉细弱，导致该患者耳聋的主要病因是（ ）
   A. 外邪侵袭
   B. 肝火上扰
   C. 痰火郁结
   D. 气滞血瘀
   E. 气血亏虚

8. 患者耳痒、耳痛反复发作，外耳道皮肤潮红、增厚、皲裂，可见结痂，舌淡，苔白，脉细。治疗该患者宜（ ）
   A. 疏风清热，解毒祛湿
   B. 清泻肝胆，利湿消肿
   C. 养血润燥，祛风止痒
   D. 健脾渗湿，补托排脓
   E. 补肾培元，祛腐化湿

9. 脓耳见鼓膜穿孔较小或引流不畅时，**不宜**选用的外治法是（ ）
   A. 吹药法
   B. 滴耳法
   C. 滴鼻法

D. 3%双氧水洗耳法
E. 鼓膜修补术
10. 耳疖、耳疮需与哪种疾病鉴别（　　）
   A. 急性鼓膜炎
   B. 外耳道湿疹
   C. 化脓性中耳炎
   D. 耳部神经痛
   E. 耳郭软骨膜炎
11. 脓耳听力下降表现为（　　）
   A. 患侧骨导延长
   B. 患侧骨导缩短
   C. 患侧气导延长
   D. 患侧气导消失
   E. 患侧气骨导均下降

A3和A4型题

说明：为共用题干单选题，考题是以一个共同题干的临床案例出现，请从中选择一个最佳答案。

（1～2题共用题干）

患者，男。昨日被人手掌打中右耳，当时耳内"嗡嗡"作响。今日觉右耳闷。检查见右鼓膜紧张部有不规则裂孔，周边有血迹。

1. ［第一问］此患者的诊断为（　　）
   A. 耳郭外伤
   B. 鼓膜外伤
   C. 颞骨骨折
   D. 岩尖骨折
   E. 颅底骨折
2. ［第二问］处理此病严禁（　　）
   A. 干燥疗法
   B. 乙醇消毒外耳道
   C. 外耳道口用消毒棉球堵塞
   D. 外耳道滴药
   E. 鼓膜修补术

（3～5题共用题干）

患者，男，36岁。突发右耳鸣、听力下降3日，追问病史，3日前劳累后，又遇心情不佳，第二天即发右耳鸣、听力下降，耳鸣如风雷声，现上症加重，郁怒之后，耳鸣耳聋更甚，伴头晕，目赤面红，口苦咽干。

3. ［第一问］其选用方剂为（　　）
   A. 龙胆泻肝汤
   B. 小柴胡汤
   C. 大柴胡汤
   D. 四逆散
   E. 川楝子散
4. ［第二问］本病辨证当属（　　）
   A. 脾胃虚弱
   B. 痰火上扰
   C. 肝火上扰
   D. 风热侵聋
   E. 肾精亏损
5. ［第三问］其治法为（　　）
   A. 清肝泻火，益气复聪
   B. 清肝泄热，开郁通窍
   C. 益气健脾，清肝泻胆
   D. 清肝健脾，升阳复聪
   E. 疏风散邪，通窍复聪

（6～8题共用题干）

患者，女，18岁。耳痛，听力下降，耳内少量流脓，鼓膜穿孔，伴发热、恶寒、头痛，周身不适，鼻塞流涕，咳嗽。舌红苔薄黄，脉浮数。听力检查：传导性耳聋。

6. ［第一问］该患者应考虑为（　　）
   A. 耳疮
   B. 脓耳
   C. 耳疖
   D. 旋耳疮
   E. 耳胀
7. ［第二问］导致该患者发病的主要原因是（　　）
   A. 肝胆湿热
   B. 脾虚湿困
   C. 肾元亏损
   D. 风热外侵
   E. 正虚毒滞
8. ［第三问］治疗可首选的方剂是（　　）
   A. 蔓荆子散加减
   B. 龙胆泻肝汤加减
   C. 托里消毒散加减
   D. 知柏地黄丸加减
   E. 肾气丸加减

第二节 鼻疔、鼻疖、鼻窒、鼽、鼻渊、鼻槁【掌握】

A1和A2型题
说明：为单选题，5个选项中可能同时有最佳正确答案和非错误答案，请从中选择一个最佳答案。

1. 下列关于鼻疔与鼻疖说法**错误**的是（   ）
   A. 两者均可出现外鼻部红肿疼痛
   B. 鼻疔为外鼻部的疔疮疖肿，病变范围较局限；鼻疖病变范围较大
   C. 鼻疔常可化脓，鼻疖不会化脓
   D. 鼻疔可发生糜烂、渗液，病程较长
   E. 鼻疖可反复发作，时轻时重，缠绵难愈
2. 鼻腔的检查方法主要有（   ）
   A. 咽鼓管吹张法
   B. 瓦尔萨尔法
   C. 波利策法
   D. 导管吹张法
   E. 收缩鼻腔黏膜法
3. 患者，女，18岁。突然发作鼻痒，喷嚏频频，流清涕、鼻塞、嗅觉减退，鼻黏膜肿胀，颜色苍白，无恶寒、发热等症，数分钟后症状可消失，但常反复发作。该患者最可能的诊断为（   ）
   A. 伤风鼻塞
   B. 鼻窒
   C. 鼻鼽
   D. 鼻疖
   E. 鼻渊
4. 鼻窒患者的主要症状是（   ）
   A. 鼻塞流涕，打喷嚏
   B. 间歇性、交替性鼻塞
   C. 鼻塞，伴恶寒、发热
   D. 鼻前孔附近灼热疼痛，伴瘙痒
   E. 鼻流浊涕，量多不止
5. 下列关于鼻渊说法**不正确**的是（   ）
   A. 本病以鼻流浊涕，量多不止为主要特征
   B. 常伴有鼻塞及嗅觉减退
   C. 鼻黏膜红肿，尤以下鼻甲为主
   D. 中鼻道、嗅沟、下鼻道或后鼻孔可见脓涕
   E. 部分患者可见前额、鼻根部或颌面部、头顶部疼痛

A3和A4型题
说明：为共用题干单选题，考题是以一个共同题干的临床案例出现，请从中选择一个最佳答案。

（1～2题共用题干）
患者，女。阵发性鼻痒、喷嚏、流涕清稀，反复发作2年。伴头重头沉，嗅觉减退，神疲气短，恶寒，肢重腹胀，纳呆便溏。检查见鼻中隔左偏，鼻腔黏膜水肿明显，舌淡胖有齿痕，苔白腻，脉濡弱。

1. ［第一问］患者的病因病机为（   ）
   A. 肺气虚弱，感受风寒
   B. 邪毒久留，气滞血瘀
   C. 肺脾气虚，水湿泛鼻
   D. 脾胃失调，湿热郁蒸
   E. 肾元亏虚，肺失温煦
2. ［第二问］患者可选择除哪一项外的手术疗法（   ）
   A. 切断鼻腔交感神经供给
   B. 鼻中隔黏膜下矫正术
   C. 下鼻甲部分切除术
   D. 中鼻甲部分切除术
   E. 筛前神经切除术

（3～4题共用题干）
患者，男。鼻流浊涕不止1月余。伴鼻塞、头痛、嗅觉减退。

3. ［第一问］此患者若属虚证，下列描述哪项是正确的（   ）
   A. 鼻塞轻重不等
   B. 剧烈头痛
   C. 鼻涕浓稠黄浊而量多
   D. 鼻甲红肿
   E. 颧部叩击痛明显
4. ［第二问］此患者最可能的诊断为（   ）
   A. 鼻鼽
   B. 鼻槁
   C. 鼻渊

D. 鼻疔
E. 鼻窒

(5～6题共用题干)

患者，女。2天前出现右鼻孔疼痛，检查见右鼻前庭内有丘状隆起，周围红肿发硬，顶部可见脓点。

5. [第一问] 此患者最可能的诊断是（　　）
   A. 鼻疔
   B. 鼻疳
   C. 伤风鼻塞
   D. 鼻渊
   E. 鼻槁

6. [第二问] 下列哪一项为本病的治疗禁忌（　　）
   A. 局部热敷
   B. 切开
   C. 多饮水
   D. 挤压
   E. 超短波

(7～8题共用题干)

患者，女。右鼻流浊涕4天。晨起多，下午少，伴鼻塞，嗅觉减退，头痛头胀，纳差，脘腹胀满，小便黄。检查见舌红，苔黄腻，脉濡。右内眦根部有叩击痛，右嗅裂可见脓涕。

7. [第一问] 此病的病因病机为（　　）
   A. 肺经风热
   B. 胆腑郁热
   C. 脾经湿热
   D. 肺气虚寒
   E. 脾气虚寒

8. [第二问] 下列哪一项治疗对此病是**不适宜**的（　　）
   A. 1%麻黄素滴鼻
   B. 阿莫西林口服
   C. 局部热敷
   D. 上颌窦穿刺
   E. 标准桃金娘油肠溶胶囊口服

(9～10题共用题干)

患者，男。阵发性鼻痒、打喷嚏10年余，伴鼻流清涕、量多。检查见鼻黏膜苍白水肿，双下鼻甲尤甚，鼻内可见清稀分泌物。

9. [第一问] 对此病病因的叙述下列哪一项是**错误**的（　　）
   A. 肺阴亏虚
   B. 脏腑功能失调
   C. 脾气虚弱
   D. 肾气虚弱
   E. 肺脾肾三脏虚弱

10. [第二问] 此患者最可能的诊断是（　　）
    A. 伤风鼻塞
    B. 鼻窒
    C. 鼻息肉
    D. 鼻鼽
    E. 鼻疳

第三节　喉痹、乳蛾、喉瘖、喉痈、梅核气【掌握】

A1和A2型题

说明：为单选题，5个选项中可能同时有最佳正确答案和非错误答案，请从中选择一个最佳答案。

1. 乳蛾与喉痹的鉴别要点在于（　　）
   A. 疼痛性质
   B. 病变部位
   C. 好发年龄
   D. 伴随症状
   E. 病程长短

2. 患者，女，45岁。咽部疼痛，吞咽时加重，自觉咽部异物阻塞不适感，检查可见咽部黏膜红肿，肥厚增生，咽后壁颗粒状突起。该患者可考虑为（　　）
   A. 乳蛾
   B. 梅核气
   C. 喉痈
   D. 喉痹
   E. 急喉风

3. 治疗喉痈成脓期的首选方剂是（　　）
   A. 银翘散加减
   B. 五味消毒饮加减
   C. 仙方活命饮加减
   D. 沙参麦冬汤加减
   E. 逍遥散加减

A3和A4型题

说明：为共用题干单选题，考题是以一个共同题干的临床案例出现，请从中选择一个最佳答案。

（1～4题共用题干）

患者，女，咽痛1天，咽部干燥灼热，吞咽不利，咽部黏膜充血肿胀，咽后壁淋巴滤泡红肿，伴有发热恶寒，咳嗽，舌略红，苔薄黄，脉浮数。

1. ［第一问］本病西医诊断为（　　）
   A．急性咽炎
   B．急性扁桃体炎
   C．急性喉炎
   D．慢性咽炎
   E．慢性扁桃体炎
2. ［第二问］中医诊断为（　　）
   A．风热乳蛾
   B．风热喉痹
   C．虚火乳蛾
   D．虚火喉痹
   E．急喉瘖
3. ［第三问］中医辨证为（　　）
   A．肺胃热盛
   B．风寒外袭
   C．肺经风热
   D．肝火上逆
   E．脾胃湿热
4. ［第四问］中医治则为（　　）
   A．清热利湿，利咽消肿
   B．泄热解毒，利咽消肿
   C．疏风散寒，消肿利咽
   D．清肝泻火，消肿利咽
   E．疏风清热，消肿利咽

（5～7题共用题干）

急喉瘖突然声嘶，咽痒咳嗽，声带色淡红伴恶寒发热、鼻塞、流清涕、脉浮。

5. ［第一问］所选用方剂为（　　）
   A．疏风清热汤
   B．六味汤加紫苏叶、杏仁、蝉蜕
   C．养阴清肺汤
   D．清咽利膈汤
   E．五味消毒饮
6. ［第二问］其论治原则为（　　）
   A．疏风清热，利喉开音
   B．泻热解毒，清利咽喉
   C．辛温散寒，疏风解表
   D．解表清热，解毒消肿
   E．滋养肺肾，降火利喉
7. ［第三问］上述症状辨证当为（　　）
   A．风热外袭，上犯于肺
   B．风寒外袭，内束于肺
   C．肺气亏虚，卫表不固
   D．肺脾气虚，宗气不足
   E．肺肾阴虚，咽喉失养

第十八章 中医耳鼻喉科急症

鼻衄、急喉风、骨鲠【熟悉】

A1和A2型题

说明：为单选题，5个选项中可能同时有最佳正确答案和非错误答案，请从中选择一个最佳答案。

1. 骨鲠最常见的症状是（ ）
   A. 剧烈咳嗽
   B. 咽喉疼痛
   C. 呼吸困难
   D. 胸背痛
   E. 呕吐

2. 患儿3岁，猝然呼吸困难，咽喉憋闷，吞咽不利，考虑为喉风。入院症见：呼吸困难明显，喉鸣较响，并因缺氧而出现烦躁不安、自汗、脉数等表现，三凹征显著。该患者呼气性呼吸困难的分度为（ ）
   A. 一度
   B. 二度
   C. 三度
   D. 四度
   E. 五度

3. 鼻衄之肺经风热证治疗应首选的方剂是（ ）
   A. 归脾汤加减
   B. 龙胆泻肝汤加减
   C. 仙方活命饮加减
   D. 知柏地黄丸加减
   E. 桑菊饮加减

A3和A4型题

说明：为共用题干单选题，考题是以一个共同题干的临床案例出现，请从中选择一个最佳答案。

（1～4题共用题干）

李某，男，50岁，左侧鼻衄2天。两天前患者与人争吵后，自觉鼻内烘热，随即出血，量多色红，在医务室处理后，又出血2次。今日到我科就诊，就诊时仍有出血，伴头昏头痛，胸胁胀满，口苦咽干，大便干，小便黄，既往有高血压病史。检查：急性病容，BP：150/100mmHg，填塞物有血染，仍渗血，色深红。外院病历示出血来自鼻底后方，舌红苔黄，脉弦数。

1. [第一问] 该病诊断为鼻衄，其证型为（ ）
   A. 胃火热盛
   B. 肝火上逆
   C. 肺经风热
   D. 肝肾阴虚
   E. 脾不统血

2. [第二问] 其所用方剂为（ ）
   A. 玉女煎
   B. 犀角地黄汤
   C. 龙胆泻肝汤
   D. 知柏地黄丸
   E. 归脾汤

3. [第三问] 鼻出血的全身病因与下列哪些疾病有关（ ）
   A. 急性传染性疾病
   B. 心血管疾病
   C. 出血性疾病
   D. 内分泌功能紊乱
   E. 以上都是

4. [第四问] 其治法为（ ）
   A. 清胃泄热，凉血止血
   B. 清肝泻火，凉血止血
   C. 疏风清热，凉血止血
   D. 滋养肝肾，凉血止血
   E. 健脾益气，摄血止血

第十九章 中医眼科病证

第一节 针眼、胞生痰核、睑弦赤烂、椒疮、暴风客热、天行赤眼【掌握】

A1和A2型题

说明：为单选题，5个选项中可能同时有最佳正确答案和非错误答案，请从中选择一个最佳答案。

1. 胞生痰核在中医学中又称（　　）
   A．偷针
   B．土疳
   C．土疡
   D．疣病
   E．火疡

2. 针眼未成脓者，下列**不属于**其主要辅助治疗的是（　　）
   A．针灸
   B．湿热敷
   C．耳尖放血
   D．涂眼药膏
   E．按摩

3. 针眼与胞生痰核最重要的鉴别点是（　　）
   A．病变位于胞睑
   B．病变可位于睑内面
   C．病变可位于睑外面
   D．病变均由脾胃不和引起
   E．肿物有无压痛

4. 下列**不属于**椒疮常见并发症与后遗症的是（　　）
   A．凝脂翳
   B．赤膜下垂
   C．流泪症、漏睛
   D．眼珠干燥
   E．上胞下垂

5. 椒疮相当于西医学的（　　）
   A．麦粒肿
   B．霰粒肿
   C．睑结石
   D．沙眼
   E．滤泡性结膜炎

6. 天行赤眼的主要特点是（　　）
   A．白睛红赤
   B．胞睑红肿
   C．畏光流泪
   D．邻里相传
   E．痒涩不适

7. 椒疮病位在（　　）
   A．上睑皮肤面
   B．下睑皮肤面
   C．上睑内面
   D．下睑内面
   E．睑缘

8. 下述为暴风客热的其他治疗方法，**除了**（　　）
   A．点眼药水
   B．冲洗结膜囊
   C．耳尖放血
   D．湿热敷
   E．针灸

9. 下列**不属于**睑弦赤烂的中医名称的是（　　）
   A．目赤烂眦
   B．风弦赤烂
   C．迎风赤烂
   D．烂弦风
   E．风赤疮痍

10. 患者暴风客热，症见目痛灼热，怕热畏光，热泪如汤，眵多黄稠，胞睑红肿，白睛红赤浮肿；证属热重于风者，治宜选用（　　）
    A．银翘散
    B．导赤散
    C．泻肺饮

D. 菊花决明散
E. 以上都不是
11. 指出**不属于**热敷法治疗的眼病（　　）
    A. 偷针
    B. 胞生痰核
    C. 白睛溢血
    D. 暴风客热
    E. 血灌瞳神
12. 防风通圣散常用于治疗哪一类型的暴风客热（　　）
    A. 风重于热
    B. 热重于风
    C. 风热并重
    D. 湿重于热
    E. 热重于湿
13. 下列**不属于**针眼病因病机的是（　　）
    A. 风邪外袭，客于胞睑而化热生疖
    B. 过食辛辣炙煿，脾胃积热上攻胞睑
    C. 余邪未清，热毒蕴伏
    D. 素体虚弱，复感外邪
    E. 脾失健运，湿痰内聚
14. 天行赤眼治疗禁用（　　）
    A. 包眼
    B. 洗眼
    C. 耳尖放血
    D. 针灸
    E. 熏洗
15. 外麦粒肿脓成时，应在眼睑皮肤切开排脓，其切口应（　　）
    A. 与睑缘平行
    B. 与睑缘垂直
    C. 与睑缘呈 30°角
    D. 与睑缘呈 15°角
    E. 与睑缘呈 45°角

A3和A4型题

说明：为共用题干单选题，考题是以一个共同题干的临床案例出现，请从中选择一个最佳答案。

（1～2题共用题干）
患者胞睑肿胀，白睛红赤，痛痒兼作，羞明泪多，伴头痛鼻塞，恶风发热，舌苔薄黄，脉浮数。
1. [第一问] 根据临床表现，其诊断为（　　）
    A. 针眼
    B. 椒疮
    C. 胞肿如桃
    D. 暴风客热
    E. 天行赤眼
2. [第二问] 根据临床症状，其证型为（　　）
    A. 外感风热
    B. 外感风寒
    C. 风重于热
    D. 热重于风
    E. 风热并重

（3～4题共用题干）
患者双眼痒涩不适，羞明流泪，睑内微红，有少量红赤颗粒。
3. [第一问] 最合适的辨证是（　　）
    A. 血热壅滞
    B. 外感风寒
    C. 脾胃热盛
    D. 风热客睑
    E. 恣食炙煿之品
4. [第二问] 根据症状，应诊断为（　　）
    A. 针眼
    B. 土疳
    C. 胞生痰核
    D. 脾生痰核
    E. 椒疮

（5～6题共用题干）
患者双眼胞睑厚硬，睑内颗粒累累，疙瘩不平，红赤显著，眼睑重坠难开，眼内刺痛灼热，沙涩羞明，生眵流泪，黑睛赤膜下垂。
5. [第一问] 根据上述症状，其诊断为（　　）
    A. 针眼
    B. 胞生痰核
    C. 椒疮
    D. 睑弦赤烂
    E. 风赤疮痍
6. [第二问] 最可能的病因是（　　）
    A. 脾胃热盛
    B. 血热壅滞
    C. 风热客睑
    D. 脾经蕴热，外感风邪
    E. 脾胃湿热，复感外邪

（7～8题共用题干）
患者，女，右上睑痒痛2日。检查：右上睑轻度红肿，并可触及一硬结，伴有头痛，发热，脉浮数，苔薄白。
7. [第一问] 最合适的诊断是（　　）
    A. 急性结膜炎

B. 急性睑缘炎
C. 针眼初期
D. 针眼后期
E. 热性疱疹

8. [第二问] 最可能的病因病机是（ ）
   A. 外感风热
   B. 素体虚弱，复感风邪
   C. 过食辛辣之品
   D. 余邪未清，热毒上攻
   E. 脾失健运，痰湿上聚

（9～10题共用题干）

患者双眼白睛红赤，胞睑红肿，眼沙涩，灼痛，畏光流泪，怕热眵多。

9. [第一问] 如果这个患者患的是暴风客热，最不可能出现的情况是（ ）
   A. 传染快
   B. 不易传染
   C. 黑睛星翳
   D. 恶寒发热
   E. 头痛鼻塞

10. [第二问] 若患的是天行赤眼，在眼部检查中，哪一项最支持其诊断（ ）
    A. 白睛赤红
    B. 结膜囊眼眵较多
    C. 黑睛星翳
    D. 白睛浮肿
    E. 白睛见点状或片状出血

第二节　火疳、聚星障、凝脂翳、瞳神紧小、绿风内障、圆翳内障、暴盲【掌握】

A1和A2型题

说明：为单选题，5个选项中可能同时有最佳正确答案和非错误答案，请从中选择一个最佳答案。

1. 火疳在中医学中又称（ ）
   A. 土疡
   B. 土疳
   C. 火疡
   D. 金疡
   E. 金疳

2. 若为绿脓杆菌所致的凝脂翳，首选的外治法为（ ）
   A. 散瞳
   B. 湿热敷
   C. 频频点抗菌眼药水
   D. 清热解毒药煎水清洗患眼
   E. 结膜下注射多黏菌素

3. 下列不属于圆翳内障中医病名的是（ ）
   A. 冰瑕翳
   B. 浮翳
   C. 枣花翳
   D. 沉翳
   E. 滑翳

4. 圆翳内障共分为（ ）
   A. 两期
   B. 三期
   C. 四期
   D. 五期
   E. 六期

5. 火疳在其他治疗中应首选（ ）
   A. 消炎眼药水
   B. 冲洗结膜囊
   C. 耳尖放血
   D. 激素眼药水
   E. 湿热敷

6. 圆翳内障的诊断依据是，除了（ ）
   A. 视力突然下降
   B. 晶珠混浊
   C. 无怕光流泪
   D. 无眼红眼痛
   E. 视力缓慢减退

7. 圆翳内障相当于现代医学之（ ）
   A. 实质层角膜炎
   B. 蚕蚀性角膜炎
   C. 视网膜色素变性
   D. 年龄相关性白内障
   E. 中浆

8. 不属于绿风内障的伴随症状的是（ ）
   A. 头眼剧痛
   B. 虹视

C．恶心呕吐
D．不思饮食
E．发病缓慢
9. 瞳神紧小首选的外治法是（　　）
A．点激素眼药水
B．涂激素眼药膏
C．涂阿托品眼膏
D．热敷
E．耳尖放血
10. 诊断瞳神紧小的其他依据**不包括**（　　）
A．抱轮红赤
B．黑睛后壁有灰白色细小或羊脂状物附着
C．目珠坠痛
D．黄仁与黑睛粘连
E．神水混浊
11. 暴盲常见于下列眼病，**除了**（　　）
A．急性卡他性结膜炎
B．视网膜中央静脉阻塞
C．视网膜中央动脉阻塞
D．急性视神经炎
E．视网膜静脉周围炎
12. 圆翳内障在膨胀期时，最好的治疗方法是（　　）
A．点法可林滴眼液
B．点珍珠明目滴眼液
C．服石斛夜光丸
D．手术
E．针刺
13. 下述**不是**诊断聚星障依据的是（　　）
A．黑睛星点翳障
B．白睛红赤
C．抱轮红赤
D．刺痛流泪
E．病变区知觉减退
14. 治疗绿风内障**不可**使用的药物是（　　）
A．毛果芸香碱
B．噻吗心安
C．曲伏前列腺素
D．乙酰唑胺
E．阿托品
15. 导致凝脂翳最严重的微生物是（　　）
A．肺炎双球菌
B．Koch-weeks 杆菌
C．流行性杆菌
D．绿脓杆菌
E．葡萄球菌

A3和A4型题

说明：为共用题干单选题，考题是以一个共同题干的临床案例出现，请从中选择一个最佳答案。

（1～2题共用题干）
患者左眼坠痛，视力模糊1周。
1．[第一问] 若为绿风内障，下述哪项**不支持**其诊断（　　）
A．眼压 6.67kPa
B．前房极浅
C．瞳神散大
D．瞳神略小
E．睫状肌压痛阳性
2．[第二问] 与瞳神紧小相符合的眼部检查是（　　）
A．黑睛混浊
B．抱轮红赤
C．白睛混赤
D．视力下降
E．黑睛后壁见细小灰白色物附着

（3～7题共用题干）
患者，女，40岁。右眼白睛结节，色鲜红，周围有赤丝牵绊，眼球闷胀而痛，羞明流泪，视物模糊，全身关节酸痛，胸闷纳减，舌苔白腻，脉滑。
3．[第一问] 其诊断是（　　）
A．胬肉攀睛
B．圆翳内障
C．白睛溢血
D．火疳
E．金疳
4．[第二问] 其辨证是（　　）
A．肺火亢盛
B．热客肺经
C．心火上炎
D．心肺热毒
E．风湿热攻
5．[第三问] 其治法是（　　）
A．清肺凉血散血
B．祛风化湿，清热散结
C．泻火解毒，凉血散结
D．泻肺散结
E．滋阴降火
6．[第四问] 治疗应首选（　　）
A．泻肺汤
B．还阴救苦汤

C. 散风除湿活血汤
D. 退赤散
E. 除风清脾饮
7. [第五问] 若骨节酸痛，关节肿胀，酌加（　　）
    A. 独活、威灵仙、蕲蛇、桑寄生
    B. 豨莶草、秦艽、络石藤、海桐皮
    C. 木瓜、伸筋草、青风藤、狗脊
    D. 威灵仙、防己、川乌、徐长卿
    E. 地骨皮、蕲蛇、牛膝、豨莶草

第三节　眼丹、上胞下垂、粟疮、流泪症、漏睛、漏睛疮异、金疳、胬肉攀睛、天行赤眼暴翳、湿翳【熟悉】

A1和A2型题
说明：为单选题，5个选项中可能同时有最佳正确答案和非错误答案，请从中选择一个最佳答案。

1. 指出**不属于**漏睛的诊断依据（　　）
    A. 泪液清稀
    B. 按压睛明穴，脓液自泪窍溢出
    C. 冲洗泪道不通
    D. 冲洗泪道通而不畅
    E. 睛明穴下方皮色正常
2. 天行赤眼暴翳相当于西医学之（　　）
    A. 沙眼
    B. 流行性结膜炎
    C. 流行性角膜炎
    D. 春季卡他性结膜炎
    E. 细菌性角膜炎
3. 指出**不属**上胞下垂的中医病名的是（　　）
    A. 侵风
    B. 目睑垂缓
    C. 睑废
    D. 睢目
    E. 目劄
4. 两眼平视时上胞遮盖黑睛上缘，超过多少毫米时，才可诊断为上胞下垂（　　）
    A. 0.5
    B. 1
    C. 1.5
    D. 0.1
    E. 2
5. 天行赤眼暴翳的主要临床症状是（　　）
    A. 白睛红赤
    B. 畏光流泪
    C. 眵多清稀
    D. 黑睛簇生星翳
    E. 患眼灼痛
6. 漏睛与流泪症的鉴别要点在于（　　）
    A. 冲洗泪道时有无黏液或脓液溢出
    B. 是否发生流泪
    C. 是否伴有目赤肿痛
    D. 病变部位
    E. 好发人群
7. 漏睛疮的诊断要点是，**除了**（　　）
    A. 发病慢
    B. 发病急
    C. 睛明穴下方红肿高起
    D. 疼痛拒按
    E. 常有漏睛史
8. 冷泪的诊断依据是，**除了**（　　）
    A. 泪液清稀
    B. 遇风加剧
    C. 冲洗泪道不畅
    D. 冲洗泪道通畅
    E. 按压睛明穴，有黏液溢出
9. 天行赤眼最主要的病因是（　　）
    A. 外感风热
    B. 外感风寒
    C. 暴饮暴食
    D. 外感疫疠之气
    E. 多食辛辣之品
10. 上胞下垂在《目经大成》中被称为（　　）
    A. 睢目
    B. 侵风
    C. 目睑垂缓
    D. 睑废
    E. 目病
11. 漏睛疮相当于西医学的（　　）
    A. 溃疡性睑缘炎
    B. 角膜溃疡

C. 角膜穿孔伤
D. 慢性泪囊炎
E. 急性泪囊炎

12. 患者，男，50岁。右眼黑睛被高粱叶划伤，现黑睛生翳，色白粗糙，表面微微隆起，状如豆腐渣，可诊断为（   ）

A. 聚星障
B. 凝脂翳
C. 湿翳
D. 宿翳
E. 混睛障

第四节　混睛障、宿翳、瞳神干缺、青风内障、云雾移睛、视瞻有色、视瞻昏渺、高风内障、青盲、目偏视、近视、远视【熟悉】

A1和A2型题

说明：为单选题，5个选项中可能同时有最佳正确答案和非错误答案，请从中选择一个最佳答案。

1. 高风内障中医学又称（   ）
   A. 疳积上目
   B. 青风内障
   C. 高风雀目
   D. 肝虚雀目
   E. 绿风内障

2. 阅读时的视力叫近视力，其距离为（   ）
   A. 10cm
   B. 15cm
   C. 20cm
   D. 25cm
   E. 30cm

3. 下列不属于青风内障的临床表现的是（   ）
   A. 视物昏矇、目珠发胀
   B. 视盘生理凹陷加深扩大，杯盘比大于0.6
   C. 双眼视盘杯盘比差值小于0.2
   D. 眼压大于21mmHg
   E. 视野缺损，可呈管状

4. 下述为视瞻昏渺的发病特点，除了（   ）
   A. 患眼外观端好
   B. 视物昏矇
   C. 视物变形
   D. 视物有虹视感
   E. 视物变色

5. 下面为高风内障的眼底检查所见，除了（   ）
   A. 视神经乳头色苍白
   B. 视神经乳头色蜡黄
   C. 视网膜血管显著变细
   D. 整个眼底颜色污秽
   E. 赤道部网膜有骨细胞样色素沉着

6. 主要用凹透镜矫正视力的是（   ）
   A. 弱视
   B. 近视
   C. 远视
   D. 斜视
   E. 青光眼

7. 患者眼前似有阴影飘浮的视觉异常是指（   ）
   A. 视瞻昏渺
   B. 视瞻有色
   C. 云雾移睛
   D. 圆翳内障
   E. 绿翳青盲

8. 患者，女，75岁。双眼视力逐渐下降，视物昏花，晶珠周边点状混浊，头昏耳鸣，少寐健忘，腰酸腿软，口干，舌红苔少，脉细。治疗宜首选（   ）
   A. 杞菊地黄丸加减
   B. 龙胆泻肝汤加减
   C. 四君子汤加减
   D. 石决明散加减
   E. 逍遥散加减

9. 下面为早期血灌瞳神的治疗手段，除了（   ）
   A. 患眼热敷
   B. 患眼包扎
   C. 卧床休息
   D. 眼止血之品
   E. 可结合手术治疗

10. 下列不属于内障眼病常见症状的是（   ）
    A. 黑睛星翳
    B. 视直如曲
    C. 瞳神缩小
    D. 瞳神散大
    E. 晶珠混浊

11. 患者，男，82岁。黑睛深层见圆盘状灰白色翳障，漫掩黑睛，伴眼痛，畏光，流泪，视物模糊，可诊断为（　　）
   A. 宿翳
   B. 凝脂翳
   C. 湿翳
   D. 混睛障
   E. 聚星障

12. 患者双眼隐痛，视物昏朦，眼前黑花飞舞，眼底见边界模糊之黄白色渗出斑，黄斑区水肿，中心凹光反射不清，角膜后壁见羊脂状沉着物，房水轻度混浊，全身症见头重胸闷，食少口苦，苔黄腻。中医诊断为"视瞻昏渺"，浊邪上犯型。首选的方剂是（　　）
   A. 龙胆泻肝丸
   B. 丹栀逍遥散
   C. 温胆汤
   D. 涤痰汤
   E. 柴胡疏肝散

13. 检查色盲时，被检者距色盲图为（　　）
   A. 10cm
   B. 20cm
   C. 30cm
   D. 40cm
   E. 50cm

14. 云雾移睛相当于西医学之（　　）
   A. 白内障
   B. 真菌性角膜炎
   C. 实质层角膜炎
   D. 玻璃体混浊
   E. 虹膜睫状体炎

15. 青盲相当于现代医学之（　　）
   A. 慢性青光眼
   B. 急性青光眼
   C. 黄斑变性
   D. 黄斑破孔
   E. 视神经萎缩

16. 下列为诊断青风内障的依据，**除了**（　　）
   A. 视野异常
   B. 瞳神轻度散大
   C. 24小时眼压波动幅度大于1.07kPa
   D. 两眼眼压相差1.07kPa
   E. 视盘具有典型的青光眼杯改变

17. 下述疾病可致云雾移睛，**除了**（　　）
   A. 葡萄膜炎
   B. 视网膜炎
   C. 玻璃体退行性变性
   D. 中浆
   E. 眼内出血

18. 患者自觉视物昏花，眼前有黑影飘动，时隐时现，不耐久视，眼干涩易疲劳，检查可见眼外观正常，玻璃体内可见灰白色絮状混浊。该患者可考虑为（　　）
   A. 绿风内障
   B. 圆翳内障
   C. 聚星障
   D. 凝脂翳
   E. 云雾移睛

19. 下面为风牵偏视的临床表现，**除了**（　　）
   A. 视力骤减
   B. 眼位偏斜
   C. 视一为二
   D. 眼球运动障碍
   E. 代偿头位

A3和A4型题

说明：为共用题干单选题，考题是以一个共同题干的临床案例出现，请从中选择一个最佳答案。

（1～2题共用题干）

患者双眼隐痛，视物昏朦，眼前黑花飞舞，眼底见边界模糊之黄白色渗出斑，黄斑区水肿，中心凹光反射不清，角膜后壁见羊脂状沉着物，房水轻度混浊，全身症见头重胸闷，食少口苦，苔黄腻。中医诊断为"视瞻昏渺"，浊邪上犯型。

1. [第一问] 首选的方剂是（　　）
   A. 龙胆泻肝丸
   B. 丹栀逍遥散
   C. 温胆汤
   D. 涤痰汤
   E. 柴胡疏肝散

2. [第二问] 根据临床表现，可能的西医诊断是（　　）
   A. 视神经乳头炎
   B. 急性色素上皮炎
   C. 葡萄膜炎
   D. 年龄相关性黄斑变性
   E. 虹膜睫状体炎

（3～6题共用题干）

患者，男，30岁。突发左眼珠疼不适，畏光流泪，视力下降，抱轮轻度红赤，黑睛后壁可见少许粉尘状物附着,神水轻度混浊,瞳神稍有缩小,展缩欠灵,舌苔薄黄,脉浮数。

3．[第一问] 其治法是（　　）
    A．疏肝解郁
    B．疏风清热
    C．祛风清热除湿
    D．清肝胆实火
    E．滋阴降火

4．[第二问] 治疗应首选的方剂是（　　）
    A．新制柴连加减
    B．龙胆泻肝加减
    C．抑阳酒连散加减
    D．知柏地黄丸加减
    E．逍遥散加减

5．[第三问] 若该患者神水混浊较明显,宜加用的药物是（　　）
    A．牡丹皮、地黄
    B．五味子、麦冬
    C．黄连、黄柏
    D．泽泻、猪苓
    E．人参、女贞子

6．[第四问] 治疗本病最重要的是（　　）
    A．散瞳
    B．缩瞳
    C．糖皮质激素滴眼
    D．抗生素滴眼
    E．结膜下注射

第二十章 眼科急症

异物入目、酸碱入目、辐射线伤目、撞击伤目、真睛破损、爆炸伤目、动脉栓塞【熟悉】

A1和A2型题

说明：为单选题，5个选项中可能同时有最佳正确答案和非错误答案，请从中选择一个最佳答案。

1. 酸碱烧伤患者角膜溶解好发的时间是（ ）
   A. 2～3周
   B. 2个月
   C. 4周
   D. 1周以内
   E. 1个月

2. 抗坏血酸注射液是用来治疗（ ）
   A. 酸性眼烧伤
   B. 碱性眼烧伤
   C. 前房出血
   D. 结膜下出血
   E. 视网膜动脉阻塞

3. 患者因锐器刺破右侧眼珠，右眼疼痛剧烈，牵及头部，畏光流泪，眼睑难开，视力骤降，检查可见角膜处伤口约4mm，治疗应立即（ ）
   A. 散瞳
   B. 缩瞳
   C. 清创缝合
   D. 中药熏洗
   E. 冷敷

4. 因紫外线照射损伤眼部，潜伏期一般为（ ）
   A. 2～4小时
   B. 3～8小时
   C. 24小时
   D. 48小时
   E. 6～8小时

5. 电光性眼炎的病因是（ ）
   A. 日光灼伤
   B. 电击伤
   C. X线损伤
   D. 微波损伤
   E. 紫外线损伤

6. 患者误被蒸汽伤及眼部，见眼睑皮肤发红，水肿，起水疱，结膜充血，畏光流泪，视力下降，角膜出现大片新翳，治疗可选（ ）
   A. 1%硫酸阿托品滴眼液
   B. 0.4%环丙沙星滴眼液
   C. 2%毛果芸香碱滴眼液
   D. 1%醋酸泼尼松龙滴眼液
   E. 0.025%地塞米松滴眼液

A3和A4型题

说明：为共用题干单选题，考题是以一个共同题干的临床案例出现，请从中选择一个最佳答案。

（1～2题共用题干）
患者，男性，左眼视力突然下降，可辨人物。

1. [第一问] 如果该患者诊断为视网膜中央动脉阻塞，眼底检查最具特点的表现是（ ）
   A. 视乳头水肿
   B. 视乳头色红
   C. 视网膜动脉细
   D. 视网膜见片状出血
   E. 黄斑区呈樱桃红色

2. [第二问] 若患者诊断为视网膜中央静脉阻塞，眼底检查最具特点的表现是（ ）
   A. 视乳头充血

B. 视乳头水肿
C. 视网膜见广泛片状出血
D. 视网膜出血呈放射状
E. 眼底静脉迂曲怒张

(3～4题共用题干)

患者因头部外伤后致双眼视物昏昧，眼底见视盘色苍白，边界清，血管均变细。全身症见头痛健忘，舌暗红，脉涩。

3. ［第一问］根据上述，应辨证为（　　）
   A. 肝肾不足
   B. 心营亏虚
   C. 脾肾阳虚
   D. 肝气郁结
   E. 气滞血瘀

4. ［第二问］首选方剂是（　　）
   A. 明目地黄丸
   B. 天王补心丹
   C. 补中益气汤
   D. 丹栀逍遥散
   E. 血府逐瘀汤

第二十一章 眼科相关疾病

干眼症、结膜下出血、甲状腺相关性眼病、炎性假瘤、弱视、角膜软化症、药物性眼病【掌握】

A1和A2型题
说明：为单选题，5个选项中可能同时有最佳正确答案和非错误答案，请从中选择一个最佳答案。

1. 下列**不属于**干眼症的表现的是（   ）
   A．眼部干涩不爽，瞬目频频，不耐久视
   B．结膜赤脉隐隐，眼睑内面红赤
   C．虎红染色试验阳性
   D．荧光素染色试验阴性
   E．细胞学检查可见杯状细胞密度降低，细胞核浆比降低

2. 下列**不属于**弱视的诊断依据的是（   ）
   A．3～5岁儿童最佳矫正视力低于0.5
   B．6岁及以上儿童最佳矫正视力低于0.7
   C．双眼视力相差2行以上
   D．可有屈光不正或斜视
   E．8岁及以上儿童最佳矫正视力低于1.0

3. 结膜下出血初期应采用的外治法是（   ）
   A．热敷
   B．中药熏洗
   C．针灸治疗
   D．冷敷
   E．抗生素滴眼液

4. 甲状腺相关性眼病的典型症状是（   ）
   A．视力下降
   B．结膜充血
   C．视盘水肿
   D．眼球进行性突出，转动受限
   E．眼睑红肿疼痛

5. 关于结膜下出血的描述，**不正确**的是（   ）
   A．剧烈咳嗽、呕吐可引起球结膜下出血
   B．高血压、动脉硬化是危险因素
   C．结膜下出血初期呈鲜红色，以后逐渐变为棕色
   D．出血早期可热敷，两天后改为冷敷
   E．频繁发生者需进行内科治疗

6. 眼局部长期应用易导致白内障的药物是（   ）
   A．抗胆碱酯酶类缩瞳药
   B．喹诺酮类眼药水
   C．人工泪液
   D．散瞳药
   E．β受体阻滞剂

第三篇 基本技能

第一章 医疗文书的书写

中医内科常规医疗工作中病历、医嘱、处方等医疗文书的书写【掌握】

A1和A2型题

说明：为单选题，5个选项中可能同时有最佳正确答案和非错误答案，请从中选择一个最佳答案。

1. 根据我国最新中医药法，下列说法**错误**的是（　　）

    A. 将符合条件的中医医疗机构纳入医保定点机构范围

    B. 规定以师示方式学习中医和经多年实践，医术确有专长者，经过考核合格后即可获得中医医师资格

    C. 实行中医比西医更重要的方针，建立符合中医药特点的管理制度

    D. 允许医疗机构根据临床需要，凭处方炮制市场上没有供应的中药饮片、对中药饮片进行再加工

    E. 发展中医养生保健服务，支持社会力量举办规范的中医养生保健机构

2. 下列说法正确的是（　　）

    A. 医嘱内容由医师书写，起始与停止时间由护士书写

    B. 每项医嘱可包含多个内容

    C. 医嘱不得涂改

    D. 医师可以下达口头医嘱

    E. 急救时医嘱不用记录

3. 因抢救急危患者未能及时书写病历，应在抢救结束后多久内补记（　　）

    A. 2h
    B. 4h
    C. 6h
    D. 8h
    E. 24h

4. 开具西药、中成药处方时，每张处方不得超过几种药品（　　）

    A. 2种
    B. 3种
    C. 4种
    D. 5种
    E. 1种

5. 处方的内容**不包括**（　　）

    A. 年龄
    B. 性别
    C. 临床诊断
    D. 医师签名
    E. 住院时间

6. 为门诊或急诊患者开具的麻醉药品注射剂，每张处方用量为（　　）

    A. 3日常用量
    B. 7日常用量
    C. 1次常用量
    D. 1月常用量
    E. 5日常用量

7. 下列关于处方的书写**不正确**的是（　　）

    A. 处方上患者的一般情况、临床诊断应填写清晰、完整，并与病历记载相一致

    B. 一张处方可以开具多名患者的用药

    C. 处方书写字迹应清楚，不得涂改

    D. 西药和中成药可以开具一张处方，中药饮片应当单独开具处方

    E. 开具处方后的空白处画一斜线以示处方完毕

第二章 中医内科常用检查

第一节 中医四诊【掌握】

A1和A2型题

说明：为单选题，5个选项中可能同时有最佳正确答案和非错误答案，请从中选择一个最佳答案。

1. 患者面色黄如蟹腹，属（　　）
   A. 常色
   B. 善色
   C. 恶色
   D. 主色
   E. 客色

2. 患者，女，79岁，久病卧床，意识不清，无法进食，近日突然精神转佳，神志清楚，两颧泛红如妆，能进食，且食欲大增，该患者望神属（　　）
   A. 得神
   B. 少神
   C. 失神
   D. 假神
   E. 神乱

3. 小儿前囟在出生后多久闭合（　　）
   A. 2～4个月
   B. 3～5个月
   C. 6～12个月
   D. 12～18个月
   E. 8～10个月

4. 患者牙齿燥如枯骨，为（　　）
   A. 肾阴枯竭
   B. 胃津耗伤
   C. 阳明热盛
   E. 肝风内动
   E. 虫积

5. 下列说法**错误**的是（　　）
   A. 正常脉象的特点是有胃、有神、有根
   B. 脉有胃气则见脉象从容、和缓、流利
   C. 脉象有神则表现为不浮不沉
   D. 脉象有根则见沉取应指有力，尺部尤显
   E. 诊察脉象根之有无，可测知肾精的盈亏或肾气的衰败

6. 肝郁化火或肝胆湿热等证常见的脉象是（　　）
   A. 浮紧脉
   B. 沉迟脉
   C. 滑数脉
   D. 弦数脉
   E. 弦细脉

7. 导致小儿囟门凹陷的病因**不包括**（　　）
   A. 温病火邪上攻
   B. 吐泻伤津
   C. 气血不足
   D. 先天肾精亏虚
   E. 脑髓失充

8. 将小儿食指按指节分三关，第一节至第三节的顺序是（　　）
   A. 风关、命关、气关
   B. 气关、风关、命关
   C. 气关、命关、风关
   D. 命关、风关、气关
   E. 风关、气关、命关

9. 虚里按之弹手，洪大而搏，或绝而不应者，多属（　　）
   A. 宗气内虚
   B. 宗气外泄
   C. 心阳不足
   D. 心气衰绝
   E. 心肺气绝

10. 患者大便不调，时干时稀，多属（　　）
    A. 脾胃虚弱
    B. 肝郁脾虚
    C. 肾阳虚衰
    D. 肾阴不足
    E. 津液耗伤

11. 患者，女，25岁。带下色黄质黏，气味臭

秽,多属（　　）
　　A. 脾肾阳虚
　　B. 寒湿下注
　　C. 热毒蕴蒸
　　D. 湿热下注
　　E. 阴虚火旺

第二节　体格检查【掌握】

A1和A2型题
说明：为单选题，5个选项中可能同时有最佳正确答案和非错误答案，请从中选择一个最佳答案。

1. 肛门温度正常值为（　　）
　　A. 36～37℃
　　B. 36.1～37.3℃
　　C. 36.3～37.7℃
　　D. 36.5～37.7℃
　　E. 36.2～37.5℃
2. 采用24h动态血压诊断高血压的诊断标准是（　　）
　　A. 24h血压≥125/90mmHg，白天血压≥130/80mmHg，夜间血压≥120/70mmHg
　　B. 24h血压≥130/80mmHg，白天血压≥135/85mmHg，夜间血压≥120/70mmHg
　　C. 24h血压<130/80mmHg，白天血压≥135/85mmHg，夜间血压≥125/90mmHg
　　D. 24h血压≥135/85mmHg，白天血压≥130/80mmHg 夜间血压≥125/90mmHg
　　E. 24h血压≥130/80mmHg，白天血压≥135/80mmHg 夜间血压≥120/70mmHg
3. 内直肌可使眼球运动的主要动作是（　　）
　　A. 外转
　　B. 内转
　　C. 下转
　　D. 上转
　　E. 内旋
4. 检查眼球运动功能，顺序是按受检者的（　　）
　　A. 左-左上-左下，右-右上-右下
　　B. 右-右上-右下，左-左上-左下
　　C. 左上-左下-左，右上-右下-右
　　D. 右上-右下-右，左上-左下-左
　　E. 左-左下-左上，右-右下-右上
5. 患者，男，65岁，脑卒中后遗症期，行走时可见下肢伸直并外旋，举步时将患侧骨盆抬高以提起瘫痪侧下肢，以髋关节为中心，脚尖拖地，向外画半个圆圈跨前步。该患者属于哪种类型的步态（　　）
　　A. 痉挛性偏瘫步态
　　B. 痉挛性截瘫步态
　　C. 小脑性共济失调步态
　　D. 感觉性共济失调步态
　　E. 慌张步态
6. 正常瞳孔直径为（　　）
　　A. 1～2mm
　　B. 3～5mm
　　C. 2～5mm
　　D. 4～5mm
　　E. 2～3mm
7. 使用国际标准视力表，检查患者视力，患者在3m处才能看清0.1视标，则该患者的视力是（　　）
　　A. 0.04
　　B. 0.03
　　C. 0.05
　　D. 0.02
　　E. 0.06
8. 肺下界移动度的叩诊部位多在（　　）
　　A. 前正中线
　　B. 肩胛线
　　C. 腋中线
　　D. 左锁骨中线
　　E. 右锁骨中线
9. 正常人两侧肺下界移动度为（　　）
　　A. 4～6cm
　　B. 2～5cm
　　C. 4～8cm
　　D. 6～8cm
　　E. 2～6cm
10. 患者甲状腺肿大，且超出胸锁乳突肌外缘，则该患者属于几度甲状腺肿大（　　）
　　A. Ⅰ度
　　B. Ⅱ度
　　C. Ⅲ度
　　D. Ⅳ度
　　E. Ⅴ度

11. 肺上界叩诊时，开始叩诊的部位是（ ）
    A．胸锁乳突肌前缘中央
    B．胸锁乳突肌后缘中央
    C．斜方肌前缘中央
    D．斜方肌后缘中央
    E．斜方肌前缘靠近锁骨处

12. 平静呼吸时，右肺下界在右侧腋中线的（ ）
    A．第4肋骨
    B．第5肋骨
    C．第6肋骨
    D．第8肋骨
    E．第10肋骨

13. 触觉语颤的检查顺序为（ ）
    A．自上而下，从内侧到外侧，再到背部
    B．自下而上，从外侧到内侧，再到背部
    C．先查背部，再查胸前，由内到外
    D．自上而下，从外侧到内侧，再到背部
    E．自下而上，从内侧到外侧，再到背部

14. 从前面触诊甲状腺的操作方法**错误**的是（ ）
    A．受检者取坐位，医师站于受检者对面
    B．检查峡部时，用拇指从胸骨上切迹向上触摸
    C．检查甲状腺侧叶时，其中一手拇指应施压于一侧甲状软骨，将气管推向对侧
    D．检查甲状腺侧叶时，其中一手示指、中指应在对侧胸锁乳突肌后缘向前推挤甲状腺侧叶
    E．触诊甲状腺侧叶时，拇指在胸锁乳突肌后缘触诊

15. 最易感觉到胸膜摩擦感的部位是（ ）
    A．前正中线第3～4肋间隙
    B．肩胛线第3～4肋间隙
    C．肩胛线第5～7肋间隙
    D．腋中线第5～7肋间隙
    E．腋中线第3～4肋间隙

16. 患者因急性上呼吸道感染致扁桃体红肿、增大且超过了咽腭弓，则该患者属于几度扁桃体肿大（ ）
    A．Ⅰ度
    B．Ⅱ度
    C．Ⅲ度
    D．Ⅳ度
    E．Ⅴ度

17. 下列关于使用汞柱式血压计测量上肢血压操作**不正确**的是（ ）
    A．测量前应先检查水银柱是否在"0"点
    B．气袖下缘一般放于肘窝以上2～3cm处
    C．将听诊器体件直接塞入气袖内
    D．向袖带内充气，待肱动脉搏动声消失，再升高30mmHg后，缓慢放气
    E．测量完成后，应将血压计向右倾斜45°，待玻璃管中水银完全进入水银槽内后，关闭血压计

18. 正常人支气管呼吸音呼吸比例为（ ）
    A．1∶1
    B．1∶2
    C．2∶1
    D．1∶3
    E．3∶1

19. 下列**不属于**舒张期常见的额外心音的是（ ）
    A．奔马律
    B．开瓣音
    C．心包叩击音
    D．肿瘤扑落音
    E．隆隆样杂

20. 下列关于器质性与功能性收缩期杂音的说法**不正确**的是（ ）
    A．器质性可见于任何瓣膜听诊区，功能性多见于肺动脉瓣区和心尖部
    B．器质性持续时间较长，可遮盖S_1；功能性持续时间较短，不遮盖S_1
    C．器质性常可向较远处传导，功能性比较局限，一般不传导
    D．两者均伴有心房和心室增大
    E．器质性强度常在3/6级或以上，功能性强度常在2/6级或以下

21. 主动脉瓣第二听诊区位于（ ）
    A．心尖搏动最强点
    B．胸骨左缘第2肋间
    C．胸骨右缘第2肋间
    D．胸骨左缘第3肋间
    E．胸骨左缘第4、5肋间

第三节 心电图检查及结果判读【熟悉】

A1和A2型题
说明：为单选题，5个选项中可能同时有最佳正确答案和非错误答案，请从中选择一个最佳答案。

1. 患者，女，75岁。心电图如图所示。应考虑的诊断是（　　）

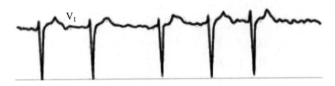

A．正常心电图
B．阵发性房性心动过速
C．心房颤动
D．室上性心动过速
E．房早二联律

2. 高血钾（＞6.5mmol/L）时的心电图表现**不包括**（　　）

A．P波波幅减小
B．T波高耸
C．QRS波增宽
D．P-R间期缩短
E．QRS波与T波融合

3. 患者，女，56岁。心悸2日，无黑矇、出汗等症状。心电图如图所示。正确的判读是（　　）

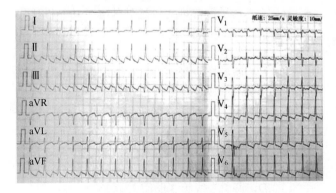

A．房性心动过速
B．心房扑动
C．室性心动过速
D．心房纤颤
E．窦性心动过速

4. 心电图检查如图所示，应诊断为（　　）

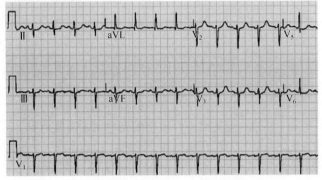

A．房性心动过速
B．窦性心动过速
C．室性早搏
D．室性心动过速
E．心房扑动

5. 患者，女性，27岁。原来体健，无心悸、心前区闷痛病史。3日来腹痛、腹泻、高热。今天起心悸、胸闷。门诊心电图检查如图所示。请结合临床，作出心电图诊断（　　）

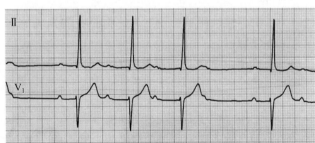

A．二度Ⅰ型房室传导阻滞
B．三度房室传导阻滞
C．一度房室传导阻滞
D．窦性停搏
E．二度Ⅱ型房室传导阻滞

6. 患者，女性，65岁。原有高血压12年、糖尿病10年，治疗后自觉良好。近1年来，劳累后心悸、气急、心前区疼痛，持续1分钟可自行缓解，服药治疗后也可缓解。3日前出现咳嗽、高热，近日来头晕、心悸。急诊就医时，即作心电图检查如图所示。请结合临床，作出心电诊断（　　）

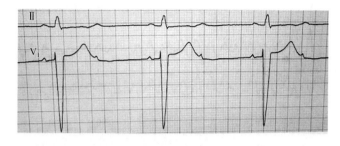

A. 二度Ⅰ型房室传导阻滞
B. 三度房室传导阻滞
C. 二度Ⅱ型房室传导阻滞
D. 窦性停搏
E. 一度房室传导阻滞

7. 患者，女性，65岁。原有冠心病2年。近日来外出旅游，比较劳累，睡眠少，时感心悸。作心电图检查如图所示。请结合临床，作出心电图诊断（　　）

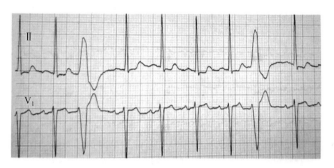

A. 单源性室性早搏
B. 心肌缺血、房性早搏
C. 心肌缺血、交界性早搏
D. 多源性室性早搏
E. 插入型室性早搏

8. 女性，30岁。原诊断为甲状腺功能亢进1年余，予以药物治疗，效果不佳，现准备予手术治疗。1日前咳嗽、高热，1小时前起突然发生心跳加快、加剧，立即作心电图检查结果如下图所示。请结合临床，作出心电图诊断（　　）

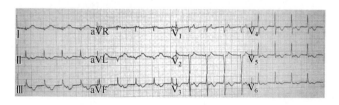

A. 房性心动过速
B. 加速性交界性心动过速
C. 心房扑动
D. 心房颤动
E. 窦性心动过速

9. 患者，女性，79岁，高血压、冠心病30余年，心慌、胸闷10日，心电图检查如图所示，应诊断为（　　）

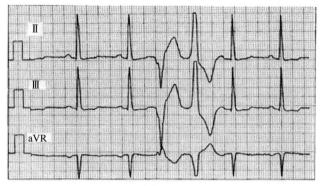

A. 快频率性束支阻滞
B. 成对室性期前收缩
C. 成对房性期前收缩伴室内差异性传导
D. 成对交界性期前收缩伴室内差异性传导
E. 窦性心律不齐

10. 患者，女性，46岁，原有高血压3年，治疗后血压长期维持在150/100mmHg左右，自觉良好。咳嗽、胸痛、气急、高热3日，今起心悸、胸闷。胸片发现"右下肺炎"。门诊心电图检查如图所示。请结合临床，作出心电图诊断（　　）

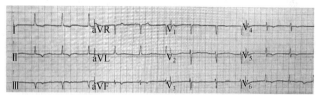

A. 心房颤动
B. 心电图基本正常
C. 窦性心动过缓
D. 心肌缺血
E. 加速性房室交接性节律

11. 如图所示，心电图诊断为（　　）

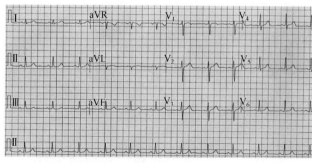

A. 正常心电图
B. 异常心电图
C. 一度房室传导阻滞
D. 肢导联低电压
E. 窦性心律不齐

12. 女，55岁，高血压病史，突发胸痛3小时，

心电图检查如图所示，诊断为（　　）

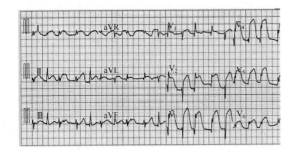

A. 急性肺栓塞
B. 急性下壁心肌梗死
C. 急性前间壁心肌梗死
D. 急性广泛前壁心肌梗死
E. 急性后壁心肌梗死

13. 患者，女，25岁，近1月有阵发性心悸，心电图如图所示，请问患者心悸原因（　　）

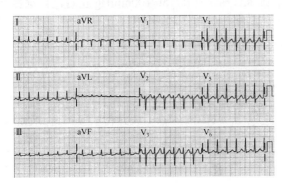

A. 心房扑动
B. 阵发性室上性心动过速
C. 窦性心动过速
D. 心室预激
E. 心房颤动

14. 如图所示，心电图诊断为（　　）

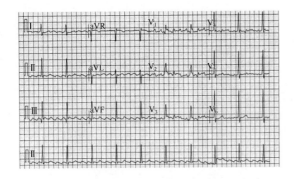

A. 房性心动过速
B. 室上性心动过速
C. 心房扑动
D. 心房颤动
E. 窦性心动过速

15. 如图所示，心电图诊断（　　）

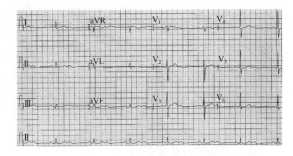

A. 窦性心律，Ⅱ度房室传导阻滞2∶1传导
B. 窦性心律，Ⅲ度房室传导阻滞
C. 窦性心律，Ⅰ度房室传导阻滞
D. 窦性心律，Ⅱ度房室传导阻滞3∶1传导
E. 正常心电图

16. 如图所示，心电图诊断（　　）

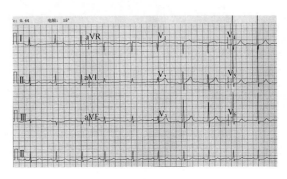

A. 左心室肥大伴ST-T改变
B. 右心室肥大伴ST-T改变
C. ST-T改变
D. 心室预激
E. 正常心电图

17. 如图所示，心电图诊断（　　）

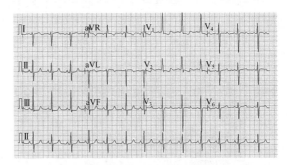

A. 左心室肥大
B. 右心室肥大
C. 左心房肥大
D. 右心房肥大
E. 正常心电图

18. 患者，女性，46岁，浮肿，尿少3周，近5日来恶心、呕吐、气急。血清肌酐450mmol/L，尿素氮30mmol/L，作心电图检查如图所示，请作出心电

图诊断（ ）

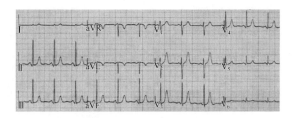

A．高血钾
B．心电图基本正常
C．交界性心律
D．心肌损害
E．窦性心律不齐

19．患者，女性，74岁，原有高血压20年，治疗后血压长期维持在150/100mmHg左右，自觉良好。近1年来，劳累后心悸、气急、心前区疼痛，持续0.5～1分钟可自行缓解，服药治疗后也可缓解。心电图检查如图所示，请结合临床，作出心电图诊断（ ）

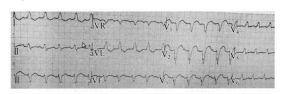

A．左室肥大伴劳损伴不完全性右束支传导阻滞

B．左室肥大，急性心肌缺血伴完全性左束支传导阻滞
C．左室肥大、劳损伴完全性右束支传导阻滞
D．左室肥大、不完全性右束支传导阻滞
E．完全性左束支传导阻滞

20．不属于预激综合征常见心电图表现的是（ ）
A．P-R间期＜0.12s
B．QRS波脱落
C．QRs波群时限＞0.12s
D．QRS波群起始部粗钝，有预激波，终末部分正常
E．继发性ST-T改变

21．胸导联中，V_1导联安放于（ ）
A．胸骨右缘第4肋间
B．胸骨左缘第4肋间
C．左锁骨中线与第5肋间相交处
D．左腋中线V_4水平处
E．V_2与V_4连线的中点

22．低血钙合并高钾血症时，心电图可表现为（ ）
A．ST段抬高
B．QT间期缩短
C．ST段缩短或消失
D．ST段延长、T波高尖
E．ST段延长压低，T波低平增宽，U波突出

第四节　胸部X线片读片【掌握】

A1和A2型题

说明：为单选题，5个选项中可能同时有最佳正确答案和非错误答案，请从中选择一个最佳答案。

1．患者，女，17岁，淋雨后出现发热、咳嗽、咳痰2天，查体：T39℃，左下肺可闻及大量湿啰音，胸部左侧位片如图所示。你认为最可能的诊断是（ ）

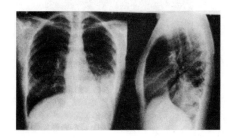

A．大叶性肺炎
B．小叶性肺炎
C．肺脓肿

D．肺结核
E．过敏性肺炎

2．男性，65岁，咳嗽、消瘦2个月。吸烟史：2包/天，30年。请诊断（ ）

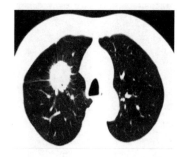

A．原发复合征

B. 胸腔积液
C. 大叶性肺炎
D. 肺结核
E. 肺癌

3. 患者，男，55岁，石矿工人。因"干咳1年"来诊，胸部X线片如图所示。最可能的诊断是（　　）

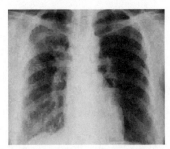

A. 硅肺
B. 肺脓肿
C. Wegener 肉芽肿
D. 结节病
E. 特发性肺含铁血黄素沉着症

4. 患者，女性，39岁，胸痛伴发热、咳嗽4日。如图所示，请结合下列胸部X线片作出正确诊断（　　）

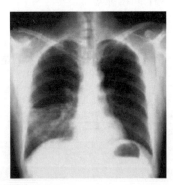

A. 右肺结核
B. 右上肺癌
C. 右下肺炎
D. 气胸
E. 正常胸片

5. 男性，26岁，发热、咳嗽、咳痰4日，影像学检查如图所示，最可能的诊断为（　　）

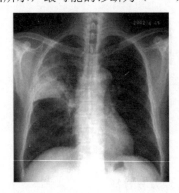

A. 右上肺不张
B. 右上肺炎
C. 右上肺癌
D. 右上胸膜肥厚
E. 气胸

6. 患者，男，45岁，咳嗽、体重下降3个月，胸部X线片如图所示，最可能的诊断为（　　）

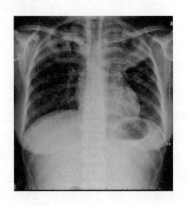

A. 正常胸片
B. 两肺肺炎
C. 两上肺肺不张
D. 两上肺浸润性肺结核
E. 肺癌

7. 患者，男性，45岁，高热、咳嗽5日。如图所示，请结合下列胸部正侧位X线片，作出正确诊断（　　）

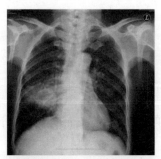

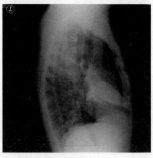

A. 右下肺肺癌
B. 两下肺炎
C. 右肺中叶肺炎
D. 正常胸片
E. 右肺下叶肺炎

第五节 专科 CT、MRI 阅片【熟悉】

A1和A2型题

说明：为单选题，5个选项中可能同时有最佳正确答案和非错误答案，请从中选择一个最佳答案。

1. 下列关于腔隙性脑梗死说法**错误**的是（　　）
   A．系深部髓质小动脉闭塞所致，缺血灶范围为 5～15mm
   B．CT 表现为大小不等的圆形或类圆形低密度灶，无占位效应
   C．慢性期密度更低，类似脑脊液密度，边界清楚
   D．MRI 表现为 T1WI 高信号，T2WI 呈低信号
   E．好发于基底节、内囊、丘脑、小脑等部位

2. 下列**不属于**蛛网膜下腔出血的表现是（　　）
   A．可出现头痛、恶心、呕吐等症状
   B．腰穿可见血性脑脊液
   C．CT 可见脑池、脑沟增宽，密度增高
   D．可出现脑膜刺激征
   E．出血吸收较快，一般 7 日左右，此时 CT 及 MRI 可呈阴性

3. 患者，女，75岁，突发左侧肢体瘫痪，口眼歪斜，语言不利，头胀痛欲呕吐，神志尚清，急查头部 CT 见：右侧基底节区见一类圆形、边界清楚的高密度影，周围有轻度低密度水肿带，左侧脑室明显受压变小，该患者最有可能的诊断是（　　）
   A．脑出血
   B．脑梗死
   C．脑积水
   D．脑膜瘤
   E．脑囊肿

4. 脑出血亚急性期 T1WI 呈（　　）
   A．等信号
   B．高信号
   C．低信号
   D．早期低信号，晚期高信号
   E．早期高信号，晚期低信号

5. 患者，男，67岁，在打麻将时突然言语不清，并摔倒在地，二便失禁，随即出现意识不清并短暂性肢体抽搐，呕吐频繁。查体：血压 200/105mmHg，双瞳孔等大等圆，脑膜刺激征阳性。此时首选的检查是（　　）
   A．立即行 MRI 检查，明确是出血还是梗死
   B．脑电图检查
   C．经颅多普勒超声
   D．腰穿
   E．立即行头颅 CT 检查

6. 患者，女性，65岁，左侧肢体偏瘫，言语不清 2 天入院，曾有高血压病史多年。影像学检查如图所示。该患者最有可能的诊断是（　　）

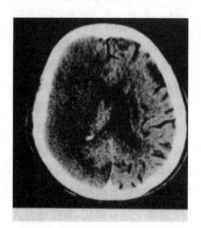

   A．脑出血
   B．脑炎
   C．脑梗死
   D．胶质瘤
   E．脑脓肿

7. 男性，60岁，头昏、头痛，视物模糊 8 小时，CT 所见如图所示，诊断首先考虑（　　）

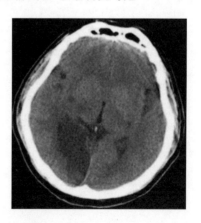

   A．脑肿瘤
   B．蛛网膜下腔出血
   C．右侧枕叶脑梗死
   D．右侧额叶脑梗死
   E．以上都不是

第二章　中医内科常用检查　255

第六节 动脉血气分析结果判读【熟悉】

> **A1和A2型题**
> 说明：为单选题，5个选项中可能同时有最佳正确答案和非错误答案，请从中选择一个最佳答案。

1. 呼吸性碱中毒动脉血气分析可见（　　）
   A. pH 升高、$PaCO_2$ 及 HCO_3^- 升高
   B. pH、$PaCO_2$ 下降，HCO_3^- 升高
   C. pH 升高，$PaCO_2$ 及 HCO_3^- 下降
   D. pH 升高，$PaCO_2$ 下降，HCO_3^- 不变
   E. pH、HCO_3^- 下降，$PaCO_2$ 升高

2. 某患者动脉血气分析结果示：pH：7.3，HCO_3^- 15mmol/L，$PaCO_2$ 32mmHg，BE 负值增大可初步判断为（　　）
   A. 代谢性酸中毒
   B. 代谢性碱中毒
   C. 呼吸性酸中毒
   D. 呼吸性碱中毒
   E. 呼吸性酸中毒合并代谢性碱中毒

3. 导致呼吸性酸中毒的常见病因**不包括**（　　）
   A. 慢阻肺
   B. 肺心病
   C. 呼吸衰竭
   D. 幽门梗阻
   E. 肺纤维化

4. 患者，男，54 岁，慢阻肺病史 1 年余，现可见呼吸困难换气不足、乏力、气促、胸闷，血压下降。动脉血气分析：pH：6.5；$PaCO_2$：60mmHg；HCO_3^-：30mmol/L，则该患者可初步判断为（　　）
   A. 代谢性酸中毒
   B. 代谢性碱中毒
   C. 呼吸性酸中毒
   D. 呼吸性碱中毒
   E. 代谢性酸中毒合并呼吸性碱中毒

第三章 常用操作技术

第一节 气管内插管术【掌握】

A1和A2型题
说明：为单选题，5个选项中可能同时有最佳正确答案和非错误答案，请从中选择一个最佳答案。

1. 行经口明视气管内插管时，导管在成人气管内的长度为（　　）
   A. 2～3cm
   B. 3～4cm
   C. 4～5cm
   D. 5～6cm
   E. 6～7cm
2. 经口明视气管内插管的操作关键在于（　　）
   A. 导管进入气管2～3cm
   B. 看见会厌
   C. 喉镜片的顶端抵达舌根
   D. 暴露声门
   E. 喉镜从右口角进入口腔
3. 气管插管时（　　）
   A. 心率减慢、血压下降
   B. 心率加快、血压升高
   C. 心率加快、血压下降
   D. 心率减慢、血压升高
   E. 心率、血压不变
4. 气管插管最好选用（　　）
   A. 总气管插管
   B. 单侧支气管插管
   C. 双腔支气管插管
   D. 气管造口插管
   E. 以上均可
5. 成人气管插管时，气管导管插入气管内的深度和导管尖端至门齿的距离分别为（　　）
   A. 4～5cm，18～22cm
   B. 6～8cm，18～22cm
   C. 4～5cm，10～15cm
   D. 14～15cm，7～9cm
   E. 14～15cm，20～25cm
6. 气管插管过程中为判定气管插管导管是否插入气管，下列哪种方法最理想（　　）
   A. 用听诊器听胸部双肺呼吸音是否对称
   B. 监测患者呼出气中的二氧化碳
   C. 床头胸片
   D. 观察气管插管内是否有雾气凝集
   E. 用手感知气管插管口是否有呼出气
7. 4岁儿童如需气管插管，宜选用内径为（　　）mm的气管插管
   A. 3.0mm
   B. 3.5mm
   C. 4.0mm
   D. 4.5mm
   E. 5.0mm
8. 如拟行气管插管，最合适的气管插管工具为（　　）
   A. 纤维支气管镜清醒插管
   B. Alberts喉镜
   C. Mccoy喉镜
   D. 直喉镜
   E. Macintosh喉镜
9. 气管插管的患儿应注意（　　）
   A. 导管留置时间不能超过48h
   B. 不宜采用呼吸兴奋剂
   C. 氧气最好通过50%～75%乙醇
   D. 不宜采用口鼻罩法吸氧
   E. 不宜使用肾上腺糖皮质激素
10. 4岁儿童经口气管插管时插管深度约为（　　）
    A. 3cm
    B. 4.5cm
    C. 14cm
    D. 6cm
    E. 20cm

11. 双腔支气管插管术适用于（　　）
    A. 气管插管困难
    B. 中段食管癌切除术
    C. 饱胃
    D. 鼻部手术
    E. 甲状腺腺瘤切除

第二节　球囊呼吸器使用【掌握】

A1和A2型题
说明：为单选题，5个选项中可能同时有最佳正确答案和非错误答案，请从中选择一个最佳答案。

1. 你正在用球囊面罩装置挽救一名儿童的呼吸，什么行动能证实你的每一步都是充分的（　　）
   A. 估计小孩体重，计算潮气量，提供氧气
   B. 每一次辅助通气均观察胸廓起伏
   C. 快速释放球囊
   D. 快速按压球囊
   E. 以上都不对

2. 关于球囊面罩通气的叙述，正确的是（　　）
   A. 成人球囊面罩的容量一般是600mL
   B. 心肺复苏中进行胸外按压时，务必要把球囊面罩移开患者口鼻，以避免患者胸廓气体无法排出
   C. 球囊面罩通气不会增加患者反流性误吸的风险
   D. 有无氧气源，球囊面罩均可使用
   E. 使用时应双手用力捏到底

3. 下列关于球囊呼吸器的使用操作**不正确**的是（　　）
   A. 患者去枕仰卧位，头后仰，开放气道，清除异物
   B. 将面罩紧扣于患者口鼻部，左手拇指、食指形成C形，其余3指构成E形，按紧面罩
   C. 用另外一只手规律均匀挤压球体，挤压球囊时间长于1秒，待球囊膨起后开始下一次
   D. 应尽量在患者吸气时挤压球囊，使气体进入肺中，同时观察胸廓起伏情况
   E. 胸外按压与挤压球囊之比为30∶1

4. 对窒息新生儿进行球囊面罩加压给氧，通气频率为（　　）
   A. 10～20次/分
   B. 30～40次/分
   C. 40～60次/分
   D. 70～80次/分
   E. 20～30次/分

5. 在使用球囊面罩进行心肺复苏时，**错误**的是（　　）
   A. 通气时，应双手快速用力将球囊挤压彻底
   B. 在应用球囊辅助通气时，应注意球囊的储气囊是否漏气
   C. C-E手法是常用的固定球囊面罩于患者面部的方法
   D. 球囊面罩通气可达到高流量给氧
   E. 高级气道建立后，每6秒一次人工呼吸

第三节　无创机械通气技术【了解】

A1和A2型题
说明：为单选题，5个选项中可能同时有最佳正确答案和非错误答案，请从中选择一个最佳答案。

1. 下列说法**不正确**的是（　　）
   A. 慢性呼吸衰竭患者，$PaO_2 < 60mmHg$时应进行氧疗
   B. 出现呼吸困难者均应立即进行高浓度吸氧
   C. 不伴CO_2潴留的低氧血症应予较高浓度吸氧
   D. 伴明显CO_2潴留的低氧血症应予较低浓度持续吸氧
   E. 行鼻导管吸氧时，氧流量不能大于7L/min

2. 呼气末正压（PEEP）的作用**不包括**（　　）

A．增加功能余气量
B．防止肺不张
C．提高 PaO_2
D．降低心输出量
E．降低气道压

3. 无创通气的适应证是（　　）
A．呼吸心搏骤停
B．急性肺水肿
C．窒息
D．上呼吸道梗阻
E．严重酸中毒

4. 机械通气治疗的适应证**不包括**（　　）
A．心肺复苏后期治疗
B．通气功能不全或衰竭
C．呼吸肌功能丧失
D．呼吸道梗阻
E．术后恢复期患者

5. 无创正压通气的并发症有（　　）
A．肺泡上皮损伤
B．肺泡破裂
C．纵隔气肿
D．腹膜后气肿
E．以上均是

6. 关于无创正压通气，下列说法**错误**的是（　　）
A．通气模式有 CPAP 和 BiPAP
B．急性心源性肺水肿应首选 BiPAP，慢阻肺急性期（AE-COPD）合并Ⅱ型呼吸衰竭应首选 CPAP
C．BiPAP 参数调节应从较低水平开始逐渐上调
D．应用无创正压通气后应及时复查血气，观察病情变化
E．如患者不配合、烦躁，可予镇静

7. 无创正压通气的适应证有（　　）
A．呼吸频率＞25 次/分
B．Ⅰ型呼吸衰竭
C．反复发生误吸
D．昏迷，自主呼吸微弱
E．呼吸困难，出现三凹征

8. 机械通气时，控制通气和辅助通气的主要区别是（　　）
A．控制通气的吸气切换和呼气切换与患者的自主呼吸有关
B．控制通气的呼吸频率按触发次数而定
C．辅助通气的吸气切换与呼气切换由患者的自主呼吸行为触发
D．辅助通气的吸气切换由通气机控制，呼气切换由患者触发
E．潮气量、吸气时间与送气流速是否由预设而定

9. 机械控制通气（CMV）适用于（　　）
A．自主呼吸停止的患者
B．撤离呼吸机之前的呼吸肌锻炼
C．呼吸运动不稳定的患者，作为撤机前的过渡方式比较安全
D．治疗伴有弥漫性肺浸润的低氧血症
E．各种需要机械通气的患者

10. 机械通气肺损伤**不包括**（　　）
A．肺不张
B．弥漫性肺损伤
C．皮下气肿
D．氧中毒
E．气压伤

11. 经鼻无创正压通气治疗阻塞性睡眠呼吸暂停低通气综合征（OSAHS）时，在各睡眠期和各种体位下，应达到的目标**不包括**（　　）
A．消除呼吸暂停
B．消除低通气
C．消除呼吸努力相关觉醒
D．消除鼾声
E．消除频繁腿动

12. 下列情况可行机械通气的是（　　）
A．大量胸腔积液
B．未经引流的气胸或纵隔气肿
C．巨大肺大疱或肺囊肿
D．大咯血窒息
E．肺和胸廓异常

13. 重症患者使用机械通气时（　　）
A．提倡面罩持续气道内正压（CPAP）联合压力支持通气（PSV）
B．若病情继续恶化，应通过人工气道
C．要求低通气、低频率
D．必要时使用镇静剂或肌肉松弛剂
E．以上说法均正确

14. 男性，26 岁，失足掉入河中溺水，经现场急救后来诊。查体：T 36.0℃，P 120 次/分，R 30 次/分，BP 90/60mmHg，患者神志清楚，无明显外伤。心电图示窦性心律。血氧饱和度监测示 SpO_2 83%。该患者最应当采用的治疗措施为（　　）
A．静脉滴注碳酸氢钠
B．面罩吸氧
C．持续气道正压通气（CPAP）
D．气管插管，吸出肺内残存水，并给予吸氧
E．静脉滴注地塞米松

15. 急性呼吸窘迫综合征（ARDS）患者建议采取何种体位行机械通气（　　）
A．30°～45°半卧位

B. 10°～30°半卧位
C. 45°～55°半卧位
D. 平卧位
E. 60°半卧位

第四节 电击除颤术【掌握】

A1和A2型题

说明：为单选题，5个选项中可能同时有最佳正确答案和非错误答案，请从中选择一个最佳答案。

1. 抢救由心室颤动引起的心搏骤停时，最有效的方法是（ ）
   A. 静脉注射利多卡因
   B. 皮下注射肾上腺素
   C. 植入心脏起搏器
   D. 非同步电击复律
   E. 口对口人工呼吸

2. 在院外抢救心室颤动的各项措施中，首选（ ）
   A. 开放气道
   B. 体外临时心脏起搏术
   C. 电除颤
   D. 胸外按压
   E. 应用抗心律失常药物

3. 关于电除颤的叙述，正确的是（ ）
   A. 首选能量 300J
   B. 院内心室颤动心搏骤停应在 5 分钟内除颤
   C. 心室颤动选择同步电除颤
   D. 电击完成后立即从人工呼吸开始心肺复苏（CPR）
   E. 目前推荐单次电击

4. 下列关于使用电除颤注意事项**错误**的是（ ）
   A. 成人选用直径为 10cm 的电极板，儿童选用直径为 8cm 电极板
   B. 电极下应涂满导电糊，双电极要紧压胸壁
   C. 除颤时医师应继续胸外按压
   D. 除颤时应令所有人员与患者分离，并使患者脱离金属物
   E. 需再次除颤时，可适当加大电能至 300～360J

5. 儿童室颤时，初次除颤的电量是（ ）
   A. 100J
   B. 2J/kg
   C. 4J/kg
   D. 50J
   E. 10J

6. 心室细颤，电除颤前应（ ）
   A. 静脉注射利多卡因
   B. 静脉注射去甲肾上腺素
   C. 静脉注射 5% 碳酸氢钠
   D. 静脉注射肾上腺素
   E. 静脉注射多巴胺

7. 胸外直流电除颤，成人除颤电能一般为（ ）
   A. 100～200J
   B. 200～300J
   C. 300～400J
   D. 400～500J
   E. 500～600J

8. 心室颤动电除颤应首选（ ）
   A. 直流电 200J 同步除颤
   B. 直流电 150J 非同步除颤
   C. 直流电 360J 同步除颤
   D. 直流电 360J 非同步除颤
   E. 直流电 150J 同步除颤

第五节 洗胃术【熟悉】

A1和A2型题

说明：为单选题，5个选项中可能同时有最佳正确答案和非错误答案，请从中选择一个最佳答案。

1. 下列关于洗胃的操作**不正确**的是（ ）
   A. 应使用较大口径胃管，由口腔向下送进

50cm 左右

　　B．如能抽出胃液，则证明胃管确在胃内。
　　C．插入胃管后，应立即向胃内注入 200～300mL 温开水
　　D．洗胃时，需反复灌洗，直至洗出液清亮为止
　　E．洗胃液总量至少 2～5L

2．洗胃时，患者应采取的体位是（　　）
　　A．俯卧位，头部向下
　　B．左侧卧位，头稍低并转向一侧
　　C．坐位，面向椅背，双臂扶于椅背上
　　D．右侧卧位，头转向一侧
　　E．仰卧位，头后仰并转向一侧

3．关于口服中毒患者的洗胃处理，正确的是（　　）
　　A．所有患者均应洗胃
　　B．洗胃总液体量必须达到 2L
　　C．仅适用于清醒患者
　　D．宜尽早进行，6 小时内洗胃最有效
　　E．超过 8 小时不用洗胃

4．洗胃前应行综合评估的指标**不包括**（　　）
　　A．意识状态
　　B．洗胃目的
　　C．凝血功能
　　D．伤病情况
　　E．生命体征

5．关于口服中毒患者的洗胃处理正确的是（　　）
　　A．敌百虫口服中毒时可用 2% 碳酸氢钠溶液反复洗胃
　　B．对硫磷口服中毒时可用 1：5000 高锰酸钾溶液反复洗胃
　　C．汽油口服中毒时可用大量清水反复洗胃
　　D．浓硝酸口服中毒时避免洗胃，可饮氢氧化铝凝胶
　　E．氢氧化钠口服中毒时避免口服柠檬汁，应用大量生理盐水洗胃

第六节　心肺脑复苏术【掌握】

A1和A2型题
说明：为单选题，5个选项中可能同时有最佳正确答案和非错误答案，请从中选择一个最佳答案。

1．成人胸外心脏按压，一般使胸骨下陷的深度为（　　）
　　A．1～2cm
　　B．2～3cm
　　C．3～4cm
　　D．4～5cm
　　E．5～6cm

2．胸外心脏按压的正确部位是（　　）
　　A．胸骨上中 1/3 交界处
　　B．胸骨下 1/3
　　C．胸骨左缘第 4 肋间
　　D．胸骨中下 1/3 交界处
　　E．胸骨左缘第 4 肋间腋中线上

3．5 男，50 岁，散步时突然倒地。查体：意识丧失，大动脉搏动消失，抽泣样呼吸，随即消失。应首先采取的措施是（　　）
　　A．舌下含服硝酸甘油
　　B．开放气道
　　C．人工呼吸
　　D．按压人中
　　E．胸外按压

4．心搏骤停早期的主要诊断依据是（　　）
　　A．发绀
　　B．瞳孔散大
　　C．大动脉搏动和神志消失
　　D．脑电波消失
　　E．心电图呈室颤

5．溺水者被救出水后，神志不清，呼吸停止，口唇发绀。口对口人工呼吸的先决条件是（　　）
　　A．清除口咽内异物，保持呼吸道通畅
　　B．确定呼吸已停止
　　C．头部向后仰
　　D．置于仰卧位
　　E．确定每分钟吹气次数

6．导致心肺复苏长时间难以成功的可逆转原因**不包括**（　　）
　　A．开放性气胸
　　B．肺栓塞
　　C．高钾血症
　　D．急性心肌梗死
　　E．酸中毒

7．早产儿进行胸外按压的方法应选（　　）

第三章　常用操作技术　261

A. 双掌按压法
B. 单掌按压法
C. 平卧位双指按压法
D. 单掌环抱按压法
E. 双手环抱按压法

8. 心肺复苏在心搏骤停时推荐的每次吹气时间为（　　）
A. 大于 1 秒
B. 小于 1 秒
C. 与呼气时间等同
D. 快速用力吹气
E. 大于 2 秒

9. 儿童心肺复苏时胸外按压的深度为（　　）
A. 至少为胸廓前后径的 1/3
B. 2.5～3.5cm
C. 至少 4cm
D. 至少 5cm
E. 4～5cm

10. 成人初期心肺复苏，单人复苏和双人复苏式心脏按压和口对口人工呼吸的比例是（　　）
A. 5∶2 和 15∶2
B. 15∶2 和 30∶2
C. 15∶1 和 30∶2
D. 均是 15∶2
E. 均是 30∶2

11. 胸外按压时，按压与放松的时间比为（　　）
A. 1∶1
B. 1∶2
C. 2∶1
D. 1∶3
E. 3∶1

12. 在成人心肺复苏中，潮气量大小为（　　）
A. 500～600mL
B. 600～700mL
C. 400～500mL
D. 800～1000mL
E. 700～800mL

13. 下列关于心肺复苏的操作**不正确**的是（　　）
A. CPR 时将患者放置仰卧位，平躺在结实的平面上
B. 应在胸骨下 1/3 处，乳头连线与胸骨交界处进行胸外按压
C. 高质量的胸外按压频率应不少于 100 次/分，按压深度至少 5cm
D. 应将一手掌根部置于按压部位，另一手掌根叠放其上，双手指紧扣进行按压
E. 按压与通气的比例一般为 30∶1

14. 心肺复苏时，怀疑患者有颈椎受伤时应采取的开放气道方法是（　　）
A. 仰头抬颏法
B. 托颌法
C. 背拍法
D. 推压法
E. 斜颈法

15. 心肺脑复苏时最常用、最有效的药物是（　　）
A. 阿托品
B. 胺碘酮
C. 利多卡因
D. 肾上腺素
E. 碳酸氢钠

16. 心肺复苏时的用药目的，**不包括**（　　）
A. 激发心脏复跳并增强心肌收缩力
B. 防治心律失常
C. 调整急性酸碱和电解质失衡
D. 补充血容量
E. 预防感染

17. 心肺复苏（CPR）有效的标准，**不包括**（　　）
A. 散大的瞳孔缩小
B. 皮肤颜色红润
C. 大动脉处可触及搏动
D. 收缩压回升至 120mmHg 以上
E. 心跳恢复

18. 脑复苏过程中，防止急性脑水肿最重要的措施是（　　）
A. 输血
B. 输高渗溶液
C. 脱水、降温和肾上腺糖皮质激素治疗
D. 吸入高浓度氧
E. 输碳酸氢钠溶液

19. 心肺复苏按压的频率为（　　）
A. 60 次/分
B. 80 次/分
C. 90 次/分
D. 120 次/分
E. 150 次/分

20. 心肺复苏中，肾上腺素促使心脏复跳的关键在于（　　）
A. α、β 受体同时兴奋
B. $β_1$ 受体兴奋
C. 多巴胺受体兴奋
D. $β_2$ 受体兴奋
E. α 受体兴奋

21. CPR 后最易因缺氧引起的并发症是（　　）
A. 肺水肿
B. 心力衰竭

C. 肾衰
D. 脑水肿
E. 肝功能衰竭
22. 心肺复苏过程中，药物治疗时首选（　　）
    A. 肾上腺素
    B. 利多卡因
    C. 多巴胺
    D. 阿托品
    E. 去甲肾上腺素
23. 关于心肺复苏的叙述，**错误**的是（　　）
    A. 成人胸外心脏按压与通气比率为15∶2
    B. "E-C"手法扣球囊面罩行人工通气
    C. 明显胸廓起伏是通气成功的标志
    D. 成人胸外心脏按压深度5～6cm
    E. 仰头抬下颌法开放气道

A3和A4型题

说明：为共用题干单选题，考题是以一个共同题干的临床案例出现，请从中选择一个最佳答案。

（1～2题共用题干）
患者女，18岁。术中出现心跳、呼吸骤停。
1. ［第一问］复苏中紧急采取的循环支持措施是（　　）
    A. 心脏按压
    B. 血管活性药物的应用
    C. 除颤
    D. 维持机体内环境平衡
    E. 以上都是
2. ［第二问］有效胸外按压的表现是（　　）
    A. 颈、股动脉触摸到搏动
    B. 发绀的口唇逐渐转为红润
    C. 散大的瞳孔开始缩小
    D. 出现自主呼吸
    E. 以上都是

第七节　腹腔穿刺术【掌握】

A1和A2型题

说明：为单选题，5个选项中可能同时有最佳正确答案和非错误答案，请从中选择一个最佳答案。

1. 下列关于腹腔穿刺术的操作**不正确**的是（　　）
    A. 穿刺前需排空小便，以免穿刺时损伤膀胱
    B. 对疑有腹腔内出血或腹水量少者行诊断性穿刺时，最好采用侧卧位
    C. 一般选择在脐与左髂前上棘连线的中外1/3处的交界处进行穿刺
    D. 穿刺前需要2%利多卡因自皮肤至腹膜做局部麻醉
    E. 操作者应右手持针经麻醉处斜上方刺入腹壁
2. 腹腔穿刺抽液最常用部位为（　　）
    A. 下腹脐于髂前上棘连线的内1/3处
    B. 左下腹脐与髂前上棘连线的中外1/3处
    C. 右下腹脐与髂前上棘连线的中外1/3处
    D. 压痛最明显的部位
    E. 下腹正中部
3. 腹腔穿刺术的禁忌证**不包括**（　　）
    A. 躁动或不能合作者
    B. 既往手术或炎症导致腹腔内广泛粘连
    C. 冠心病
    D. 严重肠胀气
    E. 妊娠或巨大卵巢囊肿
4. 下列情况禁用腹腔穿刺术的是（　　）
    A. 小儿及老人
    B. 精神状态不正常者
    C. 严重腹胀者
    D. 昏迷者
    E. 病史不清者

第八节 腰椎穿刺术【熟悉】

A1和A2型题
说明：为单选题，5个选项中可能同时有最佳正确答案和非错误答案，请从中选择一个最佳答案。

1. 腰椎穿刺术**不可用**于（　　）
   A. 检查颅内压是否增高
   B. 协助诊断中枢神经系统病变
   C. 检查椎管有无阻塞现象
   D. 椎管内注射治疗性药物
   E. 测定脑脊液压力

2. 腰椎穿刺术的禁忌证**不包括**（　　）
   A. 颅内压增高
   B. 颅后窝占位性病变
   C. 脊柱结核
   D. 穿刺部位有感染
   E. 发热、菌血症

3. 腰椎穿刺术采用的体位是（　　）
   A. 仰卧位
   B. 俯卧位
   C. 侧卧位
   D. 半卧位
   E. 截石位

4. 腰椎穿刺术后须去枕平卧4～6小时，其目的是防止（　　）
   A. 穿刺部位出血
   B. 低颅压性头痛
   C. 穿刺部位感染
   D. 颅内感染
   E. 脑脊液外漏

5. 下列关于腰椎穿刺术的描述，**不正确**的是（　　）
   A. 术中注意患者的脊柱与床面保持平行，骨盆与床面保持垂直
   B. 一般选择腰椎第1～2间隙
   C. 穿刺部位皮肤软组织有感染者，禁忌腰穿
   D. 术后去枕平卧6小时
   E. 术后常见不良反应为头痛、恶心、呕吐或眩晕等

6. 腰椎穿刺术后引起头痛的原因是（　　）
   A. 脑脊液压力过低
   B. 刺激脑膜
   C. 脑部缺血
   D. 脑部充血
   E. 脑细胞缺氧

7. 下列关于腰椎穿刺术说法**不正确**的是（　　）
   A. 腰椎穿刺术前多用2%利多卡因自皮肤至椎间韧带做逐层局部麻醉
   B. 穿刺针进针方向应与患者背面呈45°角，针尖斜向头部
   C. 一般成人进针深度为4～6cm，儿童为2～4cm
   D. 穿刺完毕后，应将针芯插入穿刺针内，再拔出穿刺针
   E. 穿刺术后，患者应去枕平卧4～6小时

第九节 骨髓穿刺术【熟悉】

A1和A2型题
说明：为单选题，5个选项中可能同时有最佳正确答案和非错误答案，请从中选择一个最佳答案。

1. 关于骨髓穿刺术的护理，**不妥**的是（　　）
   A. 穿刺部位为髂前上棘时，患者宜取侧卧位
   B. 嘱患者术后当天不要沐浴，保持局部干燥，避免感染
   C. 血友病、局部皮肤感染者禁忌
   D. 操作过程中密切观察患者的面色、呼吸、脉搏、血压，告诉患者勿动，以防穿刺针折断
   E. 拔针后局部加压，血小板减少者至少按压3～5分钟

2. 属于骨髓穿刺术禁忌证的是（　　）

A. 特发性血小板减少性紫癜
B. 淋巴瘤
C. 血友病
D. 急性白血病
E. 再生障碍性贫血

3. 下列关于骨髓穿刺术的部位选择说法中，正确的是（　　）
A. 腰椎棘突处，一般取第4、5腰椎棘突为穿刺点
B. 髂前上棘后1～2cm处，此处虽易于固定，便于穿刺，但有伤及内脏危险
C. 由于髂后上棘处骨质皮厚，所以不便刺入
D. 虽然胸骨较薄，但其内骨髓含量丰富，当其他部位穿刺失败时，仍需做胸骨穿刺
E. 胸骨穿刺点为胸骨柄、胸骨体，相当于第2、3肋间隙的部位

4. 婴幼儿骨髓穿刺宜选用的部位是（　　）
A. 髂后上棘
B. 髂前上棘
C. 胫骨内侧
D. 胸骨
E. 腓骨

5. **不宜**做骨髓穿刺检查的疾病是（　　）
A. 多发性骨髓瘤
B. 脾功能亢进
C. 戈谢病
D. 血友病
E. 骨髓增生异常综合征

6. 骨髓穿刺检查**不能**确诊的疾病是（　　）
A. 白血病
B. 再生障碍性贫血
C. 巨幼细胞贫血
D. 溶血
E. 恶性组织细胞病

7. 关于骨髓穿刺的说法**有误**的是（　　）
A. 骨髓穿刺的部位主要有髂后上棘、髂前上棘、胸骨
B. 骨髓液涂片常用的染色方法为瑞氏染色
C. 涂片宜薄，以免细胞重叠、挤压发生变化
D. 骨髓象检查可用来诊断血友病
E. 骨髓象检查可用来诊断白血病

第十节　胸腔穿刺术【掌握】

A1和A2型题
说明：为单选题，5个选项中可能同时有最佳正确答案和非错误答案，请从中选择一个最佳答案。

1. 有关胸腔穿刺术的方法，下列哪项**不正确**（　　）
A. 穿刺时应沿肋骨的下缘进针
B. 穿刺抽液时，穿刺点取浊音明显部位，一般取肩胛线7～9肋间隙或腋中线6～7肋间
C. 穿刺抽气时，穿刺点取患侧锁骨中线第2肋间
D. 抽液量每次不超过1000mL
E. 抽气量每次不超过1000mL

2. 在胸腔积液的鉴别诊断中，**不符合**渗出液特点的是（　　）
A. 可凝固
B. 蛋白质＞30g/L
C. 细胞数＞500×10⁶/L
D. 比重＞1.018
E. 乳酸脱氢酶（LDH）＜200U/L

3. 气胸作胸腔穿刺排气其穿刺点应该在（　　）
A. 锁骨中线第2肋间
B. 锁骨中线第3肋间
C. 腋中线第7肋间
D. 腋后线第8肋间
E. 腋后线第9肋间

4. 胸腔穿刺术后嘱患者体位（　　）
A. 平卧位
B. 端坐位
C. 患处在高位
D. 头低脚高位
E. 患侧卧位

5. 如胸腔积液检查结果为：比重1.020、蛋白质含量36g/L、细胞数600×10⁹/L，LDH 220U/L（血清LDH 300U/L），此胸腔积液的性质是（　　）
A. 漏出液
B. 渗出液
C. 血液
D. 脓液
E. 乳糜液

6. 胸腔穿刺术的进针部位应选择（ ）
   A. 肋间隙的前部穿刺时，进针部位应选择上肋下缘刺入
   B. 下肋之间刺入
   C. 在肋角的内侧应选择下位肋的上缘刺入
   D. 应选择肋骨的上缘刺入
   E. 任何部位
7. 渗出液与漏出液的描述正确的是（ ）
   A. 渗出液的外观澄清
   B. 漏出液的外观浑浊
   C. 渗出液蛋白含量高
   D. 漏出液容易凝固
   E. 渗出液细胞数少，比重低
8. 胸腔穿刺术的术后护理**不包括**（ ）
   A. 嘱患者平卧或半卧位休息
   B. 观察穿刺处有无渗血或渗液
   C. 注入药物者，应嘱患者多活动
   D. 观察患者对注入药物的反应
   E. 记录抽出液体的色、质、量，及时送检标本
9. 胸腔穿刺术抽液时，下列**错误**的是（ ）
   A. 严格无菌操作
   B. 抽液不宜过多过快
   C. 穿刺针应沿肋骨下缘进针以免损伤血管
   D. 穿刺发生"胸膜反应"应立即停止抽液
   E. 抽液后胸腔内可以不用药
10. 胸腔穿刺术抽取液体时，首次**不宜**超过（ ）
    A. 500mL
    B. 600mL
    C. 800mL
    D. 1000mL
    E. 1200mL

第十一节　氧疗技术【掌握】

A1和A2型题

说明：为单选题，5个选项中可能同时有最佳正确答案和非错误答案，请从中选择一个最佳答案。

1. 患者，男，70岁 COPD 病史 12 年，在家休息治疗，动脉血气：PaO_2 45mmHg，$PaCO_2$ 50mmHg。家庭治疗最好的方法是（ ）
   A. 呼吸肌锻炼
   B. 选用适当的抗生素
   C. 长期家庭氧疗
   D. 吸入喘康速
   E. 吸入糖皮质激素
2. 肺炎患儿，鼻前庭导管吸氧，氧流量应为（ ）
   A. 0.5～1L/min
   B. 1.5～2L/min
   C. 2.5～3L/min
   D. 3.5～4L/min
   E. 4.5～5L/min
3. 慢性呼吸衰竭缺氧明显伴二氧化碳潴留时，采用氧疗的给氧浓度，下列正确的是（ ）
   A. ＜25%
   B. ＜35%
   C. ＜45%
   D. ＜55%
   E. ＜65%
4. 吸氧可以（ ）
   A. 减轻肺水肿，改善脑缺氧
   B. 解除支气管平滑肌及血管平滑肌痉挛
   C. 消除急性肺水肿
   D. 防治大量出血
   E. 纠正休克和代谢失调
5. 低浓度吸氧是指吸氧浓度低于（ ）
   A. 60%
   B. 50%
   C. 45%
   D. 40%
   E. 35%
6. 高浓度吸氧是指吸氧浓度在（ ）
   A. 25%以上
   B. 30%～40%
   C. 50%
   D. 50%～60%
   E. 80%
7. 患者，刘某，男性，60岁，患慢性支气管炎、阻塞性肺气肿合并慢性阻塞性肺疾病10余年，近两天因天气突然变化，患者出现咳嗽、咳痰、气喘等症状。入院查体：R30次/分，SaO_2 为88%，血气分析结果为 PaO_2 50mmHg，$PaCO_2$ 60mmHg，该患者吸氧流量宜为（ ）

A. 1～2L/min
B. 2～4L/min
C. 4～6L/min
D. 6～8L/min
E. 8～10L/min

8. 患者，女性，66岁，肺气肿、肺源性心脏病，胸闷气短。患者吸氧流量为2L/min，其吸氧浓度是（　　）

A. 25%
B. 29%
C. 33%
D. 37%
E. 41%

第十二节　胃十二指肠置管术、快速血糖测定、OGTT试验、导尿术【掌握】

A1和A2型题
说明：为单选题，5个选项中可能同时有最佳正确答案和非错误答案，请从中选择一个最佳答案。

1. 患儿，男，5岁，因上消化道出血拟行胃肠减压术，在鼻胃管插管过程中患儿突然出现剧烈呛咳，呼吸困难。此时应采取的措施是（　　）
    A. 拔管重插
    B. 嘱患儿头偏向一侧
    C. 嘱患儿深呼吸
    D. 氧气吸入
    E. 停止片刻再向下插管

2. 下列关于快速血糖测定的注意事项说法**不正确**的是（　　）
    A. 测试的血糖试纸保持干燥
    B. 一支采血针只能一人使用，不可多人使用同一支采血针
    C. 血糖仪与试纸必须为同一代码
    D. 挤血的用力处应在取血点至少0.5cm以上
    E. 同一试纸可滴两次血液

3. 下列符合糖尿病诊断标准的是（　　）
    A. 空腹血糖（FBG）≥7.0mmol/L或口服葡萄糖耐量试验（OGTT）2小时血糖≥11.1mmol/L或糖尿病症状加随机血糖≥11.1mmol/L
    B. FBG≤7.0mmol/L或OGTT2小时血糖≥11.1mmol/L或糖尿病症状加随机血糖≥11.1mmol/L
    C. FBG≥6.9mmol/L或OGTT2小时血糖≥11.9mmol/L或糖尿病症状加随机血糖≥11.1mmol/L
    D. FBG≥7.0mmol/L或OGTT2小时血糖≥11.9mmol/L或糖尿病症状加随机血糖≤11.1mmol/L
    E. FBG≥7.0mmol/L或OGTT2小时血糖≤11.9mmol/L或糖尿病症状加随机血糖≥11.1mmol/L

4. 正常糖耐量标准为（　　）
    A. FBG≤6.1mmol/L，OGTT 2小时血糖＜7.8mmol/L
    B. FBG≥6.1mmol/L，OGTT 2小时血糖＜7.8mmol/L
    C. FBG≤7.1mmol/L，OGTT 2小时血糖＜6.1mmol/L
    D. FBG≤7.8mmol/L，OGTT 2小时血糖＜7.8mmol/L
    E. FBG≤6.1mmol/L，OGTT 2小时血糖＜6.9mmol/L

5. 口服葡萄糖耐量试验，4次抽血、留尿时间为（　　）
    A. 服前0.5小时，服后1小时，2小时，3小时
    B. 服后0.5小时，1小时，2小时，3小时
    C. 服前0.5小时，1小时；服后2小时，3小时
    D. 服后1小时，2小时，3小时，4小时
    E. 服后0.5小时，1小时，3小时，6小时

第四章 中医外科常用检查

第一节 中医外科辨脓法【掌握】

A1和A2型题
说明：为单选题，5个选项中可能同时有最佳正确答案和非错误答案，请从中选择一个最佳答案。

1. 患者足大趾烧灼疼痛，伴肿胀，皮温升高，拒按。现使用透光法辨别有无成脓，若脓成则见（   ）
   A. 趾部上面见深黑色阴影
   B. 趾部上面见透亮影
   C. 光束未能透过趾部
   D. 趾部上面见深红色影
   E. 趾部发白

2. 下列疾病脓成时切开排脓操作**不正确**的是（   ）
   A. 乳房部脓肿应以乳头为中心放射状切开
   B. 手指脓肿应从手指侧方切开
   C. 关节区脓肿一般行纵形切口
   D. 肛旁低位脓肿应以肛门为中心做放射状切开
   E. 面部脓肿应尽量沿皮肤的自然纹理切开

3. 体表深部或内脏脓肿多选用的辨脓方法是（   ）
   A. 按触法
   B. 透光法
   C. 点压法
   D. 穿刺法
   E. 砭镰法

4. 下列哪项**不是**外科局部辨证的主要内容（   ）
   A. 辨肿
   B. 辨痛
   C. 辨痒
   D. 辨脓
   E. 辨气血

5. 溃疡表现为疮面边沿整齐，周围皮肤微有红肿，一般口大底小，内有少量脓性分泌物，为（   ）
   A. 化脓性溃疡
   B. 压迫性溃疡
   C. 疮痨性溃疡
   D. 梅毒性溃疡
   E. 岩性溃疡

第二节 皮肤性病科检查的基本技能【掌握】

A1和A2型题
说明：为单选题，5个选项中可能同时有最佳正确答案和非错误答案，请从中选择一个最佳答案。

1. 行皮肤划痕试验时，常选择的部位是（   ）
   A. 腹部
   B. 小腿外侧
   C. 大腿内侧
   D. 上臂外侧或背部
   E. 手足背部

2. 玻片压诊出现苹果酱色的皮损多见于（   ）
   A. 贫血
   D. 湿疹
   B. 过敏性紫癜
   C. 寻常狼疮
   E. 荨麻疹

3. 下列疾病中皮肤划痕试验呈阴性的是（　　）
   A．荨麻疹
   B．异位性皮炎
   C．系统性红斑狼疮
   D．药物过敏
   E．食物过敏
4. 患者，女，18岁，两小腿皮肤炎症在急性阶段，大量渗液且红肿，舌红苔黄腻。其证候是（　　）
   A．血热
   B．湿热内蕴
   C．火毒炽盛
   D．风热
   E．血虚肝旺
5. 伍德灯下白癜风的皮损呈现（　　）
   A．蓝白色斑片
   B．黄绿色斑片
   C．红色斑片
   D．黄色斑片
   E．蓝紫色斑片

第三节　肛肠科常用的检查方法【掌握】

A1和A2型题
说明：为单选题，5个选项中可能同时有最佳正确答案和非错误答案，请从中选择一个最佳答案。

1. 为检查肛门部脱出性疾病，患者常采用的体位是（　　）
   A．侧卧位
   B．膝胸位
   C．截石位
   D．折刀位
   E．蹲位
2. 肛门视诊一般查看内容**不包括**（　　）
   A．有无内外痔
   B．有无息肉
   C．有无脱垂
   D．有无粘连
   E．有无脓肿
3. 球头银丝检查多用于哪种疾病（　　）
   A．内痔
   B．外痔
   C．肛瘘
   D．直肠息肉
   E．肛周脓肿
4. 下列疾病一般**不使用**直肠指诊检查的是（　　）
   A．直肠息肉
   B．肛裂
   C．直肠癌
   D．肛瘘
   E．内痔

第五章 中医外科操作方法与技术

切开法、烙法、砭镰法、挂线法、拖线法、结扎法、引流法、垫棉法、药筒拔法、熏法、熨法、热烘疗法、溻渍法【掌握】

A1和A2型题
说明：为单选题，5个选项中可能同时有最佳正确答案和非错误答案，请从中选择一个最佳答案。

1. 适用于疮疡溃后形成瘘管的治法是（　　）
   A. 砭镰法
   B. 切开法
   C. 挑治法
   D. 引流法
   E. 挂线法
2. 外粘药物药线引流法适用于（　　）
   A. 溃疡伤口过深过小、脓水不易排出者
   B. 溃疡已成瘘管或窦道者
   C. 痈、有头疽溃后有袋脓者
   D. 溃疡久不愈合，脓水稀薄者
   E. 乳痈初起者
3. 药线引流常用的外粘药物是（　　）
   A. 消散药
   B. 提脓去腐药
   C. 腐蚀药
   D. 去腐生肌药
   E. 生肌收口药
4. 蛇头疔成脓后切开引流时，切口宜在（　　）
   A. 指掌面
   B. 指侧面
   C. 指背面
   D. 指横纹
   E. 指尖部
5. 适用于砭镰法治疗的疾病是（　　）
   A. 抱头火丹
   B. 阴证疮疡
   C. 红丝疔
   D. 赤游丹毒
   E. 疮疡虚证
6. 患者，男，27岁，右手皮肤外伤1周，未系统诊治。1天前发现右侧前臂起两条红丝，向肘部发展，红丝处皮肤质硬，触痛，伴发热、乏力。可选的外治法为（　　）
   A. 切开法
   B. 挑治法
   C. 砭镰法
   D. 挂线法
   E. 垫棉法
7. 下列各项，**不属**确认成脓方法的是（　　）
   A. 按触法
   B. 推拿法
   C. 穿刺法
   D. 透光法
   E. 点压法
8. 结扎疗法可用于多种病证，但**不宜**用于（　　）
   A. 瘤
   B. 赘疣
   C. 内痔
   D. 脱疽
   E. 血瘤
9. 头大蒂小的赘疣、息肉、痔核等，行结扎法的正确操作为（　　）
   A. 用缝针穿线贯穿根部后用"回"字式结扎法两线交叉扎紧
   B. 在根部以双套结扣住扎紧
   C. 在根部直接扎紧即可
   D. 用缝针穿线贯穿其中再行双套结扣住扎紧
   E. 在中间部行"8"字式结扎法，两线交叉扎紧即可
10. 下列各项，**不宜**采用垫棉法治疗的是（　　）

A. 溃疡脓出不畅有袋脓
B. 疮孔窦道形成脓水不易排出
C. 急性炎症红、肿、热、痛
D. 溃疡脓腐已尽，皮肉一时不能黏合
E. 腋窝疮疡溃后

11. 适用于确已成脓的疮疡的治法是（　　）
    A. 砭镰法
    B. 切开法
    C. 挑治法
    D. 引流法
    E. 挂线法

12. 下列**不能**使用火针烙法进行治疗的疾病是（　　）
    A. 痈
    B. 创伤出血
    C. 疖
    D. 甲下瘀血
    E. 粉刺

13. 砭镰法主要用于治疗（　　）

    A. 阴证疮疡
    B. 急性阳证疮疡
    C. 过敏性皮肤病
    D. 冻疮
    E. 烧伤

14. 下列关于拖线法的操作**不正确**的是（　　）
    A. 将医用丝线或纱带引置于管道中
    B. 丝线两端要迁折于管道外打结，以防脱落
    C. 应将丝线或纱带圈拉紧
    D. 应将提脓去腐药掺于丝线上，来回拖拉后将药物置于管腔中
    E. 拖线一般保留2～3周，肛门部瘘管保留10～14天

15. 适用于急性阳证疮疡的是（　　）
    A. 砭镰法
    B. 切开法
    C. 挑治法
    D. 挂线法
    E. 结扎法

第六章 外科常用技术与操作方法

第一节 消毒与无菌技术、术前准备和术后处理【熟悉】

A1和A2型题

说明：为单选题，5个选项中可能同时有最佳正确答案和非错误答案，请从中选择一个最佳答案。

1. 对金属器械进行煮沸灭菌时，在正常压力下，在水中煮沸至100℃，持续多久可杀灭带芽孢细菌（ ）
   A. 15～20分钟
   B. 20～30分钟
   C. 30分钟以上
   D. 1小时以上
   E. 30～45分钟

2. 患者手术前胃肠道准备正确的是（ ）
   A. 术前12小时禁食，12小时禁饮水
   B. 术前12小时禁食，6小时禁饮
   C. 术前24小时禁食，12小时禁饮水
   D. 术前12小时禁食，4小时禁饮水
   E. 术前24小时禁食、禁饮水

3. 下列关于手术区皮肤消毒操作**错误**的是（ ）
   A. 消毒范围应包括手术切口周围15cm的区域
   B. 消毒步骤应该自上而下，自切口中心向外周
   C. 消毒步骤应多次消毒，可自外周返回中心部位
   D. 对感染伤口或肛门等处手术，应自外周逐渐涂向感染伤口或会阴肛门处
   E. 消毒时涂擦力度需均衡，方向应一致，不可遗留空白

第二节 外科手术基本技术、外科换药、外科常用的诊疗操作技术、普通外科特殊诊断方法和技术【掌握】

A1和A2型题

说明：为单选题，5个选项中可能同时有最佳正确答案和非错误答案，请从中选择一个最佳答案。

1. 下列关于组织切开和分离的操作方法**错误**的是（ ）
   A. 切开前用乙醇消毒，与皮肤呈45°角切开，深浅适宜，逐层切入
   B. 肌膜可用刀切开，肌肉可沿肌纤维方向做钝性分离，必要时可切断
   C. 切开胸、腹膜时，可采用手指、纱布等隔离深部脏器，避免损伤
   D. 切开空腔脏器前要用盐水纱布垫保护周围器官
   E. 在切开的同时吸净脏器内流出的内容物，以免污染

2. 患者行胃大部切除术后，切口处皮肤红肿，出现血肿，则该患者的切口愈合记录为（ ）
   A. Ⅰ/甲
   B. Ⅱ/甲
   C. Ⅰ/乙
   D. Ⅱ/乙
   E. Ⅲ/乙

3. 皮肤松弛处应做哪种类型的缝合（ ）

A. 内翻缝合
B. 外翻缝合
C. 荷包缝合
D. 间断内翻缝合
E. 间断外翻缝合

4. 毛细血管渗血及小动脉、小静脉出血时，应采用的止血方法是（　　）
A. 结扎止血
B. 电刀电凝止血
C. 填塞止血
D. 修补止血
E. 压迫止血

5. 患者1周前因外伤出现右手食指红、肿、热、痛，肿胀呈圆柱状，皮色光亮，关节轻度屈曲，不能伸展，现局部跳痛明显，拟切开排脓。应选择的切口部位是（　　）
A. 指掌侧面
B. 指掌正中
C. 手指侧面
D. 手指正中
E. 食指关节处

6. 某患者手术后，伤口处感染化脓，需要切开引流，换药处理，该患者的伤口愈合等级为（　　）
A. 甲级愈合
B. 乙级愈合
C. 丙级愈合
D. 丁级愈合
E. 戊级愈合

7. 胸腹部术后拆线的时间是（　　）
A. 4～5天
B. 6～7天
C. 7～9天
D. 10～12天
E. 10～14天

第七章 中医妇科常用技术与操作方法

第一节 妇科检查（双合诊、三合诊）【掌握】

A1和A2型题
说明：为单选题，5个选项中可能同时有最佳正确答案和非错误答案，请从中选择一个最佳答案。

1. 妇科检查时，下列哪项说法是**不正确**的（   ）
   A. 检查前应告知患者排空膀胱
   B. 置于臀部下方的垫单或纸单应一人一换
   C. 应避免于经期做盆腔检查
   D. 对无性生活史者禁做阴道窥器检查及双合诊检查
   E. 检查时患者应取仰卧位，双下肢伸直，检查者站于患者右侧

3. 关于女性骨盆的特点，下列哪项是**错误**的（   ）
   A. 骨盆浅而宽，呈圆筒形
   B. 耻骨联合长而宽
   C. 耻骨弓角度较大
   D. 骶岬突出较小
   E. 坐骨宽阔

4. 关于双合诊，描述**错误**的是（   ）
   A. 盆腔检查中最重要的项目
   B. 扪及宫颈外口方向朝后时宫体多为后倾
   C. 扪及宫体朝向耻骨时称前倾
   D. 上抬宫颈时患者感疼痛为盆腔内器官有病变的表现
   E. 正常输卵管不能扪及

5. 妇科检查中，双合诊的正确操作是（   ）
   A. 经直肠、阴道、腹部的联合检查
   B. 检查者一手示指伸入直肠，另一手在腹部配合检查
   C. 检查者一手的两指或一指放入阴道，另一手在腹部配合检查
   D. 检查者将示指及中指放入阴道中进行检查
   E. 检查者一手示指伸入直肠，另一手在阴道部配合检查

6. 为估计盆腔内病变范围，及其与子宫或直肠的关系，常用的妇科检查方法是（   ）
   A. 双合诊
   B. 直肠-腹部诊
   C. 三合诊
   D. 直肠指诊
   E. 腹部触诊

7. 妇科检查中，三合诊主要在哪些部位进行检查（   ）
   A. 直肠、阴道、腹部
   B. 阴道、腹部
   C. 直肠、腹部
   D. 直肠、阴道
   E. 阴道

第二节 基础体温、宫颈涂片，盆腔B超、CT检查【熟悉】

A1和A2型题
说明：为单选题，5个选项中可能同时有最佳正确答案和非错误答案，请从中选择一个最佳答案。

1. 某患者基础体温测定显示为单相型体温则提示该患者可能为（   ）
   A. 黄体萎缩
   B. 无排卵

C. 卵泡成熟
D. 黄体破裂
E. 卵巢分泌雌激素

2. 宫颈刮片时的取材部位应在（　　）
   A. 宫颈外口鳞-柱状上皮交界处
   B. 宫颈内口边缘处
   C. 阴道侧壁上 1/3 处
   D. 宫颈管内壁处
   E. 宫颈后唇处

3. 基础体温测定对于排卵性功能失调性子宫出血，下列哪项是**错误**的（　　）
   A. 了解有无排卵及黄体功能
   B. 基础体温呈单相型
   C. 基础体温后半期升高时间短
   D. 基础体温双相，但下降缓慢
   E. 基础体温开始上升时有少量阴道出血

4. 早期宫颈癌筛查的最常用方法是（　　）
   A. 阴道镜检查
   B. 宫颈涂片细胞学检查
   C. 阴道组织活检
   D. 经阴道超声检查
   E. 诊断性宫颈癌手术

5. 患者女，25岁。婚后2年未孕，现为了解其卵巢功能、有无排卵、卵巢黄体功能等，可选用的检查方法是（　　）
   A. 腹部B超
   B. 经阴道后穹隆穿刺术
   C. 基础体温测定
   D. 诊断性刮宫
   E. 阴道活组织检查

6. 女，14岁，发现腹部巨大肿块2个月并增大4天。查体：腹部膨隆，包块活动度差，叩诊无移动性浊音。CT图像如图所示，你的诊断为（　　）

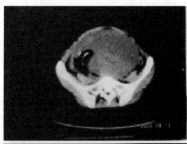

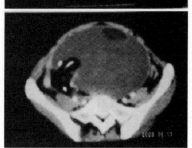

A. 脂肪瘤
B. 肠系膜囊肿
C. 卵巢浆液性囊腺瘤
D. 卵巢黏液性囊腺瘤
E. 卵巢畸胎瘤

7. 女，42岁，自述下腹坠胀，月经量增多3年余。超声综合描述：子宫前位，宫颈部可见7.8cm×7.2cm低回声区，边界清晰，形态规则，内回声不均匀，呈旋涡状，向外凸起，CDFI：周边可见少许血管绕行，呈动脉高阻血流频谱。如图所示。超声提示（　　）

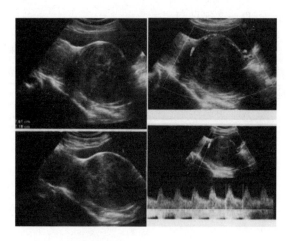

A. 子宫颈妊娠
B. 子宫颈肌瘤
C. 子宫颈癌
D. 阔韧带肌瘤
E. 子宫内膜癌

8. 女，27岁，人流术后一直少量流血，超声图像如图所示，最有可能的诊断是（　　）

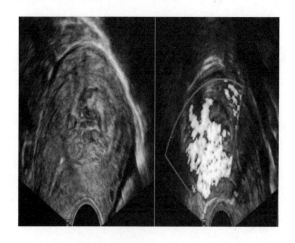

A. 可能为内膜癌
B. 可能为内膜息肉
C. 可能为组织残留
D. 可能为滋养细胞肿瘤
E. 可能为正常内膜

第三节 妇科技术操作【掌握】

A1和A2型题

说明：为单选题，5个选项中可能同时有最佳正确答案和非错误答案，请从中选择一个最佳答案。

1. 负压吸引术的禁忌证**不包括**（　　）
   A．术前体温两次在37.5℃以上
   B．3天内有性生活史
   C．妊娠剧吐酸中毒
   D．宫颈息肉
   E．急性盆腔炎

2. 患者，女，28岁。婚后3年未怀孕，检查男方精液等正常，现怀疑该患者输卵管阻塞，对于该患者应首选检查方法是（　　）
   A．阴道活组织检查
   B．诊断性刮宫
   C．诊断性子宫颈锥切术
   D．输卵管造影术
   E．阴道涂片细胞学检查

3. 放置宫内节育器其上缘必须抵达的部位是（　　）
   A．宫颈口
   B．子宫峡部
   C．宫底部
   D．子宫下段
   E．子宫角

4. 药物流产适用于（　　）
   A．妊娠49日内
   B．妊娠10周内
   C．妊娠11～14周
   D．妊娠11～20周
   E．妊娠20周以上

5. 药物流产最常用的药物是（　　）
   A．卡孕栓
   B．米索前列醇
   C．炔诺酮
   D．米非司酮
   E．缩宫素

6. 使用药物流产，应在妊娠（　　）
   A．7周（49日）内
   B．8周内
   C．9周内
   D．10周内
   E．12周内

第八章　中医儿科常用技术与操作方法

中医儿科特色治疗技术【掌握】

A1和A2型题
说明：为单选题，5个选项中可能同时有最佳正确答案和非错误答案，请从中选择一个最佳答案。

1. 患儿肺炎湿啰音久不消退，进行拔罐疗法，进行操作的部位多选（　　）
   A. 胸前部
   B. 双侧肩胛下部
   C. 双侧腋下部
   D. 额头正中部
   E. 颈后部

2. 患儿反复呼吸道感染，免疫低下，气短、乏力，为增强患儿体质，可采取的措施是（　　）
   A. 捏脊疗法
   B. 针灸治疗
   C. 热熨治疗
   D. 熏洗治疗
   E. 刮痧治疗

第九章 针灸科常用技术与操作方法

第一节 常用腧穴的定位【掌握】

> **A1和A2型题**
> 说明：为单选题，5个选项中可能同时有最佳正确答案和非错误答案，请从中选择一个最佳答案。

1. 两乳头之间的骨度分寸是（　　）
    A．9寸
    B．8寸
    C．6寸
    D．5寸
    E．4寸
2. 大包穴的正确定位是（　　）
    A．在侧胸部腋前线上，当第6肋间隙处
    B．在侧胸部腋中线上，当第6肋间隙处
    C．在侧胸部腋后线上，当第6肋间隙处
    D．在侧胸部腋前线上，当第5肋间隙处
    E．在侧胸部腋后线上，当第5肋间隙处
3. 根据骨度分寸，下列两穴位间距非2寸的是（　　）
    A．中脘、下脘
    B．中脘、上脘
    C．中脘、梁门
    D．天枢、大横
    E．曲骨、关元
4. 歧骨（胸剑联合）至脐中的骨度分寸是（　　）
    A．9寸
    B．8寸
    C．6寸
    D．5寸
    E．4寸
5. 根据骨度分寸，下列穴位两者间距非1.5寸的是（　　）
    A．曲差、神庭
    B．曲差、承光
    C．五处、承光
    D．本神、头维
    E．通天、络却
6. 针灸治疗作用的主要是（　　）
    A．扶正祛邪
    B．联系脏腑
    C．运行气血
    D．抗御病邪
    E．沟通内外
7. 针刺下列腧穴时，宜取俯卧位的是（　　）
    A．天枢
    B．膈俞
    C．中脘
    D．膻中
    E．期门
8. 原络配穴法是指（　　）
    A．本经的原穴与络穴配伍应用
    B．同名经的原穴与络穴配伍应用
    C．本经的原穴与相表里的表经（或里经）的络穴配伍使用
    D．十四经中，任选某经原穴与某经络穴配伍应用
    E．以上都不是
9. 下列各组取穴中，**不属于**前后配穴的是（　　）
    A．中府、肺俞
    B．中脘、膈俞
    C．期门、外关
    D．天枢、肾俞
    E．中极、次髎
10. 下列各组腧穴，相距**不是**2寸的是（　　）
    A．中极、石门
    B．关元、阴交
    C．神阙、下脘
    D．下脘、中脘
    E．中脘、上脘
11. 根据骨度分寸，下列穴位两者间距非3寸的是（　　）

A. 神阙、中极
B. 阳溪、偏历
C. 地机、阴陵泉
D. 膈关、至阳
E. 神庭、本神

12. 天突至歧骨（胸剑联合）的骨度分寸是（　　）
A. 12寸
B. 10寸
C. 9寸
D. 8寸
E. 6寸

13. 横指同身寸法，将示指、中指、无名指、小指并拢后，以何处横纹为标准，作为3寸（　　）
A. 示指远端指节
B. 中指远端指节
C. 无名指远端指节
D. 示指中节
E. 中指中节

14. 善治头项诸疾的腧穴首选（　　）
A. 合谷
B. 列缺
C. 委中
D. 足三里
E. 条口透承山

15. 风府、脑户、强间、后顶四穴的间距是（　　）
A. 0.5寸
B. 1寸
C. 1.2寸
D. 1.5寸
E. 2寸

16. 胃脘痛取内关、足三里，其配穴方法是（　　）
A. 前后配穴
B. 表里配穴
C. 左右配穴
D. 上下配穴
E. 本经配穴

17. 耳后两完骨（乳突）之间的骨度分寸是（　　）
A. 12寸
B. 10寸
C. 9寸
D. 8寸
E. 6寸

18. 属于本经配穴的是（　　）
A. 头痛取率谷、太冲
B. 头痛取头维、丰隆
C. 牙痛取合谷、内庭
D. 腰痛取命门、肾俞
E. 腹泻取天枢、尺泽

19. 患者，男，50岁，高血压病史5年，常因情绪异常而致眩晕、头痛、头胀、耳鸣等症，针灸治疗该患者宜首选的腧穴是（　　）
A. 足厥阴、足少阳经穴
B. 足厥阴、手少阴经穴
C. 手少阴、手厥阴经穴
D. 足少阴、足太阳经穴
E. 手太阳、足太阳经穴

20. 治疗行痹，应对证选用（　　）
A. 肾俞、关元
B. 膈俞、血海
C. 肝俞、太冲
D. 大椎、曲池
E. 阴陵泉、足三里

21. 针灸治疗面瘫除局部选穴外，还应以哪些腧穴为主（　　）
A. 肺、脾经穴
B. 脾、胃经穴
C. 大肠、胃经穴
D. 脾、肾经穴
E. 膀胱、胆经穴

22. 地仓穴向颊车穴透刺，主要用于治疗（　　）
A. 面瘫
B. 头痛
C. 牙痛
D. 眩晕
E. 痹证

23. 患者，女，74岁，头晕目眩，时有耳鸣，腰膝酸软，舌淡苔白，脉沉细。治疗应当在主穴基础上加用（　　）
A. 悬钟、太溪
B. 脾俞、气海
C. 肾俞、足三里
D. 三阴交、足三里
E. 中脘、内关

24. 针灸治疗行痹，除阿是穴与局部选穴外，还可选（　　）
A. 腰阳关、肾俞
B. 膈俞、血海
C. 阴陵泉、足三里
D. 大椎、曲池
E. 地仓、颊车

A3和A4型题

说明：为共用题干单选题，考题是以一个共同题干的临床案例出现，请从中选择一个最佳答案。

（1～2题共用题干）

眼区（眼眶中）腧穴针刺要掌握好角度与方向等。

1. ［第一问］**不属于**眼区（眼眶中）的腧穴是（　　）
   A．睛明
   B．承泣
   C．上睛明
   D．球后
   E．四白

2. ［第二问］以下注意事项中**错误**的是（　　）
   A．睁目
   B．将眼球推向针刺侧相反的方向
   C．选用细直的毫针
   D．用压入进针法
   E．出针时按压针孔时间要长些，以防止出血

第二节　常用刺灸法技术与操作方法【掌握】

A1和A2型题

说明：为单选题，5个选项中可能同时有最佳正确答案和非错误答案，请从中选择一个最佳答案。

1. 下列**不适宜**用三棱针点刺法治疗的病证是（　　）
   A．高热
   B．喉蛾
   C．中风脱证
   D．中暑昏迷
   E．急性腰扭伤

2. 下列哪组穴位**不是**俞、募配穴（　　）
   A．肝俞配期门
   B．心俞配巨阙
   C．膀胱俞配关元
   D．脾俞配章门
   E．胃俞配中脘

3. 下列哪项**不是**施灸的禁忌证（　　）
   A．实热证
   B．阴虚发热证
   C．大血管部位处的穴位
   D．孕妇的腰骶部
   E．疮疡初期

4. 下列哪项非行针辅助手法（　　）
   A．捻转法
   B．震颤法
   C．刮柄法
   D．弹柄法
   E．循法

5. 针刺入一定深度后，手持针柄，用小幅度、快频率的提插、捻转手法，使针身轻微震颤，此种操作方法称为（　　）
   A．飞法
   B．弹法
   C．震颤法
   D．提插法
   E．捻转法

6. 在电针的应用中，针刺麻醉选用的波形是（　　）
   A．疏波
   B．密波
   C．断续波
   D．疏密波
   E．锯齿波

7. 有关哑门穴针刺操作，叙述正确的是（　　）
   A．正坐位，头微后倾，项部放松
   B．向下颌方向缓慢刺入0.5～1寸
   C．向鼻尖方向缓慢刺入0.5～1寸
   D．向上缓慢刺入0.5～1寸
   E．向上缓慢刺入1～1.5寸

8. 以下各项中，**不属于**得气感觉或反应的是（　　）
   A．针刺部位有酸胀、麻重感
   B．针刺部位出现热、凉、痒、痛、抽搐、蚁行等感觉
   C．患者出现循经性肌肤瞤动、震颤
   D．医者刺手体会到针下空松、虚滑
   E．医者刺手体会到针体颤动

9. 下列有关毫针泻法的叙述，**错误**的是（　　）

   A．患者吸气时进针，呼气时出针为泻法

   B．进针时徐徐刺入，少捻转，疾速出针者为泻法

   C．进针时针尖迎着经脉循行来的方向刺入为泻法

   D．出针时摇大针孔而不按为泻法

   E．针下得气后，捻转角度大，用力重，频率快，操作时间长为泻法

10. 下列有关捻转补泻中补法的叙述，**错误**的是（　　）

    A．捻转角度小

    B．用力重

    C．频率慢

    D．操作时间短

    E．拇指向前，食指向后（左转用力为主）

A3和A4型题

说明：为共用题干单选题，考题是以一个共同题干的临床案例出现，请从中选择一个最佳答案。

（1～3题共用题干）

单某，男，28岁。首次接受针刺治疗。在针刺的过程中，患者突然头昏，眼花，面色苍白，恶心欲吐，汗出，脉细弱。

1．[第一问]此患者出现上述症状的最可能原因是（　　）

   A．精神紧张

   B．疲劳、饥饿

   C．体位不当

   D．医师针刺手法过重

   E．吐、汗、下、出血过度

2．[第二问]常见处理方法哪一项是**错误**的（　　）

   A．立即停止针刺，将针全部起出

   B．使患者平卧，立即降温或冰敷大血管周围

   C．给饮糖开水

   D．重者针刺人中、素髎、内关、足三里，灸百会、关元、气海等穴

   E．必要时可考虑其他治疗或急救措施

3．[第三问]预防措施主要有（　　）

   A．针前做好解释工作

   B．选择舒适持久体位，最好采取坐位，以便于治疗中观察患者面色变化情况

   C．选穴宜少

   D．手法宜轻

   E．以上都是

（4～8题共用题干）

皮内针是临床常用刺法，某科室决定用来治疗哮喘病证。

4．[第一问]本疗法在《黄帝内经》中称为（　　）

   A．以痛为输

   B．燔针劫刺

   C．静以久留

   D．砭刺

   E．解结

5．[第二问]其常用针型之一有（　　）

   A．毫针型

   B．磁珠型

   C．图钉型

   D．压豆型

   E．多头型

6．[第三问]在治疗哮喘病证中，以下处方中**不太正确**的耳穴是（　　）

   A．肺

   B．交感

   C．心

   D．肾上腺

   E．气管

7．[第四问]冬季留针时间是（　　）

   A．1～2天

   B．2～3天

   C．2～5天

   D．3～5天

   E．3～7天

8．[第五问]以下注意事项中**错误**的一项是（　　）

   A．关节附近不可以埋针

   B．胸腹部可以埋针

   C．埋针处感觉疼痛或有碍活动，这是得气表现，不必取出或重埋

   D．夏季埋针时间不可过长

   E．埋针处不可着水，以防感染

（9～12题共用题干）

张先生，因其善用、善讲三棱针，人称其为"张三棱"。

9．[第一问]张先生说，三棱针古称（　　）

   A．铍针

   B．锋针

   C．圆针

   D．大针

   E．鍉针

10．[第二问] 其操作方法，张先生说应以教材为准。以下选项**不常用**的方法是（　　）
    A．腧穴点刺
    B．刺络
    C．散刺
    D．划刻
    E．挑刺
11．[第三问] 张先生用三棱针，总是引经据典，持之有故。《灵枢·官针》说："豹纹刺者，左右前后针之，中脉为故，以取经络之血者。"此之豹纹刺，是指（　　）
    A．腧穴点刺
    B．刺络
    C．散刺
    D．划刻
    E．挑刺
12．[第四问] 张先生喜欢查找反应点治疗。此时，相应的刺法是（　　）
    A．腧穴点刺
    B．刺络
    C．散刺
    D．划刻
    E．挑刺

第十章 推拿科常用技术与操作方法

第一节 脊柱X线、CT和MRI影像学诊断【熟悉】

A1和A2型题

说明：为单选题，5个选项中可能同时有最佳正确答案和非错误答案，请从中选择一个最佳答案。

1. 患者，男，22岁，颈椎外伤性截瘫。查体：双上肢屈肘位，屈肘屈腕功能存在，伸肘伸腕功能丧失，损伤部位可能在（　　）

    A. C_3
    B. C_4
    C. C_5
    D. C_6
    E. C_7

2. 患者，男，34岁，摔伤后脊柱X线侧位片及CT扫描发现腰椎椎体压缩1/2。压缩性骨折的程度为（　　）

    A. Ⅰ度
    B. Ⅱ度
    C. Ⅲ度
    D. Ⅳ度
    E. Ⅴ度

3. 患者，男，28岁，腰部疼痛不适1年余，脊柱活动受限。血清类风湿因子阴性。X线平片结果见下图，初步诊断为何病（　　）

    A. 双侧髂骨致密性骨炎
    B. 腰椎退行性骨关节病
    C. 类风湿关节炎
    D. 强直性脊柱炎
    E. 骶髂关节退变

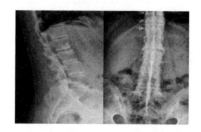

4. 患者，男性，56岁，因背部疼痛两个月入院。查体：胸椎$T_6 \sim T_7$棘突和椎旁有压痛，胸椎活动有限。体温38.4℃，X线、CT检查结果如图所示。首先考虑为何种疾病（　　）

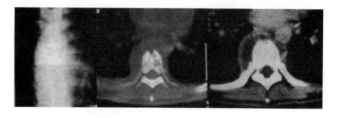

A. 胸椎转移瘤
B. 胸椎结核
C. 化脓性脊柱炎
D. 神经源性肿瘤
E. 骨髓瘤

第二节 推拿科常用的成人手法操作【掌握】

A1和A2型题

说明：为单选题，5个选项中可能同时有最佳正确答案和非错误答案，请从中选择一个最佳答案。

1. 一指禅推法的频率为每分钟（　　）

A. 220～250次

B. 120～160 次
C. 60～100 次
D. 150～200 次
E. 50～80 次

2. 推拿治疗骨伤科疾病，主要应建立的指导思想是（　　）
    A. 软组织理论
    B. 骨关节理论
    C. 筋骨整体观
    D. 阴阳学说
    E. 经络学说

3. 点法与按法的区别是（　　）
    A. 点法用拇指，按法用手掌
    B. 点法比按法刺激量小
    C. 点法比按法作用面积大
    D. 点法比按法作用面积小，刺激量大
    E. 点法为拇指屈曲，按法为拇指伸直

4. 摩腹的功效是（　　）
    A. 改善脾胃，促进消化
    B. 疏风解表，止咳化痰
    C. 补心益气，镇静安神
    D. 温补肾阳，强壮筋骨
    E. 活血理气，温中散寒

5. 摩法多用于（　　）
    A. 项背部
    B. 腰骶部
    C. 胸腹部
    D. 头面部
    E. 臀部

6. 手法为达到"深透"需做到持久、有力、均匀与（　　）
    A. 连续
    B. 节律
    C. 柔和
    D. 技巧
    E. 善变

7. 以下手法最常用于上肢的是（　　）
    A. 振法
    B. 抹法
    C. 掌摩法
    D. 指摩法
    E. 抖法

8. 以下关于手法的作用叙述正确的有（　　）
    A. 推法能治疗一切寒证
    B. 擦法荡涤积滞的作用较强
    C. 搓法具有明显的调和气血的作用
    D. 点法是放松类的典型代表
    E. 以上都是

9. 拿法，捏而提起谓之拿，可看成复合手法，**除**哪一项外皆可运用（　　）
    A. 颈项部
    B. 头部
    C. 四肢部
    D. 胸胁部
    E. 肩背部

10. 拿法是常用手法，操作时应**避免**（　　）
    A. 以拇指与示、中二指或与其余四指相对用力进行提捏
    B. 以节律性提捏为要求
    C. 可相对用力向内掐压
    D. 注意动作缓和而有连贯性
    E. 挤压力轻重适应

11. 以下关于揉法的叙述**不正确**的有（　　）
    A. 包括大鱼际揉、掌根揉、指揉等
    B. 不触及皮下组织
    C. 可用于内、外、妇、儿、骨伤等疾病
    D. 揉法接触面可大可小，刺激平和舒适
    E. 做轻柔和缓的环旋动作

第三节　牵引【掌握】

A1和A2型题

说明：为单选题，5个选项中可能同时有最佳正确答案和非错误答案，请从中选择一个最佳答案。

1. C_5～C_6 椎间盘病变在进行牵引时，正确的方法是（　　）
    A. 牵引时间3小时
    B. 牵引重量90kg
    C. 每日牵引8～10次
    D. 颈椎前倾20°牵引
    E. 若出现头晕，再加牵引重量

2. 脊髓型颈椎病的治疗原则是（　　）
    A. 大重量牵引
    B. 强手法刺激

C. 保守治疗无明显疗效者，尽早手术治疗
D. 只可进行保守治疗
E. 只能手术治疗

第四节　推拿科常用的小儿手法操作【熟悉】

A1和A2型题

说明：为单选题，5个选项中可能同时有最佳正确答案和非错误答案，请从中选择一个最佳答案。

1. 小儿推拿手法和成人推拿手法在名称上一样，如下哪种操作要求完全不同（　　）
   A. 推法
   B. 揉法
   C. 按法
   D. 摩法
   E. 擦法

2. "小儿虽无病，早起常膏摩囟上手足心，甚辟风寒"见于（　　）
   A. 《圣济总录》
   B. 《肘后备急方》
   C. 《唐六典》
   D. 《小儿按摩经》
   E. 《千金要方》

3. 以下对㨰法的叙述，**不正确**的是（　　）
   A. 㨰法属于摆动运动类手法
   B. 对㨰法操作的频率要求是120～160次/分钟
   C. 手法操作时可以拖动
   D. 手法操作时的部分压力可由身体前倾产生
   E. 不能拖动

4. 在手法操作时，需要带动皮下组织进行回旋运动的手法是（　　）
   A. 摩法
   B. 一指禅推法
   C. 大鱼际揉法
   D. 拨法
   E. 摇法

5. 在以下手法中，力的支点不在肩关节的手法是（　　）
   A. 擦法
   B. 推法
   C. 搓法
   D. 摩法
   E. 㨰法

6. 常作为小儿推拿结束手法的是（　　）
   A. 拿肩井
   B. 推坎宫
   C. 揉太阳
   D. 搓上肢
   E. 抖上肢

7. 止腹痛的要法是（　　）
   A. 按、拿肚角
   B. 摩腹
   C. 揉脐
   D. 按、揉足三里
   E. 揉天枢

第十一章 中医骨伤科常用技术与操作方法

第一节 骨伤科专科检体技能【掌握】

A1和A2型题
说明：为单选题，5个选项中可能同时有最佳正确答案和非错误答案，请从中选择一个最佳答案。

1. 关节脱位合并骨折者应具有（　　）
   A．异常活动
   B．关节畸形
   C．压痛剧烈
   D．弹性固定感
   E．严重肿胀、皮下瘀斑
2. Colles骨折典型的畸形是由于（　　）
   A．桡骨骨折远端向背侧及桡侧移位，桡骨短缩
   B．桡骨骨折远端向掌侧移位，向背侧成角
   C．桡骨骨折远端向桡侧及掌侧移位
   D．桡骨骨折远端向尺侧及背侧移位
   E．桡骨骨折远端向掌侧移位，桡骨短缩
3. 肱骨髁上骨折发生前臂缺血性挛缩，其晚期最典型的表现是（　　）
   A．爪形手
   B．手指麻木
   C．桡动脉搏动消失
   D．感觉丧失
   E．手指皮肤苍白
4. 脊柱骨折患者在伤后4个月内应避免进行（　　）
   A．下床活动
   B．翻身动作
   C．弯腰动作
   D．背伸动作
   E．伸髋活动
5. 下列关于上、下运动神经元性瘫痪的说法**错误**的是（　　）
   A．上运动神经元性瘫痪肌张力增高，下运动神经元性瘫痪肌张力降低
   B．下运动神经元性瘫痪早期即出现肌萎缩
   C．上运动神经元性瘫痪病理征多为阴性
   D．上运动神经元性瘫痪出现腱反射亢进
   E．下运动神经元性瘫痪腱反射减退或消失
6. 患者因外伤后出现双下肢运动、感觉和反射完全丧失，数分钟后感觉、运动开始逐渐恢复，数小时后完全恢复，无其他后遗症。该患者最有可能出现类似现象的原因是（　　）
   A．脊髓横断损伤
   B．脊髓震荡
   C．臂丛神经损伤
   D．坐骨神经损伤
   E．正中神经损伤
7. 患者，男，45岁。因车祸致脊柱骨折，并引起脊髓损伤，行神经系统检查可见：深浅感觉部分丧失，肌肉运动部分丧失，大小便功能正常。根据截瘫指数法，该患者属于（　　）
   A．正常
   B．不全瘫
   C．半瘫
   D．全瘫
   E．一侧瘫
8. 因高处掉落的物体纵向打击头顶，使椎体受到椎间盘挤压而发生骨折，骨折块向四周爆裂移位，此类脊柱损伤的类型是（　　）
   A．屈曲型
   B．伸直型
   C．侧屈型
   D．垂直压缩型
   E．屈曲旋转型
9. 肱骨干骨折合并桡神经损伤时，最有可能出现的临床症状是（　　）
   A．掌指关节不能屈曲
   B．指间关节不能屈曲
   C．伸腕障碍
   D．拇指不能屈曲

E. 屈腕受限
10. "粘膝征"阳性见于（ ）
   A. 后脱位
   B. 前脱位
   C. 中心脱位
   D. 陈旧性脱位
   E. 习惯性脱位
11. 间接暴力造成骨折的特点为（ ）
   A. 骨折发生在暴力作用位置
   B. 软组织损伤较轻
   C. 易发生感染
   D. 粉碎性骨折多见
   E. 常有合并损伤
12. 在治疗肱骨髁上骨折时，要防止出现的畸形是（ ）
   A. 向前成角畸形
   B. 肘外翻畸形
   C. 肘内翻畸形
   D. 旋转畸形
   E. 向后成角畸形
13. 表现出"银叉"畸形的是（ ）
   A. 肱骨外科颈骨折
   B. 二屈曲型肱骨髁上骨折
   C. Colles 骨折
   D. Smith 骨折
   E. 伸直型肱骨髁上骨折
14. 胫骨 Pilon 骨折时受到的暴力类型为（ ）
   A. 重物直接砸伤
   B. 纵向牵拉
   C. 垂直压缩
   D. 剪切力
   E. 直接碾挫

15. 踝关节扭挫伤常见类型是（ ）
   A. 内翻扭伤
   B. 外翻扭伤
   C. 背伸扭伤
   D. 纵向挤压伤
   E. 跖屈扭伤
16. 股骨颈骨折中，骨折最难愈合的是（ ）
   A. 没有移位的经颈型股骨颈骨折
   B. 有移位的经颈型股骨颈骨折
   C. 有移位的头下型股骨颈骨折
   D. 没有移位的头下型股骨颈骨折
   E. 基底型股骨颈骨折
17. 脱位后出现的特征是（ ）
   A. 骨擦音
   B. 疼痛
   C. 异常活动
   D. 畸形
   E. 弹性固定
18. 关于直腿抬高加强试验的叙述**不正确**的是（ ）
   A. 又称足背伸试验
   B. 被动直腿抬高出现疼痛为阳性
   C. 被动直腿抬高疼痛，放低患肢后无疼痛
   D. 在直腿抬高的基础上，作足背伸运动时疼痛
   E. 用于腰椎间盘突出症的检查
19. 肩锁关节脱位时**不会**出现的症状是（ ）
   A. 局部肿痛
   B. 锁骨外侧端隆起
   C. 患肢外展上举困难
   D. 有弹跳征
   E. 搭肩试验阳性

C型题

说明：为案例分析题，考题是以一个共同题干的临床案例出现，其中有一个或多个答案。

（1~3题共用题干）

患者，男性，41岁，因"18小时前跌伤，昏迷10分钟，后头枕部肿痛、头昏、头痛、心神不宁"来诊。查体：体温37.3℃，脉搏100次/分，呼吸24次/分，血压85/50mmHg。头枕部头皮肿胀、压痛；颅骨无凹陷；双侧瞳孔等大等圆，直径3mm，对光反射存在；耳听力正常，耳鼻无流血；口唇红，牙无折断。舌红，苔白，脉弦数。CT示：未见外伤性改变。

1. ［第一问］宜选用的内治法是（ ）
   A. 攻下逐瘀法
   B. 行气消瘀法
   C. 清热凉血法
   D. 开窍活血法
   E. 和营止痛法
   F. 祛邪通络法
2. ［第二问］宜选用的中药内服方剂是（ ）
   A. 复元活血汤
   B. 五味消毒饮
   C. 桃核承气汤
   D. 苏气汤
   E. 复元通气散
   F. 复苏汤

3. [第三问] 宜选用的外敷中药药膏（又称软膏）是（　　）
   A. 金黄膏
   B. 消瘀止痛药膏
   C. 双柏膏
   D. 橡皮膏
   E. 生肌玉红膏
   F. 红油膏

第二节　骨关节影像学检查阅片【掌握】

A1和A2型题

说明：为单选题，5个选项中可能同时有最佳正确答案和非错误答案，请从中选择一个最佳答案。

1. 患者，男性，43岁，肥胖。主诉：右踝关节间断发作红、肿、疼痛伴局部包块2年。X线片检查结果如图所示，提示诊断考虑（　　）

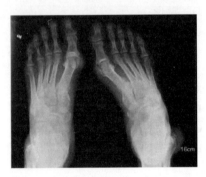

   A. 腓骨骨赘增生
   B. 创伤性踝关节病
   C. 骨软骨瘤
   D. 痛风性关节炎
   E. 炎性肉芽肿

2. 患者，女，24岁，左髋部疼痛、肿胀3个月。X线检查显示：左股骨上端大范围偏心性溶骨破坏，骨皮质变薄，边界尚清楚，未见明显无反应骨形成，病变处内壁可有骨嵴形成。考虑诊断为（　　）

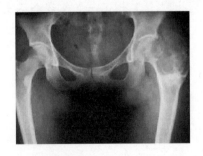

   A. 骨纤维肉瘤
   B. 骨巨细胞瘤
   C. 骨囊肿
   D. 骨肉瘤
   E. 骨软骨瘤

3. 患者，男，76岁，影像学检查如图所示，下列叙述正确的是（　　）

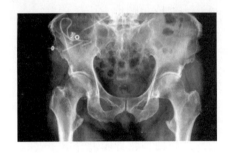

   A. 股骨头坏死
   B. 肠梗阻
   C. 股骨髁骨折
   D. 股骨颈骨折
   E. 正常X线片

4. 患者，女，60岁，跌倒伤及左肩部，不敢活动。左肩部肿胀，压痛，被动活动时疼痛剧烈，X线片如图所示。考虑的诊断是（　　）

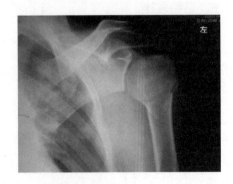

   A. 左肱骨干骨折
   B. 左肱骨外科颈骨折
   C. 左肩关节脱位
   D. 左肱骨小头骨折
   E. 左锁骨骨折

5. 患者，男性，28岁、右肩关节肿痛2个月有余，局部软组织肿胀，皮温不高，有轻压痛，关节活

动受限。患者的右肩关节正侧位 X 线片结果如图所示，首先需要考虑什么疾病（　　）

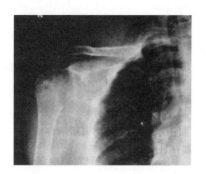

A．化脓性关节炎
B．结核性关节炎
C．肱骨转移瘤
D．肱骨化脓性骨髓炎
E．肩关节滑膜肉瘤

6．患者，男性，16 岁，因右下肢酸痛、行走后加重 2 个月入院。查体：右股骨下端软组织稍肿，干骺端轻压痛。无全身症状，实验室血尿常规检查无异常发现。患者左股骨中下段左侧位 X 线片结果如图所示，你认为最可能的诊断是什么（　　）

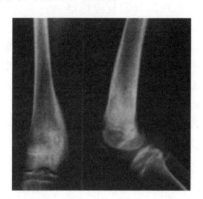

A．慢性骨髓炎
B．疲劳骨折
C．内生软骨瘤
D．骨结核
E．骨样骨瘤

7．如图所示根据以下影像做出诊断，选择正确答案（　　）

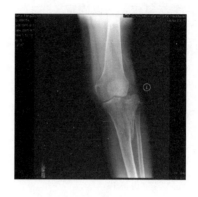

A．左胫骨上段粉碎性骨折
B．左腓骨粉碎性骨折
C．右胫骨上段粉碎性骨折
D．右腓骨粉碎性骨折
E．以上都不正确

8．患者，男性，45 岁，因右大腿中段感觉不适半年入院。查体：右大腿表面无明显异常，轻微深部叩击痛；X 线片如图所示，最有可能的诊断为（　　）

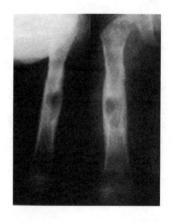

A．骨巨细胞瘤
B．慢性骨脓肿
C．骨干结核
D．骨囊肿
E．非骨化性纤维瘤

第三节　中医骨伤科特色诊疗技术【掌握】

A1和A2型题

说明：为单选题，5个选项中可能同时有最佳正确答案和非错误答案，请从中选择一个最佳答案。

1．锁骨骨折常用的治疗方法是（　　）

A．切开复位，内固定

B．手法复位，横"8"字绷带固定
C．牵引治疗
D．手法复位，夹板固定
E．手法复位，石膏外固定

2．患者，男，31岁，车祸伤致右胫腓骨Ⅱ度开放性骨折，可见右小腿成角畸形，骨折端外露，有活动性出血。应给予的处理**不包括**（　　）
A．立刻还纳骨折端
B．患肢夹板固定
C．注意监测患者生命体征
D．使用下肢止血带
E．急诊清创探查

3．脱位后期的治疗原则为（　　）
A．活血祛瘀，行气止痛
B．和营生新，接骨续筋
C．补益肝肾，强筋壮骨
D．祛邪活络，缓急止痛
E．除湿止痛，祛风除痹

4．患者，男，33岁，3小时前由3米高处摔下，右足着地，当时感右踝关节疼痛明显，就诊于我院急诊。查体：右踝关节肿胀明显，呈内翻、内旋畸形。X线片示：内踝骨折。此患者首选的治疗方式为（　　）
A．闭合复位，夹板固定中立位
B．切开复位，U形石膏固定外翻位
C．闭合复位，U形石膏固定内翻位
D．切开复位，韧带修复，U形石膏固定中立位
E．闭合复位，石膏托固定中立位

5．夹缚松紧度应以扎带在夹板上面上下活动的标准是（　　）
A．0.5cm
B．1cm
C．1.5cm
D．2cm
E．3cm

6．骨折固定所使用的材料哪项是**不正确**的（　　）

A．竹片
B．石膏绷带
C．纸板
D．杉枝皮
E．棉纱

7．髋关节脱位判断复位满意的标准**不确切**的是（　　）
A．双下肢等长
B．臀部隆起畸形消失
C．髂坐连线正常
D．髋活动障碍消失
E．蛙式试验阴性

8．**不属于**筋伤手法适应证的是（　　）
A．急性期肿胀、疼痛重者
B．骨关节及筋脉有轻度解剖移位者
C．筋伤后期关节僵直者
D．风寒湿邪凝结筋骨活动不利者
E．筋伤并发其他痛证者

9．手法复位中**不正确**的观点是（　　）
A．不过度增加医源性损伤
B．应尽早整复
C．达到最好的复位标准
D．应反复整复以达到解剖复位
E．复杂性骨折应尽量避免手法整复

10．手法治疗颈椎病的作用**不确切**的是（　　）
A．减轻椎间盘退变
B．疏通经络、缓痉止痛
C．加宽椎间隙，扩大椎间孔
D．整复椎体移位
E．缓解肌肉紧张及痉挛

11．以下哪一病变**不属于**筋位异常（　　）
A．筋歪
B．错缝
C．筋走
D．筋正
E．筋翻

A3和A4型题

说明：为共用题干单选题，考题是以一个共同题干的临床案例出现，请从中选择一个最佳答案。

（1～2题共用题干）

患者，男，23岁，打篮球时扭伤右膝关节，伤后感右膝关节疼痛、肿胀，经过休息和理疗后好转，能正常上班。3个月后经常出现交锁，弹响，肌肉萎缩。

1．[第一问] 该患者最可能的损伤是（　　）
A．半月板囊肿
B．侧副韧带损伤
C．半月板损伤
D．盘状半月板
E．交叉韧带损伤

2．[第二问] 为明确诊断和及时治疗，首选的检查方法是（　　）
A．X线检查
B．CT

C. MRI
D. 关节造影
E. 关节镜

第四节　骨伤科技术操作【熟悉】

A1和A2型题
说明：为单选题，5个选项中可能同时有最佳正确答案和非错误答案，请从中选择一个最佳答案。

1. 枕颌牵引法治疗颈椎病，每次牵引时间约（　　）
   A. 15分钟
   B. 30分钟
   C. 45分钟
   D. 60分钟
   E. 90分钟
2. 牵引治疗颈椎病的作用**不正确**的是（　　）
   A. 有利于水肿充血消退
   B. 减轻椎间盘内的压力
   C. 扩大椎间隙和椎间孔
   D. 利于骨赘的吸收
   E. 牵开被嵌顿的关节滑膜
3. 骨折患者现场急救方法恰当的是（　　）
   A. 开放性骨折应现场整复
   B. 对开放性骨折应尽早清创
   C. 疑有颈椎骨折的患者需两人同时搬运
   D. 先处理四肢骨折，再处理进行性血胸
   E. 疑有脊柱骨折的患者应俯卧于硬板上
4. 骨折的治疗原则中，除复位、固定还有（　　）
   A. 抗感染
   B. 功能锻炼
   C. 内外用药
   D. 物理治疗
   E. 止痛镇静
5. 肢体完全缺血多长时间，会发生肢体永久性功能障碍（　　）
   A. 6～12小时
   B. 12～24小时
   C. 24～36小时
   D. 2小时
   E. 30分钟
6. 股骨转子间骨折发生移位时，应固定患肢于（　　）
   A. 内收位
   B. 外旋位
   C. 外展中立位
   D. 内旋中立位
   E. 外旋中立位
7. 第1～2颈椎骨折脱位后，行颅骨牵引术复位时，牵引重量一般为（　　）
   A. 4kg
   B. 5kg
   C. 2kg
   D. 1kg
   E. 7kg
8. 骨折的复位标准是（　　）
   A. 长骨干横行骨折对位至少达到3/4
   B. 成人下肢短缩移位在3cm之内
   C. 必须完全矫正旋转移位和成角移位
   D. 儿童骨折必须解剖复位
   E. 前臂双骨折要求对线、对位均好

第十二章 中医耳鼻喉科常用技术及操作方法

第一节 耳鼻咽喉常用检查方法【熟悉】

A1和A2型题
说明：为单选题，5个选项中可能同时有最佳正确答案和非错误答案，请从中选择一个最佳答案。

1. 听性脑干反应测试中，最常用来判断反应阈的波为（ ）
   A．Ⅳ波
   B．Ⅱ波
   C．Ⅰ波
   D．Ⅲ波
   E．Ⅴ波

2. 在纯音测试中，两耳气导听阈差值大于等于多少时，需要对非测试耳进行掩蔽（ ）
   A．10dB
   B．20dB
   C．40dB
   D．50dB
   E．30dB

3. 以Hallpike冷热水试验作前庭功能检查时，受检者平卧位，头应抬高（ ）
   A．30°
   B．20°
   C．40°
   D．50°
   E．60°

4. 耳声发射主要用于测定哪个部位的功能（ ）
   A．耳蜗
   B．中耳
   C．耳蜗核
   D．听觉皮层
   E．听神经

5. 耳声发射（OAE）起源于耳蜗外毛细胞的机械振动，它表明耳蜗是（ ）
   A．外向换能器
   B．声能变换器
   C．内向换能器
   D．声波振动锯
   E．双向换能器

6. 怀疑鼻咽部新生物，首选的检查方法是（ ）
   A．间接鼻咽镜
   B．电子鼻咽镜
   C．CT
   D．前鼻镜
   E．MRI

7. 患者欲行前鼻镜检查，第一头位观察不到的结构是（ ）
   A．下鼻道
   B．鼻腔底
   C．下鼻甲
   D．嗅裂
   E．鼻中隔前下

8. 使用前鼻镜检查鼻腔时注意事项**错误**的是（ ）
   A．左手持镜，拇指置于两叶的交叉点
   B．将前鼻镜的两叶合找后与鼻底平行地伸入鼻前，勿超过鼻阈
   C．进入鼻腔后应轻轻地将两叶上下张开，扩大前鼻孔
   D．取出鼻镜时应将两叶完全合后再取出
   E．检查鼻中隔上部时，患者头部应后仰至约60°

9. 鼻部检查一般用什么药物收缩后进行（ ）
   A．去甲肾上腺素
   B．麻黄碱
   C．利多卡因
   D．肾上腺素
   E．地卡因

第二节 纯音听力检查、声导抗【熟悉】

A1和A2型题
说明：为单选题，5个选项中可能同时有最佳正确答案和非错误答案，请从中选择一个最佳答案。

1. 下列关于纯音听力的检查中，**错误**的是（　　）
   A. 重振试验阳性表示迷路后聋
   B. 双耳交替响度平衡试验听力曲线的波幅减小，表示重振试验阳性
   C. 平均听力损失如大于30dB，则带来社会生活不便
   D. 500～2000Hz 称为"语言音阈"
   E. 气骨导间距大于10dB 提示传导性聋
2. 纯音听力计测出的纯音听阈为（　　）
   A. 听力级
   B. 感觉级
   C. 声压级
   D. 以上均可
   E. 以上皆非
3. 声导抗测试中，提示鼓室积液的主要鼓室曲线是（　　）
   A. As 型
   B. B 型
   C. C 型
   D. Ad 型
   E. A 型

第三节 耳鼻喉科技术操作【掌握】

A1和A2型题
说明：为单选题，5个选项中可能同时有最佳正确答案和非错误答案，请从中选择一个最佳答案。

1. 下列关于鸣天鼓法的说法**错误**的是（　　）
   A. 本法主要用于防治耳鸣、耳聋
   B. 操作时应将两手掌心紧贴两外耳道口
   C. 应将两手除拇指外的其余四指对称地横按在后枕部
   D. 操作时直接用示指反复多次叩击脑后枕部，犹如击鼓
   E. 叩击频率为先左手24次，再右手24次，最后双手同时叩击48次
2. 鼓膜穿刺抽液的进针部位是（　　）
   A. 鼓膜前上方
   B. 鼓膜前下方
   C. 鼓膜后上方
   D. 鼓膜松弛部
   E. 鼓膜紧张部
3. 正常鼓膜的颜色是（　　）
   A. 淡红色
   B. 淡黄色
   C. 灰白色
   D. 浅棕色
   E. 深红色
4. 若透过鼓膜可见到液平线或液气泡，多提示（　　）
   A. 鼓膜紧张部穿孔
   B. 鼓膜内陷
   C. 鼓膜松弛部穿孔
   D. 鼓室内有积液
   E. 中耳病变
5. 下列关于外耳道冲洗治疗时操作**不正确**的是（　　）
   A. 患者应取侧坐位，头偏向健侧
   B. 成人患者，操作时应将患侧耳廓向后上方牵拉
   C. 应对准外耳道前壁冲洗
   D. 冲洗时不可对准鼓膜或异物
   E. 反复冲洗直至耵聍或异物冲净为止

第十三章 中医眼科常用技术与操作方法

第一节 眼科检查（OCT、眼部A/B超）【熟悉】

A1和A2型题
说明：为单选题，5个选项中可能同时有最佳正确答案和非错误答案，请从中选择一个最佳答案。

1. 患者，女，75岁，跌倒撞伤头部后右眼视力下降2小时来诊。无眼痛，眼部热泪流出感。自幼左眼视物不见，20年前行左眼眼球摘除术。右眼3年前曾行白内障摘除+人工晶状体植入术。血压155/92mmHg，余全身查体未见异常。眼部检查：左眼无眼球。右眼眼球运动正常，视力手动30cm，光定位准确，眼压19mmHg，结膜轻度充血，巩膜无充血，角膜透明，前房深，血性房水，瞳孔约4mm×4mm，对光反应迟钝，晶状体缺如，眼后段窥不清。此时最应进行的检查是（ ）
   A. 眼眶CT
   B. OCT
   C. 角膜结膜荧光素钠染色
   D. 眼部B超
   E. UBM
2. 属视觉心理物理学检查的有（ ）
   A. 眼A超
   B. 眼B超
   C. 视网膜电图
   D. 立体视觉
   E. 眼电图
3. 患儿，男，3岁，歪头看电视，可以被家长纠正，有时眯眼视物，家长带孩子就诊，要求治疗矫正孩子的斜视。针对患儿应进行哪些检查（ ）
   A. 散瞳验光、眼底及眼球运动检查
   B. 颈部检查或MRI检查
   C. 视力和屈光检查、眼位检查及眼前节后节等系统检查
   D. 单眼视力和双眼视力检查
   E. 验光、眼生物测量
4. 关于静态阈值视野检查法的描述，**不正确**的是（ ）
   A. 属于心理物理学检查
   B. 结果依刺激物的大小和亮度而定
   C. 结果需根据患者所做的全面的临床视野图进行解释
   D. 检查简单易学，它允许视野检查师无需经过专门训练就能完成高质量的视野检查
   E. 数据能用统计程序进行概括和分析

第二节 眼科技术操作【掌握】

A1和A2型题
说明：为单选题，5个选项中可能同时有最佳正确答案和非错误答案，请从中选择一个最佳答案。

1. **不可**用来检测眼压的是（ ）
   A. 指测法
   B. 压平式眼压计
   C. 压陷式眼压计
   D. Zeiss镜
   E. 非接触式眼压计
2. 用直接检眼镜检查眼底时，**不正确**的方法有（ ）

A. 最好在暗室进行
B. 应按一定顺序进行检查
C. 查左眼时左手持镜，左眼观察
D. 必要时可散瞳
E. 查不同患者时，转盘位置固定

3. 下列哪种检查最适合角膜内皮细胞功能的评估（　　）
A. 角膜地形图
B. 前节 OCT
C. 角膜内皮镜
D. 角膜厚度超声测量仪
E. 角膜共焦显微镜

4. 滴眼剂有何种特点时，才能通过完整角膜（　　）
A. 低渗透压
B. 水溶性和脂溶性
C. 低浓度
D. 脂溶性
E. 水溶性

5. 将马氏杆（Maddox 杆）横置于右眼前，令患者注视 33cm 处的点光源，患者诉光线在光点外侧，该患者眼位是（　　）
A. 上斜位
B. 外斜位
C. 内斜位
D. 下斜敛
E. 正位

6. 患者，女，34 岁，突然自觉右眼视力下降 2 天。眼科检查结果如下，视力：右眼为 0.3，矫正不能提高；眼压：右眼 17mmHg，左眼 15mmHg；右眼角膜透明，前房正常，瞳孔圆，相对性瞳孔传入障碍（+），晶体未见明显混浊；眼底视盘界清，颜色可，C/D=0.3，黄斑中心凹反光点存在。右眼应进一步做的检查**不包括**（　　）
A. 磁共振成像检查
B. 实验室检查：病毒、梅毒及免疫学检查
C. 视野
D. 超声生物显微镜
E. 视觉诱发电位

附录 模拟试题

全国统考试卷一般170～180个题干（共用题干、案例分析题1道题干有多个小问题目），共210～220道题目（不同科目有点差异），时间170分钟（大家把握时间，时间紧张），满分为650分左右（每题分值都根据权重点给分），通过分数线为400分，全国实行统考、题目一致。题型分为3种：

1. 单选题A1型、A2型，是通过考试关键的部分，此部分相对好得分，做题时把有疑问的题和不会的，可以先把题号记在准考证或草稿纸上以便回头检查，若单选题（这部分可以返回看）有疑问必须在跳转到共用题干单选题之前检查，如果一旦跳转至共用题干单选题将无法再次返回到单选题作答，具体规则在考试前电脑系统上也有提示。

2. 共用题干单选题A3型、A4型，不能退回上一题，只能往下做题，难度一般，比案例分析要好得分。

3. 案例分析题C型题，难度较高，权重分值也相对单选题要高，做题不能退回上一题，只能往下做题，有一个或多个答案，选对得分，选错扣分，直至本题扣至0分，如：正确答案是ABC，假设这题3分，您选AB得2分，选ABCD得2分，选AD得0分，但考试是根据每个选项权重系数给分，并不是每个选项1分。

模拟试题一

A1型

答题说明：每一道考题下面有A、B、C、D、E五个备选答案。请从中选择一个最佳答案。（这部分的题目能退回上一题和修改答案，当跳至第二部分题目后不能再返回到第一部分，考试时电脑会弹出对话框提醒）

1. 中医药法的基本特点是什么（ ）
   A. 体现了国家意志和政府责任
   B. 体现了扶持与规范并重
   C. 注重了中医药发展的全面性和系统性
   D. 遵循了中医药发展规律
   E. 以上均是

2. 吊销医师执业证书行政处罚，自处罚之日起不满2年的（ ）
   A. 不予医师执业注册
   B. 可以予以执业医师注册
   C. 终身不得从事医师执业活动
   D. 仍可从事医师执业活动
   E. 无需注销执业医师注册

3. 医师的下列行为**不属于**违法违规的是（ ）
   A. 违反技术操作规范
   B. 延误救治
   C. 拒绝以其他医院的检验结果为依据出具诊断证明书
   D. 未经患者同意实施实验性临床医疗
   E. 泄露患者隐私

4. M药厂销售代表在和某医院几名医师达成协议后，医师在处方时使用M药厂生产的药品，并按使用量的多少收受了药厂给予的提成。事情曝光以后，对M药厂按《中华人民共和国药品管理法》的有关规定处理；对于医师的错误行为，有权决定给予处分、没收违法所得的部门是（ ）
   A. 药品监督管理部门
   B. 工商行政管理部门
   C. 医师协会
   D. 消费者权益保护协会
   E. 卫生健康主管部门

5. 下列情形的药品中按假药论处的是（ ）
   A. 不注明或者更改生产批号
   B. 超过有效期的
   C. 未标明有效期或者更改有效期的
   D. 擅自添加防腐剂、辅料的药品

E. 所标明的适应证或者功能主治超出规定范围的

6. 属于乙类传染病，但采取甲类传染病预防和控制措施的疾病是（　　）
   A. 新生儿破伤风
   B. 梅毒
   C. 百日咳
   D. 传染性非典型肺炎
   E. 白喉

A2型

答题说明：每一道考题下面有A、B、C、D、E五个备选答案。请从中选择一个最佳答案。（当从上一部分进入到这一部分后，就不能再返回到上一部分修改答案）

7. 实喘咽中如窒，喉中痰鸣不著属何证型（　　）
   A. 表寒肺热
   B. 痰热郁肺
   C. 肺气郁闭
   D. 风寒蕴肺
   E. 痰浊阻肺

8. 男性患者，15岁。昨日受凉后出现呼吸急促，喉中哮鸣，痰白而黏，胸膈满闷如塞，面色晦滞带青，发热，恶寒，无汗，舌苔白滑，脉象浮紧，其治疗主方为（　　）
   A. 射干麻黄汤
   B. 小青龙汤
   C. 苏子降气汤
   D. 杏苏散
   E. 定喘汤

9. 患者，男性，40岁。患者肺痨病久，呈现消瘦，面色萎黄，腹泻纳减，正确的治疗原则是（　　）
   A. 培土生金法
   B. 养阴益脾法
   C. 补肾养阴法
   D. 养阴清肺法
   E. 滋阴降火法

10. 虚体感冒气虚感冒证，表虚自汗，易伤风邪者，应加用（　　）
    A. 沙参、麦冬
    B. 麻黄、桂枝
    C. 黄芪、白术、防风
    D. 地黄、当归
    E. 藿香、佩兰

11. 治疗厥证之血厥虚证，首选的方剂是（　　）
    A. 导痰汤
    B. 羚角钩藤汤
    C. 参附汤
    D. 人参养营汤
    E. 十全大补汤

12. 正虚喘脱的证机概要为（　　）
    A. 心气欲竭，脾肾阳衰
    B. 心气欲竭，肺肾气虚
    C. 肾气欲竭，心肺气虚
    D. 肺气欲竭，心肾阳衰
    E. 肺气欲竭，肝肾阴亏

13. "水不济心、虚热内灼、心失所养、血脉不畅"是何病证的主要病机（　　）
    A. 阴虚火旺心悸
    B. 心肾不交失眠
    C. 心脾两虚失眠
    D. 心肾阴虚胸痹
    E. 心肾阳虚胸痹

14. 陈某，男性，30岁。昨晚因朋友聚会暴饮暴食，今日脘腹痞闷而胀，进食尤甚，拒按，嗳腐吞酸，矢气频作，味臭如败卵，舌苔厚腻，脉滑。其诊断是（　　）
    A. 胃痛，饮食内伤证
    B. 胃痛，肝气犯胃证
    C. 痞满，肝胃不和证
    D. 痞满，饮食内停证
    E. 痞满，痰湿中阻证

15. 虚劳预后的关键在于（　　）
    A. 气血的虚实
    B. 脏腑功能盛衰
    C. 脾胃中气的有无，肾气盛衰
    D. 津液充沛与否
    E. 阴阳的盛衰

16. 痞满发生的病机关键是（　　）
    A. 胃气阻滞，胃失和降，不通则痛
    B. 胃失和降，胃气上逆
    C. 中焦气机不利，脾胃升降失职
    D. 胃失和降，膈间气机不利
    E. 脾胃肝肾功能失调，津枯血燥，气痰瘀互结

17. 下列各项中，**不符合**紫癜临床特征的是（　　）
    A. 好发于四肢
    B. 紫斑小如针尖，大者融合成片
    C. 压之褪色

D. 不高出皮肤
E. 常反复发作

18. 小便不甚赤涩，但淋漓不已，时作时止，遇劳即发，腰膝酸软，神疲乏力，病程缠绵，舌质淡，脉细弱，宜选方（　）
   A. 参苓白术散
   B. 无比山药丸
   C. 补中益气丸
   D. 归脾汤
   E. 七味都气丸

19. 治疗水肿肾阳衰微证，首选的方剂是（　）
   A. 实脾饮
   B. 五皮饮合胃苓汤
   C. 疏凿饮子
   D. 济生肾气丸合真武汤
   E. 麻黄连翘赤小豆汤

20. 治疗淋证之热淋，应首选的方剂是（　）
   A. 小蓟饮子
   B. 补中益气汤
   C. 八正散
   D. 石韦散
   E. 程氏萆薢分清饮

21. 水湿困脾型鼓胀的主症是（　）
   A. 腹大胀满，如囊裹水
   B. 脘腹坚满，青筋显露
   C. 腹大胀满，脘腹撑急
   D. 腹大胀满，胁腹刺痛
   E. 腹大胀满，早宽暮急

22. 下列各项，哪一项**不是**消渴病的病机特点（　）
   A. 阴虚为本，燥热为标
   B. 气阴两伤，阴阳俱虚
   C. 阴虚燥热，变证百出
   D. 痰火内阻，湿热阻滞
   E. 消渴发病，有关血瘀

23. 下列关于咳血与吐血的说法正确的是（　）
   A. 咳血与吐血血液均由肺而来
   B. 咳血之前多有咳嗽胸闷、喉痒等症状；吐血之前多有胃脘不适或胃痛、恶心等症状
   C. 咳血血色紫暗，常夹有食物残渣；吐血血色多鲜红，常混有痰液
   D. 大量吐血后可见痰中带血
   E. 大量咳血后大便可呈黑色

24. 下列选项中，**不属于**痴呆诊断依据的是（　）
   A. 记忆力减退，理解力下降
   B. 性情孤僻，表情淡漠，言语重复
   C. 抽象思维能力下降
   D. 无理由地欣快，易于激动或暴怒
   E. 精神错乱，语无伦次，静而多喜

25. 患者，男，45岁。神思恍惚，梦魂颠倒，心悸易惊，善悲欲哭，肢体困乏，饮食减少，舌质淡，脉细无力。其治法是（　）
   A. 健脾养心，益气活血
   B. 健脾养心，化痰解郁
   C. 益气养血，化浊祛痰
   D. 健脾养心，益气安神
   E. 益气和胃，养心安神

26. 下列哪项对诊断原发性肝癌有较高特异性（　）
   A. B超检查
   B. 甲胎蛋白测定
   C. 碱性磷酸酶
   D. 核素显像
   E. 乙肝病毒感染标志

27. 《理虚元鉴》所说的"治虚有三本"，是指哪三脏（　）
   A. 心、肝、肾
   B. 肺、肝、肾
   C. 心、肝、脾
   D. 脾、肝、肾
   E. 肺、脾、肾

28. 下列哪项与小叶性肺炎**不符**（　）
   A. 病变多局限于一个小叶
   B. 属于化脓性炎
   C. 常是某些疾病的并发症
   D. 多发生在小儿及老人
   E. 可并发呼吸及心力衰竭

29. 患者，男，20岁。经常感冒，最近有心悸，不能平卧，下肢水肿。查体：颈静脉稍充盈，心界向两侧明显扩大，心尖区第一心音减低，有病理性第三心音，无杂音。诊断为（　）
   A. 风湿性心脏病
   B. 冠心病心衰
   C. 结核性心包炎心包积液
   D. 病毒性心肌炎
   E. 梗阻性肥厚型心肌病

30. 患者女，25岁。上腹部疼痛不适，食后缓解，嗳气、反酸。检查：剑突下压痛；胃镜下可见十二指肠球部见多个呈圆形的、边缘光整的活动性溃疡；Hp检测呈阳性。该患者可初步诊断为（　）
   A. 消化性溃疡
   B. 胃癌
   C. 溃疡性结肠炎
   D. 克罗恩病
   E. 急性胃炎

31. 急性肾小球肾炎与急进性肾小球肾炎的主要

鉴别点是（   ）

A．有肉眼血尿和贫血
B．有低蛋白血症
C．有前驱呼吸道感染
D．有高血压
E．进行性肾功能恶化

32．王某，男，24岁。发热，咽痛，皮肤紫斑1月余。检查：胸骨压痛明显，肝脾大，骨髓象中原始细胞占38%，血常规呈全血细胞减少。其诊断是（   ）

A．再生障碍性贫血
B．粒细胞缺乏症
C．原发性血小板减少性紫癜
D．急性白血病
E．过敏性紫癜

33．原发性肝癌最主要的病因是（   ）

A．饮酒
B．病毒性肝炎
C．黄曲霉毒素
D．遗传和家族史
E．肝硬化

34．下列哪项**不是**疖的病因病机（   ）

A．内郁湿火，外感风邪，两相搏结，蕴阻肌肤
B．感受暑毒
C．天热汗出不畅，湿热蕴蒸肌肤
D．复经搔抓，破伤染毒
E．正气不足，毒邪流窜，经络阻隔，气血凝滞

35．患者，男，56岁。平素体虚，项背部、臀部等处多发肿块，皆2～3cm大小，色暗红，疼痛，脓水稀薄，伴面色萎黄，神疲乏力，反复发作，缠绵不愈。其治疗首选（   ）

A．五味消毒饮合黄连解毒汤
B．清暑汤
C．仙方活命饮合增液汤
D．五神汤合参苓白术散
E．牛蒡解肌汤

36．患者，男，39岁。颈旁结块1周，红肿热痛，恶寒发热，头痛、口干、咽痛、舌红苔薄黄，脉浮数。诊断颈痈。治宜（   ）

A．清热解毒，消肿止痛
B．散风清热，化痰消肿
C．清热凉血，解毒止痛
D．活血凉血，疏血止痛
E．清热通腑，消肿止痛

37．有头疽的病因病机哪项**不正确**（   ）

A．感受风温、湿热之毒
B．情志内伤，气郁化火
C．肾气亏损，火邪炽盛
D．膏粱厚味，湿热火毒
E．外感风温、风热夹痰

38．患者，女，46岁。婚后未生育，素有经前期乳房胀痛，发现右乳肿物3周，乳房肿块坚硬，伴月经不调，舌淡，苔薄，脉弦细。其中医证型为（   ）

A．肝郁痰凝证
B．冲任失调证
C．正虚毒盛证
D．气血两亏证
E．脾虚胃弱证

39．石瘿痰瘀内结证，内治应首选的方剂是（   ）

A．四海舒郁丸
B．柴胡清肝汤
C．海藻玉壶汤合桃红四物汤
D．养阴清肺汤
E．通窍活血汤合桃红四物汤

40．疣的内治法哪一项**不适宜**（   ）

A．养血活血，清热解毒
B．清化湿热，活血化瘀
C．养血润肤，祛风消疣
D．清热解毒祛疣
E．清热活血化瘀

41．湿疮的临床特点是（   ）

A．皮损对称分布，多形性损害，剧烈瘙痒，有渗出倾向，反复发作，易成慢性
B．皮损处有灰白色、浅黑色或普通皮色的隧道，夜间剧痒
C．皮损为成群水疱，互相融合，自觉灼热瘙痒，易复发
D．皮肤上有红斑、水疱、丘疱疹，累累如串珠，排列成带状
E．浅在性脓包和脓痂，有接触传染和自体接种的特征

42．患者白疕多年病史，此次发病皮损多发生在腋窝、腹股沟，红斑糜烂，痂屑黏厚，瘙痒剧烈；伴关节肿胀、疼痛，晨僵明显；舌红，苔黄腻，脉滑。可选用的方药如下（   ）

A．当归饮子加减
B．犀角地黄汤加减
C．桃红四物汤加减
D．清瘟败毒饮加减
E．萆薢渗湿汤加减

43．热疮的好发部位是（   ）

A．腰背部
B．四肢部
C．皮肤韧厚处

D．皮肤黏膜交界处
E．颈项部

44．肛痈的主症是（　　）
A．便血
B．肿痛
C．脱垂
D．流脓
E．便秘

45．肛裂的病因病机**不包括**（　　）
A．阴虚津液不足
B．饮食不节
C．热结肠燥
D．粪便粗硬
E．湿热蕴阻染毒

46．导致男性不育症的病因病机**不包括**（　　）
A．肾精亏虚
B．火热炽盛
C．肝郁气滞
D．湿热下注
E．气血亏虚

47．脱疽（营养障碍期）出现的典型症状是（　　）
A．发凉
B．间歇性跛行
C．麻木
D．静息痛
E．坏疽

48．直肠癌早期便血的特点是（　　）
A．便血鲜红，便后停止，呈间歇性
B．无痛性便血，血色鲜红，不与大便相混
C．黏液血便，鲜红或暗红，量不多，呈持续性
D．便血鲜红，量不多，肛门呈周期性疼痛
E．少许黏液或血丝在粪便前流出

49．关于鞘膜积液，下列哪项的治疗**最不理想**（　　）
A．精索鞘膜积液需将鞘膜囊全部切除
B．鞘膜翻转术
C．穿刺抽液治疗
D．交通性鞘膜积液应在内环处高位结扎鞘状突
E．婴儿鞘膜积液、成人积液量少的鞘膜积液不需手术治疗

50．急性阑尾炎的体征中最有诊断意义的是（　　）
A．右腹肌紧张
B．转移性腹痛和右下腹部压痛
C．右腹Murphy征阳性
D．腰大肌试验阳性
E．反跳痛

51．患者经期小腹胀痛拒按，经血量少，行而不畅，血色紫暗有块，块下痛暂减；乳房胀痛，胸闷不舒；舌紫暗，有瘀点，脉弦。其证候是（　　）
A．气滞血瘀证
B．肾气亏损证
C．阳盛血热证
D．痰湿阻滞证
E．寒凝血瘀证

52．患者月经先期，量多，经色深红，质稠，有块；时有少腹胀痛，乳房胀痛，口苦咽干，经期烦躁易怒，舌红，苔薄黄，脉弦数。其证候是（　　）
A．脾气虚证
B．肾气虚证
C．阳盛血热证
D．肝郁血热证
E．阴虚血热证

53．下列各项，**不属**月经过多血瘀证主要证候的是（　　）
A．经行量多，色紫暗，有血块
B．经行腹痛
C．平时小腹胀痛
D．舌紫暗，或有瘀点
E．气短懒言

54．下列各项，**不属于**月经过少血虚证的主要证候是（　　）
A．经来血量渐少，色淡，质稀
B．腰膝酸软
C．小腹空坠
D．头晕眼花
E．心悸怔忡

55．内补丸用于治疗下列哪种带下病（　　）
A．湿热带下
B．寒湿带下
C．热毒带下
D．脾虚带下
E．肾阳虚带下

56．女性，30岁。根据症状和体征初步诊断为异位妊娠流产或破裂，下一步对患者最有助于诊断和治疗方案选择的检查应是（　　）
A．尿妊娠试验（+）
B．腹部叩诊移动性浊音（+）
C．后穹隆穿刺抽出不凝血
D．妇科检查有宫颈举痛
E．腹部压痛、反跳痛

57．患者，女，25岁，已婚。有盆腔炎病史，下腹部疼痛结块，缠绵日久，痛连腰骶，经行加重，经血量多有块，带下量多，精神不振，纳少乏力，舌质紫暗有瘀点，苔白，脉弦涩无力。治疗应

首选（　　）

A．理冲汤
B．膈下逐瘀汤
C．少腹逐瘀汤
D．血府逐瘀汤
E．银甲丸

58．虚喘正虚喘脱证，神识不清，应加用（　　）

A．百合、合欢皮、酸枣仁
B．紫河车、核桃仁
C．麦冬、龟甲胶
D．丹参、远志、石菖蒲
E．柴胡、郁金、青皮

59．遗尿的主要病机是（　　）

A．脏腑功能失调，气机逆乱
B．三焦气化失司，膀胱约束不利
C．脾肾阳虚，气化不利
D．脾虚湿盛
E．湿热下注

60．奶麻的临床特点是（　　）

A．口腔两颊黏膜可见麻疹黏膜斑，伴发热、咳嗽
B．突然高热，持续3～4天后体温骤降，同时全身出现玫瑰红色斑丘疹，疹退后无痕迹遗留
C．轻度发热、咳嗽，全身皮肤出现淡红色细小斑丘疹，耳后及枕部核肿大
D．发热，咽喉肿痛或伴腐烂，全身布发猩红色皮疹，疹后脱屑脱皮
E．发热，皮肤黏膜分批出现红色斑丘疹、疱疹、结痂

61．患儿，3岁，低热2天后于口腔、手足心出现疱疹，分布稀疏，疹色红润，疱液清亮，苔薄黄腻，脉浮数。诊断应为（　　）

A．麻疹
B．幼儿急疹
C．风疹
D．水痘
E．手足口病

62．为感染性休克患者迅速纠正血容量不足时，下列各组液体中，首选的是（　　）

A．以平衡盐溶液为主，配合适量血浆和全血
B．以胶体溶液为主
C．等张生理盐水加血浆代用品
D．葡萄糖溶液加血浆代用品
E．全血配合葡萄糖

63．对奇经八脉论述正确的是（　　）

A．直接隶属于脏腑
B．有阴阳表里配合关系
C．与奇恒之腑有密切联系
D．八脉中的任、督、冲皆起于胞中，同出于会阴，称"一源三歧"
E．沟通了经脉与络脉的联系

64．手三阳经都可以主治以下哪项疾病（　　）

A．目疾、热病
B．头痛、耳疾
C．咽喉病、热病
D．头痛、齿痛
E．目疾、鼻疾

65．次髎位于（　　）

A．正对第1骶后孔中
B．正对第2骶后孔中
C．正对第3骶后孔中
D．正对第4骶后孔中
E．横平第1骶后孔，骶正中嵴旁开1.5寸

66．下列**不属于**太冲穴主治的病症是（　　）

A．小儿惊风
B．痛经、月经不调
C．难产
D．黄疸
E．心悸

67．四神聪的定位正确的是（　　）

A．在头部，百会前后左右各旁开1寸，共4穴
B．在耳区，在外耳轮的最高点
C．在前臂区，腕掌侧远端横纹上4寸，桡侧腕屈肌腱的两侧，一肢2穴
D．在手指，第2～5指掌面的近侧指间关节横纹的中央，一手4穴
E．在手背，第1～5指间，指蹼缘后方赤白肉际处，一手4穴

68．顶颞前斜线的定位正确的是（　　）

A．在头顶部，督脉百会穴至前顶穴之间的连线
B．在头侧面，从督脉前顶穴至胆经悬厘穴的连线
C．在头侧面，从督脉百会穴至胆经曲鬓穴的连线
D．在头侧面，颞部两鬓内，胆经颔厌穴与悬厘穴的连线
E．在头侧面，颞部耳上方，胆经率谷穴与曲鬓穴的连线

69．陈某，男性，75岁。双侧肢体软弱无力逐渐加重1年，肌肉萎缩，神疲肢倦，少气懒言，纳呆便溏，舌淡，苔薄白，脉细弱。其诊断是（　　）

A．痿证，湿热浸淫证
B．痿证，脾胃虚弱证

C. 痿证，肝肾亏损证
D. 中风，肝肾亏虚证
E. 中风，风痰瘀阻证

70. 治疗失眠取申脉穴，宜用（　　）
   A. 毫针补法
   B. 毫针泻法
   C. 毫针平补平泻法
   D. 温和灸
   E. 点刺出血

71. 下列各项，不属于癃闭病因病机的是（　　）
   A. 膀胱湿热
   B. 肺热壅盛
   C. 心火亢盛
   D. 肝气郁结
   E. 中气不足

72. 女，28岁。2年前经期淋雨后出现痛经。经期腹痛拒按，经色紫红有块量少，得暖痛减，苔白腻，脉沉紧。针灸时选（　　）
   A. 肾俞、大赫、命门、关元（灸法）
   B. 肾俞、肝俞、太溪、太冲
   C. 中极、地机、次髎、三阴交
   D. 气海、地机、太冲、三阴交
   E. 关元、阴陵泉、昆仑

73. 针灸治疗近视，选穴原则为（　　）
   A. 以近部选穴为主，配合远部选穴
   B. 以督脉穴为主，配合局部阿是穴
   C. 以局部穴及足太阳经、手足阳明经穴为主
   D. 以近部取穴及手阳明经、足厥阴经穴为主
   E. 以局部穴位及手足少阳经穴为主

74. 某患者肩关节挫伤1天，局部疼痛，主动运动范围略变小，被动运动范围正常，应选肩关节被动运动手法是（　　）

A. 拔伸法
B. 平端法
C. 扳法
D. 摇法
E. 以上都可以

75. 阴虚火旺型失眠辨证加减时，应该（　　）
   A. 擦背部督脉
   B. 推桥弓，擦涌泉
   C. 擦两胁
   D. 指揉肝俞，胆俞，期门，太冲
   E. 横擦腰骶部

76. 小儿推拿特定穴之箕门的定位是（　　）
   A. 前臂正中，总筋至洪池成一直线
   B. 前臂桡侧，阳池至曲池成一直线
   C. 在手背一窝风后3寸处
   D. 手背腕横纹正中凹陷处
   E. 大腿内侧，膝盖内上缘至腹股沟成一直线

77. 抹法与推法的主要区别是（　　）
   A. 抹法用力较重，推法用力较轻
   B. 抹法多用于头面部，推法多用于腰背部
   C. 抹法可根据不同部位灵活变化，或上或下，或左或右；推法是单向、直线的推动
   D. 抹法适用于小儿，推法适用于成年人
   E. 抹法主要治疗头痛、眩晕，推法主要治疗腰、腿疼痛

78. 患者闭眼难立，步行不稳，阔底步态，轮替运动障碍，出现意向性震颤，考虑（　　）
   A. 基底节性共济失调
   B. 小脑性共济失调
   C. 皮质性共济失调
   D. 前庭性共济失调
   E. 周围神经深感觉性共济失调

A3型

答题说明：共用题干题单选题，每一道考题是以一个小案例出现的，其下面都有A、B、C、D、E五个备选答案。请从中选择一个最佳答案。（不能退回上一题，只能往下做题）

（79～81题共用题干单选题）

患者，王某，男，68岁。因胸闷痛反复发作3年，近日加重，现胸前闷痛如窒，气短喘促，肢体沉重，头晕沉如裹，咳白痰，苔腻，脉沉滑。

79. [第一问]根据上述临床表现及病史，按照中医的辨证理论，考虑诊断及辨证分型为（　　）
   A. 阴寒凝滞之胸痹
   B. 痰浊壅塞之胸痹
   C. 气滞血瘀之胸痹
   D. 痰热中阻之胸痹

E. 心脾两虚之胸痹

80. [第二问]如此，按照中医治疗体系，应采取下列哪种治疗方法（　　）
   A. 辛温通阳，开痹散寒
   B. 理气活血，通络止痛
   C. 通阳泄浊，豁痰开结
   D. 清热化痰，理气止痛
   E. 补益心脾，通阳止痛

81. [第三问]那么，针对本病最佳方剂应选（　　）
   A. 瓜蒌薤白半夏汤

B. 小陷胸汤
C. 丹参饮
D. 瓜蒌薤白白酒汤
E. 归脾汤

（82～84题共用题干）

患者刘某，女性，44岁。1999年3月21日就诊。主诉：腹胀痛、便秘1个月，患者发病的1个月来，因工作不顺，出现胸胁疼痛，纳呆，嗳气频作。用小茴香、藿香等煎汤内服后，上症稍减，但时作便秘，每于排便时，腹中胀痛而欲便不得，矢气频转而粪便难出，粪质先干后溏。检查：舌苔薄腻，脉弦。

82. [第一问] 该患者的中医诊断是（　　）
    A. 便秘
    B. 腹痛
    C. 腹胀
    D. 泄泻
    E. 胃痛

83. [第二问] 该病的辨证分型是（　　）
    A. 热秘
    B. 虚秘
    C. 冷秘
    D. 气秘
    E. 实秘

84. [第三问] 该病的中医治法是（　　）
    A. 理气行滞
    B. 泄热通腑
    C. 温通开秘
    D. 益气润燥
    E. 养血润燥

（85～89题共用题干）

患者，男，25岁。皮肤黄染，身目俱黄，色泽较暗，头重身困，胸脘痞满，食欲减退，恶心呕吐，大便溏垢，舌红，苔厚腻微黄，脉濡数。

85. [第一问] 其证属（　　）
    A. 阳黄之热重于湿证
    B. 阴黄之寒湿阻遏证
    C. 阴黄之脾虚湿滞证
    D. 阳黄之胆腑郁热证
    E. 阳黄之湿重于热证

86. [第二问] 其治法为（　　）
    A. 清热通腑，利湿退黄
    B. 利湿化浊运脾，佐以清热
    C. 温中化湿，健脾和胃
    D. 健脾养血，利湿退黄
    E. 疏肝泄热，利胆退黄

87. [第三问] 首选方剂是（　　）
    A. 大柴胡汤加减
    B. 《千金》犀角散加减
    C. 茵陈术附汤加减
    D. 黄芪建中汤加减
    E. 茵陈五苓散合甘露消毒丹加减

88. [第四问] 若患者因邪郁肌表，兼见寒热头痛，宜选用（　　）
    A. 茵陈蒿汤加减
    B. 麻黄连翘赤小豆汤加减
    C. 黄芪建中汤加减
    D. 茵陈四苓散加减
    E. 归芍六君子汤加减

89. [第五问] 若患者经治疗后，黄疸已消退，此时患者仍脘痞腹胀，胁肋隐痛，饮食减少，口苦口干，小便黄赤，苔腻，脉濡数。此时治宜（　　）
    A. 利湿清热，以除余邪
    B. 疏肝理气，活血化瘀
    C. 温中化湿，健脾和胃
    D. 养阴清热生津
    E. 补脾益肾

（90～94题共用题干）

张某，女，33岁。劳累后出现尿频、尿急、尿痛，现发热寒战，全身疼痛。查体：体温38.4℃，心率120次/分，肋腰点有压痛，肾区叩击痛。症见小便不畅，少腹胀满疼痛，烦躁易怒，口苦口黏，舌暗红，脉弦。

90. [第一问] 若患者小腹坠胀，可加用的中药是（　　）
    A. 大黄，芒硝
    B. 乌药，川楝子
    C. 大黄，厚朴
    D. 厚朴，枳实
    E. 芒硝，枳实

91. [第二问] 若兼有腑实者，可加的药物是（　　）
    A. 大黄，芒硝
    B. 枳实，大黄
    C. 大黄，厚朴
    D. 厚朴，枳实
    E. 芒硝，枳实

92. [第三问] 其最可能的诊断是（　　）
    A. 急性肾小球肾炎
    B. 急性肾盂肾炎
    C. 尿道炎
    D. 慢性肾盂肾炎
    E. 慢性肾小球肾炎

93. [第四问] 其中医证型是（　　）
    A. 脾肾气虚证
    B. 肾阴亏虚
    C. 湿热中阻证
    D. 脾气虚弱证

E．肝胆郁热证

94．[第五问]治疗应首选的方剂是（　　）
　　A．参芪地黄汤
　　B．丹栀逍遥散
　　C．小蓟饮子
　　D．黄连解毒汤
　　E．导赤散

（95～97题共用题干）

患者，男，45岁。心下坚满，脘腹疼痛，自利，利后反快，虽利心下续坚满，水走肠间，沥沥有声，腹胀满，口舌干燥，苔白腻，脉沉弦。

95．[第一问]该患者可辨证为（　　）
　　A．悬饮之邪犯胸肺证
　　B．溢饮之表寒里饮证
　　C．支饮之寒饮伏肺证
　　D．痰饮之脾阳虚弱证
　　E．痰饮之饮留胃肠证

96．[第二问]治宜选用（　　）
　　A．苓桂术甘汤合小半夏汤加减
　　B．甘遂半夏汤加减
　　C．沙参麦冬汤合泻白散加减
　　D．小青龙汤加减
　　E．柴枳半夏汤加减

97．[第三问]治疗本病还可选用（　　）
　　A．十枣汤加减
　　B．椒目瓜蒌汤加减
　　C．己椒苈黄丸加减
　　D．金匮肾气丸加减
　　E．苓桂术甘汤加减

（98～99题共用题干）

患者，男，56岁。平素咳嗽咳痰，刻下症见头痛，昏瞀，胸脘满闷，呕恶痰涎，苔白腻，脉滑。

98．[第一问]根据患者的临床表现，中医辨证及治则是（　　）
　　A．肝阳头痛，平肝潜阳
　　B．痰浊头痛，化痰降逆
　　C．血虚头痛，养血为主
　　D．肾虚头痛，养阴补肾
　　E．以上都不是

99．[第二问]根据上述临床辨证特点及主要治疗方法，下列方药宜选用（　　）
　　A．半夏白术天麻汤加减
　　B．天麻钩藤饮加减
　　C．大补元煎加减
　　D．加味四物汤加减
　　E．以上都不是

（100～101题共用题干）

男，68岁。咳嗽、咳痰伴喘息30余年，加重2周，3天来发热、咳嗽、意识不清，查体：P 136次/分，R 14次/分，BP 140/80mmHg。昏睡、球结膜水肿，皮肤潮湿，口唇发绀，双肺可闻及干湿性啰音，心界不大，脾脏未触及，双侧腱反射减弱。血WBC 14×10^9/L，N 0.85，SpO_2 85%（吸氧）。

100．[第一问]患者意识障碍最可能的原因是（　　）
　　A．脑血管病
　　B．低血糖
　　C．低钠血症
　　D．肺性脑病
　　E．感染中毒性脑病

101．[第二问]对于该患者最重要的治疗措施是（　　）
　　A．静脉滴注呼吸兴奋剂
　　B．静脉注射10%葡萄糖
　　C．机械通气
　　D．静脉滴注甘露醇
　　E．静脉滴注3%氯化钠溶液

（102～106题共用题干）

男性，48岁。反复上腹部不适10年余，与进食及季节无明显关系，查体：消瘦，结膜苍白，贫血貌，上腹压痛。胃镜检查示黏膜红白相间，以白为主，皱襞平坦，黏膜下血管透见，黏液湖缩小。黏膜活检呈重度不典型增生。

102．[第一问]该患者最可能的诊断是（　　）
　　A．胃溃疡
　　B．慢性浅表性胃炎
　　C．慢性萎缩性胃体炎
　　D．慢性萎缩性胃窦炎
　　E．胃癌

103．[第二问]这种胃炎的好发部位为（　　）
　　A．胃底
　　B．贲门
　　C．幽门
　　D．胃窦部
　　E．胃体部

104．[第三问]下列有关实验室检查的结果正确的是（　　）
　　A．血清维生素B_{12}正常
　　B．血清壁细胞抗体阳性
　　C．基础胃酸分泌增加
　　D．血清中检测不出其他自身抗体
　　E．血红蛋白值在正常范围

105．[第四问]当前正确的治疗方法是（　　）
　　A．抑酸药+促胃肠动力药
　　B．质子泵抑制剂+两种抗生素
　　C．外科手术

D. 保护胃黏膜药物
E. 质子泵抑制剂+保护胃黏膜药物

106. [第五问] 该患者的预后**不正确**的是（　　）
    A. 可并发胃黏膜相关淋巴组织淋巴瘤
    B. 极少数慢性浅表性胃炎可发展为慢性萎缩性胃炎
    C. 可并发消化性溃疡
    D. 常合并肠化生
    E. 一定会癌变

（107～109题共用题干）

男，45岁。体检发现血糖升高，空腹血糖7.6mmol/L，餐后2小时血糖13.6mmol/L，糖化血红蛋白（HbA1c）7.8%。查体：BP 150/100mmHg，BMI 28，心肺腹查体未见明显异常。

107. [第一问] 该患者HbA1c控制目标应小于（　　）
    A. 7.5%
    B. 7.0%
    C. 5.5%
    D. 6.0%
    E. 8.0%

108. [第二问] 在控制饮食和运动基础上首选的降血糖药物是（　　）
    A. 二甲双胍
    B. 阿卡波糖
    C. 那格列奈
    D. 吡格列酮
    E. 格列美脲

109. [第三问] 该患者首选的降血压药物是（　　）
    A. 氨氯地平
    B. 美托洛尔
    C. 哌唑嗪
    D. 氢氯噻嗪
    E. 氯沙坦

（110～112题共用题干）

患者，女，35岁。2小时前与人谈笑时突感剧烈爆裂样头痛伴恶心呕吐。查体：血压160/90mmHg，体温37.2℃，神志清，右眼球外展位，内收及上、下视困难。右瞳孔扩大，光反射消失。眼底检查见玻璃体膜下片状出血，颈项强直，克尼格征阳性。余神经系统检查无异常。

110. [第一问] 该患者最可能的诊断是（　　）
    A. 蛛网膜下腔出血
    B. 脑出血
    C. 偏头痛
    D. 脑栓塞
    E. 高血压脑病

111. [第二问] 该患者受累的脑神经是（　　）
    A. 视神经
    B. 动眼神经
    C. 展神经
    D. 滑车神经
    E. 眼神经

112. [第三问] 为明确病因，最必要的检查是（　　）
    A. 头颅CT
    B. 经颅多普勒超声
    C. 脑血管造影
    D. 头颅MRI
    E. 脑脊液化验

（113～115题共用题干）

患者项后发际、背部、臀部等处散发疖肿，反复发作，伴发热、口渴、便秘、舌苔黄、脉数。

113. [第一问] 该患者辨证为（　　）
    A. 热毒蕴结证
    B. 暑热浸淫证
    C. 阴虚内热证
    D. 脾胃虚弱证
    E. 湿热内蕴证

114. [第二问] 治宜（　　）
    A. 消暑化湿解毒
    B. 清热解毒
    C. 养阴清热解毒
    D. 清热化湿
    E. 健脾和胃，清化湿热

115. [第三问] 方选（　　）
    A. 仙方活命饮加减
    B. 五味消毒饮加减
    C. 消暑汤加减
    D. 五神汤加减
    E. 参苓白术散加减

（116～117题共用题干）

患者，女性，25岁，产后23天，乳汁排出不畅，乳房局部疼痛，肿胀，结块直径2cm，皮色微红，身冷，发热，头痛骨楚，食欲不振。

116. [第一问] 诊断考虑（　　）
    A. 乳癖
    B. 乳发
    C. 乳痨
    D. 乳痈
    E. 乳核

117. [第二问] 若患者治疗不及，病程发展可出现（　　）
    A. 疼痛减轻，不治自愈
    B. 局部疼痛加重，结块增大，局部红肿、

灼热，10天左右结块中央渐软
C. 结块此起彼伏，病久不愈
D. 发生癌变
E. 以上都不是

（118～120题共用题干）

患者，女，35岁。结喉正中偏左有一半圆形包块，初期如雀蛋大，现如鸡蛋大，边界清楚，表面光滑，皮色如常，能随吞咽上下移动。苔薄腻，脉弦滑。

118．［第一问］其诊断是（　　）
A. 气瘿
B. 肉瘿
C. 颈痈
D. 瘿痈
E. 锁喉痈

119．［第二问］其治法是（　　）
A. 理气解郁，化痰软坚
B. 益气养阴，软坚散结
C. 疏风清热，化痰散结
D. 散风清热，化痰消肿
E. 散风清热，化痰解毒

120．［第三问］治疗应首选（　　）
A. 普济消毒饮
B. 四海舒郁丸
C. 逍遥散合海藻玉壶汤
D. 牛蒡解肌汤
E. 柴胡清肝饮

（121～124题共用题干）

患者，女，25岁，全身可见白色风团，大小不一，形态各异，忽起忽消，消退后不留痕迹，伴瘙痒，遇寒加重，得温则减。伴恶寒、头痛、口不渴，舌淡红，苔薄白，脉浮紧。

121．［第一问］该患者可诊断为（　　）
A. 湿疹
B. 瘾疹
C. 蛇头疮
D. 鹅掌风
E. 丝状疣

122．［第二问］其治法可为（　　）
A. 疏风散寒，解表止痒
B. 疏风清热，解表止痒
C. 疏风解表，通腑泄热
D. 养血祛风，润燥止痒
E. 清热凉血，消肿止痒

123．［第三问］治疗应首选的方剂是（　　）
A. 防风通圣散加减
B. 黄芪桂枝五物汤加减
C. 牛蒡解肌汤加减
D. 消风散加减

E. 桂枝麻黄各半汤加减

124．［第四问］西医治疗本病常用（　　）
A. 糖皮质激素
B. 抗组胺药
C. 非甾体抗炎药
D. 免疫球蛋白
E. 抗生素

（125～127题共用题干）

患者，女，55岁。患者洗澡时在左乳房外象限触及肿块，无压痛，质硬，不易推动。未予治疗，1个月后，乳内肿块迅速肿大，表面皮肤出现橘皮样改变，乳头内陷。活组织切片检查可见癌组织。X线片示左乳房见高密度肿块影，边界不规则，可见颗粒细小、密集的钙化点。

125．［第一问］该患者可初步诊断为（　　）
A. 乳房纤维瘤
B. 乳腺癌
C. 乳腺囊性增生病
D. 乳房结核
E. 急性乳腺炎

126．［第二问］本病最常见的转移途径是（　　）
A. 直接浸润
B. 血行转移
C. 种植转移
D. 淋巴转移
E. 跳跃性转移

127．［第三问］若该患者癌细胞转移，最先转移的部位是（　　）
A. 同侧腋窝
B. 锁骨上窝
C. 肺部
D. 骨盆
E. 肝脏

（128～130题共用题干）

患者，男，32岁。工作时不慎被锐器刺伤右足底19小时。伤后仅在当地诊所作简单局部消毒包扎处理。现来院就诊。

128．［第一问］首先应采取的处置措施是（　　）
A. 局部换药，门诊观察
B. 检查伤口，根据情况予以清创
C. 大剂量青霉素静滴
D. 立即注射破伤风抗毒素（TAT）
E. 立即注射破伤风类毒素

129．［第二问］对该患者的人工被动免疫方法是（　　）
A. TAT 1500IU，皮下注射
B. TAT 5万～10万IU，静脉滴注
C. TAT 5000～10000IU，鞘内注射

D. TAT 1500～3000IU，皮下注射，每日1次

E. 人体破伤风免疫球蛋白（TIG）3000～6000IU，肌内注射

130．[第三问] 如果患者伤口较深，则可再追加注射1次，时间宜在（　　）

A. 1周后

B. 2周后

C. 3周后

D. 4周后

E. 5周后

（131～133题共用题干）

患者，女，35岁。阴部瘙痒、灼痛，带下量多，色黄如脓，黏稠臭秽，头晕目眩，口苦咽干，心烦不宁，便秘，溲赤，舌红，苔黄腻，脉滑弦而数。检查：外阴皮肤粗糙，有抓痕，分泌物增多，阴道分泌物检查正常。

131．[第一问] 该患者可初步诊断为（　　）

A. 湿疹

B. 股癣

C. 阴痒

D. 阴疮

E. 梅毒

132．[第二问] 其证属（　　）

A. 肝肾阴虚证

B. 湿热下注证

C. 湿虫滋生证

D. 热毒炽盛证

E. 湿毒壅盛证

133．[第三问] 首选方剂为（　　）

A. 知柏地黄丸加减

B. 龙胆泻肝汤加减

C. 萆薢渗湿汤加减

D. 黄连解毒汤加减

E. 仙方活命饮加减

A4型

答题说明：共用题干题单选题，每一道考题是以一个小案例出现的，其下面都有A、B、C、D、E五个备选答案。请从中选择一个最佳答案。（不能退回上一题，只能往下做题）

（134～135题共用题干）

女患者，产后25天，恶露不止，量较多，色深红，质黏稠有臭味，面色潮红，口燥咽干。舌红，脉虚细而数。

134．[第一问] 其治法是（　　）

A. 养阴清热止血

B. 化瘀止血

C. 益气止血

D. 清热解毒止血

E. 凉血止血

135．[第二问] 治疗选方是（　　）

A. 生化汤

B. 五味消毒饮

C. 保阴煎

D. 丹栀逍遥散

E. 以上均不可

（136～137题共用题干）

患者，女，28岁。阴道分泌物增多，色白质稀，有腥臭味，伴轻度外阴瘙痒。检查：阴道黏膜无充血及水肿；阴道分泌物pH为5.5，阴道分泌物中可见线索细胞，胺臭味试验阳性。

136．[第一问] 该患者最有可能的诊断为（　　）

A. 前庭大腺炎

B. 滴虫阴道炎

C. 前庭大腺囊肿

D. 外阴阴道假丝酵母菌病

E. 细菌性阴道病

137．[第二问] 治疗应首选的药物是（　　）

A. 甲氨蝶呤

B. 青霉素

C. 甲硝唑

D. 诺氟沙星

E. 氧氟沙星

（138～140题共用题干）

患儿，女，7岁。患肺炎喘嗽热退后一直干咳不止，睡前及活动后加重，症见面色潮红，口唇樱红，潮热有汗，舌红而干，舌苔光剥，脉象细数。

138．[第一问] 小儿肺炎喘嗽正虚邪恋型其病位主要在（　　）

A. 心肺

B. 肺肝

C. 肺脾

D. 肺肾

E. 脾肾

139．[第二问] 此时患儿辨证分型是（　　）

A. 阴虚肺热

B. 肺脾气虚

C. 肺气虚弱

D. 脾肾两虚
E. 痰热闭肺

140. [第三问] 此患儿应选用的方剂是（ ）
 A. 百合固金汤
 B. 麦门冬汤
 C. 清燥救肺汤
 D. 沙参麦冬汤
 E. 养阴清肺汤

（141～143题共用题干）

患儿，2岁，发热、喷嚏、鼻塞流涕、畏光羞明，泪水汪汪，口腔内两颊黏膜近臼齿可见麻疹黏膜斑、为0.5～1mm的白色小点，周围红晕，1～2日可累及整个颊黏膜。检查：白细胞总数减少，淋巴细胞升高，血清抗体IgM阳性。

141. [第一问] 为明确诊断，该患者还需做的检查是（ ）
 A. B超
 B. CT
 C. 尿常规
 D. 病毒抗原检测
 E. 血清激素水平测定

142. [第二问] 该患者最有可能的诊断为（ ）
 A. 风疹
 B. 猩红热
 C. 湿疹
 D. 麻疹
 E. 幼儿急疹

143. [第三问] 该患者的临床分期属于（ ）
 A. 初热期
 B. 见形期
 C. 收没期
 D. 后遗症期
 E. 缓解期

（144～146题共用题干）

魏某，女，62岁。因口角㖞斜2日来诊。查体：双眼闭合有力，示齿口角左偏。

144. [第一问] 该体征是（ ）
 A. 中枢性面瘫
 B. 周围性面瘫
 C. 三叉神经运动支损害
 D. 舌咽神经损害
 E. 迷走神经损害

145. [第二问] 中枢性面瘫和周围性面瘫的鉴别要点是（ ）
 A. 前者额纹消失
 B. 后者病原菌在皮质脑干束
 C. 前者多有舌前三分之二味觉改变
 D. 后者眼睑闭合无力
 E. 前者口角下垂

146. [第三问] 周围性面瘫定位诊断正确的是（ ）
 A. 镫骨肌支以下面神经损害有听觉过敏
 B. 膝状神经节及其附近面神经损害可出现Hunt综合征
 C. 舌前2/3味觉障碍提示鼓索神经病变
 D. 一侧面下部肌肉瘫痪提示病变在皮质脑干束
 E. 茎乳孔以下损害多伴有唾液分泌减少

（147～149题共用题干）

患者，女，20岁。恶寒重，发热轻，无汗，鼻塞流涕，喷嚏不断，咳嗽痰白，舌淡红，苔薄白，脉浮紧。

147. [第一问] 治疗应主取的经穴是（ ）
 A. 手太阴、手阳明经穴
 B. 手太阴、任脉经穴
 C. 手阳明、手太阴、督脉经穴
 D. 手阳明、足厥阴、足少阳经穴
 E. 足阳明、足太阳经穴

148. [第二问] 治疗应选的主穴是（ ）
 A. 膻中、太渊、太溪、肾俞、大椎
 B. 列缺、合谷、风池、外关、太阳
 C. 肺俞、风门、丰隆、太渊、三阴交
 D. 天突、定喘、尺泽、膻中、列缺
 E. 膏肓、肾俞、太溪、丰隆、合谷

149. [第三问] 治疗除主穴外，应选取的配穴是（ ）
 A. 足三里
 B. 委中
 C. 阴陵泉
 D. 曲池、尺泽
 E. 风门、肺俞

（150～152题共用题干）

患者，女，20岁。恣食生冷，月经延后10余日，已连续3个周期，量少，色暗有块，小腹冷痛拒按，得热痛减，畏寒肢冷，面色青白，舌暗，苔白，脉沉紧。

150. [第一问] 其诊断是（ ）
 A. 月经先期，虚热证
 B. 月经先期，气虚证
 C. 月经后期，寒凝证
 D. 月经后期，血虚证
 E. 月经先后无定期，肾虚证

151. [第二问] 针灸治疗应选取的主穴是（ ）
 A. 关元、三阴交、血海、地机
 B. 气海、三阴交、归来
 C. 关元、三阴交、肝俞
 D. 中极、次髎、地机、三阴交、十七椎
 E. 关元、三阴交、肾俞、太溪

152. [第三问] 治疗除主穴外,应加取的腧穴是（   ）

   A. 脾俞、足三里
   B. 肾俞、太溪
   C. 足三里、气海、脾俞
   D. 天枢、神阙、子宫
   E. 命门、关元

（153～154题共用题干）

某学生初上临床即遇一耳鸣耳聋患者,他欲试用耳前三穴治之。

153. [第一问] 耳前三穴是（   ）

   A. 下关、听宫、曲鬓
   B. 角孙、颅息、头窍阴
   C. 听宫、听会、瘈脉
   D. 听会、听宫、耳门
   E. 悬厘、悬颅、率谷

154. [第二问] 耳前三穴归经是（   ）

   A. 胆经、胃经、小肠经
   B. 胃经、大肠经、三焦经
   C. 小肠经、膀胱经、三焦经
   D. 胆经、膀胱经、小肠经
   E. 胆经、三焦经、小肠经

（155～157题共用题干）

患者,男,45岁,长期从事低头伏案工作,颈肩部痉挛性疼痛,不敢转向,无法继续伏案工作,晨起时颈项僵硬、发紧,活动不灵。检查：颈部肌肉痉挛,肌张力增高,颈项强直,活动受限,颈项部有广泛压痛,可触及棘上韧带肿胀、压痛、棘突移位。颈椎间挤压试验及臂丛神经牵拉试验都为阴性。

155. [第一问] 为明确诊断,该患者还需做的检查是（   ）

   A. 颈部B超
   B. 颈椎X线
   C. 颈部磁共振成像
   D. 血常规
   E. 病理检查

156. [第二问] 该患者最有可能的诊断是（   ）

   A. 颈型颈椎病
   B. 神经根型颈椎病
   C. 落枕
   D. 肩周炎
   E. 梅尼埃病

157. [第三问] 推拿治疗该患者时,应注意（   ）

   A. 操作宜轻巧适度
   B. 多用扳法帮助患者复位
   C. 多种推拿手法一起使用
   D. 在患者疼痛加重时立即用扳法治疗
   E. 操作时重按疼痛部位

（158～159题共用题干）

患儿5岁,因饮食不节,致大便干结,量少,难以排出,面赤身热,口臭唇红,小便短赤,胸胁痞满,纳减,腹胀痛,苔黄燥,指纹色紫。

158. [第一问] 该患儿的治疗原则是（   ）

   A. 健脾和胃,补益气血
   B. 滋阴补肾,养肝息风
   C. 温补肾肾阳,散寒利水
   D. 益气养血,滋阴润燥
   E. 顺气行滞,清热通便

159. [第二问] 推拿治疗本病的基本处方是（   ）

   A. 清心经、清肝经、揉小天心
   B. 清胃经、揉中脘、揉鱼尾
   C. 清肝经、清大肠、开璇玑
   D. 清大肠、退六腑、运内八卦
   E. 补脾经、清大肠、运水入土

（160～161题共用题干）

患者,女性,40岁,以右手桡侧三个半手指麻木刺痛伴腕及前臂疼痛就诊。

160. [第一问] 若查体时见右侧Tinel氏征（+）,即叩击腕中部引起上症,屈腕试验（+）,则该患者应诊断为（   ）

   A. 腕管综合征
   B. 骨间掌侧神经综合征
   C. 旋前圆肌综合征
   D. 肘管综合征
   E. 腕尺管综合征

161. [第二问] 若查体见抗前臂旋前和屈腕时前臂疼痛加重,叩击腕正中上症不加重,但叩击前臂掌侧近1/3处时上症加重,屈腕试验（-）,则该患者应首先考虑为（   ）

   A. 腕管综合征
   B. 骨间掌侧神经综合征
   C. 旋前圆肌综合征
   D. 肘管综合征
   E. 骨间背侧神经综合征

（162～163题共用题干）

患者,男,56岁,右侧肩关节疼痛伴活动障碍,进行肩关节屈伸活动度评定。

162. [第一问] 量角器中心应置于（   ）

   A. 肩峰
   B. 鹰嘴
   C. 肱骨头
   D. 肱骨外上髁
   E. 肩胛冈

163. [第二问] 固定臂应平行于（   ）

A．地面
B．腋中线
C．肱骨纵轴
D．尺骨纵轴
E．桡骨纵轴

（164～166题共用题干）

患者，男，49岁，办公室文职。主诉：连续7天颈部酸胀、疼痛，右上肢出现无力麻木。检查颈部X线片，颈部侧位片见4、5、6节椎间隙变窄，颈部正位片见脊柱多节段失稳，压颈试验、牵拉试验均阳性。右手肌力Ⅲ级，诊断：神经根型颈椎病；C_4～C_5、C_5～C_6椎间盘突出。并见面色苍白，头晕目眩，少气懒言，神疲乏力，不怕冷，甚则晕厥，舌淡脉弱。经康复牵引和运动治疗3天，疗效不明显，要求针灸治疗。

164．[第一问] 根据本病的临床表现，属于中医哪一类证型颈椎病（　　）

A．血瘀型
B．阳虚证
C．痰湿型
D．血虚型
E．气虚型

165．[第二问] 针刺时，符合远部取穴原则的最佳穴位是（　　）

A．风池
B．大肠俞
C．曲池
D．肾俞
E．后溪

166．[第三问] 针刺时，符合近部取穴原则的穴位是（　　）

A．风池
B．大肠俞
C．曲池
D．肾俞
E．后溪

（167～168题共用题干）

患者跌倒时，肘部伸直前臂旋前，腕关节呈背伸位，手掌先着地，暴力引起桡骨远端骨折，局部疼痛、肿胀，手腕功能完全丧失，骨折远端向桡侧和背侧移位。

167．[第一问] 该患者病理类型为（　　）

A．伸直型
B．屈曲型
C．背侧缘型
D．掌侧缘型
E．内收型

168．[第二问] 该患者从腕部正位观，向桡侧移位时，可见（　　）

A．餐叉样畸形
B．枪刺样畸形
C．爪形手
D．靴形畸形
E．腕下垂

（169～172题共用题干）

患者，女，35岁。2小时前发生车祸，致胸部疼痛，说话、咳嗽、躯体转动时疼痛加剧，呼吸浅快。左胸部皮肤肿胀，有瘀斑，第4～5肋骨处压痛明显，胸廓挤压试验阳性。

169．[第一问] 为明确诊断，患者应做的检查是（　　）

A．胸部正侧位X线片
B．胸部B超
C．血常规
D．肺功能检查
E．胸部MRI

170．[第二问] 该患者最有可能的诊断（　　）

A．心绞痛
B．急性心肌梗死
C．肋骨骨折
D．脊柱骨折
E．锁骨骨折

171．[第三问] 该患者行胶布固定法时，正确的操作方法是（　　）

A．胶布自健侧肩胛中线绕过骨折处紧贴到健侧锁骨中线
B．胶布自患侧肩胛中线绕过骨折处紧贴到健侧锁骨中线
C．胶布自健侧肩胛中线绕过骨折处紧贴到患侧锁骨中线
D．胶布自患侧肩胛中线绕过骨折处紧贴到患侧锁骨中线
E．胶布自患侧锁骨中线绕过骨折处紧贴到健侧肩胛中线。

（172～175题共用题干）

患者，男，30岁。从事火车站搬运工作7年。1天前在搬运货物时突发腰部疼痛，活动受限，并伴有右小腿后外侧放射痛，无大小便失禁。

172．[第一问] 根据患者症状，首先应考虑的诊断是（　　）

A．腰椎肿瘤
B．急性腰扭伤
C．腰肌劳损
D．腰椎间盘突出症
E．第三腰椎横突综合征

173．[第二问] 查体：L_4、L_5棘突压痛，右下肢

直腿抬高试验阳性，加强试验阳性。右小腿外侧皮肤感觉减退，伸肌力稍减弱，跟腱反射应无减退。如果诊断为腰椎间盘突出症，神经根的定位是（ ）

　　A．L₂
　　B．L₃
　　C．L₄
　　D．L₅
　　E．S₁

174．[第三问]最有助于确定椎间隙及鉴别诊断的辅助检查为（ ）

　　A．腰椎X线检查
　　B．腰椎管造影
　　C．肌电图
　　D．腰段MRI
　　E．核素扫描

175．[第四问]最合理的治疗方法是（ ）

　　A．立即手术切除腰4～5椎间盘
　　B．卧硬板床2～4周，锻炼腰背肌，局部理疗
　　C．应用非甾体抗炎药
　　D．正规保守治疗1个疗程，如症状无明显缓解，则手术行腰椎间盘切除术
　　E．应用神经营养类药物

（176～177题共用题干）

患者，男，16岁。因外伤致左肘部疼痛、肿胀，肱骨髁上处有压痛，肘部呈靴化畸形，肘后三角关系正常。肘关节正侧位X线片可见肱骨内外髁上方2cm处骨折，骨折远端向上移位，骨折线从前下方斜向后上方。

176．[第一问]该患者最有可能的诊断为（ ）

　　A．肱骨干骨折
　　B．肱骨外科颈骨折
　　C．伸直型肱骨髁上骨折
　　D．屈曲型肱骨髁上骨折
　　E．粉碎性股骨髁上骨折

177．[第二问]若该患者骨折畸形愈合，常见的后遗症是（ ）

　　A．肘外翻
　　B．肘内翻
　　C．手指震颤
　　D．肘关节屈曲障碍
　　E．腕下垂

（178～182题共用题干）

患者，男，21岁。耳痛甚剧，痛引腮脑，鼓膜红赤，耳脓多而黄稠或带红色，耳聋。全身发热，口苦咽干，小便黄赤，大便秘结。舌红，苔黄腻，脉弦数有力。

178．[第一问]诊断是（ ）

　　A．旋耳疮
　　B．耳瘘
　　C．耳聋
　　D．脓耳
　　E．耳疮

179．[第二问]其辨证是（ ）

　　A．风热湿邪犯耳证
　　B．风热湿邪证
　　C．肝胆湿热证
　　D．外感邪毒证
　　E．痰火郁结证

180．[第三问]治法是（ ）

　　A．清热解毒，消肿止痛
　　B．清热祛湿，祛风止痒
　　C．疏风清热，解毒祛湿
　　D．化痰清热，散结通窍
　　E．清肝泄热，祛湿排脓

181．[第四问]治疗应首选（ ）

　　A．龙胆泻肝汤
　　B．五味消毒饮
　　C．银花解毒汤
　　D．消风散
　　E．清气化痰丸

182．[第五问]若患者火热炽盛，流脓不畅，治疗应首选（ ）

　　A．托里消毒散
　　B．仙方活命饮
　　C．知柏地黄丸
　　D．蔓荆子散
　　E．白虎汤

（183～184题共用题干）

患者，女，双侧交替性鼻塞半年余，遇寒症状加重，鼻涕白黏。伴咳嗽痰稀。检查见鼻肌膜肿胀色淡，舌淡红，苔薄白，脉缓。

183．[第一问]此患者最可能的诊断是（ ）

　　A．伤风鼻塞
　　B．鼻窒
　　C．鼻鼽
　　D．鼻槁
　　E．鼻疳

184．[第二问]此病的病因病机为（ ）

　　A．外感风寒
　　B．脾气虚弱，邪滞鼻窍
　　C．肺经蕴热，邪毒外袭
　　D．肺气虚弱，邪滞鼻窍
　　E．外感风热

（185～187题共用题干）

患者，女，49岁。近1个月自觉咽部有物阻塞，

吞之不下，吐之不出，不影响进食。平素抑郁多疑，伴胸胁胀满，心烦郁闷，善太息。舌淡红，苔薄白，脉弦。咽喉及食管检查未见明显异常。

185．[第一问] 该患者可诊断为（　　）
　A．喉痹
　B．梅核气
　C．食管癌
　D．乳蛾
　E．白喉

186．[第二问] 该患者证属（　　）
　A．肺脾气虚证
　B．痰气互结证
　C．脾肾阳虚证
　D．肝郁气滞证
　E．肝火上扰证

187．[第三问] 治疗可选用的方剂是（　　）
　A．半夏厚朴汤加减
　B．逍遥散加减
　C．百合固金汤加减
　D．肾气丸加减
　E．龙胆泻肝汤加减

（188～190题共用题干）
患者，男，29岁。左眼灼热疼痛，热泪如汤，胞睑红肿，白睛红赤肿痛，弥漫溢血，黑睛星翳，口渴心烦，便秘溲赤，舌红，苔黄，脉数。

188．[第一问] 其诊断是（　　）
　A．天行赤眼
　B．酸碱伤目
　C．粟疮
　D．火疳
　E．暴风客热

189．[第二问] 治宜（　　）
　A．疏风清热，兼以解毒

B．泻火解毒
C．清热疏风
D．泻火解毒，凉血散结
E．清热解毒，凉血散瘀

190．[第三问] 宜用（　　）
　A．还阴救苦汤
　B．泻肺饮
　C．黄连解毒汤
　D．驱风散热饮子
　E．甘露消毒丹

（191～193题共用题干）
毫针进针法在临床有数种，多依不同情况灵活选用。

191．[第一问] 下何种方法**非**临床常用进针方法（　　）
　A．指切进针法
　B．夹持进针法
　C．舒张进针法
　D．提捏进针法
　E．进针器进针法

192．[第二问] 对于一肥胖减肥后患者的腹部穴位针刺，较佳的进针方法是（　　）
　A．指切进针法
　B．夹持进针法
　C．舒张进针法
　D．提捏进针法
　E．进针器进针法

193．[第三问] 太渊穴进针方法宜用（　　）
　A．指切进针法
　B．夹持进针法
　C．舒张进针法
　D．提捏进针法
　E．进针器进针法

C型题

答题说明：案例分析题，题干以案例形式出现，其下面都有A、B、C、D、E、F、G等备选答案，其中有一个或多个答案，选对得分，选错扣分，按权重系数给分，直至本题扣至0分。（不能退回上一题，只能往下做题）

（194～201题共用题干）
患者，男性，52岁，工人，因"呼吸急促，喉中哮鸣有声1周"来诊。患者哮喘病史已11年，每因天冷或受寒易发，至夏季则缓解。1周前因受寒致哮喘再作，现症见：呼吸急促，喉中哮鸣有声，胸膈满闷如室，咳不甚，痰少咳吐不爽，面色晦暗带青，口不渴，或渴喜热饮，形寒怕冷，舌苔白滑，脉弦紧或浮紧。

194．[第一问] 该患者应该考虑为何证（　　）
　A．哮病，发作期，寒哮
　B．喘证，实喘，痰浊阻肺证
　C．喘证，实喘，痰热遏肺证
　D．喘证，实喘，水凌心肺证
　E．哮病，发作期，热哮
　F．喘证，虚喘，喘脱证
　G．喘证，实喘，肝气乘肺证

195. ［第二问］该患者此时的治法应为哪几种（　）
    A．温肺散寒
    B．清热宣肺
    C．化痰平喘
    D．补肺固卫
    E．健脾化痰
    F．补肾纳肺

196. ［第三问］哮病发作期的病因关键是什么（　）
    A．宿痰内伏于肺
    B．外邪侵袭，触动伏痰
    C．痰气相击，气道被阻
    D．痰气相击，气道被阻
    E．脏腑虚弱，气失所主

197. ［第四问］辨证治疗该患者，主方可选哪几个方药加减（　）
    A．射干麻黄汤
    B．三子养亲汤
    C．苏子降气汤
    D．小青龙汤
    E．以上皆非

198. ［第五问］若以射干麻黄汤治疗该患者，该方剂组成有哪些药物（　）
    A．射干、细辛
    B．干姜、紫菀
    C．半夏、麻黄
    D．桔梗、胆南星
    E．大枣
    F．白果、杏仁
    G．款冬花、五味子

199. ［第六问］关于哮病的治疗，下列古代医家中谁提出"未发以扶正为主，既发以攻为急"的原则（　）
    A．张仲景
    B．张景岳
    C．李东垣
    D．朱丹溪
    E．张子和
    F．葛可久
    G．孙思邈

200. ［第七问］此时治疗宜加用下列哪些药物？（提示：患者服药3剂后，哮喘持续难平，痰稠胶黏难出）（　）
    A．黄芩
    B．浙贝母
    C．皂荚
    D．桑白皮
    E．白芥子
    F．石膏

201. ［第八问］此时，治疗最宜选用哪个方药加减治疗？（提示：经积极治疗，患者呼吸困难、哮鸣症状明显改善，但出现自汗，怕风，气短声低，易感冒。舌淡，苔薄白，脉细弱）（　）
    A．六君子汤
    B．金匮肾气丸
    C．七味都气丸
    D．参蛤散
    E．补中益气丸
    F．玉屏风散

（202～209题共用题干）

患者，男性，46岁，一年以来间断出现上腹部疼痛，呈烧灼感，伴口苦，经当地门诊服用清热制酸药物后，症状无缓解，近1月来疼痛隐隐而频繁，受寒及进食寒凉食物后明显，伴胃脘部喜温喜按，反酸，纳差，偶有恶心，大便时溏。舌淡苔白，脉缓弱。

202. ［第一问］该患者目前当属何证（　）
    A．胃痛，肝气犯胃
    B．胃痛，寒邪客胃
    C．胃痛，饮食积滞
    D．胃痛，脾胃虚寒
    E．腹痛，脾胃虚寒
    F．腹痛，湿热内蕴

203. ［第二问］对于该患者的治疗方法，以下何种为好（　）
    A．理气和胃止痛
    B．祛邪和胃止痛
    C．消导和中止痛
    D．疏肝和胃止痛
    E．温中健脾止痛

204. ［第三问］该患者辨证为脾胃虚寒的要点有哪些（　）
    A．病程较长
    B．46岁，体质渐弱
    C．曾服用清热之品
    D．腹部隐痛
    E．腹痛喜温喜按
    F．反酸
    G．大便时溏
    H．舌淡，苔白
    I．脉缓弱

205. ［第四问］患者以何方加减治疗为好（　）
    A．良附丸
    B．失笑散合丹参饮
    C．黄芪建中汤
    D．小建中汤

  E．理中汤
  F．藿香正气散
  G．保和丸

206．［第五问］该患者时有便溏，可酌加以下哪些药物（　　）
  A．吴茱萸
  B．黄连
  C．五味子
  D．肉豆蔻
  E．茯苓
  F．白术
  G．煨葛根

207．［第六问］以下哪些中成药适合该患者（　　）
  A．附子理中丸
  B．香砂六君子丸
  C．归脾丸
  D．补中益气丸
  E．逍遥丸
  F．木香顺气丸

208．［第七问］该患者的治疗应注意哪些方面（　　）
  A．遵循"通则不痛"原则
  B．以"温运脾阳"为通
  C．配合疏肝理气
  D．配合固涩止泻
  E．酌加活血之品
  F．酌加清热之品

209．［第八问］患者平时在生活中可采用哪些方法保健（　　）
  A．少食辛辣
  B．禁饮酒
  C．饮食清淡
  D．注意保暖，尤其是腹部
  E．多饮稀粥，以助脾胃功能恢复
  F．平时可在炒青菜时加少量生姜
  G．大量进食温肾壮阳药物如鹿角胶、鹿茸、巴戟天、锁阳等

（210～215题共用题干）

患儿，男性，出生6天，因"黄疸，烦躁不安"来诊。患儿足月产，顺产无窒息，体重3.2kg，生后母乳喂养。第2天出现黄疸，第3天加重，测皮肤胆红素239.4mol/L，患儿面目、周身皮肤发黄，颜色鲜明如橘皮，精神差，不欲吮乳。烦躁不安，口唇干，偶有吐奶，腹胀，哭声响亮，小便色黄。查体无明显阳性体征。

210．［第一问］该患儿的诊断为（　　）
  A．胎怯
  B．硬肿症
  C．新生儿黄疸
  D．赤游丹
  E．夜啼
  F．脐风

211．［第二问］该患儿中医辨证属（　　）
  A．湿热蒸郁
  B．寒湿阻滞
  C．瘀积发黄
  D．气滞血瘀
  E．胎黄虚脱
  F．胎黄动风

212．［第三问］其主要病理机制为（　　）
  A．湿热蒸郁
  B．寒湿阻滞
  C．瘀积发黄
  D．气滞血瘀
  E．胎黄虚脱
  F．胆汁外溢

213．［第四问］治疗原则为（　　）
  A．燥湿运脾
  B．清热利湿
  C．利湿化浊
  D．温中化湿
  E．化瘀消积
  F．利胆退黄

214．［第五问］治疗可选用的方剂有（　　）
  A．茵陈蒿汤
  B．血府逐瘀汤
  C．茵陈理中汤
  D．茵陈术附汤
  E．甘露消毒丹
  F．茵陈五苓散

215．［第六问］清热利湿的同时可加用利水化湿的药物有（　　）
  A．泽泻
  B．车前子
  C．黄芪
  D．金钱草
  E．滑石
  F．猪苓

模拟试题二

A1型

答题说明：单选题，每一道考题下面有A、B、C、D、E五个备选答案。请从中选择一个最佳答案。（这部分的题目能退回上一题和修改答案，当跳至第二部分题目后不能再返回到第一部分，考试时电脑会弹出对话框提醒）

1. 对医师的业务水平、工作成绩和职业道德状况，依法享有定期考核权的单位是（　　）
   A. 县级以上人民政府
   B. 县级以上人民政府卫生行政部门
   C. 受县级以上人民政府卫生行政部门委托的机构或者组织
   D. 医师所在地的医学会或者医师协会
   E. 医师所在的医疗、预防、保健机构

2. 在医疗活动中，医务人员应当如实向患者告知病情、医疗措施、医疗风险，这是（　　）
   A. 医务人员的权利
   B. 医务人员的义务
   C. 医务人员的职业道德
   D. 患者的权利
   E. 患者的义务

3. 医疗机构药剂人员调配处方时的**错误**行为是（　　）
   A. 处方须经过核对，对所有药品不得擅自更改
   B. 处方所列药品缺货时用同类药品代用
   C. 对有配伍禁忌的处方，应当拒绝调配
   D. 对有超剂量的处方，应当拒绝调配
   E. 必要时，经处方医师更正或者重新签字，方可调整

4. 卫生法律是由（　　）
   A. 国务院制定
   B. 国家卫生健康委员会制定
   C. 国家卫生健康委员会提出草案，经国务院批准
   D. 全国人大常务委员会制定
   E. 地方政府制定，经国务院批准

5. 属于乙类传染病，但是按照甲类传染病管理的是（　　）
   A. 皮肤炭疽
   B. 霍乱
   C. 麻疹
   D. 艾滋病
   E. 肺炭疽

6. 以下疾病属于甲类传染病的是（　　）
   A. 艾滋病
   B. 脊髓灰质炎
   C. 霍乱
   D. 人感染高致病性禽流感
   E. 流行性出血热

A2型

答题说明：单选题，每一道考题下面有A、B、C、D、E五个备选答案。请从中选择一个最佳答案。（当从上一部分进入到这一部分后，就不能再返回到上一部分修改答案）

7. 实喘和虚喘的鉴别，下列何项是**错误**的（　　）
   A. 呼吸深长有余与短促难续
   B. 呼出为快与深吸为快
   C. 气粗声高与气怯声低
   D. 病势急骤与徐缓
   E. 痰多与痰少

8. 女性，27岁。既往为冷哮患者，用小青龙汤治疗后，表解而哮喘渐平，现喘则面白汗出，四肢不温，疲惫无神，气短难续，舌质淡胖，脉沉弱。其治疗的主方是（　　）
   A. 小青龙汤
   B. 射干麻黄汤
   C. 定喘汤
   D. 苏子降气汤
   E. 三子养亲汤

9. 下列哪项**不是**时行感冒的特点（　　）
   A. 为非时之气夹时行病毒伤人
   B. 全身症状明显
   C. 可化热入里，变生他病
   D. 相互传染，呈流行性
   E. 发病季节性强

10. 赵某，男，46岁。1周前咳吐大量脓血相兼

腥臭痰，现身热渐退，咳嗽减轻，咳吐脓痰渐少，臭味亦淡，痰液转为清稀，气短自汗，心烦，口燥咽干，面色少华，形体消瘦，精神萎靡，舌红，苔薄，脉细数无力。其诊断是（　　）

A．咳嗽，肺阴亏虚证

B．肺痈，溃脓期

C．咳嗽，痰热蕴肺证

D．肺痈，恢复期

E．虚体感冒，阴虚感冒证

11. 以下哪项**不是**痰饮病的常用治法（　　）

A．发表化饮

B．攻下逐饮

C．理气和络

D．温脾化饮

E．温肺化饮

12. 关于肺痈溃脓期病情顺证与逆证的论述中，属于顺证表现的是（　　）

A．音哑无力，脓血如败卤，腥臭异常

B．脓血稀而渐少，腥臭味转淡，热退

C．气喘，鼻煽，胸痛，坐卧不安

D．饮食少进，身热不退，颧红

E．爪甲青紫，脉短涩或弦急

13. 丹参饮治疗胸痹，适用于下列何证型（　　）

A．血瘀重型

B．血瘀轻型

C．阴寒盛型

D．痰浊盛型

E．阳气虚衰型

14. 金某，女性，35岁。1年来，大便时溏时泻，迁延反复，稍进油腻食物，则腹泻，面色萎黄，纳差，食后脘闷不舒，神疲倦怠，舌质淡，苔白，脉细弱。此病症的治法是

A．温肾健脾，固涩止泻

B．健脾益气，化湿止泻

C．温中健脾

D．消食导滞，和中止泻

E．升提中气

15. 治疗痞满的基本原则是（　　）

A．疏肝解郁行气，化湿和胃消痞

B．清热化湿行气，健脾和胃消痞

C．理气宽胸止呕，补泻升降并用

D．补气健脾化湿，升清降浊和胃

E．调理脾胃升降，行气除痞消满

16. 积证初、中、末三个阶段的治疗原则分别是（　　）

A．理气、活血、补肝肾

B．消散、消补兼施、养正除积

C．化痰、祛瘀、扶正

D．活血、祛瘀、补脾肾

E．活血、祛瘀、养血

17. 男性，35岁，头部撞伤，急诊CT检查如图所示，诊断（　　）

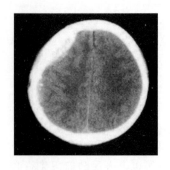

A．右侧硬膜下出血

B．右侧硬膜外出血

C．右侧蛛网膜下腔出血

D．额叶脑出血

E．以上都不是

18. 下列各项，**不属于**水肿治疗基本原则的是（　　）

A．发汗

B．利尿

C．泻下

D．活血

E．逐水

19. 下列各项中，属于痫病临床特征的是（　　）

A．多发生于老年，有家族史

B．两目上视，四肢抽搐，口吐涎沫

C．典型发作时突然昏仆，半身不遂，口眼㖞斜

D．突然发作，毫无征兆

E．面色苍白，四肢厥冷

20. 下列各项中，属于痫病最重要的病理因素是（　　）

A．风

B．痰

C．气

D．火

E．瘀

21. 下列各项，属于痫病与痉证鉴别要点的是（　　）

A．是否四肢抽搐

B．痫病抽搐多为持续状态

C．痉证面色苍白，四肢厥冷

D．痉证醒后如常人

E．痫病口吐白沫，两目上视

22.《金匮要略·胸痹心痛短气病脉证治》说："胸痹之病，喘息咳唾，胸背痛，短气，寸口脉沉而迟，关上小紧数，（　　）主之。"

A．瓜蒌薤白半夏汤

B．瓜蒌薤白白酒汤

C．炙甘草汤

D．枳实薤白桂枝汤

E．天王补心丹

23．患者入院期间查体和理化检查结果显示：胸部过度膨隆，呈桶状胸，叩诊呈过清音，听诊双肺可闻及干、湿啰音，双下肢水肿（+）。行肺功能检测为 FEV1/FVC：54%，FEV1% 预计值：65%；血常规：WBC：$1.32×10^9$/L，NE%：85.6%，肺CT：双肺慢性支气管炎、肺气肿表现；心电图：肺性P波，右室大，ST-T 段改变，心脏彩超：右室增大；血气分析：pH：7.36，PO_2：58mmHg，PCO_2：45mmHg，SpO_2：94%（吸氧3L）。以下西医诊断**不合适**的为（　　）

A．慢性阻塞性肺疾病

B．支气管哮喘

C．Ⅰ型呼吸衰竭

D．Ⅱ型呼吸衰竭

E．肺源性心脏病

24．患者入院期间治疗无明显诱因突然出现神志淡漠、肌肉震颤、间歇抽搐、昏睡，查血气分析：pH：7.36，PO_2：56mmHg，PCO_2：90mmHg，SpO_2：86%（吸氧3L）。以下西医诊断首先考虑为（　　）

A．慢性阻塞性肺疾病

B．慢性肺源性心脏病

C．脑血管病

D．低钙血症

E．肺性脑病

25．男性，50岁。生气后突感前胸闷痛，有压榨感，同时疼痛牵涉至左臂，休息后自行缓解，约3分钟。最可能的诊断是（　　）

A．肋间神经痛

B．急性心肌梗死

C．急性左心衰

D．心绞痛

E．急性肺梗死

26．患者，女，20岁。四肢皮肤反复出现紫癜1年。检查：肝、脾不大，轻度贫血，血小板 $60×10^9$/L，骨髓颗粒型巨核细胞比例增加。其诊断是（　　）

A．急性白血病

B．再生障碍性贫血

C．脾功能亢进

D．过敏性紫癜

E．特发性血小板减少性紫癜

27．急性痛风性关节炎的主要临床特点**不包括**（　　）

A．秋水仙碱治疗可迅速缓解关节炎症状

B．常伴高尿酸血症

C．单侧第一掌指关节肿痛最为常见

D．在偏光显微镜下，关节液内发现呈双折光的针形尿酸结晶

E．疼痛剧烈，初次发作常呈自限性

28．患者，男，38岁。晚饭后感腹胀，2小时后呕血 200～400mL，排柏油便3次。查体：血压 80/50mmHg，心率128次/分，腹平软无压痛，肝未触及，脾侧位肋下1.5cm。既往 HBsAg 阳性10年。最可能的诊断是（　　）

A．食物中毒

B．食管胃底静脉曲张破裂出血

C．消化性溃疡出血

D．胃癌出血

E．急性出血性胃炎

29．女性，24岁，因有机磷中毒，经过阿托品及氯解磷定治疗后6小时，出现躁动不安，发热，皮肤干燥、潮红。查体：体温39.2℃，心率110次/分，精神错乱呈谵妄状态，双侧瞳孔直径约4mm。最可能是（　　）

A．急性阿托品中毒

B．急性氯解磷定中毒

C．急性有机磷中毒反跳

D．急性中间综合征

E．急性有机磷中毒性脑病

30．由于疖、疔引起的流注一般称（　　）

A．暑湿流注

B．髂窝流注

C．余毒流注

D．瘀血流注

E．湿痰流注

31．关于丹毒病因病机的描述，下列哪项是**错误**的（　　）

A．皮肤黏膜破损染毒

B．气分有热

C．血分有热

D．发于头面，多夹风热

E．发于下肢，多夹湿热

32．下列选项**不属于**走黄的病因是（　　）

A．早期失治

B．挤压碰伤

C．过早切开

D．误食辛热之品

E．麻痘余毒未清

33．患者，女，45岁，双乳肿块疼痛10余年，平素体弱，神疲倦怠，短气乏力，腰膝酸软，畏寒肢冷，月经失调。查双乳腺体增厚，于多个象限触及片块结节，质韧，活动可，与皮肤无粘连，压痛，乳头有少量清水样溢液，舌淡苔白，脉沉细。其中医诊断及证型考虑为（　　）

A．乳癖，冲任失调证

B. 乳疬，肝郁痰凝证
C. 乳岩，正虚毒恋证
D. 乳核，血瘀痰凝证
E. 乳痨，肝肾不足证

34. 以下关于乳癖的论述**除**哪项外均正确（　　）
    A. 乳癖是乳腺组织的非炎症非肿瘤的良性增生病
    B. 肿块生长与月经无关
    C. 肿块可表现出不同形态
    D. 症状与情志变化关系密切
    E. 好发于 25～45 岁中青年女性

35. 患者，女，36 岁。腹壁肿物 2 年，肿物单发，约 5cm×5cm 大小、柔软，可以移动，与皮肤无粘连，无压痛。考虑诊断为（　　）
    A. 脂瘤
    B. 肉瘤
    C. 血瘤
    D. 气瘤
    E. 筋瘤

36. 下列关于"癣"说法**错误**的是（　　）
    A. 本病是发生在表皮、毛发、指甲的浅部细菌性皮肤病
    B. 本病具有传染性、长期性、广泛性的特征
    C. 肥疮、白秃疮外治一般采用拔发治疗
    D. 脚湿气一般可分为水疱型、糜烂型、脱屑型
    E. 圆癣皮损多呈钱币状、圆形，亦称铜钱癣

37. 患者，女，26 岁。经常于发热、咽痛后出现双小腿胫前对称性红肿结节，轻微疼痛，并伴关节痛，口渴，尿黄，舌红，苔薄黄而腻，脉滑数。其诊断是（　　）
    A. 热疮
    B. 药毒
    C. 猫眼疮
    D. 红斑性狼疮
    E. 结节性红斑

38. 女性，76 岁，原有冠心病史，因胸痛 3 小时住院，ECG 如图所示，首先应考虑的诊断是（　　）

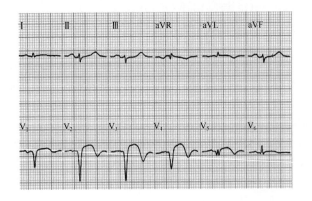

A. 变异型心绞痛
B. 陈旧性前壁、下壁心肌梗死伴前壁室壁瘤形成
C. 急性前壁心肌梗死，陈旧性下壁心肌梗死
D. 急性下壁心肌梗死，陈旧性前壁心肌梗死
E. 急性前间壁、前壁心肌梗死

39. 肝脉络阴器，故前阴疾病与肝关系极为密切，下列疾病均与肝失疏泄有关，除了（　　）
    A. 子痈
    B. 囊痈
    C. 血精
    D. 精癃
    E. 精浊

40. 脱疽的寒湿阻络证的症状中，**错误**的是（　　）
    A. 间歇性跛行
    B. 肢体寒冷
    C. 苍白
    D. 静息痛
    E. 跌阳脉搏动减弱

41. 患者，女，30 岁。左手背不慎被热汤灼伤，皮肤色红肿胀，疼痛剧烈，间有大小不等的水疱，基底部潮红。其烧伤深度为（　　）
    A. Ⅰ度
    B. 浅Ⅱ度
    C. 深Ⅱ度
    D. 浅Ⅲ度
    E. 深Ⅲ度

42. 患者右手大拇指指尖针刺样疼痛，肿胀，疼痛逐渐加剧，呈搏动性跳痛，手下垂时加重，烦躁不安，彻夜不眠，低热，该患者最有可能的诊断是（　　）
    A. 甲沟炎
    B. 脓性指头炎
    C. 甲下脓肿
    D. 化脓性腱鞘炎
    E. 化脓性滑囊炎

43. 患者发生全身性外科感染时，**不会**出现下列哪项症状（　　）
    A. 高热寒热
    B. 头痛头晕，恶心呕吐
    C. 心率降低，呼吸减慢
    D. 神志淡漠
    E. 面色苍白，出冷汗

44. 患者，男，35 岁。肛门周围突然肿痛，持续加剧，肛周红肿，触痛明显，质硬，伴发热体温 38.9℃，白细胞总数及中性粒细胞比例均升高，肛门指诊可触及压痛、肿块、波动感。该患者最有可能的诊断为（　　）
    A. 内痔

B. 外痔
C. 肛瘘
D. 肛周脓肿
E. 肛裂

45. 患者月经量少,色暗有块,小腹胀痛,血块排出后胀痛减轻;舌紫暗,有瘀斑,脉沉弦。其证候是（ ）
   A. 气滞证
   B. 血瘀证
   C. 实寒证
   D. 痰湿证
   E. 虚寒证

46. 患者经乱无期,时而出血量多势急如崩,时而淋漓日久不净,色淡红,质清稀;面色晦暗,眼眶暗,小腹空坠感,腰脊酸软;舌淡暗,苔白润,脉沉弱。治疗应首选的方剂（ ）
   A. 金匮肾气丸
   B. 右归丸
   C. 上下相资汤
   D. 滋阴固气汤
   E. 加减苁蓉菟丝子丸

47. 患者绝经后复见阴道出血,量少,淋漓不断,夹有杂色带下,恶臭,小腹疼痛,低热起伏,神疲,形体消瘦,舌暗,或有瘀斑,苔白腻,脉细弱。其治法是
   A. 健脾调肝,安冲止血
   B. 滋阴清热,安冲止血
   C. 清热利湿,止血凉血
   D. 清热凉血,固冲止血
   E. 利湿解毒,化瘀散结

48. 患者经间期出血,量少,色淡,质稀,神疲体倦,气短懒言,食少腹胀,舌淡,苔薄,脉缓弱。其辨证是（ ）
   A. 血瘀证
   B. 肾阴虚证
   C. 气滞证
   D. 湿热证
   E. 脾气虚证

49. 患者,女,34岁,结婚5年余,曾连续小产3次,且每次均为受孕两三个月后应期而堕,各项检查均无异常,平素可见头晕眼花,神疲乏力,心悸气短,面色苍白,舌淡,苔薄,脉细弱。治疗该患者宜选用（ ）
   A. 寿胎丸
   B. 桂枝茯苓丸
   C. 泰山磐石散
   D. 金匮肾气丸
   E. 补肾固冲丸

50. 女患者,产后2周,乳汁极少,乳房胀痛,胸胁胀闷。舌苔薄黄,脉弦细。治宜（ ）
   A. 补气养血,佐以通乳
   B. 疏肝解郁,通络下乳
   C. 健脾补肾,佐以通乳
   D. 活血化瘀,通络下乳
   E. 以上都不是

51. 女患者,43岁,带下赤白,质稍黏无臭,阴部灼热,五心烦热,失眠多梦,舌红,少苔,脉细数。中医辨证为（ ）
   A. 脾虚
   B. 肾阴虚
   C. 湿热
   D. 肾阳虚
   E. 热毒

52. 患者女,35岁。体检时发现左侧卵巢包块,囊性,表面光滑、活动,与子宫无粘连。B超见囊内为液性暗区,可有间隔光带,边缘清晰;无腹腔积液。该患者可初步诊断为（ ）
   A. 黄体破裂
   B. 卵巢良性肿瘤
   C. 卵巢恶性肿瘤
   D. 子宫肌瘤
   E. 子宫内膜异位症

53. 患儿,男,5岁,长期食欲不振,稍进饮食则大便稀,夹不消化之物,形体消瘦,面色少华,神疲,肢倦乏力,舌淡,苔薄白,脉缓无力。治疗应首选的方剂是（ ）
   A. 曲麦枳术丸
   B. 养胃增液汤
   C. 异功散
   D. 六君子汤
   E. 保和丸

54. 下列关于紫癜说法**不正确**的是（ ）
   A. 过敏性紫癜皮损多见于下肢伸侧及臀部、关节周围
   B. 免疫性血小板减少症皮损可遍及全身,但以四肢及头面部多见
   C. 过敏性紫癜皮损呈不对称性分布,免疫性血小板减少症皮损呈对称分布
   D. 过敏性紫癜患者血小板计数正常,免疫性血小板减少症出血时间延长
   E. 过敏性紫癜可见游走性大关节肿痛及血尿、蛋白尿

55. 患儿10岁,平素急躁易怒,常在情绪波动后发生摇头耸肩,挤眉眨眼,噘嘴踢腿,抽动频繁有力,不时喊叫,声音高亢控制力差,伴头晕头痛,面红目赤,便干尿黄,舌红,苔黄,脉弦数。检查:脑

电图正常，抗链球菌溶血素"O"阴性。该患者最有可能的诊断是（　　）

　　A．抽动障碍
　　B．肌阵挛
　　C．多动症
　　D．急惊风
　　E．风湿性舞蹈病

56．关于感染性休克患者应用糖皮质激素的依据与方法，**不确定**的是（　　）

　　A．糖皮质激素可以稳定细胞及溶酶体膜，免受内毒素破坏
　　B．大剂量糖皮质激素对心脏发挥正性肌力作用
　　C．适当应用糖皮质激素可以减少合并症
　　D．糖皮质激素应从大剂量开始
　　E．要取得疗效至少要使用5天

57．足太阳膀胱经与足少阴肾经交接于（　　）

　　A．食指端
　　B．目内眦
　　C．足大趾内端
　　D．足大趾外端
　　E．足小趾端

58．下列**不属于**手少阴心经的腧穴是（　　）

　　A．少海
　　B．小海
　　C．通里
　　D．神门
　　E．少冲

59．水沟穴位于（　　）

　　A．在面部，人中沟的中点处
　　B．在面部，人中沟的上2/3与1/3交点处
　　C．在面部，人中沟的上1/3与中1/3交点处
　　D．在面部，上唇结节的中点
　　E．在面部，鼻尖的正中央

60．位于下腹部的三角灸可用于治疗（　　）

　　A．咳嗽、咳痰
　　B．疝气、腹痛
　　C．月经不调
　　D．不孕
　　E．腰背疼痛

61．反复出现"落枕"现象是哪型颈椎病的诊断要点之一（　　）

　　A．颈型
　　B．神经根型
　　C．脊髓型
　　D．椎动脉型
　　E．交感神经型

62．治疗肾虚腰痛无明显阴阳偏盛者，应首选的方剂是（　　）

　　A．左归丸
　　B．青娥丸
　　C．四妙丸
　　D．地黄饮子
　　E．右归丸

63．患者，男，72岁。突然昏倒，不省人事，手撒口开，二便失禁。治疗应首选的腧穴是（　　）

　　A．内关、三阴交、极泉、尺泽、委中
　　B．内关、水沟、十二井穴、太冲、合谷
　　C．内关、水沟、气海、关元、神阙
　　D．内关、水沟、三阴交、太冲、太溪
　　E．合谷、水沟、三阴交、太冲、风池

64．患者因受凉后出现恶寒发热、无汗，头痛，鼻塞声重，咳痰清稀，肢体酸楚，苔薄白，脉浮数。针灸治疗本病，除主穴外，还需选取的配穴是（　　）

　　A．曲池、外关
　　B．阴陵泉
　　C．委中
　　D．足三里、关元
　　E．风门、肺俞

65．凌某，男，14岁。午宴暴食，夜间突发呕吐胃内容物，气味酸腐，脘腹胀满，得吐稍畅，舌红，苔黄腻，脉滑实。以下说法中**不正确**的是（　　）

　　A．治疗原则为和胃降逆，消积止呕
　　B．主穴基础上可配梁门、天枢穴
　　C．主要以足阳明、足太阴经穴及相应募穴为主
　　D．基本针灸治疗处方是中脘、内关、足三里
　　E．若腹胀不缓，可在主穴基础上加气海

66．患者牙痛剧烈，口臭、口渴、便秘、脉洪，针灸治疗选取主穴外，还需选取的配穴是（　　）

　　A．内庭、二间
　　B．外关、风池
　　C．太溪、行间
　　D．太溪、照海
　　E．鱼际、列缺

67．针刺治疗青光眼，能使眼压下降的最好穴位是（　　）

　　A．太冲
　　B．行间
　　C．足临泣
　　D．侠溪
　　E．光明

68．患者左肩关节外展至60°～120°范围时，肩

部出现疼痛,此范围外的活动反而不痛,则可考虑为( )

A. 肩关节脱位
B. 肩关节周围炎
C. 肩关节粘连
D. 锁骨骨折
E. 冈上肌腱炎

69. 下列**不属于**拍法的操作要点是( )

A. 应实掌直接拍打患者体表
B. 拍打以皮肤轻度充血发红为度
C. 拍打动作要平稳,使整个掌、指周边同时接触体表
D. 拍击力量不可偏移
E. 拍打时腕关节要自由摆动,肘关节要自由屈伸

70. 导致关节活动度减小的因素**不包括**( )

A. 骨性病变
B. 关节积液
C. 韧带断裂
D. 关节炎
E. 肌痉挛

71. **没有**促进骨折愈合作用的治疗方法是( )

A. 紫外线
B. 红外线
C. 石蜡疗法
D. 磁疗法
E. 湿热敷

72. 掌骨骨折多发生于( )

A. 第1掌骨
B. 第2掌骨
C. 第3掌骨
D. 第4掌骨
E. 第5掌骨

73. 患者,女,50岁。左肩疼痛1个月余,并向左上臂放射,伴肩关节活动受限,症状逐渐加重,有夜痛甚至影响睡眠。发病前曾有外伤史,但伤时症状不明显。查体:左肩有肌肉萎缩,肩活动受限,以外展和旋转较甚,肩前有局限压痛点,畸形不明显。最可能的诊断是( )

A. 颈椎病
B. 肩袖损伤
C. 左肩关节周围炎
D. 左肩关节软组织损伤
E. 左肱骨近端转移性肿瘤

74. 患者,男,30岁。两大腿内侧可见3枚钱币形红斑,边界清楚,中心消退,外围扩张,无明显疼痛,瘙痒感明显,多在夏季加重,入冬减轻。应首先考虑的是( )

A. 圆癣
B. 紫白癜风
C. 白秃疮
D. 鹅掌风
E. 肥疮

75. 患者,男,28岁。大便带血,血色鲜红,便后脱出,自行回纳,无疼痛。可能的诊断是( )

A. 脱肛(Ⅰ度脱垂)
B. 脱肛(Ⅱ度脱垂)
C. 脱肛(Ⅲ度脱垂)
D. 内痔Ⅰ期
E. 内痔Ⅱ期

76. 患者,男,46岁。稍劳后尿道即有白浊溢出,伴头晕,精神不振,腰膝酸软,阳痿,早泄,舌淡胖,苔白,脉沉细。实验室检查:前列腺液卵磷脂小体明显减少。其治法是( )

A. 活血散瘀
B. 补肾滋阴
C. 温肾固精
D. 温补脾肾
E. 补中益气

77. 我国现存第一部外科专著是( )

A. 《肘后备急方》
B. 《外科精义》
C. 《世医得效方》
D. 《刘涓子鬼遗方》
E. 《外科正宗》

78. 下列关于水肿阳水的各项叙述中,**错误**的是( )

A. 发病急,病程短
B. 水肿多从头面开始,由上而下,继及全身
C. 肿处皮肤松弛,按之凹陷不易恢复
D. 兼有表证
E. 治疗以发汗、利水或攻逐为主

79. 关格的主要临床特征是( )

A. 小便量少,排尿困难,甚至小便闭塞不通
B. 小便频数,淋沥涩痛,小腹拘急隐痛
C. 小便短少,身体困重,胸闷纳呆
D. 小便出血,尿色红赤,甚至溺出纯血
E. 小便不通与呕吐并见

80. 贯穿结扎法最适用的是( )

A. 内痔嵌顿
B. 静脉曲张性外痔
C. 血栓性外痔
D. 赘皮外痔
E. Ⅱ、Ⅲ期内痔

A3型

答题说明：共用题干题单选题，每一道考题是以一个小案例出现的，其下面都有A、B、C、D、E五个备选答案。请从中选择一个最佳答案。（不能退回上一题，只能往下做题）

（81～85题共用题干）

患者，女，29岁。昨日受花粉刺激后出现喉中哮鸣，不得平卧，咳呛阵作，咳痰色黄，烦闷不安，口苦，面赤，舌红，舌苔黄腻，脉滑数。

81．[第一问] 其治疗原则为（　　）
　　A．外解表寒，内清郁热
　　B．清热宣肺，化痰定喘
　　C．温肺散寒，化痰平喘
　　D．养阴清热，敛肺化痰
　　E．涤痰利窍，降气平喘

82．[第二问] 若患者肺气壅实，痰鸣息涌不得卧，可在治疗中加用（　　）
　　A．核桃仁、沉香
　　B．大黄、芒硝
　　C．葶苈子、广地龙
　　D．石膏
　　E．海蛤粉、青黛

83．[第三问] 若患者大发作持续不已，喘急鼻煽，胸高气促，张口抬肩，汗出肢冷，面色青紫，提示（　　）
　　A．气不归原
　　B．下虚上实
　　C．真阴衰竭
　　D．胸痹
　　E．喘脱危象

84．[第四问] 若病久出现气急难续，咳呛，痰少质黏，口燥咽干，烦热颧红，舌红，苔花剥，脉细数者，可选（　　）
　　A．石膏
　　B．海蛤壳、射干、知母
　　C．大黄、芒硝、全瓜蒌、枳实
　　D．沙参、知母、天花粉
　　E．附子、干姜

85．[第五问] 该病的预防注意事项中**不包括**（　　）
　　A．逐渐增多与花粉接触，以期改善其高敏体质
　　B．清淡饮食
　　C．忌食生冷
　　D．防寒保暖
　　E．忌吸烟

（86～88题共用题干）

患者，男，65岁。慢性心力衰竭1年余。现症见心悸，胸闷气短，动辄加剧，咳嗽，咳吐白痰，神疲乏力，面色发绀，舌暗红有瘀斑，脉涩结代。

86．[第一问] 其基本病机是（　　）
　　A．气阴两虚，心血内瘀
　　B．心肺气虚，心血瘀阻
　　C．心肾阳虚，血瘀饮停
　　D．心脾两虚，血瘀痰凝
　　E．阴阳俱虚，心阳欲脱

87．[第二问] 其治法是（　　）
　　A．补益心肺，活血化瘀
　　B．温肾助阳，活血养心
　　C．温补阳气，化瘀逐饮
　　D．补气回阳，活血养心
　　E．阴阳俱虚，心阳欲脱

88．[第三问] 治疗可选方剂是（　　）
　　A．归脾汤加减
　　B．生脉饮加减
　　C．保元汤合桃红四物汤加减
　　D．真武汤加减
　　E．参附龙牡汤加减

（89～90题共用题干）

女患者，21岁，14岁初潮，每于经期出现小腹冷痛，喜温喜按，经量少，色暗淡，腰膝酸冷，舌淡，苔白润，脉沉。

89．[第一问] 中医辨证为（　　）
　　A．气滞血瘀
　　B．阳虚内寒
　　C．气血虚弱
　　D．肝肾虚损
　　E．湿热下注

90．[第二问] 治疗首选方剂是（　　）
　　A．《金匮要略》温经汤
　　B．少腹逐瘀汤
　　C．圣愈汤
　　D．调肝汤
　　E．胶艾汤

（91～92题共用题干）

患者黑暗处视物不清，行动困难。

91．[第一问] 若诊断为疳积上目，检查中最可能的发现是（　　）
　　A．视力下降
　　B．暗适应差
　　C．眼底血管变细
　　D．白睛见银白色斑块

E. 频频眨目

92. [第二问] 若诊断为高风内障，其发病特点为（　）

A. 多见于少儿
B. 发病缓慢
C. 夜间行动困难
D. 光亮处视力复常
E. 常有家族史

(93～94题共用题干)

针刺深浅要根据具体情况决定。

93. [第一问] 以下情况**不应**深刺的是（　）

A. 阴证里证
B. 身强体肥
C. 年轻力壮
D. 新病阳证
E. 臀、腹及肌肉丰满处

94. [第二问] 以下情况**不应**浅刺的是（　）

A. 表证
B. 身体瘦弱
C. 小儿娇嫩之体
D. 头面
E. 慢性疾病

(95～97题共用题干)

患者咳喘反复发作，久治不愈，症见咳嗽痰多，气急，胸闷，伴腰酸膝软，下肢欠温，苔白腻，脉沉细。

95. [第一问] 其证属（　）

A. 风寒袭肺证
B. 表寒肺热证
C. 痰热郁肺证
D. 上实下虚证
E. 肺气虚耗证

96. [第二问] 治法是（　）

A. 补肺益气
B. 开郁降气平喘
C. 补肾纳气
D. 化痰降逆，温肾纳气
E. 扶阳固脱，镇摄肾气

97. [第三问] 其首选方剂为（　）

A. 苏子降气汤
B. 定喘汤
C. 桑白皮汤
D. 麻杏石甘汤
E. 补肺汤

(98～100题共用题干)

患者，女，18岁。2个月来因学习紧张压力大，夜间经常难以入睡，有时眠中多梦，伴心悸健忘，肢倦乏力，纳少，面色少华，舌淡，苔薄白，脉细弱。

98. [第一问] 根据上述临床表现及病史，按照中医的辨证理论，考虑诊断及辨证分型为（　）

A. 心胆气虚之失眠
B. 心脾两虚之失眠
C. 阴虚火旺之失眠
D. 血虚肝热之失眠
E. 心肾不交之失眠

99. [第二问] 如此，按照中医治疗体系，应采取下列哪种治疗方法（　）

A. 交通心肾，引火归原
B. 滋阴降火，养心安神
C. 补养心脾，以生气血
D. 养血清肝，镇惊安神
E. 益气镇惊，安神定志

100. [第三问] 此时，根据上述辨证特点，应选用的最佳方剂为（　）

A. 黄连阿胶汤
B. 朱砂安神丸
C. 酸枣仁汤
D. 归脾汤
E. 安神定志丸

(101～104题共用题干)

患者肠鸣攻痛，腹痛即泻，泻后痛缓，每因情绪紧张而诱发，平素多有胸胁胀闷，嗳气食少，矢气频作，苔薄白，脉弦细。

101. [第一问] 其证属（　）

A. 肾阳虚衰泄泻
B. 肝气乘脾泄泻
C. 脾胃虚弱泄泻
D. 寒湿泄泻
E. 湿热泄泻

102. [第二问] 其治法是（　）

A. 抑肝扶脾
B. 温肾健脾
C. 芳香化湿，疏表散寒
D. 清热利湿
E. 消食导滞

103. [第三问] 首选方剂是（　）

A. 四神丸加减
B. 痛泻要方加减
C. 藿香正气散加减
D. 葛根芩连汤加减
E. 保和丸加减

104. [第四问] 若患者泄泻日久不愈，气郁不解，转入血络，脾土不疏，泄泻缠绵难愈，此时可用（　）

A. 真人养脏汤
B. 乌梅丸
C. 血府逐瘀汤
D. 真武汤

E．参苓白术散

（105～107题共用题干）

患者张某，女性，69岁。素有"脑动脉硬化"病史，近半年逐渐出现善忘，反应迟钝，表情呆滞，有时痛哭不自止，有时大笑不能自控，近3日终日不语，不思饮食。伴见体胖，口流涎沫，舌淡，苔白腻，脉滑。

105．[第一问]其治法是（　　）
　　A．补肾益髓，填精养神
　　B．补肾健脾，益气生精
　　C．豁痰开窍，健脾化浊
　　D．理气解郁，化痰醒神
　　E．通阳泄浊，豁痰宣痹

106．[第二问]其诊断及辨证分型是（　　）
　　A．癫证、痰气郁结证
　　B．癫证、心脾两虚证
　　C．痴呆、髓海不足证
　　D．痴呆、脾肾两虚证
　　E．痴呆、痰浊蒙窍证

107．[第三问]其治疗应首选的方剂是（　　）
　　A．温胆汤加减
　　B．涤痰汤加减
　　C．还少丹加减
　　D．逍遥散合顺气导痰汤加减
　　E．七福饮加减

（108～109题共用题干）

患者，女，60岁。有糖尿病多年，因发热、咳嗽、咳黄痰3天就诊。查体：T 38.5℃，双肺呼吸音粗，双肺可闻及中等量干、湿性啰音，心率110次/分。胸部X线片示：左上肺大片状高密度病灶。血常规示：WBC $6.5×10^9$/L，N 95%，L 5%。

108．[第一问]初步诊断为（　　）
　　A．干酪性肺炎
　　B．急性肺水肿
　　C．肺脓肿
　　D．大叶性肺炎
　　E．肺癌

109．[第二问]经治疗5天后病情未见好转，仍咳嗽、咳痰、发热，以下**不是**治疗无效原因的是（　　）
　　A．药物覆盖致病菌
　　B．细菌耐药
　　C．特殊病原体感染如结核杆菌、真菌、病毒
　　D．出现并发症
　　E．存在影响疗效的宿主因素

（110～111题共用题干）

患者，女，16岁。2周前受凉感冒后出现四肢皮肤散在出血点和瘀斑。化验血常规：WBC $10.6×10^9$/L，Hb 116g/L，PLT $8×10^9$/L。骨髓象：粒系占56%，红系占31%，淋巴细胞占10%，各系细胞形态大致正常；全片见巨核细胞183个，其中幼巨18%，颗粒巨72%，裸核10%，未见产板细胞。

110．[第一问]下列**不支持**特发性血小板减少性紫癜诊断的是（　　）
　　A．受凉感冒史
　　B．骨髓巨核细胞成熟障碍
　　C．血小板减少
　　D．白细胞升高
　　E．皮肤散在出血点和瘀斑

111．[第二问]特发性血小板减少性紫癜治疗时应慎重选择的是（　　）
　　A．丙种球蛋白
　　B．糖皮质激素
　　C．输新鲜血小板
　　D．促血小板生成素
　　E．脾切除

（112～114题共用题干）

患者，男，40岁，右侧臀部肿块疼痛1月余，质硬，皮色不红，活动受限，无其他不适症状，苔白，脉缓。

112．[第一问]该患者证属（　　）
　　A．热毒炽盛证
　　B．湿火蕴结证
　　C．湿毒浸淫证
　　D．湿痰凝滞证
　　E．气血两虚证

113．[第二问]其治法为（　　）
　　A．清热利湿解毒
　　B．清热解毒，和营化湿
　　C．和营活血，利湿化痰
　　D．调补气血
　　E．清养胃阴

114．[第三问]治疗本病应首选的方剂是（　　）
　　A．黄连解毒汤合仙方活命饮
　　B．桃红四物汤合仙方活命饮
　　C．八珍汤
　　D．益胃汤
　　E．普济消毒饮

（115～116题共用题干）

男，40岁，体重60kg。右上肢肩关节以下，右下肢膝关节以下烧伤，深度为浅Ⅱ°至深Ⅱ°，右足部烧伤深度为Ⅲ°。

115．[第一问]该患者的烧伤总面积（　　）
　　A．21%
　　B．20%
　　C．19%
　　D．18%

E．17%

116．[第二问] 该患者第一个24小时补液量为（　　）

A．3700mL
B．3800mL
C．3900mL
D．4000mL
E．4100mL

（117～118题共用题干）

男，25岁。火焰烧伤头面、前胸和四肢后30分钟来诊。查体：BP 90/50mmHg，神志清，表情痛苦，烦躁不安，心率快，脉搏细弱。部分创面呈黑痂，部分创面有水疱，基底呈红色，痛觉过敏。

117．[第一问] 最重要的紧急处理措施是（　　）

A．止痛、镇静
B．快速静脉补液
C．创面处理
D．静滴抗生素
E．注射破伤风抗毒素

118．[第二问] 患者静脉补液时，对调整补液的量和速度，最客观、简单的临床指标是（　　）

A．心率
B．血压
C．尿量
D．指甲毛细血管充盈状况
E．精神和意识状态

（119～121题共用题干）

患者，女，29岁。新产后3天，现症见恶寒发热，小腹疼痛拒按，恶露初时量多，继则量少，色紫暗，质如败酱，其气臭秽，心烦不宁，口渴喜饮，小便短赤，大便干燥；舌红，苔黄而干，脉数有力。

119．[第一问] 该患者治宜（　　）

A．辛凉解表
B．清热泻火解毒
C．清热解毒，凉血散瘀
D．清营解毒，透热养阴
E．清肝泻火，利湿解毒

120．[第二问] 治疗应首选的方剂是（　　）

A．清营汤加减
B．凉膈散加减
C．解毒活血汤加减
D．银翘散加减
E．竹叶石膏汤加减

121．[第三问] 若患者高热不退，烦渴多汗，尿少色黄，脉虚大而数，此时可配合（　　）

A．白虎加人参汤
B．知柏地黄丸

C．参苏饮
D．补中益气汤
E．甘麦大枣汤

（122～124题共用题干）

刁某，女，40岁，已婚。近半年来，下腹部有结块，触之不坚，固定难移，经行量多，带下量多；胸脘痞闷，腰痛；舌体胖大、紫暗，苔白厚腻，脉沉涩。

122．[第一问] 此病的诊断是（　　）

A．气滞血瘀型癥瘕
B．痰湿瘀结型癥瘕
C．湿热下注型癥瘕
D．肾虚血瘀型癥瘕
E．湿热郁结型癥瘕

123．[第二问] 此病的治则是（　　）

A．化痰除湿
B．行气活血
C．化瘀消癥
D．清热利湿
E．补肾活血

124．[第三问] 此病治疗的首选方剂是（　　）

A．二陈汤
B．滚痰丸
C．温胆汤
D．大黄牡丹皮汤
E．苍附导痰汤

（125～126题共用题干）

患者，女，25岁。近1周下腹疼痛，常在性生活后加重，阴道分泌物增多，伴发热、恶心、呕吐。检查：体温38.5℃，下腹压痛，宫颈举痛阳性。阴道分泌物湿片可出现大量白细胞，B超示盆腔积液。

125．[第一问] 该患者最有可能的诊断是（　　）

A．阴道炎
B．异位妊娠
C．腹膜炎
D．急性阑尾炎
E．盆腔炎性疾病

126．[第二问] 该患者最适合的治疗方法是（　　）

A．中药活血化瘀治疗
B．广谱抗生素治疗
C．腹腔镜手术治疗
D．非甾体抗炎药治疗
E．卧床休息，吸氧治疗

（127～131题共用题干）

患儿，男，2岁。高热，两侧耳下腮部肿胀疼痛，坚硬拒按，张口咀嚼困难，口渴欲饮，头痛，咽红肿痛，颌下肿块胀痛，纳少，大便秘结，尿少而黄，舌红苔黄，脉滑数。

127．[第一问] 其辨证为（　　）

A. 湿热蒸盛证
B. 热毒蕴结证
C. 温毒外袭证
D. 邪伤肺卫证
E. 邪炽气营证

128. [第二问] 其治法为（　　）
A. 疏风清热，消肿散结
B. 清气凉营，解毒化湿
C. 疏风清热，利湿解毒
D. 清热解毒，散结软坚
E. 清热解毒，活血止痛

129. [第三问] 治疗应首选（　　）
A. 普济消毒饮
B. 清胃解毒汤
C. 柴胡葛根汤
D. 银翘散
E. 黄连解毒汤

130. [第四问] 若在腮肿的同时，出现高热不退，烦躁不安，头痛项强，呕吐，嗜睡神昏，四肢抽搐，舌红，苔黄，脉弦数。治宜选用（　　）
A. 犀角地黄汤
B. 清瘟败毒饮
C. 竹叶石膏汤
D. 黄连温胆汤
E. 白虎汤

131. [第五问] 若腮部肿胀消退后，一侧睾丸肿胀疼痛，痛时拒按，恶心呕吐，腹胀泄泻，舌红苔黄，脉数。治宜选用（　　）
A. 麻杏石甘汤
B. 羚角钩藤汤
C. 参附龙牡救逆汤
D. 龙胆泻肝汤
E. 清解透表汤

（132～134题共用题干）

患者面部突发疼痛，发作次数不定，持续数秒到数分钟，遇寒则甚，得温则轻，鼻流清涕，苔白，脉浮。

132. [第一问] 本案例诊断是（　　）
A. 感冒
B. 面痛
C. 头痛
D. 神经痛
E. 以上都不是

133. [第二问] 本案例的治疗原则是（　　）
A. 疏风通络止痛
B. 活血化瘀
C. 清利头窍
D. 补气活血
E. 祛风散寒

134. [第三问] 本案例除主穴外，还应配伍的穴位是（　　）
A. 曲池、尺泽
B. 三阴交
C. 阴陵泉
D. 风池、列缺
E. 以上都不是

（135～136题共用题干）

患儿，2岁，以腹泻为主症前来就诊。

135. [第一问] 接诊过程中，发现患儿2日前因过食而腹泻，伴腹胀痛，泻后腹胀痛缓解，大便量多酸臭，口臭纳呆，苔厚脉滑，应采取下列哪一处方（　　）
A. 补脾经，推三关，补大肠，揉外劳，揉脐，推上七节骨，揉龟尾，按揉足三里
B. 清脾经，清大肠，清小肠，退六腑，揉天枢，揉龟尾
C. 补脾经，清大肠，揉板门，运内八卦，揉中脘，摩腹，揉天枢，揉龟尾
D. 补脾经，补大肠，推三关，摩腹，揉脐，推上七节骨，揉龟尾，捏脊
E. 揉一窝风，拿肚角，捏脊，清肝经，掐揉五指节，按揉百会

136. [第二问] 若患儿腹泻日久，经常反复发作，面色苍白，食欲不振，便中有食物残渣，舌淡苔薄，脉濡，应采取下列哪一处方（　　）
A. 补脾经，补大肠，推三关，摩腹，揉脐，推上七节骨，揉龟尾，捏脊
B. 推下七节骨，分阴阳，运内八卦，揉天枢，清胃经，退六腑
C. 补脾经，横纹推向板门，揉外劳，推三关，推天柱骨，揉中脘
D. 补脾经，揉板门，横纹推向板门，运八卦，揉中脘，分阴阳，按揉足三里
E. 补脾经，揉外劳，揉中脘，按揉足三里，板门推向横纹，补肾经

（137～138题共用题干）

患者，女。近日性情烦躁，昨晚突然头晕，视物旋转。伴左耳鸣如"潮水"声，头痛，胸胁苦满，少寐多梦。舌红，苔黄，脉弦数。

137. [第一问] 此患者的诊断为（　　）
A. 耳聋耳鸣
B. 突发性耳聋
C. 耳眩晕
D. Hunt综合征
E. Cogan综合征

138. [第二问] 治疗此病的首选方为（　　）

A. 真武汤
B. 半夏白术天麻汤
C. 归脾汤
D. 杞菊地黄丸
E. 天麻钩藤饮

A4型

答题说明：共用题干题单选题，每一道考题是以一个小案例出现的，其下面都有A、B、C、D、E五个备选答案。请从中选择一个最佳答案。（不能退回上一题，只能往下做题）

（139～140题共用题干）

患者双眼抱轮微红，羞明流泪，黑睛星翳，伴恶寒、发热，舌苔薄白，脉浮紧，已确诊为聚星障。

139．［第一问］根据临床症状，其证型为（ ）
    A．风热上犯
    B．风寒上犯
    C．肝火炽盛
    D．湿热蕴蒸
    E．阴虚邪留

140．［第二问］首选方剂是（ ）
    A．桑菊饮
    B．龙胆泻肝汤
    C．栀子胜奇散
    D．荆防败毒散
    E．黄连温胆汤

（141～145题共用题干）

患者张某，女性。症见腹中气聚，攻窜胀痛，时聚时散，脘闷纳呆，舌苔白腻，脉象弦缓。

141．［第一问］此患者可诊断为积聚，其辨证分型为（ ）
    A．肝气郁滞
    B．寒湿中阻
    C．食滞痰阻
    D．气滞血阻
    E．正虚郁结

142．［第二问］治法宜用（ ）
    A．疏肝解郁，行气散结
    B．导滞通便，理气化痰
    C．温中散寒，行气化湿
    D．理气活血，通络消积
    E．补益气血，活血化瘀

143．［第三问］最佳治疗方剂是（ ）
    A．八珍汤合化积丸
    B．六磨汤
    C．膈下逐瘀汤合六君子汤
    D．逍遥散、木香顺气散
    E．柴胡疏肝散合失笑散

144．［第四问］如胀痛甚者，应加（ ）
    A．苍术、厚朴、陈皮、砂仁
    B．肉桂、吴茱萸、当归
    C．半夏、苍术、白芥子
    D．川楝子、延胡索、木香
    E．牡丹皮、栀子、赤芍、黄芩

145．［第五问］如寒湿中阻，腹胀，苔白腻者，应加（ ）
    A．苍术、厚朴、陈皮、砂仁
    B．肉桂、吴茱萸、当归
    C．半夏、苍术、白芥子
    D．川楝子、延胡索、木香
    E．牡丹皮、栀子、赤芍、黄芩

（146～148题共用题干）

患者，女，27岁，面色苍白，神志不清，恶心呕吐，呕吐物带少量血丝，大便色黑，头昏，心慌，乏力，红细胞2×10^{12}/L，粪便隐血试验（++）。

146．［第一问］该患者最有可能的诊断是（ ）
    A．消化性溃疡
    B．溃疡性结肠炎
    C．消化道出血
    D．慢性胃炎
    E．急性胃炎

147．［第二问］为明确该患者的病因、部位等情况，应首选的方法是（ ）
    A．X线钡剂造影
    B．CT
    C．MRI
    D．胃镜
    E．B超

148．［第三问］该患者治疗应首选（ ）
    A．补液
    B．纠正电解质紊乱
    C．改善微循环
    D．抗休克及补充血容量
    E．镇静

（149～151题共用题干）

患者，女，45岁，近1月来反复发热，双膝关节疼痛，两颊部蝶状红斑，疲乏，食欲减退，体重下降。检查：尿常规示：尿蛋白（+++），红细胞（+）；血常规示：血小板减少，白细胞减少；超声心动图示：心包少量积液。

149. [第一问] 本病最可能诊断为（　　）
   A. 风湿性关节炎
   B. 系统性红斑狼疮
   C. 皮肌炎
   D. 肾病综合征
   E. 急性肾小球肾炎

150. [第二问] 下列抗体中与本病关系最密切的是（　　）
   A. 类风湿因子
   B. 抗CCP抗体
   C. 抗核抗体
   D. 抗磷脂抗体
   E. 抗中性粒细胞胞质抗体

151. [第三问] 治疗本病应首选的药物是（　　）
   A. 糖皮质激素
   B. 非甾体抗炎药
   C. 抗风湿药
   D. 生物制剂
   E. 抗生素

（152～155题共用题干）

患者，男，35岁，无明显诱因躯干及四肢出现大小不一的红色丘疹，上覆多层银白色鳞屑，瘙痒剧烈，刮去鳞屑有点状出血，伴口干舌燥，咽喉疼痛，心烦易怒，便干溲赤，舌红苔薄黄，脉弦滑。

152. [第一问] 该患者可辨证为（　　）
   A. 血热内蕴证
   B. 血虚风燥证
   C. 气血凝滞证
   D. 湿毒蕴积证
   E. 风寒湿痹证

153. [第二问] 其治法为（　　）
   A. 活血化瘀，解毒通络
   B. 清热利湿，解毒通络
   C. 清热凉血，解毒消斑
   D. 养血滋阴，润肤息风
   E. 祛风除湿，散寒通络

154. [第三问] 治疗宜首选的方剂是（　　）
   A. 独活寄生汤合桂枝芍药知母汤加减
   B. 犀角地黄汤加减
   C. 当归饮子加减
   D. 桃红四物汤加减
   E. 萆薢渗湿汤加减

155. [第四问] 该患者最有可能的西医诊断为（　　）
   A. 银屑病
   B. 荨麻疹
   C. 湿疹
   D. 白癜
   E. 神经性皮炎

（156～160题共用题干）

患者，男，65岁。近8年来夜尿由2～3次渐增至4～5次。2周前小便不畅，点滴而下，小腹急满胀痛。舌暗，苔白，脉涩。直肠指诊前列腺增大，约5.5cm×4.1cm×3.3cm，中央沟消失，质韧有弹性，光滑无结节。

156. [第一问] 首先考虑的疾病是（　　）
   A. 泌尿系结核
   B. 精浊
   C. 精癃
   D. 膀胱结石
   E. 前列腺癌

157. [第二问] 应辨证为（　　）
   A. 脾肾气虚
   B. 肾阴亏虚
   C. 肾阳不足
   D. 湿热下注
   E. 气滞血瘀

158. [第三问] 其治法为（　　）
   A. 补脾益气，温肾利尿
   B. 活血祛瘀，行气止痛
   C. 滋阴补肾，通窍利尿
   D. 行气活血，通窍利尿
   E. 软坚散结，祛瘀化痰

159. [第四问] 方药应为（　　）
   A. 膈下逐瘀汤
   B. 补中益气汤
   C. 沉香散
   D. 知柏地黄丸
   E. 复元活血汤

160. [第五问] 若兼见血尿，酌加（　　）
   A. 大蓟、小蓟、三七
   B. 川芎、佛手、莪术
   C. 茜草、三棱、陈皮
   D. 川楝子、白及、艾叶
   E. 木香、炮姜、红花

（161～163题共用题干）

患者，女，35岁，连续4个月，月经周期推迟7天以上，量少色淡红，质清稀，伴小腹隐痛，喜暖喜按，腰酸无力，小便清长，大便稀溏，舌淡，苔白，脉沉迟。

161. [第一问] 患者诊断为月经后期，证属（　　）
   A. 肾虚证
   B. 血虚证
   C. 虚寒证
   D. 实寒证

E. 气滞证

162. [第二问] 治疗本病可首选的方剂是（ ）
   A. 当归地黄饮
   B.《金匮要略》温经汤
   C.《妇人大全良方》温经汤
   D. 大补元煎
   E. 乌药汤

163. [第三问] 若该患者久治不愈，可发展为（ ）
   A. 崩漏
   B. 闭经期出血
   C. 闭经
   D. 痛经
   E. 经期延长

（164～165题共用题干）

患者，女，37岁。发现右侧盆腔包块2月余，突然右下腹剧痛，伴恶心、呕吐。检查：宫颈举痛阳性，子宫正常大小，右侧附件区扪及肿物，蒂部触痛明显。B超：右侧附件低回声区，边缘清晰，有条索状蒂。血hCG阴性，阴道后穹隆穿刺阴性。

164. [第一问] 该患者最有可能的诊断为（ ）
   A. 黄体破裂
   B. 输卵管妊娠
   C. 卵巢囊肿蒂扭转
   D. 急性阑尾炎
   E. 急性输卵管炎

165. [第二问] 该患者应首选的治疗方法是（ ）
   A. 手术治疗
   B. 卧床休息
   C. 吸氧
   D. 口服抗生素
   E. 口服止痛剂

（166～167题共用题干）

患者，女，28岁，婚后3年未孕，痛经且进行性加重，经量增多，经期延长。检查：盆腔内触及包块，压痛明显。

166. [第一问] 为明确诊断，该患者最需要做的检查是（ ）
   A. 盆腔CT
   B. 腹部B超
   C. 阴道分泌物检查
   D. 腹腔镜检查
   E. 诊断性刮宫

167. [第二问] 该患者可初步诊断为（ ）
   A. 子宫内膜异位症
   B. 子宫肌瘤
   C. 卵巢恶性肿瘤
   D. 异位妊娠
   E. 多囊卵巢综合征

（168～172题共用题干）

患儿，女，7岁，咳嗽2天，痰黄，鼻塞流黄涕，发热，时有汗出。查体：体温37.8℃，舌红，舌苔薄黄，脉浮数。

168. [第一问] 本证的病机为（ ）
   A. 感受外邪，肺失清肃
   B. 痰浊内生，贮肺作咳
   C. 素体虚弱，脾胃受损
   D. 肝热心火素蕴，炼液成痰，逆乘于肺
   E. 风热犯肺，肺失清肃，气道不宣

169. [第二问] 本证的治法为（ ）
   A. 清热泻肺，宣肃肺气
   B. 燥湿化痰，宣肃肺气
   C. 疏风清热，宣肃肺气
   D. 养阴润肺，化痰止咳
   E. 益气健脾，化痰止咳

170. [第三问] 治疗应首选（ ）
   A. 金沸草散
   B. 银翘散
   C. 清金化痰汤
   D. 桑菊饮
   E. 麻杏石甘汤

171. [第四问] 若喉核赤肿疼痛，应加（ ）
   A. 板蓝根、射干、玄参
   B. 瓜蒌皮、天竺黄
   C. 生石膏、黄芩
   D. 麻黄、射干
   E. 射干、马勃、石膏

172. [第五问] 患儿若未经及时治疗，2天后咳嗽、发热加重，呼吸急促，需完善检查，下列哪项实验室检查对诊断帮助最大（ ）
   A. 血常规检查
   B. 胸部X线检查
   C. 咽拭子培养
   D. 痰培养
   E. 血沉

（173～177题共用题干）

患儿，男，4岁，长期消瘦，近来形体明显消瘦，面色萎黄，肚腹膨胀，毛发稀疏结穗，性情烦躁，夜卧不安，吮指磨牙，动作异常，善食易饥，舌淡苔腻，脉沉细而滑。

173. [第一问] 其辨证是（ ）
   A. 疳肿胀证
   B. 口疳证
   C. 疳气证
   D. 疳积证
   E. 干疳证

174. [第二问] 其治法是（ ）
    A. 消积理脾，和中清热
    B. 调和脾胃，益气助运
    C. 健脾温阳，利水消肿
    D. 补脾益气，养血活血
    E. 清心泻火，滋阴生津
175. [第三问] 治疗应首选的方剂是（ ）
    A. 八珍汤
    B. 资生健脾丸
    C. 泻心导赤散
    D. 防己黄芪汤
    E. 肥儿丸
176. [第四问] 若兼见大便秘结，可加（ ）
    A. 枳实
    B. 厚朴、芒硝
    C. 火麻仁、郁李仁
    D. 决明子、芦荟
    E. 牵牛子、巴豆霜
177. [第五问] 若见两目干涩，畏光羞明，眼角赤烂，白翳遮睛。治疗宜选（ ）
    A. 龙胆泻肝汤
    B. 泻心导赤散
    C. 都气丸
    D. 石斛夜光丸
    E. 杞菊地黄丸

（178～182题共用题干）
患者，男，60岁，3天前始见小便量少，点滴而出，近半日突然小便点滴不通，伴小腹胀满，口苦口黏，口干不欲饮，大便不爽。舌红，苔黄腻，脉数或濡数。

178. [第一问] 此患者应辨证为（ ）
    A. 下焦湿热
    B. 尿路阻塞
    C. 肺热壅盛
    D. 肝郁化火
    E. 膀胱湿热
179. [第二问] 治疗应首选（ ）
    A. 清肺饮
    B. 八正散
    C. 代抵当丸
    D. 春泽汤
    E. 沉香散
180. [第三问] 患者兼有心烦、口舌生疮糜烂、失眠多梦，舌尖红有芒刺。应上方合用（ ）
    A. 竹叶石膏汤
    B. 导赤散
    C. 天王补心丹
    D. 知柏地黄丸
    E. 朱砂安神丸
181. [第四问] 患者尿有砂石，排尿涩痛，应加用（ ）
    A. 春泽汤
    B. 香茸丸
    C. 茵陈、茯苓
    D. 蒲黄、藕节
    E. 金钱草、海金沙
182. [第五问] 该患者如病情加重，小便不通并出现头晕、目眩、胸闷、喘促、呕恶、水肿，甚而抽搐、昏迷等。则已转为（ ）
    A. 痉证
    B. 水肿重症
    C. 关格
    D. 厥证
    E. 鼓胀

（183～184题共用题干）
一患者发生车祸后导致胸椎骨折，经救治4周后病情稳定，CT提示存在脊髓后索损伤。

183. [第一问] 以下哪项评定现阶段**不适合**进行（ ）
    A. 肌张力评定
    B. 感觉评定
    C. 平衡功能评定
    D. 肌力评定
    E. 情绪测验
184. [第二问] 以下症状中，该患者最有可能出现的是（ ）
    A. 身体失认
    B. 静止性震颤
    C. 运动徐缓
    D. 手足徐动
    E. 感觉性共济失调

（185～186题共用题干）
患者，女，55岁，手工劳动者，右腕部桡侧长期疼痛，提物乏力，不能提壶倒水，检查可见桡骨茎突处有隆起，在桡骨茎突及第1掌骨基底部之间有压痛，握拳试验阳性。

185. [第一问] 该患者最有可能的诊断是（ ）
    A. 腕管综合征
    B. 肱骨外上髁炎
    C. 桡骨茎突狭窄性腱鞘炎
    D. 腕三角软骨损伤
    E. 桡侧伸腕肌腱周围炎
186. [第二问] 该患者行中药治疗的原则是（ ）
    A. 调养气血，舒筋活络
    B. 祛瘀消肿，温经止痛
    C. 消肿和络，祛瘀止痛

D. 清热解毒，通络止痛
E. 活血化瘀，行气止痛

（187～190题共用题干）

医师袁某，男，72岁，自幼受父母熏陶及影响，喜欢用拔罐法治疗疾病。现向其二子传授拔罐知识，并且袁本人与其二子及一孕3个月的儿媳一起接受拔罐治疗。

187．[第一问] 袁医师首先介绍火罐操作方法，其中最常用的方法是（　　）
A. 闪火法
B. 投火法
C. 贴棉法
D. 架火法
E. 滴酒法

188．[第二问] 袁强调，以下走罐操作方法及注意事项中，**错误**的一项是（　　）
A. 选择面积较大的部位
B. 选择肌肉丰厚部位
C. 皮肤要涂上润滑的油剂
D. 单向推动，反复操作
E. 使皮肤红润、充血，或瘀血为度

189．[第三问] 袁本人右侧面部麻木，无口眼歪斜。根据面部容颜特点，其最适宜的拔罐方法是（　　）
A. 走罐
B. 排罐
C. 闪罐
D. 水煮罐
E. 刺络拔罐

190．[第四问] 袁说，针与罐是有关系的，针罐是指（　　）
A. 先行针刺，后作拔罐
B. 先作拔罐，后行针刺
C. 远道针刺，局部拔罐
D. 远道拔罐，局部针刺
E. 针刺留针，针上加罐

（191～192题共用题干）

男，45岁，腰痛伴右下肢麻痛半年，卧床休息无明显缓解，腰活动后下肢麻痛及放射痛加重，腰椎侧弯，不能伸腰行走。第4～5腰椎右侧压叩痛并向同侧下肢放射，右小腿肌肉萎缩，小腿外侧感觉迟钝，直腿抬高试验左侧50°、右侧30°，加强试验阳性，经一般治疗无明显好转。

191．[第一问] 根据临床表现可诊断为（　　）
A. 腰肌劳损
B. 腰臀部肌筋膜炎
C. 腰椎间盘突出症
D. 第3腰椎横突综合征
E. 腰椎管狭窄症

192．[第二问] 目前选择最佳的治疗方法是（　　）
A. 中药治疗
B. 牵引治疗
C. 针灸治疗
D. 手术治疗
E. 手法治疗

（193～195题共用题干）

患者张某，男性，32岁，咳嗽气粗，咳大量黄黏痰，胸胁胀满而痛，面赤身热，口干欲饮，舌苔黄厚腻，舌红，脉数。

193．[第一问] 其治法为（　　）
A. 清肺平肝，顺气降火
B. 清热肃肺，豁痰止咳
C. 疏风清热，肃肺止咳
D. 健脾燥湿，化痰止咳
E. 温化痰湿，宣肺止咳

194．[第二问] 其治疗应首选的方剂是（　　）
A. 麻杏石甘汤
B. 泻白散
C. 清金化痰汤
D. 竹叶石膏汤
E. 黛蛤散

195．[第三问] 此患者应诊断为咳嗽中的（　　）
A. 肺阴亏耗证
B. 风热犯肺证
C. 肝火犯肺证
D. 痰湿蕴肺证
E. 痰热郁肺证

C型题

答题说明：案例分析题，题干以案例形式出现，其下面都有A、B、C、D、E、F、G等备选答案，其中有一个或多个答案，选对得分，选错扣分，按权重系数给分，直至本题扣至0分。（不能退回上一题，只能往下做题）

（196～197题共用题干）

患儿，男性，2岁，因"过食虾仁而出现腹胀嗳气，食欲减退，口臭，大便3日未行"来诊。患儿平素喜食肉食，舌红，苔黄厚腻。

196．[第一问] 治疗可以选用的方剂是（　　）
A. 消乳丸

B. 保和丸
C. 健脾丸
D. 肥儿丸
E. 八珍丸
F. 枳实导滞丸
G. 附子理中丸

197. [第二问] 可选用的消食导滞的药物有（ ）
A. 槟榔
B. 山楂
C. 神曲
D. 莱菔子
E. 枳实
F. 大黄

（198～201题共用题干）

患儿，男性，7岁，因"颜面、眼睑水肿3天"来诊。患儿3天前无明显诱因出现颜面、眼睑水肿，发热，汗出，口干或渴，咽喉肿痛，尿少而赤，大便可。查体：舌红，苔薄黄，脉浮数，发热，体温38.0℃，咽红，扁桃体无肿大，余未见异常。尿常规：隐血试验（+++），蛋白（-），红细胞（++）/HPF，白细胞（-）/HPF；B超：双肾、输尿管未见异常，膀胱内膜粗糙。

198. [第一问] 此水肿患儿中医证候诊断是（ ）
A. 风寒证
B. 热毒证
C. 寒湿证
D. 风热证
E. 湿热证
F. 阴虚邪恋

199. [第二问] 治疗应首选的方剂是（ ）
A. 麻黄汤合五苓散
B. 银翘散合越婢汤
C. 知柏地黄丸合二至丸
D. 五味消毒饮合碧玉散
E. 黄芩滑石汤合小蓟饮子
F. 五苓散合五皮饮

200. [第三问] 提示：治疗过程中患儿出现水肿加重，频咳气急，胸闷心悸，不能平卧，烦躁不宁，面色苍白，唇指青紫，舌暗红，舌苔白腻，脉沉细无力。当属于合并（ ）
A. 水凌心肺
B. 水毒内闭
C. 邪陷心肝
D. 循环充血状态
E. 高血压脑病
F. 急性肾衰竭

201. [第四问] 治疗应首选的方剂是（ ）
A. 龙胆泻肝汤
B. 己椒苈黄丸
C. 参附龙牡救逆汤
D. 温胆汤
E. 知柏地黄丸
F. 玉枢丹

（202～205题共用题干）

患者，男性，70岁。3年前发生急性心肌梗死，经保守治疗好转。阵发性夜间呼吸困难1周来诊。查体：血压120/70mmHg，两肺下野可闻及水泡音，心界向左下扩大，心率110次/分，心尖部2级收缩期杂音，双下肢水肿。

202. [第一问] 该患者一直应用地高辛及利尿剂，1天前发生腹泻后出现心动过缓，心率48次/分，血压95/60mmHg，心电图示二度房室传导阻滞。应该（ ）
A. 应用甲氧明
B. 植入临时起搏器
C. 停用地高辛，应用苯妥英钠
D. 应用阿托品
E. 停用地高辛，检查血钾
F. 应用异丙肾上腺素静滴

203. [第二问] 下列因素可诱发慢性心功能不全的是（ ）
A. 血糖升高
B. 摄钠及补液过多
C. 严重贫血
D. 呼吸道感染
E. 情绪激动
F. 再发心肌梗死
G. 血脂异常
H. 不恰当停用利尿剂
I. 控制入液量
J. 减慢心室率
K. 吸烟

204. [第三问] 下列属于心肌梗死主要危险因素的是（ ）
A. 吸烟
B. 饮酒
C. 高血压
D. 糖尿病
E. 高脂血症
F. 摄钠过多
G. 缺乏体力活动
H. 鲜果蔬菜摄入量低
I. 血小板减少
J. 凝血因子降低
K. 血压过低

205. [第四问] 夜间阵发性呼吸困难的发生机制

为（ ）

A. 夜间交感神经张力过高
B. 夜间迷走神经张力过高
C. 肺活量减少
D. 小气道收缩
E. 平卧位回心血量增多
F. 夜间心率减慢
G. 肺活量增大
H. 小气道舒张
I. 回心血量减少

（206～209题共用题干）

患者，男，31岁，因"间断上腹部疼痛10年，加重2个月"为主诉入院。既往史：否认肝炎结核病史，否认糖尿病、冠心病、高血压病史。否认药物过敏史。查体：T 36.6℃，P 80次/分，BP 120/70mmHg。巩膜无黄染。无贫血貌，浅表淋巴结未触及肿大。心肺查体未见异常。腹平软，剑突下压痛，无反跳痛及肌紧张。全腹未触及包块。肝脾肋下未触及，肝区叩痛阴性，Murphy征阴性，移动性浊音阴性，肠鸣音4次/分，双下肢无水肿。辅助检查：2个月前本院胃镜检查提示胃窦溃疡（A2期）、十二指肠溃疡（H1期）。唾液幽门螺杆菌阳性。

206. ［第一问］该患者最容易出现的并发症是（ ）

A. 穿孔
B. 出血
C. 癌变
D. 幽门梗阻
E. 多发息肉
F. 肠上皮化生

207. ［第二问］与幽门螺杆菌感染有关的疾病是（ ）

A. 溃疡性结肠炎
B. 急性阑尾炎
C. 慢性胆囊炎
D. 胃溃疡
E. 急性胰腺炎
F. 十二指肠溃疡
G. 胃癌
H. 胃黏膜相关性淋巴样组织淋巴瘤（MALT）
I. 胃炎
J. 功能性消化不良

208. ［第三问］下列**不属于**特殊类型溃疡的是（ ）

A. 胃窦溃疡
B. 幽门管溃疡
C. 十二指肠球部溃疡
D. 球后溃疡
E. 巨大溃疡
F. 老年人消化性溃疡
G. 难治性溃疡
H. 复合性溃疡

209. ［第四问］下列**不属于**质子泵抑制剂（PPI）的是（ ）

A. 奥美拉唑
B. 法莫替丁
C. 埃索美拉唑
D. 枸橼酸铋钾
E. 兰索拉唑
F. 雷贝拉唑
G. 雷尼替丁

（210～211题共用题干）

患者，男性，20岁，受凉后双下肢出现片状红疹，色鲜红，界限清楚，压之褪色，解除压力红色很快恢复。

210. ［第一问］最可能的诊断是（ ）

A. 急性蜂窝织炎
B. 气性坏疽
C. 深部脓肿
D. 丹毒
E. 浅静脉炎

211. ［第二问］下列治疗中**错误**的是（ ）

A. 抬高患肢
B. 青霉素静脉滴注
C. 右小腿红肿处切开减压
D. 硫酸镁湿敷
E. 理疗

（212～213题共用题干）

女性25岁，未婚，身高159cm，曾经体重70kg，自初潮起月经不规律，月经周期45天～6个月，末次月经4个月前。近半年节食减肥，体重降低至52kg。有多毛、痤疮等表现。经腹部超声提示双侧卵巢增大，内可见超过12个直径为2～9mm的小卵泡。

212. ［第一问］导致本患者闭经的病因可能是（ ）

A. 多囊卵巢综合征
B. 下丘脑性闭经
C. 宫腔粘连
D. 高催乳素血症
E. 卵巢早衰
F. 甲状腺功能减退

213. ［第二问］对该患者的进一步诊治计划中，下列项目可行的是（ ）

A. 调整生活方式，科学减肥
B. 改善高雄激素血症
C. 调整月经周期

D. 卵巢打孔术
E. 定期检测血清女性激素
F. 定期检查血生化指标

(214～216题共用题干)

患儿，男性，3岁5个月，因"形体消瘦4个月"来诊。该患儿平素嗜食油腻食物及肉类。近4个月来，形体日渐消瘦，食欲不振、困倦喜卧，易发脾气，腹胀，大便呈糊状，日行1次。查体：意识清，精神欠佳，形体略瘦，体重12kg，面色萎黄少华，毛发稍稀，舌淡，舌苔薄，指纹色淡。心肺听诊正常，腹部胀大，无压痛，无包块，腹部皮下脂肪厚度0.5cm。

214. [第一问] 此患儿的中医诊断是（　　）
    A. 厌食
    B. 积滞
    C. 疳证
    D. 泄泻
    E. 虚劳
    F. 腹痛
    G. 血虚

215. [第二问] 该患儿的中医证候是（　　）
    A. 眼疳
    B. 疳积
    C. 疳气
    D. 干疳
    E. 口疳
    F. 疳肿胀

216. [第三问] 需要进行鉴别诊断的疾病有（　　）
    A. 腹痛
    B. 血证
    C. 厌食
    D. 虚劳
    E. 积滞
    F. 呕吐